生儿养儿育儿
百科大全

中国优生科学协会 主编

中国妇女出版社

图书在版编目（CIP）数据

生儿养儿育儿百科大全／中国优生科学协会主编．
—北京：中国妇女出版社，2013.1

ISBN 978-7-5127-0581-4

Ⅰ.①生…　Ⅱ.①中…　Ⅲ.①妊娠期—妇幼保健—基本知识②婴幼儿—哺育—基本知识③婴幼儿—家庭教育—基本知识　Ⅳ.①R715.3②TS976.31③G78

中国版本图书馆CIP数据核字（2012）第300905号

生儿养儿育儿百科大全

作　　者：中国优生科学协会　主编
选题策划：刘　宁
责任编辑：路　杨
封面设计：吴晓莉
责任印制：王卫东
出　　版：中国妇女出版社出版发行
地　　址：北京东城区史家胡同甲24号　　邮政编码：100010
电　　话：（010）65133160（发行部）　　65133161（邮购）
网　　址：www.womenbooks.com.cn
经　　销：各地新华书店
印　　刷：北京联兴华印刷厂
开　　本：170×240　1/16
印　　张：30
字　　数：450千字
版　　次：2013年3月第1版
印　　次：2013年3月第1次
书　　号：ISBN 978-7-5127-0581-4
定　　价：39.80元

目录

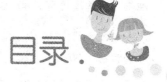

生儿篇

怀孕前的准备 / 2
遗传是怎么回事 / 2
如何预防遗传性疾病 / 4
什么年龄做父母好 / 6
哪个季节更适宜怀孕 / 7
成功受孕的必备条件 / 8
成功受孕五要素 / 8
怎样选择受孕时机 / 10
孕前生活有哪些禁忌 / 11
哪些情况应暂缓怀孕 / 14
哪些情况不宜生育 / 14
哪些工作孕前需调离 / 15
受孕时要注意哪些问题 / 16
认真做好孕前检查 / 17
怀孕前的营养储备 / 27
叶酸：预防神经管畸形 / 27
蛋白质：制造精子、卵子 / 29
维生素：提高生育能力 / 31
铁：影响月经周期 / 33
锌：影响男性生殖能力 / 34
能量：为受孕提供动力 / 35
新生命的开始与发育 / 37
维持胎儿生命的系统 / 37
孕早期胎儿的生长发育 / 39
孕中期胎儿的生长发育 / 41
孕晚期胎儿的生长发育 / 42
准妈妈的变化与生活 / 43
怎么知道自己怀孕了 / 43
孕早期的变化 / 45
孕中期的变化 / 46

孕晚期的变化 / 47
准妈妈的日常着装 / 48
准妈妈应适度运动 / 49
床上运动 / 50
综合运动 / 50
分娩准备练习 / 51
孕期性生活安排 / 52
准妈妈不宜染发、烫发和涂口红 / 53
怎样预防面部蝴蝶斑 / 53
怎样保护皮肤 / 54
准妈妈不宜长时间坐在电脑前 / 54
准妈妈不宜睡电热毯 / 55
准妈妈尽量不要做 X 线检查 / 55
乳房的护理 / 56
准妈妈不宜过多刺激乳房 / 56
孕期要注意口腔保健 / 57
准妈妈宜采用左侧卧位 / 57
准妈妈应防止发生仰卧位综合征 / 58
孕期如何接受防疫接种 / 58
药物对胎儿的影响 / 59
准妈妈不宜服用哪些中药 / 60
准妈妈情绪对胎儿的影响 / 60

准妈妈的饮食与营养 / 62

孕早期营养重点 / 62
孕早期饮食安排 / 65
孕中期营养重点 / 66
孕中期饮食安排 / 68
孕晚期营养重点 / 69
孕晚期饮食安排 / 70
别让体重增长得太快 / 71
科学选择营养补充剂 / 74
孕期饮食禁忌 / 75

产前检查与产前诊断 / 80

产前检查的重要性 / 80
产前检查的时间 / 80
产前检查的内容 / 81
怎样进行产前检查 / 82
产前化验检查的项目及意义 / 82
推算预产期的方法 / 84
准妈妈必须学会数胎动 / 85
宫高的测量方法 / 87
希克氏收缩 / 87
哪些情况属于高危妊娠 / 88
出现哪些症状需要马上看医生 / 88
产前诊断有哪些方法 / 90
哪些准妈妈应进行产前诊断 / 90
什么是羊膜腔穿刺 / 90
孕晚期羊膜腔穿刺查什么 / 91
什么是胎儿镜检查 / 92
什么是超声波检查 / 92

孕期常见疾病与症状 / 94

尿频 / 94
白带增多 / 94
妊娠纹 / 95
牙龈出血 / 95
唾液过多 / 95

胃部不适和消化不良 / 96
晕眩和昏倒 / 96
下肢水肿 / 97
腿抽筋 / 97
静脉曲张 / 98
便秘 / 98
痔疮 / 99
乳房胀痛 / 99
疼痛 / 100
阴道出血 / 101
肥胖 / 102
妊娠剧吐 / 103
流产与保胎 / 103
宫外孕 / 105
子宫颈机能不全 / 106
妊娠期高血压疾病 / 106
羊水过多 / 107
羊水过少 / 107
前置胎盘 / 108
胎盘早期剥离 / 108
早产 / 109
过期妊娠 / 110
胎儿生长受限 / 110
胎死宫内 / 111
感冒 / 112
腹泻 / 112
妊娠合并高血压 / 113
胎教理念与胎教方法 / 114
我国古代有胎教吗 / 114
胎儿能否教育 / 115
胎儿感官发育与胎教有什么关系 / 115
实施了胎教的婴儿有哪些特点 / 116
怎样正确认识胎教 / 117
音乐胎教 / 117
语言胎教 / 118
抚摸胎教 / 119
光照胎教 / 120
丈夫怎样配合妻子做好胎教 / 121
分娩的准备与应对 / 122
分娩前该做哪些物质准备 / 122
认真观察产前先兆 / 123
了解分娩过程 / 125
积极配合医生 / 126
分娩期饮食安排原则 / 126
常见的异常分娩 / 127
双胎分娩注意事项 / 128
慎重选择剖宫产 / 128
产后营养和保健 / 130
产后的身体变化 / 130
产后乳房的护理 / 132
产后生活要点 / 134
产后宜选用的滋补品 / 140
产后常见病的食疗 / 142

养儿篇

新生儿（0～28天）的喂养与护理 / 150
新生儿的生长发育 / 150
父母要做好充分的心理准备 / 151
母乳是新生儿的最佳营养品 / 152
影响母乳分泌的因素 / 154
新生儿期母乳喂养的具体方法 / 155
如何对付新生儿吐奶 / 156
母乳喂养的注意事项 / 157
给新生儿一个舒适的空间 / 157
学会给新生儿换尿布 / 159
每天给新生儿洗澡 / 160
正确护理新生儿的脐带 / 161
与父母同睡一床好吗 / 161
新生儿哪种睡姿好 / 162
新生儿吃手怎么办 / 163
给新生儿包蜡烛包好吗 / 163
如何对付爱哭闹的新生儿 / 163
新生儿眼、耳、鼻、口的护理 / 164
从大小便看健康状况 / 166
新生儿抚触益处多 / 167
新生儿（0～28天）疾病护理和预防 / 171
颅内出血 / 171
破伤风 / 171
硬肿症 / 172
核黄疸 / 173
肺炎 / 174
皮肤脓疱病 / 175
新生儿低血糖症 / 175
新生儿低钙血症 / 175
婴儿（1个月～1岁）的喂养与护理 / 177
婴儿的生长发育 / 177
婴儿的营养需求 / 194
婴儿消化器官的特点 / 215
随月龄调整哺乳时间 / 216
母乳不足怎么办 / 216
什么情况下不能喂母乳 / 218
母乳喂养多长时间合适 / 218
哺乳妈妈应安排好自己的生活 / 218
哺乳期的乳房保健 / 219
混合喂养比人工喂养好 / 223
妈妈无奶或有病可人工喂养 / 224
怎样判断喂养是否合理 / 226
怎样添加辅助食品 / 228
主要辅食的制作方法 / 240

断奶的时机和方法 / 243
幼儿（1～3岁）的喂养与护理 / 245
幼儿的生长发育 / 245
幼儿的营养需求 / 246
幼儿的平衡膳食 / 246
怎样做到膳食平衡 / 250
讲究饮食卫生 / 251
怎样减少营养素的损失 / 251
强化食品是多多益善吗 / 252
能用水果代替蔬菜吗 / 253
怎样预防孩子发胖 / 254
如何科学地对待保健食品 / 257
科学饮食能防止近视吗 / 258
幼儿偏食与孤独症 / 260
婴幼儿的体格训练 / 261
为什么说让婴幼儿进行体格锻炼非常必要 / 261
婴幼儿体格锻炼具体有哪些好处 / 261
怎样对婴幼儿进行体格锻炼 / 264
为什么要让婴幼儿多在户外活动 / 266
婴幼儿如何进行日光、空气和水锻炼 / 267
让婴幼儿学游泳该注意什么 / 271
怎样给宝宝做保健体操 / 272
婴幼儿锻炼过程中需要注意什么 / 275
婴幼儿常见病的护理和预防 / 276
维生素A缺乏病 / 276
维生素C缺乏病 / 277
维生素D缺乏病 / 278
急性上呼吸道感染 / 279
喘息性支气管炎 / 280
细菌性肺炎 / 281
病毒性肺炎 / 282
口炎 / 283
呕吐 / 284
婴幼儿腹泻 / 286
先天性巨结肠 / 288
消化道出血 / 288
水痘 / 289
风疹 / 290
麻疹 / 290
猩红热 / 291
百日咳 / 292
病毒性肝炎 / 293
细菌性痢疾 / 294
流行性腮腺炎 / 295
急性肾炎 / 296
肾病综合征 / 297
单纯性蛋白尿 / 298
单纯性血尿 / 299
泌尿系感染 / 299
肾衰竭 / 300
白血病 / 302
血小板减少性紫癜 / 303
过敏性紫癜 / 304
湿疹 / 304

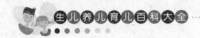

糖尿病 / 306

脊柱裂 / 307

儿童手足口病 / 308

儿童多动症 / 309

儿童铅中毒 / 312

过敏性皮疹 / 313

婴儿脐疝 / 315

先天性斜颈 / 316

牙齿畸形 / 316

脑瘫 / 318

婴幼儿意外与急救 / 319

认识生命垂危的迹象 / 319

重新恢复呼吸——口对口吹气 / 320

心脏按压启动心脏复跳 / 321

紧急止血 / 323

保护断骨必须固定 / 325

伤口包扎谨防感染 / 328

口服中毒及早清洗 / 330

交通事故的急救 / 331

游泳淹溺的急救 / 333

高温中暑的急救 / 335

狗咬伤的急救 / 336

猫咬伤的急救 / 337

烧烫伤的急救 / 338

眼外伤的急救 / 339

鼻出血的急救 / 342

气管异物的急救 / 342

咽喉异物的急救 / 343

食道异物的急救 / 343

呼吸困难的急救 / 344

抽风的急救 / 344

吐血的急救 / 346

心脏性急症的急救 / 347

突然人事不知的急救 / 349

误服外用消毒药的急救 / 350

药物中毒的急救 / 352

食物中毒的急救 / 353

细菌性食物中毒 / 354

煤气中毒的急救 / 355

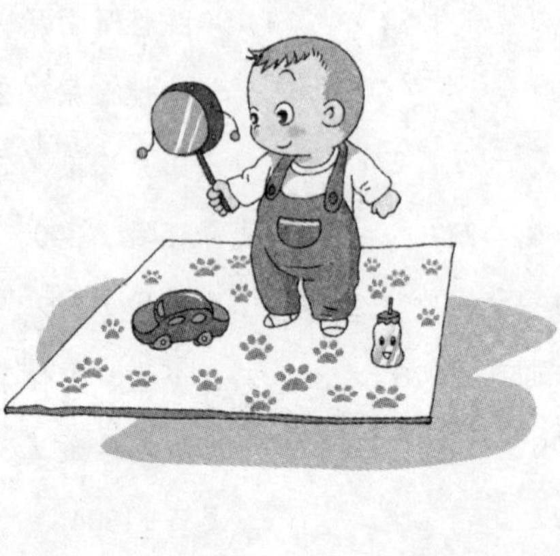

育儿篇

婴幼儿早教启蒙意义重大 / 358
早教启蒙从新生儿开始 / 358
婴儿期大脑发育是关键 / 358
训练婴儿的条件反射 / 362
玩具能促进婴儿的生理、心理发展 / 363
游戏能促进婴儿的成长 / 365
肢体锻炼促进婴儿的智力发育 / 366
婴儿的语言发展和训练 / 367
婴儿的早期智力启蒙 / 370
关爱婴儿也是早教启蒙 / 371
幼儿期是人生的关键时期 / 373
幼儿期孩子的智力发展和早期启蒙 / 373
幼儿期孩子的行为塑造 / 376
为幼儿创造健康的成长环境 / 378
幼儿的语言训练 / 380
是否该让孩子多玩 / 382
培养孩子的自理能力 / 384
培养孩子的注意力 / 386
培养孩子适应环境的能力 / 387
培养孩子的社会交往能力 / 388
早期教育要避免的问题 / 390
婴幼儿的故事启蒙 / 392
根据不同年龄孩子特点讲故事 / 392
不同年龄孩子对图书的兴趣各异 / 400
根据不同年龄辅导孩子阅读 / 401
婴幼儿的游戏启蒙 / 404
适合孩子的玩具有哪些 / 404
根据不同年龄段为孩子准备玩具 / 406
选择玩具要注意的问题 / 407
如何引导孩子玩玩具 / 409
给孩子设生活角的好处 / 410
如何给孩子设生活角 / 411
适合 0 ~ 2 岁婴幼儿的游戏 / 420
适合 3 ~ 4 岁幼儿的游戏 / 421
适合 5 ~ 6 岁幼儿的游戏 / 423
婴幼儿的音乐启蒙 / 426
0 ~ 2 岁婴幼儿的听曲和唱歌训练 / 426
2 ~ 4 岁幼儿的听曲和唱歌训练 / 429
4 ~ 6 岁幼儿的听曲和唱歌训练 / 430
婴幼儿的舞蹈启蒙 / 435
为什么要给婴幼儿舞蹈启蒙 / 435
2 ~ 3 岁幼儿的歌舞训练 / 437

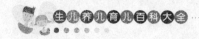

4 ~5 岁幼儿的歌舞训练 / 438
5 ~6 岁幼儿的歌舞训练 / 439
婴幼儿的绘画与手工艺术启蒙 / 442
0 ~3 岁婴幼儿的绘画与手工训练 / 442
4 ~5 岁幼儿的绘画与手工训练 / 445
5 ~6 岁幼儿的绘画与手工训练 / 449
婴幼儿要科学地看电视 / 454
电视对婴幼儿有利又有弊 / 454
婴幼儿看电视的正确时间 / 457
婴幼儿看电视的最佳距离 / 458
适宜婴幼儿的屏幕亮度和对比度 / 459
婴幼儿看电视时位置的选择 / 460
让婴幼儿看电视时应注意音量 / 461
注意婴幼儿看电视的用眼卫生 / 461
孩子应有选择地收看电视节目 / 462
家长如何辅导孩子收看电视节目 / 464
过度看电视对婴幼儿有哪些危害 / 465
孩子玩电脑游戏的弊与利 / 467

附录　妊娠期常用药物对胎儿发育的不良影响 / 468

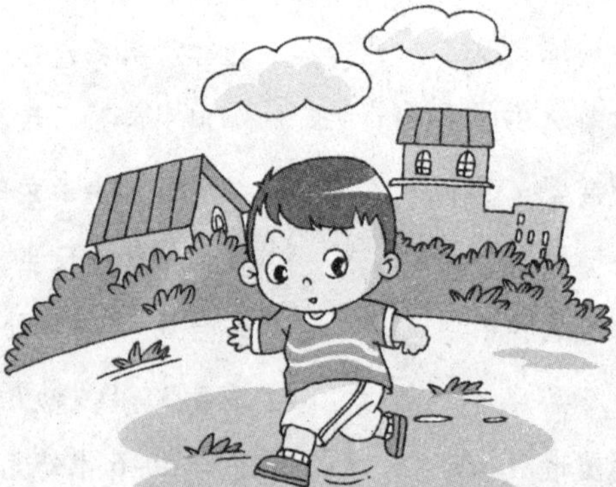

生儿篇

怀孕前的准备

生一个健康、可爱的宝宝是每一个家庭的热切期盼，做好相关各方面的准备、制订一个周密的妊娠计划，是实现这一愿望的第一步。

妊娠、分娩、养育下一代是一项艰巨的工程，会使家庭生活发生很大的变化。一些女性担心怀孕、分娩、哺乳会使自己的身材变得臃肿，孩子出生后家务事增多，空暇时间会减少；一些女性担心怀孕期间自己的情绪不稳定，以及生育后对孩子花费过多的精力会淡漠夫妻感情；还有一些女性担心为了孩子会影响自己日后事业的发展，失去已有的社会地位等。这些担心是很正常的，而且解决这些问题也要花费一定的精力。但从另一个角度来说，孩子的降生给母亲和家庭带来的欢乐是无可替代的。丈夫不应排除在妊娠之外，应主动参与，要经常和妻子交流，了解妻子的想法和忧虑，理解她情绪上的波动，与妻子共同分担精神上、经济上、工作上的压力，这样才能使家庭和孩子永远幸福。

遗传是怎么回事

“咱们的宝宝不知像谁?”即将当爸爸和妈妈的年轻夫妇总喜欢提出这样的问题。

“子不肖其父，则肖其母。”生物界就是这样，从动植物到人类，每一个亲代都按照自己的模式去复制“子女”。“子女”总是保持着和父母类似的体形和生理功能特征，再按照原样传达给第二代子女，每一代都能“复制”出与自己相似的下一代，一代代传下去。直到百世千年之后，新个体仍和他们的远祖基本上保持类似的模样，这种现象称为遗传。

一个人的肤色，头发的卷直，个子的高矮，眼神以及音容、笑貌乃至步态等，都可叫作“性状”。一个人身上具有成千上万个性状，都可从亲代传给子代。

遗传规律决定了人不仅能复制和自己一样美貌、聪慧的后代，即把优良的“性状”一代代传下去，还可复制与自己患同样疾病或具有同样缺陷的后代，即把劣性“性状”传给后代，甚至对疾病的敏感度也十分相近。

1. 遗传的信使——染色体

父母传给子女的究竟是什么？是靠什么传给子女的？遗传学家已经证实，代代相传下去的不是亲代的现成物质，而是亲代的遗传“信息”，即遗传密码的传递。这种“信息”不是虚无缥缈的结构，而是有实实在在的物质基础，这就是父亲的一个精子和母亲的一个卵子。精子的核融进了卵细胞，两个细胞的核融在一起，成为受精卵的核。父母的全部遗传“信息”就蕴藏在受精卵细胞核的染色体上，染色体可谓是遗传的信使了。

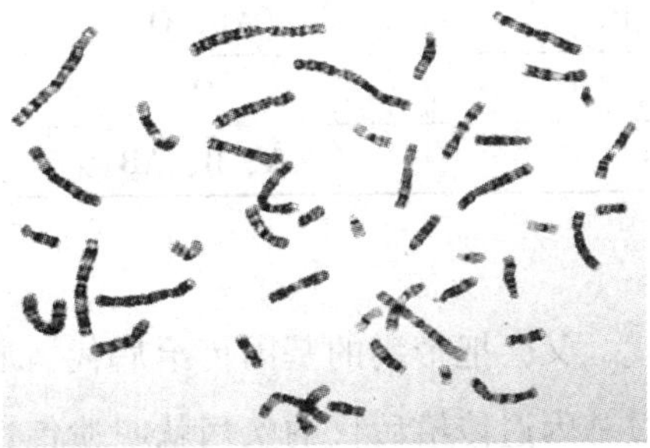

显微镜下的人类染色体

人体细胞有 46 条染色体，两两成对，即 23 对，其中 22 对男女都一样，称为常染色体；另一对是男女两性不同的，叫作性染色体。性染色体决定了人的性别。男性性染色体由 X 和 Y 组成（即 XY），女性则由两条 X 染色体组成（即 XX）。

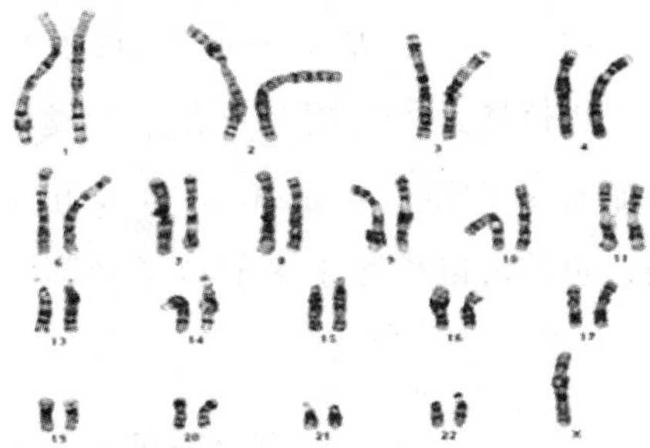

正常人类染色体（男性）

20 世纪初期，摩尔根和其他遗传学家又进一步证实，每条染色体上有许许多多的遗传“因子”，像“念珠”一样，呈直线排列在染色体上，摩尔根把这些遗传因子叫作“基因”。人至少有 2 万多个基因，这些基因小到连光学显微镜也看不见的程度，却威力无比，是人体各种性状的控制者。

2. 父母血型的遗传

人类血型系统是人类红细胞膜表面各种血型抗原系统的统称。通常所说的血型是红细胞血型，主要是 ABO 血型系统，即把人的血型分为 A 型、B 型、O 型和 AB 型四种。A 型血人的红细胞上有 A 抗原，B 型血人有 B 抗原，O 型血人无抗原，AB 型血人有 A 和 B 抗原。依血型的遗传规律，可以形成一个固定的遗传模式，如附表所示。已知父母的血型，就可以推测子女可能是什么血型，不可能是什么血型。

由于母子“血型不合”，可使母体产生抗体，致使胎儿及新生儿发生溶血症。所以，知道了夫妻双方血型，也就可以推测未来的孩子会不会发生溶血症，以便采取一些防治措施。

ABO溶血症常见于母亲为O型，孩子为A或B型（即父亲为A或B型）。

亲子间的血型遗传关系，对法医的亲子鉴定，有一定参考价值。

双亲与子女之间ABO血型遗传关系

双亲的血型	子女可能的血型	子女不可能的血型
A×A	A、O	B、AB
A×O	A、O	B、AB
A×B	A、B、AB、O	—
A×AB	A、B、AB	O
B×B	B、O	A、AB
B×O	B、O	A、AB
B×AB	A、B、AB	O
AB×O	A、B	AB、O
AB×AB	A、B、AB	O
O×O	O	A、B、AB

如何预防遗传性疾病

每个人都继承着父母及上几代人的遗传基因，而父母或上几代人的遗传基因有些是健康的，有些是带疾病的，所以父母既把健康的基因传给后代，又会把带病的基因传给后代。通过基因遗传给后代的疾病就叫遗传性疾病。

遗传性疾病的种类很多，不同的遗传性疾病的遗传方式也不一样。有的病症会在自己下一代出现，有的病则在第二、第三代才会发作。自己身体里有某种遗传病的基因本人却不发病，这种人叫携带者。当父母双方都是同一遗传病的基因携带者时，这种病就可能会在下一代身上出现。

我国的遗传病患者高达几千万，仅痴呆病人就有500万左右。如果对遗传病不能进行有效的防治，遗传病患者、遗传病基因携带者人数将会增加，这不但会降低民族的生存素质，而且会影响国家的繁荣和发展。

遗传性疾病有先天性和终生性两种。先天性遗传性疾病因为其发病的原因是遗传物质染色体或基因异常，所以这种病症是先天性、与生俱来的，但不一定在出生时就表现出来，有些遗传病要到青少年时期甚至中年以后才会发作；终生性遗传性疾病多数终生难以治愈，如21－三体综合征、白化病等。有些病如能及早诊断，及时治疗，则可缓解症状或避免发病。这就必须开展遗传病普查，才能使某些遗传病在早期得以发现。

在现代医学条件下，对待遗传性疾病，主要采取预防或减少其出生的措施。我国现已开展了对先天出生缺陷的三级筛查预防制度：

1. 一级预防

一级预防主要是妊娠前的预防，将可能发生的遗传病阻止在妊娠前。将如何预防疾病的知识作为常识进行普及，让所有人都懂得如何保护自己。广泛开展孕前检查，进行孕前优生遗传咨询，适量补充营养物质，如叶酸、碘盐。保护环境，防止环境污染对人体的伤害。一级预防要靠全社会的共同努力，靠每对夫妇自觉的行为。禁止近亲结婚，预防隐性遗传病的发生。

2. 二级预防

二级预防即妊娠期进行出生缺陷的筛查和诊断，发现畸形应尽早阻止妊娠或者进行宫内治疗，达到防止先天缺陷儿出生的目的。目前妇产科采用最多的方法有以下几种：

（1）产前羊水基因诊断

现已经有多种遗传病可以进行产前诊断，利用分子遗传学方法对已知的基因进行特异性诊断。

（2）产前染色体病诊断

妊娠早期或中期采取准妈妈的绒毛、羊水或胎儿脐带血，用细胞遗传学方法诊断胎儿染色体核型，发现异常及时引产。主要对象是曾经生育过染色体异常儿的准妈妈、35岁以上的高龄准妈妈及经血液筛查后的高危准妈妈。

(3) 荧光原位杂交结合细胞遗传方法

对预知的染色体片断进行定位，诊断染色体病。这种检查方法创伤小、痛苦小，可以对第13、18、21号染色体及X和Y染色体进行快速标记，诊断染色体异常，也可诊断染色体微小缺失或微小易位。

(4) 产前遗传病的广泛筛查

如孕中期先天愚型血清筛查、神经管畸形产前B超及血清筛查、地中海贫血产前筛查以及B超筛查胎儿先天性心脏病、内脏器官、胎儿多囊肾、胎儿面部异常、胎儿内脏畸形和肢体畸形等。

3. 三级预防

三级预防即对新生儿的筛查。代谢异常性遗传病如能在刚出生后开始进行治疗，可以有很好的疗效。现在各大医院对新生儿苯丙酮尿症、蚕豆病和先天性甲状腺功能低下等遗传病已经开展了普查，作为对出生缺陷的三级预防措施。

什么年龄做父母好

生养一个健康漂亮的宝宝，这是每位父母最大的希望。究竟什么时候是当妈妈的最佳年龄呢？国外专家认为，健康青年男女在18～30岁均为最佳生育年龄。我国专家学者认为，从优生优育的角度来讲，女性在23～28岁，男性在25～32岁生育最好。因为此阶段男女性器官发育完全成熟，睾丸、卵巢功能最活跃，加之其体格健壮、精力充沛，排出的精子和卵子质量最高，所以这个阶段怀孕生育，将会获得最佳胚胎。

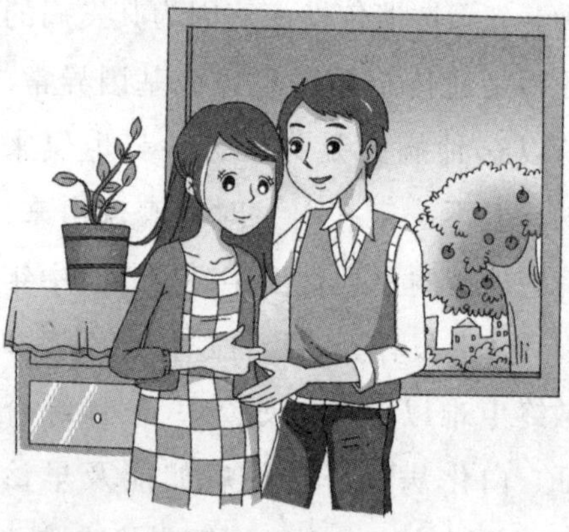

然而，生育的理想年龄的选择，对于不同的年轻夫妇来说，还往往受着诸如环境条件、伦理条件以及生理、心理等多方面因素的制约。当前，已有许许多多的年轻夫妇越来越重视主、客观条件的综合度量，以求得生育年龄的最佳“适宜值”。例如，有的青年夫妇在事业上正处于双双攻关的关键时刻，就不妨把生育年龄稍稍推迟；有的夫妇一方或双方因生殖系统疾病需要诊治，也不妨待完全康复后再生育……这些做法不妨视为另一种意义的最佳生育年龄的选择方式。

目前，最佳生育年龄的选择，还应考虑到孩子出生后的优育条件是否具备等方面。许多青年夫妇已有这样的远见卓识。他们当中有些人为了创造这一条件，宁肯在避免高龄初产（女性超过35岁）的前提下适当推迟育龄，以求得事业上的发展和生育上的从容。

从近几年的统计资料来看，越来越多的职业女性要到30岁左右才结婚生育。这是因社会时代发展、人们传统意识改变和就业压力不断增加而引起的。在这个阶段，她们认为拥有稳定的工作和丰厚的经济收入，更有利于生养子女。虽然女性分娩困难及胎儿畸形的发生率随年龄增大而升高，但是综合权衡各方面的因素，比如怀孕年龄、健康状态、经济收入、居住环境等，再决定什么时候生育，可能更有利于孩子健康成长。

哪个季节更适宜怀孕

现在，大多数专家认为在我国以4月份受孕最为有利。其理由是：

- 4月受孕正值春意盎然的时节，精卵细胞也充满生机活力。斜射的春阳可减少对地球的高能离子辐射，这将有利于精卵细胞保持理想的活性及胚胎的健康发育。
- 受孕后的3～4个月是胎儿大脑和神经系统形成时期，而这时又正值秋季来临，瓜果、蔬菜大量上市，可以很好地满足母子的营养需求。
- 4月份受孕，避开了冬末春初病毒性疾病的高发季节，这对于防止胎儿畸形的发生大有好处。

专家提示

不要在寒冷的冬天或炎热的夏天受孕。冬季天气寒冷，室内外空气污染严重，准妈妈易患病毒感染性疾病，胎儿畸形发病率高。夏季天气闷热，准妈妈易情绪烦躁，睡眠休息不好，食欲较差，影响胎儿正常生长发育。

成功受孕的必备条件

成功受孕五要素

许多年轻朋友有一个认识误区，认为一旦有了性生活，只要不避孕，当月一定能怀孕，而一旦妊娠不成功，就会怀疑自己一定有病。对于一对健康的夫妇来说，成功妊娠的必备条件较多，哪个环节出现闪失都不能受孕。

1. 同房频率

受孕的第一个要素是同房间隔不宜过频或过疏，以保证有足够量的活力十足的精子进入女性生殖道。同房过于频繁，可以造成精子的过度消耗，使精子的总量不足而使受孕率下降；同房过疏，老化的精子和死精子比例过高，也影响受孕。备孕期的性生活频率建议每3～4天一次，同房次数过多会影响精子的数量，过少会影响精子的质量。和谐甜蜜的性生活可以促进性激素分泌，对受孕十分有益。

有些女性朋友，为了做好孕前准备，将自己的月经周期、排卵日期等仔细进行计算，甚至按着自己的体温变化来选择同房时间，结果夫妻生活变得索然无味，就像在完成一项任务，弄得精疲力竭。这样的结果往往适得其反，反而造成排卵的异常，受孕力下降。

2. 健康精子的数量

受孕的第二个要素是还要有足够量的健康精子在女性生殖道内生存数日。如果是不健康或亚健康精子，当进入女性生殖道后会很快死亡，就没有足够的机会与卵子相遇。正常健康精子一般能在女性生殖道存活2～3天，但有时因为男性朋友的饮酒、吸烟、用药、营养不良及过度劳累等因素，都可能使精子短时间内质量下降而影响受孕。对健康人来说，经过一段时间的休息、调整，精子的总体质量是可以自行恢复的。

3. 有正常排卵

受孕的第三个要素是卵子要按时从卵巢排出。处于正常生育期的女性朋友，有时会有排卵障碍，如在做妇科检查时，医生告之有生理性卵巢囊肿，不要紧张，下个月就会好的。这种生理性卵巢囊肿就是一个未正常排出的大卵泡。卵子未排出当然也就不可能受孕啦。偶然出现的不排卵多与精神紧张和劳累有关。另外，有时由于精神因素的作用，还会出现额外排卵。

排卵正常与否既受内分泌系统调节，也受中枢神经支配，二者缺一不可。经常有些女性在同房受孕这件事上，操作起来照本宣科，严格按照程序去做，严丝合缝，把本应幸福美好的夫妻生活弄得像科学育种一样，严阵以待，吓得卵子都不敢排出来了，这是神经中枢的过度作用影响了激素的分泌。激素分泌异常，卵子不能按时排出，降低了受孕概率。所以夫妻同房最好跟着感觉走，大体算算排卵期就可以了。

4. 同房时间

受孕的第四个要素是同房的时机要选择正确。因为卵子一旦排出后只能在体内存活 24 小时，在这短短的 24 小时内，如果没有精子出现也是不会受孕的。常有一些朋友买来测排卵试纸找排卵日，当试纸出现反应后才同房，但此时的同房已经为时已晚。有相当多的女性月经周期不是 30 天，长则 40 多天，短则 25 天，排卵期该如何算呢？我们说只要有一个规律的月经周期，那么下一次月经的日期是应该可以预知的。排卵时间应该在下次月经前的 14 天。举一个例子：月经周期如果是 37 天，末次月经的时间是 1 月 1 号，下次应该在 2 月 6 号来月经，那么排卵期大概就是 1 月 22 号。夫妇尽量选择在排卵前后几天内同房，就像我们常说的精子对卵子要围追堵截，让精子在生殖道中守候卵子的到来。

除了计算日期以外，排卵前是有一些迹象的，也就是身体会告诉你同房受孕的时机。首先排卵前阴道的分泌物会变得稀薄且量多，我们常常形容有如鸡蛋清一样，并且还会有拉丝现象；其次由于激素的作用，此时期的女性朋友往往性欲有所提高，同房的欲望变得较以往强烈。

5. 精卵相遇通道通畅无阻

受孕的第五个要素是精子与卵子相遇的通道要通畅无阻。当卵子从卵巢一排出，大约 10 分钟内就被输卵管的伞端抓进输卵管，在输卵管蠕动的帮助下慢慢向子宫腔内运行，一般精子与卵子就是在输卵管内相遇并受精，形成受精卵后继续向子宫腔内运动，经过7～8天的时间，受精卵种植于子宫内膜，我们称为着床。输卵管要能够正常地蠕动、运动，能够让卵子顺利地向子宫方向前进，如果这一个环节失调也会造成受孕失败。

总之，一个月经周期受孕的成功率不是100%的，在正常健康状态下的成功率大体是20%，当然这个问题也是因人而异的。所以说，在有正常性生活并双方身体完全正常的情况下，也不会保证每个月经周期在卵子生存的24小时内准确无误与精子相遇，而精子一旦错过这短短的24小时，这个周期就会宣告受孕失败。从我们的临床经验来看，正常的有性生活的夫妇在一年内能够受孕都是正常现象，大可不必过度担忧。

专家提示

如果结婚后夫妇双方备孕一年，仍未受孕，就应该到医院做体检、找原因了。

怎样选择受孕时机

俗话说：“优良的种子只有撒在肥沃的土地上才能长出茁壮的秧苗。”只有当精子和卵子质量最好时结合，并在最好的环境中生长发育，才能孕育出一个最健康的胎儿。怎样选择受孕时机呢？选择受孕时机应注意以下几个问题：

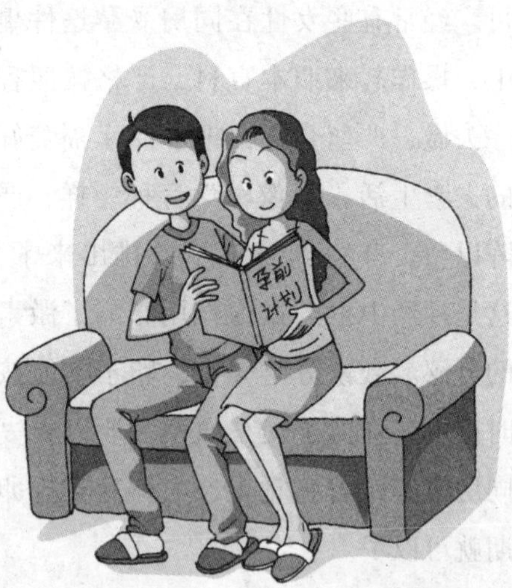

- 应在男女双方身体健康的情况下受孕。夫妻任何一方患疾病、疲劳、情绪不佳均可对胎儿产生不利影响。

• 性生活不能太频繁，一般以每周2次为宜，最好在排卵期内（每次月经周期的第12～16天）性交怀孕。有些地区因落后的思想观念影响，讲究在女方经期同房，认为这样受孕会保险一些。其实这是不符合女方生理特点的，不但不会使女方怀孕，反而会使细菌乘虚而入，给女方生殖器官造成炎症，结果只能是影响正常排卵，根本不能保证受孕。

• 如果能在男女双方生物钟曲线高峰期受孕，也是最佳受孕时机。

• 选择受孕时机也要注意环境、心理因素。我国古代对受孕时双方的情绪和环境都很重视，指出在天气阴冷、风雨交加、电闪雷鸣、龌龊湿地、荒凉野地，或者是男女心情不佳、悲伤凄惨、惊恐痛苦之时，均不利于受孕，而夜深人静、居室清洁，心境恬和、恩爱缠绵之时，则被认为是最好的受孕时机。这可能是因为良好的心境和外界条件能对夫妇产生较好的心理暗示作用，也可能是人的心理活动对外界的各种刺激产生微妙的反应。

总之，只要夫妻是在思维、语言、行为、情感等方面都达到高度协调一致的时候同房受孕，出生的孩子就会集中双亲在身体、容貌、智慧等方面的优点。事实证明，智力活跃、身心健康的婴儿，一般不会生于父母酗酒、嗜烟、爱吵架、没修养的家庭，智商较高儿童的父母常常是文明、彼此情投意合、体贴关心的。

孕前生活有哪些禁忌

准备孕育新生命的夫妇，必须养成健康的生活方式，注意以下孕前生活禁忌：

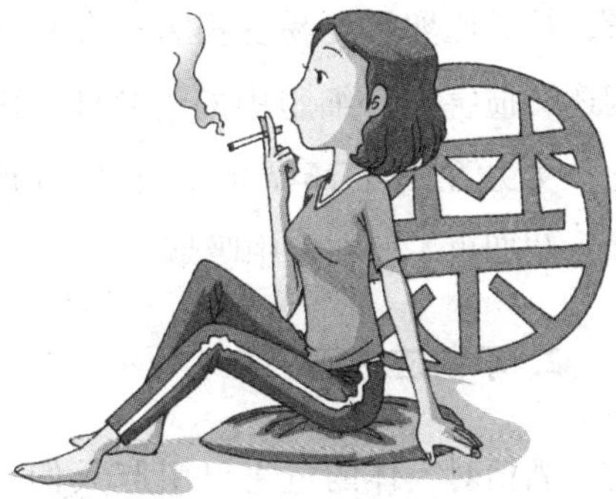

1. 孕前应戒烟

有吸烟嗜好的女性在怀孕前和怀孕期间应戒烟。烟草中含有400余种对人体有害的化合物，尼古丁可谓是罪魁祸首。准妈妈吸烟或在烟雾缭绕的环境中生活，可导致流产、早产、胎儿发育不良，甚至畸形。吸烟女性所生的孩子，其体重也低于不吸烟的女性所生的孩子。因此，准备怀孕的女性既应做到自己不吸烟，也要注意不被动吸烟，要注意周围的环境，不要去人多嘈杂的公共场所。

烟草中的尼古丁可以使血管收缩，在孕期会使胎盘的血管收缩，减少胎儿的血液供应，对胎儿的发育会造成不良影响。如果女性在哺乳期吸烟，尼古丁可能通过乳汁影响婴儿，使其腹痛，还可能引起呼吸系统疾病。

男性吸烟过多会影响精子的质量，精子比卵子更易受损害，并且吸烟还会损害自身细胞中的染色体。因此，丈夫在妻子怀孕前 3 个月应戒烟，孕期也不要在家中吸烟。

2. 孕前应戒酒

酒精对人体的危害已引起人们广泛重视，无论是男性还是女性酗酒，都会使发育中的精子和卵子发生畸变。畸变的生殖细胞结合，会把有病的遗传基因传给后代，引起胎儿“酒精中毒综合征”。患儿表现为：生长迟缓、中枢神经系统发育障碍、面容不正常、头小、前额突出、眼裂小、心脏及四肢畸形等。这些症状在经常酗酒的女性所生胎儿中可占到 30% ~ 40%，特别是酗酒后有性生活而受孕的胎儿的发生概率更高。因此，为了后代的健康，夫妻双方在孕期、哺乳期应禁烟酒。

3. 避免精子受热

精子受热会出现异常。男性长期处于接近体温的温度中，精子的生产会完全停止，高温可造成畸形儿的发生并使不孕症发生率增加。因此，孕前丈夫不要长时间泡在热水浴缸里。另外，穿紧身裤和背带裤会使睾丸紧贴在身体上，造成精子数量减少或精子畸形。

同样，女性在怀孕后的 30 天里长时间地进行热水浴或桑拿有可能会损伤胎儿的神经系统。

4. 不要密切接触动物

近几年来，随着人们生活水平的普遍提高，城市中养猫、养狗、养鸟的家庭日益增多，而猫是所有动物中最易感染上弓形虫的动物，可以通过猫的粪便将弓形虫传染给准妈妈，再感染给胎儿。准妈妈感染后约有 30% ~40% 会传染给胎儿，造成胎儿畸形或出生后随年龄增长逐渐出现眼、耳功能低下。因此女性孕前尤其不要接触猫，若接触后一定要洗净双手。

另外，现在涮、烤饮食大受欢迎，吃不熟的猪、牛、羊肉而发生的弓形体病也逐渐增多。如果准妈妈有何疑虑，可到医院检查弓形体抗体，必要时做B超检查。

5. 避免物理因素伤害

日渐使用频繁的各种家用电器，特别是几乎人人都离不开的计算机、手机、电视、鼠标、电扇及微波炉，它们对生育到底影响有多大，目前的观点是，尽管大多数电器设备是较为安全的，但备孕夫妻还是要适量使用，保持适当距离，孕前适当防护。为安全起见，为把引起伤害的可能性降到最小，专家建议：

• 孕前要在尽可能长的时间内避免接触来自人为的电离辐射，尽量减少不必要的放射性检查。

• 家用电器不要过于密集摆放和使用，使用各种电器时注意与人体保持一定距离或缩短使用的时间。

• 孕前非必要时不做腰腹部放射线检查。

• 减少使用显像管显示器的电脑和电视机的时间。近年对电脑是否对孕妇造成伤害这个问题关注较多，目前尚未发现因使用电脑造成的先天缺陷的证据。研究发现，电脑的电离辐射量是比较安全的，一般人群是不必做防护的，但是备孕夫妇对于电脑的

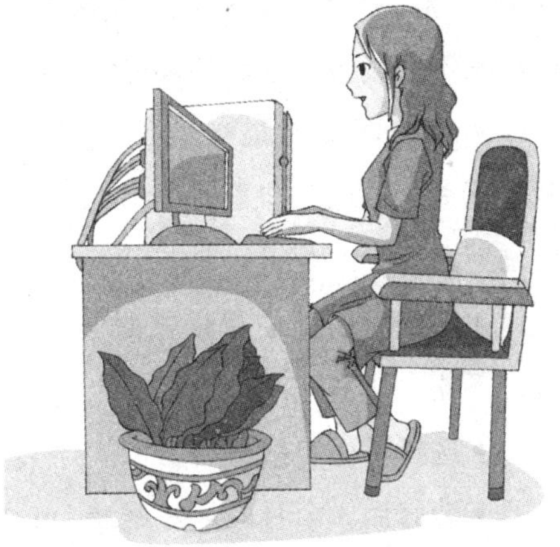

使用应该持慎重态度，因工作需要必须使用电脑的女性，应该改用液晶显示屏，且尽量缩短每日在电脑前工作的时间。

• 避免过多接触天然建筑石料，如少去、尽量不去一些家装建材市场。

6. 避免化学因素伤害

随着装修材料越来越高档化，装修造成的环境污染以及对人体带来的伤害近年来越来越多见了。装修材料中的苯、甲醛、铅，还有放射性污染，还有一些我们暂时不清楚的化学

物质对胎儿也有致畸性，因装修造成胎儿畸形的事例越来越多。但由于对装修致畸的研究尚不完善，许多机理不是很清楚，所以专家建议还是以避开为主。给一些小小的建议，供参考：

• 不要久留于装修的环境中。

• 装修环境如果味道重、刺鼻、咽喉不适，说明污染物质含量多，应该马上离开。

• 装修后的环境尽量长时间多通风，不住人。

• 选择环保装修材料。

• 装修后 3 个月内最好避孕。

专家提示

防护措施一定要从孕前开始，因为受精前的精卵细胞对外界伤害最敏感。临床上常见的早期流产多是受精前后发生的伤害造成的，而宝宝的异常往往也是在受孕的早期甚至受精前已经存在了。

哪些情况应暂缓怀孕

为了保证母亲和胎儿健康，有下列情况者不宜怀孕：

• 新婚之夜应避免怀孕。新婚的操劳、疲惫、饮酒均可影响男女精卵质量，极易造成胎儿发育不良或畸形。

• 蜜月旅行期间暂缓怀孕。蜜月旅行期间生活欠规律，各地生活习惯和气候差异较大，夫妻身心健康易受影响。

• 夫妻任何一方患有某些疾病时，应等其痊愈或稳定后再怀孕。比如患有传染性疾病（肝炎、结核等）或过敏性疾病（支气管哮喘），女性患有子宫肌瘤、心脏病、高血压、肾炎、甲亢、血液病等，均应认真听取医生意见后再作决定。

• 接受放射线透视或拍片者，应在 2 ~ 3 个月后再怀孕。

• 曾接触过放射线或化学毒物者，必须在停止接触 2 ~ 3 个月以后再怀孕。

• 为保证胎儿健康，服避孕药的女性必须在停用药物 6 个月以后才能怀孕。做人工流产者最好在 3 ~ 6 个月以后再怀孕。取避孕环者最好在 2 个月以后怀孕。

哪些情况不宜生育

常见的不宜生育的情况有：

• 患有某些遗传概率较高的遗传病，严重影响生存质量，并且致死率高，都不能生育。例如，遗传概率达到25%以上的重度地中海贫血、视网膜母细胞瘤等，患有这些严重遗传病的家族成员是不能生育的。

• 夫妻一方患有某种染色体病，不可能生育正常后代。

• 患有与性别有关的遗传病，如果生育必须选择性别，以阻断致病遗传基因的遗传。

• 夫妻一方或双方患有严重疾病时，如心力衰竭、严重精神失常、遗传性智力障碍等，也不宜生育。

由于一些家族遗传性疾病现今既没有治疗方法，也没有产前诊断方法，所以，不得不用阻止生育的方法来阻断遗传性疾病的传代，以保障人类群体的整体素质，这对一些患遗传病家族来说是一件非常不幸的事情。

哪些工作孕前需调离

随着社会的不断发展，越来越多的女性加入到各行各业的工作中，成为职业女性。部分女性的工作环境中含有较高浓度的化学物质，可能影响女性的生殖功能，进而影响胎儿的健康发育，从事这些职业的女性应在考虑受孕时暂时调换工作岗位。有些毒害物质在体内的残留期可长达一年以上，因此即使离开此类岗位也不宜马上受孕，应采取适当的避护措施。

从事以下工作的女性应在孕前6个月，或至少在孕前3个月调离原有的工作岗位：

1. 某些特殊工种

经常接触铅、镉、汞等金属的工作，会增加妊娠女性流产和死胎的可能性，其中甲基汞可致畸胎；铅可引起婴儿智力低下；二硫化碳、二甲苯、苯、汽油等有机物，可使流产率增高；氯乙烯可使女性所生的婴儿先天痴呆率增高。经常接触烫发水、染发剂、定型剂的美容美发行业的女性要在孕前调离原有的工作岗位。

2. 高温作业、振动作业和噪音过大的工种

研究表明，工作环境温度过高、振动剧烈或噪音过大，均会对胎儿的生长发育造成不良影响，这些岗位的职业女性应暂时调离岗位，以保障母婴健康。

3. 接触电离辐射的工种

电离辐射对胎儿来说是看不见的凶手，可严重损害胎儿健康，甚至会造成畸胎、先天愚型和死胎。所以，接触工业生产放射性物质、从事电离

辐射研究、电视机生产以及医疗部门的放射线工作的人员，均应暂时调离工作岗位。

4. 医务工作者，尤其是某些科室的临床医生、护士

这类人员在传染病流行期间，经常与患各种病毒感染的病人密切接触，而这些病毒（主要是风疹病毒、流感病毒、巨细胞病毒等）会对胎儿造成严重危害。因此，临床医务人员在计划受孕或早孕阶段若正值病毒性传染病流行期间，最好加强自我保健，严防病毒危害。

5. 密切接触化学药剂的工种

农业生产离不开农药，而许多农药已证实可危害妇女及胎儿健康，引起流产、早产、胎儿畸形、弱智，因此，农村妇女应从准备受孕起就远离农药。

6. 站立时间过长的工种

工作时站立时间过长的女性，也应该在孕前调离原有的工作岗位。

受孕时要注意哪些问题

怎样使精子比较容易进入宫腔而成功受孕，性交时的体位至关重要。最普遍的性交方式是女方仰卧，男方俯在女方的身体上，这种方式对受孕是十分有利的。女方的阴道口朝上，形成一个杯形。为增加受孕机会，女方可在臀部下面垫个枕头，使骨盆向上方倾斜，精子更易通过阴道进入子宫。男方在射精后阴茎在阴道中多停留一会儿，以使更多的精子到达宫腔，女方则继续保持仰卧 20 ~ 30 分钟。也可以采用另一种性交方式，女方面朝下俯卧，用双胯支撑或用枕头支撑，男方的阴茎从女方的后位进入阴道，射精后精子可沉积在宫颈附近。对于后位子宫的女性，这种方式可能更有利。

频繁性交不能帮助怀孕。事实上，射精越频繁，精液越少，精子数量有可能降到妊娠的最低限以下。如果你想怀孕，应在受孕期到来前节欲几天，以便使精子数量增加，在受孕期间每天性交不要超过一次。

如果你想怀孕，那么在性交过程中不利于精子到达宫腔的任何做法均应放弃，如在射精后，女方不应马上站起来，因为精液可能会流出来影响受精。同样道理，如站立式、坐式性交均会使精液流失，应该避免采用。水中性交可能会把氧化的水引入阴道，并杀死精子。热水会提高男性体温，使精子数量减少。经检查显示，进行阴道灌洗的女性，阴道 pH 值改变，不利于精子存活，使受孕机会明显减少。患有阴道感染病症的女性，需及时就诊，治愈后可增加受孕的机会。

认真做好孕前检查

孕前体检的目的是查出潜在的、隐性的有可能影响生育或伤害胚胎的疾患。一般孕前 3 ~ 6 个月要做一次基础全身体检，包括心、肺、肝、肾、传染病、血生化及血尿常规检查，男性必要时做精液分析，女性要做全面的妇科检查。还有 ABO 血型和 RH 血型检查、病毒抗体（TORCH）系列检查、宫颈防癌检查，必要时查生殖功能、女性内分泌及夫妻双方的染色体。

在孕前检查的时候医生会常规性地对夫妻双方的整个身体情况和家庭情况进行详细的询问，主要内容包括月经是否规律、最近的一次是什么时候来的、以前是否做过流产手术、有无流产史、有没有生产过畸形儿或者有遗传疾病的新生儿、以前得过哪些病、准备怀孕期间是否接触过有害物质以及婚姻史和家族史等。

千万不要因为医生的这些问题涉及隐私，或者感到不好意思而拒绝回答，或提供不真实的答案。了解真实、正确的情况是医生做出正确诊断的重要前提，医生只是从医学优生的角度进行判断，并且会为就诊者保密。

孕前检查的主要项目有：

1. 妇科检查

（1）检查目的

了解女性的外阴、阴道、宫颈、子宫、卵巢和输卵管的健康情况，以确定其是否适合妊娠、分娩。检查内容包括：

- 窥器检查：置入阴道窥器，观察阴道前后侧壁黏膜颜色，有无瘢

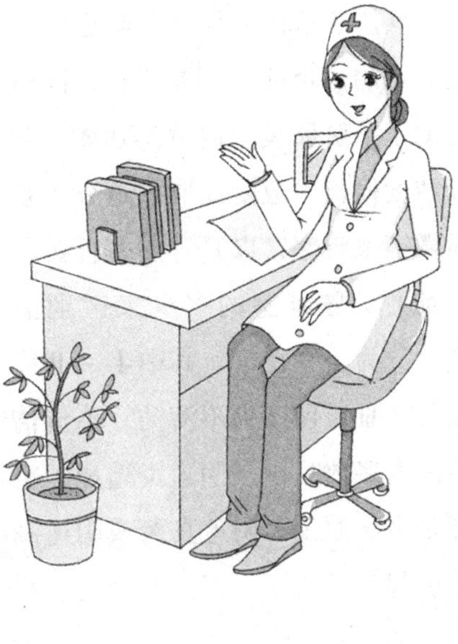

痕、肿块、出血；分泌物的量、性质、颜色、有无异味；观察宫颈大小、颜色、外口形状，有无糜烂、撕裂、外翻、囊肿、息肉或肿块等。

• 双合诊检查：医生会把一只手的食指和中指放入被检者阴道内，另一只手放在其耻骨联合上方，并向深部加压，这样可以清楚地摸到子宫大小和质地情况，进而了解双侧卵巢和输卵管的情况。

• 三合诊检查：腹部、阴道、直肠联合检查称为“三合诊”。在进行三合诊时医生会将一只手的食指放入阴道，中指放入直肠，另一只手放在耻骨联合上方，其余具体检查步骤与双合诊时相同。通过三合诊可以了解被检者后位子宫的大小，发现子宫后壁、韧带及双侧盆腔病变。

• 阴道清洁度检查：阴道清洁度是有无阴道炎症的判断指标，同时也有助于了解卵巢的内分泌功能。阴道清洁度检查一般是提取阴道分泌物在显微镜下观察，以其含阴道杆菌、上皮细胞、脓细胞的多少来区别清洁度，分为Ⅰ~Ⅳ度，其中Ⅰ~Ⅱ度为正常，Ⅲ~Ⅳ度为不清洁。不清洁的情况大多数是由于阴道炎造成，也可能是由病原菌、阴道真菌或阴道滴虫等引起。

• B超检查：超声检查可以帮助准备怀孕的女性了解自己用来孕育宝宝的子宫是否万无一失，自己的卵子是否能够按期排出，质量是不是足够优秀，能不能顺利和精子结合。准备妊娠前的任何时间都可以做，建议在月经后进行检查。阴道出血时不宜做B超。

（2）你该怎么做

在进行妇科检查时需要使用窥器撑开阴道，有些女性会非常紧张，其实只要自己放松并不会有特别不舒服的感觉。注意，在检查前要完全排空膀胱。由于医生还要进行阴道清洁度的检查，为了不影响诊断，不要在检查之前清洗阴道或在阴道上药，24~48小时内不宜有性生活。在三合诊时医生要将手指放入直肠内，要充分配合医生，深呼吸并同时做向下排便的动作，这样会相应减轻不适感。

有些女性会因为妇科检查的方式比较尴尬、有不适感而有抵触心理，这是不正确的。医生的肉眼观察和触诊是最简单、方便的检查手段，能及时发现一系列潜在的问题，如阴道炎、宫颈炎、子宫肌瘤等一些常见的妇科疾病，甚至少见的生殖器官的先天畸形也有可能被发现。

B 超检查要求先憋尿，因为子宫位于骨盆中央，膀胱与直肠之间，呈前倾前屈位。当膀胱充盈、直肠空虚时，子宫底被托起向上伸直，更有利于观察子宫形状、大小；膀胱不够充盈时，在图像上无法对膀胱后方的子宫和宫腔进行详尽的观察，易引起误诊、漏诊。为了节省候诊时间，你可以从早上一起床就开始憋尿，到医院后先进行 B 超检查。也有的医院 B 超检查需要提前预约。

在妇科检查时发现的疾病，如附件炎、阴道炎，应先行治疗再妊娠。宫颈炎如为中度或轻度，在经过防癌检查排除癌变或癌前病变后可以不治疗，先妊娠。

如宫颈防癌检查有病变或宫颈有人乳头瘤病毒即 HPV 感染，应暂不妊娠，经进一步病理切片确诊并治疗后再妊娠。

宫颈衣原体或支原体阳性时也要先消炎治疗，待检查转阴后再妊娠。

月经不调的原因较多，月经异常本身会影响受孕能力，常常导致不孕，要先查明病因并进行治疗。

2. 血常规检查

（1）检查目的

孕前检查血常规主要是了解准备怀孕的女性有无贫血、感染及其他血液系统疾病。若孕前检查患有感染、血液系统疾病，应积极治疗后，再妊娠。贫血严重者能引起早产、死胎或低出生体重儿，同时准妈妈的抵抗力也会下降，故应积极纠正。

（2）你该怎么做

护士会抽取大约 5 毫升的静脉血，经过血液细胞分析仪，电脑报告结果。被检查者在拿到报告后，应认真阅读检查结果，除有数字外，符号“↑”和“↓”表示比正常参考值高了还是低了。出现异常，应及时就医。

3. 尿常规检查

（1）检查目的

主要目的是了解准备怀孕女性的肾脏和全身营养情况，确认有无泌尿系统感染、肾脏疾病和糖尿病。尿常规检查的价格便宜，结果出得也比较快。

（2）你该怎么做

留取尿液以晨起第一次排尿为佳。女性的阴道分泌物有时会混杂在尿液中，影响尿常规检查的结果，影响医生的判断。所以，在留取尿液前要充分清洁外阴，留尿时先排出一部分尿，以冲掉留在尿道口及前尿道的细菌，然后将中段尿留取送检。留尿的容器由医院检验科免费提供，是一个可以容纳不少于20毫升的广口塑料瓶（每个地区和医院由于情况不同，所提供的容器也会有所区别），尿液量占据容器的大概一半左右就足够了，一般5毫升~10毫升，但如果要测尿比重则不能少于50毫升，过少的尿液会导致结果出现误差。

4. 肝、肾功能检查

（1）检查目的

主要目的是了解准备怀孕的女性孕前身体状况和营养状况，有无肝脏、肾脏疾病。

（2）你该怎么做

一般应在准备怀孕前3个月左右进行检查。此项检查需要空腹进行，因为进食过多油腻食物或是大量饮酒后，即使是正常人肝肾功能有时也会出现升高，但不一定说明身体一定有异常。这种由于饮食因素导致的假异常结果会影响医生的判断，并给你带来不必要的经济花费或担忧。化验的过程和血常规检查时差不多，护士会抽取大约3毫升的静脉血，结果在下午或第二天才能拿到。

5. 优生五项

（1）检查目的

孕前检查的一项重要内容是优生五项。所谓“优生五项”，即是医生常说的TORCH筛查。TORCH是几种致畸病原体的首个英文字母的缩写，这几种病原体已经被明确地认定对人类胚胎的伤害，处于其中某种病原体感染状态下的妊娠会造成严重胚胎畸形。检查方法是可以通过血清免疫学方法，了解被检者体内是否已经具备抵抗这些病原体的特异性抗体。

①T——弓形虫

弓形虫病是由一种弓形虫引起的动物源性疾病，猫为弓形虫主要宿虫。感染的猫类是人、畜间传播的重要传染源，另外食用生肉、生乳、生菜或与动物密切接触，输血和器官移植也可以传染疾病。

目前国内准妈妈弓形虫感染率为6.6%~32.9%。准妈妈感染弓形虫后大部分无明显临床症状，部分可出现不典型感冒症状，如发热、乏力、肌肉酸痛、短时腹泻，也可出现淋巴结肿大、单核细胞增多，甚至黄疸。弓形虫可经母体胎盘传播给胎儿，导致流产、死胎或畸形；若有新生儿存活，则有1%会在婴儿、儿童或成年后发生心肌炎、脉络膜视网膜炎、脑炎和脑软化等。

弓形虫病通过受感染准妈妈的临床症状、血清学检测等实验检查，可以明确诊断。感染准妈妈在产前应积极治疗，尽可能避免与猫、狗等动物密切接触，不进食生肉或其他未煮熟食品，从而保护胎儿免受损害。

②O——其他病原体

一般包括先天性梅毒、乙肝病毒，随着研究的进步，还会增加其他种类的病毒，目前有的医院增加了微小病毒 B_{19} 的筛查。微小病毒 B_{19} 是1975 年英国发现的一种 DNA 单链病毒，经呼吸道传播，在人群中的感染率随年龄增长而逐渐增多，到成年时的感染率可达 75%，生育期的女性感染率为 50% ~60%。人体一旦感染该病毒便可以获得终生的免疫力。孕前检查微小病毒抗体可以了解身体抵抗微小病毒感染的能力。

妊娠期微小病毒感染可导致子宫内感染。微小病毒由于分子结构很小，可以自由地通过胎盘屏障，进入羊膜腔，从而造成胎儿的先天性感染。一旦感染后可导致：

- 自然流产：微小病毒与巨细胞病毒协同感染可以导致反复自然流产。
- 胎儿畸形：微小病毒与心肌细胞结合，早孕期的感染引起胎儿的先天性心脏病或急性心肌炎。
- 胎儿贫血：病毒侵犯胎儿造血组织，导致原红细胞大量被破坏，从而抑制红细胞的生成，导致胎儿贫血。
- 胎死宫内：妊娠期微小病毒感染可造成胎儿死亡率达 6% ~14%。

孕前检查及时发现微小病毒的感染，可以选择躲避感染期妊娠，同时应用抗病毒药物进行治疗，直到体内产生抗病毒抗体后再妊娠。

③R——风疹病毒

妊娠期妇女是风疹的易感人群，发病率为正常人群的 5 倍。感染风疹病毒的准妈妈，会出现咽痛、低热、咳嗽、流涕、头痛和关节痛，以及淋巴结肿大、急性宫颈炎、皮肤红色斑疹等表现。由于最初发病类似感冒症状，所以易被忽视。母亲感染风疹后，可通过胎盘或生殖道将病毒传播给胎儿，而且准妈妈感染的时间越早，胎儿畸形发生率越高、畸形越严重。更为严重的是，风疹病毒能引起多发性胎儿畸形，即先天性风疹综合征，畸形几乎涉及各个器官和系统。

除了典型的临床表现外，血清学检测对确诊风疹病毒感染也十分重要。例如特异性 IgM 抗体检测，是目前临床上实用而敏感的诊断手段。此外，还有血液凝聚抵制抗体（HI）检测等。

由于风疹病毒对胎儿健康的严重影响，凡在妊娠早期确诊为风疹感染者，原则上必须终止妊娠；如果妊娠中，晚期发现的准妈妈患者，经检查排除了胎儿畸形，是可以继续妊娠的，但必须配合医生密切监测胎儿在宫内生长发育情况，胎儿出生后也要密切追踪。

④C——巨细胞病毒

巨细胞病毒的感染常常是以普通感冒的形式出现，和风疹病毒的感染一样容易被忽视。巨细胞病毒的感染很普遍，成人中的大多数人都已感染过巨细胞病毒。巨细胞病毒的感染率随地区和社会经济状况不同而有所不同，经济发展落后的人群或不发达国家的感染率会高些。在我国女性巨细胞病毒感染率达 72% ~98%。

人感染了巨细胞病毒多为潜伏性感染，一旦感染了病毒身体的免疫系统会自动产生抗巨细胞病毒的特异性抗体，并长期存在于体内。巨细胞病毒进入人体后可以长期潜伏，并与相应的抗体抗衡，打持久战。当人体健康状态良好时，病毒活动受到抑制而处于静止状态，不排毒；当人体健康状态不好而抵抗力下降，病毒就会繁殖，向体内排毒，此时可以从身体的血液、唾液、乳汁、精液和宫颈分泌物中检测出病毒。有时病毒是来自环境中的，并再次刺激身体的免疫系统，产生特异性抗体，此时进行血液检测，抗体的数值就会增高。

如果第一次被巨细胞病毒感染正处于妊娠期，病毒就会对母亲和胎儿造成严重伤害。妊娠期感染巨细胞病毒可经过胎盘感染胎儿，妊娠早期的感染可造成胎儿先天失明、先天耳聋、小头、智力障碍、先天性心脏病等；妊娠晚期的感染可导致新生儿肺炎，以致胎儿死亡。尽管大多数女性妊娠前已经感染过巨细胞病毒，体内已经有了抵抗能力，但当身体的抵抗力下降时，巨细胞病毒会有二次感染或复发性感染，当处于感染期时身体是不能保护胎儿的，同样会造成胎儿损伤，但损伤的程度可能较轻。

妊娠前了解母体抗巨细胞病毒的抗体水平是很好地预防胎儿感染的方法，医生通过对抗体水平和抗体种类的了解，制定孕前防护措施。处于感染期的朋友最好做抗病毒治疗，等待病毒感染期过去，并且体内产生抗体后再妊娠；当检测结果体内无抗体时会有两种可能，一是体质虚弱，免疫力低下，身体没能产生抗体；二是从未受到过巨细胞病毒的侵袭。此时需要医生进行综合分析。

⑤H——单纯疱疹病毒

老人常说："身体有病，各走一经。"说的是有些人一生病总爱得一种病，身体的毒素总是欺负身体的同一个部位，例如有的人一生病就是嗓子发炎，有的人一生病就嘴角皮肤长包，有的人一生病就是拉肚子。

单纯疱疹病毒的感染就有这个特点。生活中我们时常看到有的人嘴边上经常出些小疱疹，特别是在冬春季节，还有人的小疱疹专门长在外生殖器的皮肤上，这些都是单纯疱疹病毒感染的好发部位。单纯疱疹病毒感染人体后，病毒就潜伏在皮肤黏膜表面，当身体因劳累、着凉、月经期、创伤等而出现抵抗力下降时，病毒就繁殖排毒，于是疱疹发作。有时还会出现全身发热，血液免疫检测时单纯疱疹病毒抗体多呈阳性反应。单纯疱疹最多侵害的部位是口和生殖器，这与疱疹病毒的类型有关。单纯疱疹病毒－1 型多感染腰部以上皮肤，如口周皮肤；单纯疱疹病毒－2 型多侵害生殖器，在妊娠期感染发作，可感染胎儿。还有相当多的朋友，单纯疱疹感染呈现的是一种隐性感染，即感染后不出现任何症状，只是在体检时发现身体已经有了抗体。

女性第一次感染单纯疱疹病毒若恰好在妊娠期，因为体内没有抵抗单纯疱疹病毒的抗体，很容易感染胎儿并造成胎儿严重畸形，如颅内钙化、小头畸形、智力发育迟缓、小眼等。

临出生前如果感染单纯疱疹病毒，可引起胎儿严重感染，甚至引起死产。如果既往有单纯疱疹病毒感染的历史，妊娠期再次感染则对胎儿的影响不大，因准妈妈体内已经产生了抗病毒的抗体，对胎儿已具有了一定的保护能力。

那么怎么做才能保护好胎儿，做到万无一失呢？最实用、最简单的预防方法是在妊娠前进行单纯疱疹病毒抗体的检测，了解自身抗体形成的状况，不打无把握之仗。如抗体检测呈阴性，则需要加强预防，增加营养，做相关提高身体素质的准备；如正处于感染期，则暂缓妊娠，必要时服抗病毒药物，待血液中出现抗体后再妊娠。当我们感染了某种病毒后，身体就会产生针对这种病毒的特殊抗体。检查项目包括查血清 IgM 和 IgG，这是两种不同意义的抗体。

由于检测的是抗体，有些人一看到阳性结果就非常紧张，甚至不敢妊娠。我们来分析一下筛查后的4种不同的结果：

IgM阴性，IgG阴性。说明从未受到过感染，身体无抵抗力，孕前需加以预防。

IgM阴性，IgG阳性。说明以前曾经有过感染，身体已经具备了抵抗力，随时可以妊娠。

IgM阳性，IgG阴性。说明可能身体近期正在感染此种病毒，需要等待3个月后复查，近期不能妊娠。

IgM阳性，IgG阳性。说明感染已经有一段时间了，3个月后复查，很快就可以妊娠了。

(2) 你该怎么做

从优生优育的角度讲，TORCH筛查对于孕育一个健康宝宝至关重要。而且此项检查过程并不烦琐，只需抽血检查即可。因此，想要孕育健康新生命的女性，应加强这方面的意识，积极到医院进行筛查。

6. 抗感染筛查

(1) 检查目的

抗感染筛查主要是为了了解夫妻双方是否患有感染性疾病，如乙肝、丙肝、梅毒、艾滋病等。

①乙肝筛查

我国是乙型肝炎高发地区，乙肝病毒人群感染率高达10％左右。传染源主要是患者及乙肝病毒无症状携带者，血液、性接触、母婴和生活密切接触都是乙肝传播的重要方式，易感者感染乙肝病毒后约经3个月发病。由于母婴垂直传播是乙型肝炎的重要传播途径之一，使很多新生儿从一出生就成为乙肝病毒携带者，他们中85%～90%会发展成慢性乙肝病毒携带者，其中25%的婴儿在成年后会患肝硬化或肝癌。

②丙肝筛查

丙型肝炎是由丙型肝炎病毒引起的传染性疾病，主要通过输血、血制品、不洁注射、母婴和密切接触等途径传播，通常容易和乙型肝炎合并感染。丙型肝炎往往发病隐匿，因此容易延误治疗，相较乙型肝炎更容易发展成为肝硬化或肝癌，是人们往往忽视但影响深远的一种传染性疾病。患有丙型肝炎的准妈妈往往也合并有乙型肝炎，需要到专门的传染病医院进行产前检查，避免将传染病通过血液广泛传播给其他人，同时在孕期要控制病毒对准妈妈肝脏的损害，减少母婴传播的比例。丙型肝炎目前尚无有效的疫苗预防。

③梅毒筛查

梅毒是一种可以累及下一代的传染性疾病，以性传播为最主要的传播途径。有明显症状的梅毒病人一般是在生殖器黏膜出现无痛性溃疡，此时传染性最强，也最容易被发现。在免疫力正常的成年人中，有相当一部分在感染梅毒螺旋体后没有任何不适发生，称为“潜伏梅毒”。潜伏梅毒仍然有一定的传染性，一旦在此时怀孕，胎儿有可能受到传染，称为“胎传梅毒”。此种情况一般发生在妊娠4个月以后，但近年有国外资料指出，早在妊娠7～9周时，梅毒螺旋体即可通过绒毛使胎儿感染梅毒，导致流产、早产、死胎或分娩胎传梅毒儿等严重后果。

尽管梅毒患者的不孕率要比正常人高，但育龄期梅毒女性患者是可以怀孕的。如果孕前检查患有梅毒应积极治疗，痊愈后再怀孕，这样对胎儿和新生儿都不会有什么影响。如果在妊娠期发现存在梅毒感染，需要马上到医院就诊，请医生评估胎儿的状况，再决定下一步的处理方式。

④艾滋病筛查

艾滋病是一种目前尚无有效治愈方法但是完全可以预防的严重传染病，发病率在逐年升高。如果不做普遍的筛查，那些艾滋病携带者有可能仍然不会被发现，已感染艾滋病病毒的人在发展成艾滋病病人以前，通常可能外表看上去完全正常，没有任何症状地生活，但他们能够将病毒传染给其他人。也就是说，感染艾滋病病毒的准妈妈，可以在妊娠期间、分娩过程中或产后哺乳将艾滋病病毒传染给下一代。因此，已感染艾滋病病毒的女性应避免怀孕。如果已经怀孕要如实告诉医生，在孕期服用相应的药物，并结合剖宫产、人工喂养等措施降低母婴传染率。

（2）你该怎么做

这项检查最好在准备怀孕前6～9个月进行。如果检查出夫妻双方或者一方有传染病要暂缓怀孕计划。因为病原微生物也是一种重要的致畸因素，这些病原体会直接把自己的遗传信息整合到人类的染色体上，造成宝宝的DNA出现微小的异常。也许宝宝在出生时没有什么异常，但患癌症、代谢性疾病的危险可能比别的孩子高。另外，如果妻子感染了病毒，出现宫内感染，那胎宝宝畸形的可能性就更高了。而且，有很多治疗传染病的药物会对精子和卵子有影响。

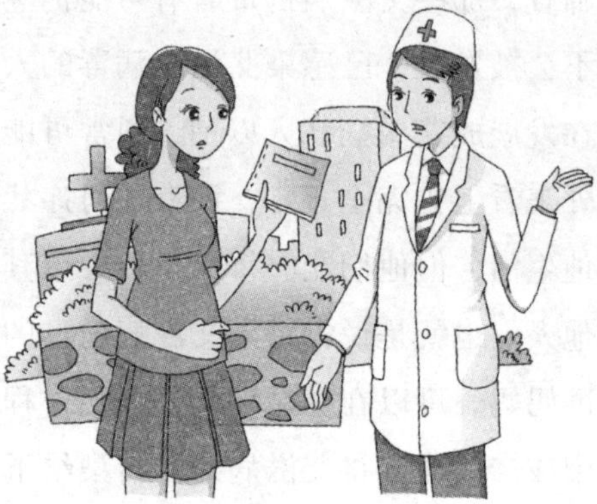

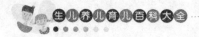

7. 口腔检查

（1）牙龈炎和牙周炎

怀孕后的女性体内的雌性激素，尤其是黄体酮水平，会明显上升，使牙龈血管增生、血管的通透性增强。如果口腔卫生欠佳，容易诱发牙龈炎，称为“妊娠性牙龈炎”。研究证实，怀孕前患牙龈炎的女性，其怀孕后患妊娠性牙龈炎的概率和严重程度均高于孕前没有患牙龈炎的女性；而在孕前就患有牙龈炎或牙周炎的女性，其怀孕后炎症会更加严重，牙龈会出现增生、肿胀，出血显著，个别的牙龈还会增生至肿瘤状，称为“妊娠性龈瘤”，极易出血，严重时还会妨碍进食；有些患者由于牙周袋中细菌毒性增加，对牙周骨组织的破坏也会加重，往往引起多颗牙齿的松动脱落。

（2）治愈蛀牙

孕期由于生理功能的改变和饮食习惯的变化，以及对口腔护理的疏忽，常常会加重蛀牙病情的发展。如果蛀牙病情持续严重，可能会引发牙髓炎或根尖炎等更为严重的口腔疾病。一旦患急性牙髓炎或根尖炎，不但会给准妈妈带来难以忍受的痛苦，而且如果治疗时服药不慎也会给胎宝宝造成不利影响。另外，有调查证明，若怀孕时妈妈患有蛀牙，生出的婴儿患蛀牙的可能性也远远大于怀孕时没有蛀牙的妈妈所生的婴儿，因为妈妈口腔中导致蛀牙的细菌是婴儿蛀牙的最早传播者。所以，怀孕以前要治愈蛀牙。

（3）孕前最好拔掉智齿

阻生智齿是指口腔中的最后一颗磨牙。由于受颌骨和其他牙齿的阻碍，不能完全萌出，造成部分牙体被牙龈所覆盖，以下颌第三磨牙最为常见。阻生智齿的牙体与牙龈之间存在较深的间隙，容易积留食物残渣，导致细菌滋生、繁殖而直接引起各种急、慢性炎症，即通常说的“智齿冠周炎”。由于智齿多在18岁以后萌出，且智齿冠周炎又最容易发生在20～35岁，而这个年龄段恰好是育龄女性选择怀孕的时间，所以要想防治这种病的发生，可以在孕前将阻生智齿拔除。

怀孕前的营养储备

叶酸：预防神经管畸形

孕前3个月至孕早期3个月补服叶酸可预防胎儿神经管缺陷。

摘自卫生部2012年《母婴健康素养——基本知识与技能（试行）》

叶酸又称“喋酰谷氨酸”，是人体必需的水溶性B族维生素之一。因为最早是从菠菜叶子中提取出来的，故而得名“叶酸”。叶酸能够有效预防神经管畸形的发生，减少比率约为70%。

1. 神经管畸形危害大

神经管畸形的发生率在各种出生缺陷中是最常见的，会造成脊柱裂（椎骨未能融合）、无脑畸形（脑或颅顶缺失）等中枢神经系统发育异常，是造成围产儿死亡的主要原因之一。

大量研究表明，由于饮食习惯等原因，我国约30%的育龄女性叶酸缺乏，特别是北方地区。即便是营养良好的准妈妈，血清和红细胞中的叶酸含量也会随着妊娠进程而逐渐减少。叶酸不足的准妈妈很容易患上巨幼红细胞贫血，使先兆子痫、胎盘早剥的发生率增高，甚至出现胎儿宫内发育迟缓、早产以及新生儿出生体重轻等现象。叶酸不足的胎宝宝更容易出现巨幼红细胞贫血。特别是孕早期（孕3~4周时）叶酸缺乏，可以引起胎宝宝神经管畸形。

2. 叶酸应从孕前补

近几年来，世界各国对神经管畸形的病因和预防措施进行了大量研究。研究结果表明，孕前及孕期补充叶酸可使神经管畸形的发生率降低至少一半。因此，专家认为，育龄妇女每天都要服用叶酸0.4毫克，尤其是怀孕前的3个月到怀孕的头3个月服用，能有效地预防小儿神经管畸形的发生。

神经管的正常发育是在怀孕早期，确切地说，是从受精卵植入子宫的第16天开始的。此时，绝大部分准妈妈尚不知道自己已经怀孕。也就

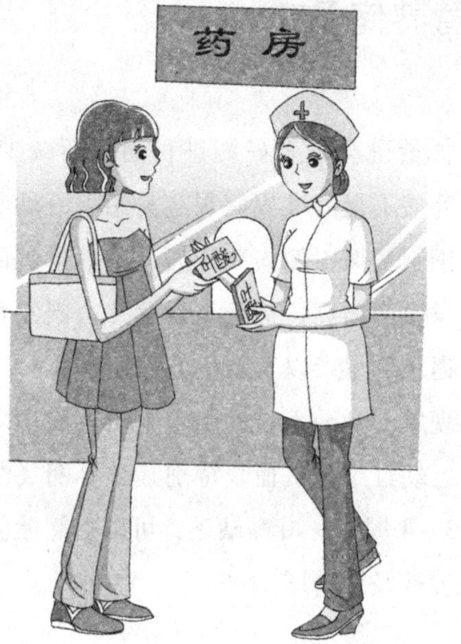

是说，神经管发育和确诊怀孕有一定的时间差，要是等确诊怀孕再开始服用叶酸就来不及了。所以服用叶酸一定要早，要从准备怀孕、尚未怀孕之时开始。

富含叶酸的食物主要有菠菜（347 微克/100 克）、猪肝（236 微克/ 100 克）、豌豆（83 微克/100 克）、鸡蛋（75 微克/100 克）、猪肾（50 微克/100 克）。虽然这些食物叶酸含量并不少，但叶酸对热、光和酸性溶液均不稳定，食物中的叶酸经过烹调加工损失率可达 50% ~90%。

3. 合成叶酸效果好

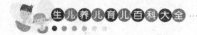

我国卫生部从 2009 年开始实施增补叶酸预防神经管畸形项目，利用中央财政补助经费，为全国准备怀孕的农村女性免费增补叶酸。该项目主张服用合成叶酸（叶酸补充剂）。因为合成叶酸结构较为简单，溶解性好，在小肠更容易吸收，生物利用度能达到 85%。而天然食物中的叶酸结构较为复杂且不稳定，在小肠内吸收较差，生物利用率不到 50%。有研究表明，在摄入同等数量的情况下，前者是后者的 1.7 倍。

专家提示

可以服用叶酸片，也可以服用既含有叶酸又含有其他营养素的复合型维生素补充剂。根据中国营养学会 2000 年的建议，每天的补充量上不宜超过 1000 微克。

准备怀孕的农村女性可以在指定机构免费领取叶酸补充剂，每人每天 400 微克（1000 微克 =1 毫克），在孕前 3 个月至孕早期 3 个月服用。服用 6 个月尚未怀孕的育龄女性，应在医生指导下自行购买继续增补叶酸。现在，不单农村，很多城市也为准备怀孕的女性提供免费的叶酸补充剂。

4. 叶酸不是万能的

尽管补充叶酸可以预防神经管畸形，但不能过度依赖于叶酸。叶酸不是万能的，引起先天缺陷的原因是多方面的。需要明确的是，神经管畸形的发生，环境污染和家族遗传也是致病的原因。所以，在服用叶酸的同时不能忽视其他方面的致畸因素。

有些人在服用叶酸后出现了便秘、月经不调等异常症状，并因此反复就医。就目前的观点，服用叶酸后出现便秘、月经不调的情况不是叶酸本身的错，因为叶酸本身就是我们身体需要的一种营养素，我们所用的叶酸量很小，仅作为一种摄入不足的补充。至于为什么有些人出现了异常现象，大概有两种可能：一种可能是服用叶酸的目的性过强导致心理紧张，服用叶酸就是为妊娠做准备，使一些人产生了心理暗示作用，在此期间，对月经期和排卵日又格外关注，便造成了短时间的月经紊乱；另一种可能是空腹服用叶酸造成的便秘，所以建议叶酸与食物一起吃。

5. 男性也要补叶酸

平时我们总是建议准妈妈要补充叶酸，以避免因叶酸缺乏而造成染色体断裂出现的畸形儿。现在新的研究证明，叶酸对于准备做老爸的人来说也具有同样重要的意义。当叶酸在男性体内呈现不足时，男性精液的浓度会降低，会减弱精子的活动能力，使得受孕困难。另外，叶酸在人体内还能与其他物质合成叶酸盐，它对于孕育优质宝宝也起着关键作用。如果男性体内的叶酸盐缺乏，可能增加染色体缺陷的概率，增大孩子长大后患严重疾病的危险性。

除补充叶酸外，还建议未来的准爸爸多食用一些富含维生素的食物，对提高精子的成活质量有很大的帮助。妻子可以根据不同的季节为丈夫挑选一些时令蔬果，比如春天可以多吃一些新鲜的蔬菜、野菜，而秋天正是水果丰盛的季节，可以多多享用。

蛋白质：制造精子、卵子

1. 蛋白质提高精卵质量

蛋白质是人体所需要的最重要的

营养素，人体任何一个重要的部位，如皮肤、肌肉、骨骼、血液、内脏、四肢、大脑，它们的主要成分都是蛋白质。不仅如此，我们身体内许许多多发挥生理功能的活性物质，如抗体、激素、酶、血红蛋白等，也都属于蛋白质。蛋白质是生成精子的重要原料，充足的优质蛋白质可以提高精子的数量和质量，还可以帮助女性排卵。所以，蛋白质摄入是否充足对于成功受孕非常重要。

成年人每千克体重每天应摄取蛋白质1克~1.5克，而准备生孩子的女性每天应摄取1.5克~2克，这样才能为怀孕做好准备。

2. 蛋白质的食物来源

蛋白质的食物来源可分为植物性蛋白质和动物性蛋白质两大类。植物性蛋白质中，谷类含蛋白质10%左右，虽然含量不算高，但因为是人们的主食，所以仍是膳食蛋白质的主要来源。豆类含有丰富的蛋白质，特别是大豆，蛋白质含量高达36%~40%，氨基酸组成也比较合理，人体利用率较高，是植物蛋白质中非常好的蛋白质来源。

富含动物性蛋白质的食物包括三文鱼、牡蛎、深海鱼虾等，这些海产品不仅污染程度低，还含有促进大脑发育和增进体质的DHA等营养素。除此之外，各种瘦肉、动物肝脏、乳类、蛋类也含有较多的优质蛋白质，可以增加精子的营养，提高精子成活率。

3. 蛋白质的互补作用

不同食物蛋白质中的必需氨基酸含量和比例不同，其营养价值不一。通过将不同种类的食物相互搭配，可提高食物蛋白质的营养价值。比如，玉米、小米、大豆单独食用，其生物价（反映食物蛋白质消化吸收后，被机体利用程度的一项指标）分别是60、57、64，如果按23%、25%、52%的比例混合食用，生物价可提高到73。如果在植物性食物中添加少量动物性食物，蛋白质的生物价还会提高。如面粉、小米、大豆、牛肉单独食用时，其蛋白质的生物价分别是67、57、64、76，若按39%、13%、22%、26%的比例混合食用，其蛋白质的生物价可提高到89。

烹饪方法对食物中营养素的消化吸收有重要影响，如黄豆的一般吃法是煮、炒等，其中蛋白质的消化吸收率仅为50%~60%，而加工成豆腐后，吸收率可达90%以上。

常见食物蛋白质的生物价

蛋白质	生物价	蛋白质	生物价	蛋白质	生物价
鸡蛋黄	96	鸡蛋	94	鸡蛋白、鱼	83
脱脂牛奶	81	大米	77	牛肉	76
猪肉	74	扁豆、红薯	72	小麦、马铃薯	67
熟大豆	64	玉米	60	花生	59
蚕豆	58	生大豆	57	白面粉	52

资料来源：摘自《中国营养师培训教材》，人民卫生出版社。

维生素：提高生育能力

1. 维生素 A

维生素 A 是第一个被发现的维生素，它的生理功能非常广泛，如促进生长发育，尤其是骨骼和生殖系统的发育，保持皮肤和黏膜的完整性，影响眼睛视力。维生素 A 被认为与女性体内的性激素和黄体素的分泌有关，还会影响人的免疫功能。

中国营养学会 2000 年提出的中国居民膳食维生素 A 参考摄入量，成年女性为 700 微克视黄醇当量。

维生素 A 在动物性食物中含量丰富，如动物内脏（每 100 克猪肝含 4972 微克，鸡肝含 10414 微克），蛋类（每 100 克鸡蛋含 310 微克），乳类（每 100 克牛奶含 24 微克）。如果通过日常饮食补充维生素 A，一般不必担心过量的问题。但如果服用含维生素 A 的补充剂，则要注意合适的维生素 A 剂量，每天不要超过 6000IU。

在体内，胡萝卜素可以转化为维生素 A，发挥与维生素 A 相同的作用，只是胡萝卜素吸收率比较低。胡萝卜素在深色蔬菜中含量较高，如西蓝花（每 100 克含胡萝卜素 7210 微克）、胡萝卜（每 100 克含胡萝卜素 4010 微克）、菠菜（每 100 克含胡萝卜素 2920 微克）、苋菜（每 100 克含胡萝卜素 2110 微克）、生菜（每 100 克含胡萝卜素 1790 微克）、油菜（每 100 克含胡萝卜素 620 微克）、荷兰豆（每 100 克含胡萝卜素 480 微克）。水果中以杧果（每 100 克含胡萝卜素 8050 微克）、橘子（每 100 克含胡萝卜素 1660 微克）、枇杷（每 100 克含胡萝卜素 700 微克）含量较丰富。

2. 维生素 B_6、维生素 B_{12}

有研究认为，维生素 B_6 会影响卵泡刺激素及黄体生成激素制造，影响女性卵子的生成和排出。某些研究显示，维生素 B_6 供给充分可改善月经不规则的问题。维生素 B_{12} 也被认为与排卵周期有关。

中国营养学会 2000 年提出的中国居民膳食参考摄入量中维生素 B_6 的适宜摄入量为每日 1.2 毫克，维生素 B_{12} 为每日 2.4 微克。

B 族维生素为水溶性维生素，超出人体需要的部分很容易随尿液排出体外，所以它们的毒性极低，副作用极少。即使服用超过正常需要量数十倍的 B 族维生素，也没发现有什么明显的不良后果。

专家提示

膳食结构搭配平衡才能保证各种 B 族维生素的供应。如果饮食搭配不够平衡，应该服用 B 族维生素补充剂（最好是复合型营养补充剂）。

维生素 B_6 的食物来源很广泛，动物性和植物性食物中均有，通常肉类、全谷类产品（特别是小麦）、蔬菜和坚果中最多，但动物性来源的维生素 B_6 比植物性来源的利用率要高。维生素 B_{12} 主要来源于动物性食物，如肉类、动物内脏、鱼、贝壳类及蛋类，乳及乳制品中含量较少。植物性食物基本不含维生素 B_{12}。

3. 维生素 C

维生素 C 又称“抗坏血酸”，是人体需要量最大的维生素。维生素 C 是一种保护人体组织免受氧化损害的强力抗氧化剂。有研究发现，维生素 C 可促使人体排出对生育能力有害的铅、尼古丁等有毒物质，还可促进抗体形成，促进铁的吸收。

中国营养学会 2000 年提出的中国居民膳食参考摄入量中维生素 C 的推荐摄入量为每日 100 毫克。富含维生素 C 的食物主要是新鲜的蔬菜和水果。蔬菜中，辣椒、茼蒿、苦瓜、豆角、菠菜、韭菜、土豆、卷心菜、西蓝花、菜花等维生素 C 含量丰富；水果中，酸枣、红枣、草莓、猕猴桃、柑橘、柠檬等维生素 C 含量最多。

4. 维生素 D

维生素 D 被称作“光的荷尔蒙”，可直接在子宫、输卵管、脑垂体及乳腺里发挥作用。中国营养学会 2000 年提出的中国居民膳食参考摄入量中维生素 D 的推荐摄入量为每日 5 微克。

维生素 D 有两个来源，一个是食物来源，另一个是通过阳光照射由人体皮肤产生。动物性食物中含维生素 D_3，以鱼肝和鱼油含量最丰富，其次是鸡蛋、乳牛肉、黄油和海鱼（如鲱鱼、鲑鱼、沙丁鱼）。植物性食物如蘑菇含有维生素 D_2。

维生素 D 主要来源于人体自身皮肤的合成。人体借助紫外线的作用可以合成并转化为具有活性的维生素 D，即体表皮肤中 7－脱氢胆固醇经日光或人工紫外线照射激活后，可转化为维生素 D_3。产生的量与季节、年龄、暴露皮肤的面积和照射时间长短有关。所以，多晒太阳或多进行户外活动是非常必要的。有报道说，皮肤被太阳晒红时，维生素 D 的血液浓度与口服摄入 250 微克～625 微克维生素 D 的量相当。

5. 维生素 E

维生素 E 为动物正常生殖所必需。缺乏时，雌性动物受孕率下降，流产增多。维生素 E 还参与精子的生成，缺乏时，雄性动物可发生永久性不育，所以维生素 E 也叫“生育酚”。

维生素 E 对人体健康也有重要的保护作用。它是一种很强的抗氧化剂，在体内保护细胞免受自由基的损害，使细胞维持其完整性。另外，它还参与其他营养素的合成及利用，如参与维生素 C 的合成及维生素 A 的吸收利用。它还能够促进碳水化合物、脂肪及蛋白质释放热能。

专家提示

口服类固醇避孕药的女性，或饮用酒精和使用阿司匹林等药物期间应该注意多摄入维生素 E。

一般不必特意补充维生素 E，因为富含维生素 E 的食物比较多，包括植物油、新鲜蔬菜、坚果、蛋类、肉类、奶类和大豆类等，所以日常饮食很容易满足人体对维生素 E 的需要。而且，考虑到维生素 E 毕竟是人体所需重要的营养素之一，所以绝大多数复合型营养补充剂都含有维生素 E。

铁：影响月经周期

铁质不足会引起贫血和月经不规律，进而造成排卵和生殖荷尔蒙的混乱。根据中国营养学会 2000 年的建议，成人铁摄入量男性为每日 15 毫克，女性为每日 20 毫克；可耐受最

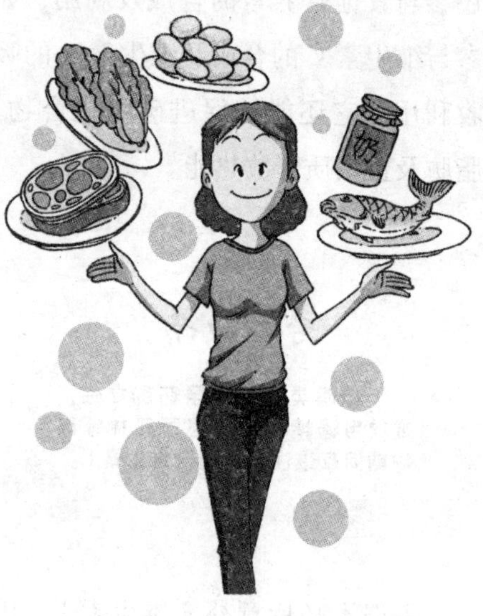

高摄入量男、女均为每日50毫克。

铁的最好来源是瘦肉、动物血液和肝脏，鱼类、海鲜和禽类也提供较多的铁。其他食物中的铁要么含量很低（如牛奶、主食、水果等），要么就很难吸收（如蛋黄、大豆、蔬菜等），都不是铁的较好来源。

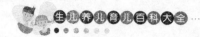

如果你的食谱中缺少肉类，又没有特意吃一些动物血液和肝脏的话，就应该服用铁补充剂预防缺铁性贫血，可选用只含铁的补铁药物或补充剂，也可以选用同时含有铁、锌、钙以及多种维生素的复合型营养补充剂。后者更为常用一些，因为其他营养素对纠正贫血亦有帮助。具体补铁剂量咨询医生。补铁常常有不良反应，也容易过量，所以服用铁剂必须注意剂量。

锌：影响男性生殖能力

锌是影响男性生殖能力的重要营养素。正常人的血浆中锌含量为0.6微克～1.33微克/毫升，而精液的锌含量比血浆含锌量高百倍。锌直接参与精子内的糖酵解和氧化过程，保持精子细胞膜的完整性和通透性，维持精子的活力。如果缺锌，睾酮、二氢睾酮（雄激素）减少，不利于精子生成，易使前列腺炎、附睾炎不愈，这些都可造成男性不育。所以，男子不可缺锌。因此，准备要宝宝的男性平时应该多吃含锌较高的食品，如干酪、虾、燕麦、花生、花生酱、玉米、黑米、黑豆等。

专家提示

精细的粮食加工过程可导致锌的大量丢失，如小麦加工成精面粉大约80%锌被去掉；豆类制成罐头比新鲜大豆锌含量减少60%左右。

2000年制定的《中国居民膳食营

养素参考摄入量》中对成年男性每日锌的推荐摄入量为15.5毫克。每100克以下食物中含锌量为：牡蛎100毫克、鸡肉3毫克、鸡蛋3毫克、鸡肝2.4毫克、花生米2.9毫克、猪肉2.9毫克。在吃这些食物时注意不要过量饮酒，以免影响锌的吸收。

如果发现精液中锌含量过低可用补锌药物。最常用的是硫酸锌糖浆或片剂，成人每天300毫克，1～3个月为1个疗程，然后复查血与精液中的锌含量和精子数量、活力。如锌含量仍不足，可再加1个疗程。但应注意，补锌不可太过，锌含量过高反而会抑制精子的生成。要注意应在医生指导下补锌。

除了锌以外，其他微量元素对男性的生育力也有重要影响。比如，锰、硒等元素参与了男性睾丸酮的合成和运载的活动，同时帮助提升精子的活动能力以完成受精等生殖生理活动。缺锰则会造成男性精子成熟障碍，导致精子减少；缺硒会减少精子活动所需的能量来源，使精子的活动力下降。

能量：为受孕提供动力

能量虽然不是营养元素，但它的作用是保证其他营养素在体内发生作用。另外，精子以及其他生殖生理活动也要依靠能量提供动力。

在各类营养素中，碳水化合物、脂类和蛋白质经体内代谢可释放能量，统称为“产能营养素”。一般来说，人体所需能量的50%以上是由食物中的碳水化合物提供的。特别是脑组织消耗的能量，均来自碳水化合物在有氧条件下的氧化。脂肪也是重要的能源物质，在短期饥饿情况下，能量主要由体内的脂肪供给。在某些特殊情况下，如长期不能进食或消耗量过大时，将依靠组织蛋白质分解产生氨基酸来获得能量。因此，如果能量不足就会影响身体对这类营养素的吸收，出现营养匮乏。

2000年《中国居民膳食营养素参考摄入量》建议成年男性（轻体力活动）每日能量的推荐摄入量为10.03千焦（2400千卡），中体力活动者11.29千焦（2700千卡），重体力活动者为13.38千焦（3200千卡）。

专家提示

根据我国的饮食特点，成人碳水化合物供给的能量以占总能量的55%～65%、脂肪占20%～30%、蛋白质占10%～15%为宜。成人脂肪摄入量一般不宜超过总能量的30%。

日常食物的热量含量（以100克可食部计）

食物类别	食物	能量（千卡）	食物	能量（千卡）	食物	能量（千卡）
主食类	燕麦片	367	大米	346	面粉	344
	面包	312	面条	284	馒头	221
	米饭	116				
禽肉类	肥猪肉	807	肥瘦猪肉	395	肥肉鸡	389
	炸鸡	279	鸭	240	猪小排	278
	叉烧肉	270	酱牛肉	246	肥瘦羊肉	203
	卤猪肝	203	猪里脊	155	瘦猪肉	143
	肥瘦牛肉	125	土鸡	124	瘦羊肉	118
	瘦牛肉	106	兔肉	84		
鱼及海鲜类	带鱼	127	草鱼	113	鲤鱼	109
	黄鱼	97	海虾	87	海蟹	95
	鲍鱼	84	海蜇皮	33		
蛋类	鸡蛋黄	328	鸡蛋	144	鸡蛋白	60
乳及乳制品	奶油	879	酸奶	72	牛奶	54
豆类及制品	绿豆	316	油豆腐	244	豆腐卷	201
	豆腐	81	豆浆	14		
蔬菜类	马铃薯	76	洋葱	39	西蓝花	33
	荷兰豆	27	芸豆	25	菠菜	24
	青椒	22	南瓜	22	西红柿	19
	萝卜	21	茄子	21	大白菜	17
	芹菜	14				
水果类	枣	122	香蕉	91	苹果	52
	柑橘	51	桃	48	梨	44
	葡萄	43	西瓜	25		
坚果类	葵花子	616	榛子	594	花生	589
	西瓜子	556	腰果	552		
糕点类	饼干	433	蛋糕	347		
其他	植物油	900	芝麻酱	613	炸薯片	612
	方便面	472				

资料来源：表格中数据摘自《中国食物成分表2002》（中国疾病预防控制中心营养与食品安全所编著，杨月欣主编，北京大学医学出版社）。

新生命的开始与发育

维持胎儿生命的系统

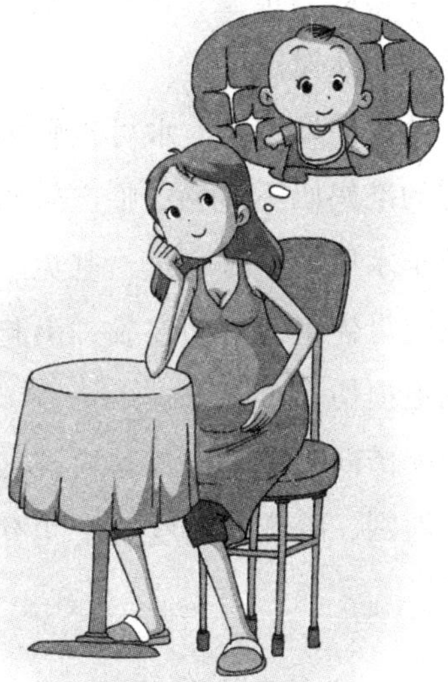

羊膜腔和胎盘是维持胎儿生命的重要结构，羊膜腔在胚泡内形成，胚泡是由受精卵发育而来的，它决定了胚胎的性别和遗传性构成。羊膜腔周围有膜，它含有羊水或液体。胎盘与胎儿由脐带联系，脐带是由 3 条互相盘绕在一起的血管组成的，其中 2 条脐动脉从胎儿到胎盘以清除废物，1 条脐静脉把氧气和营养物输送给胎儿。脐带由胶样物包裹，其外有层膜。胎盘牢固地附在子宫壁上。

1. 羊水的作用

羊膜腔内的液体称为羊水，随着妊娠时期不同，其来源、数量与组成均有变化。妊娠早期，羊水主要是由母体血清通过胎膜进入羊膜腔的透析液，为无色澄清的液体，其成分与母体血浆相似，但蛋白质含量略低。妊娠中晚期，胎儿的尿液成为羊水的主要来源。

羊水中不仅含有胎儿发育所需的营养物质，而且有胎儿的代谢产物（如尿素、尿酸、肌酐），其含量间接反映胎儿肾脏成熟情况。羊水中有胎儿消化、呼吸、泌尿系统及皮肤的脱落细胞，可借助其诊断胎儿性别、胎儿先天性疾病及胎儿成熟度，还可借助羊水中胎盘产生的各种激素、蛋白质等预测胎盘功能状态。

羊水量随妊娠时间不同而发生变化。妊娠 12 周时羊水量约为 50 毫升，20 周时约为 400 毫升，36 ~ 38 周时为 100 毫升 ~ 1500 毫升。妊娠过期后羊水量减少，而且浑浊。

羊水除向胎儿发育提供所需的营养外，还有以下三个方面的作用：

• 保护胎儿：胎儿在羊水中自由活动，防止胎体粘连形成胎儿畸形；保持子宫腔内恒温、恒压，减少外力所致的胎儿损伤。

• 保护母体：羊水可减轻因胎动引起的准妈妈不适感；临产后胎囊可借助羊水压力扩张宫颈，避免胎体直接压迫母体组织时间过长，引起宫颈及阴道损伤。

• 借助羊水进行各种检查，了解胎儿性别、胎儿成熟度及胎儿有无遗传病。

2. 胎盘的形态与功能

（1）胎盘的形态

胎盘是由胎囊壁的叶状绒毛膜和妊娠子宫的蜕膜发育而来。

胎盘的形态和功能是随着胎儿生长发育的需要而发育，并逐渐完善。怀孕16～20周胎盘完全形成。到足月妊娠时，胎盘呈椭圆形，直径15厘米～20厘米，厚约1厘米～4厘米，重达430克～650克，绒毛的总面积为12平方米左右。

准妈妈在胎盘尚未形成的孕早期，容易发生流产，不可过度劳累。妊娠过期以后，胎盘会因老化而功能减退，易造成胎儿宫内窘迫。所以，准妈妈自己应学会监测胎动，观察胎儿是否安全，以便适时分娩。

（2）胎盘的功能

准妈妈腹中的胎儿不直接呼吸氧气，不吃东西，而是由胎盘输送生长发育的一切营养素，并排出其代谢废物。归纳起来，胎盘有以下功能：

• 承担呼吸功能：胎盘把氧气通过母体内的血液送给胎儿，再把胎儿血液中的二氧化碳送回母体排出，担负着胎儿呼吸器官的功能。

• 输送养分：胎盘像一个复杂的“运输机器”，能运送胎儿生长发育所需的糖分、氨基酸及微量元素等，还能将母体内的抗病物质（免疫物质）通过胎盘输送给胎儿。所以，胎儿在出生后6个月内，患传染病的概率很低。

• 负责排泄功能：胎儿的代谢废物，如尿液中的尿素以及造成新生儿黄疸的胆红素等，都会通过胎盘，经由母体排出体外。

• 抵挡毒物入侵：胎盘有抵御细菌、病毒等有害物质侵入胎儿体内的功能。但不是一切有害物质都可以由胎盘抵挡，如风疹病毒、巨细胞病毒、流感病毒等十几种病毒及某些化学物质，仍然可以通过胎盘侵害胎儿。

• 调整激素分泌：不同阶段胎盘分泌相应的激素，以保障胎儿发育。例如孕早期，以分泌绒毛膜促性腺激素为主，同时分泌孕激素和雌激素，至妊娠足月时又分泌促使宫缩发动、胎儿娩出的激素。

（3）胎盘功能障碍

胎盘功能障碍是指在某些情况下，产前或产时母体内子宫胎盘血液交换发生障碍，使胎盘功能受到损害而对胎儿氧气和营养物质供应不足，影响胎儿健康，甚至危及胎儿生命。胎盘功能障碍可分为急性、亚急性及慢性三种类型。急性胎盘功能障碍可发生在几分钟或几天内，如胎盘早剥或脐带受压时，可造成急性血管栓塞，使胎儿迅速死亡。慢性胎盘功能障碍可逐渐发生，缓慢进展，可历时数周，致胎儿宫内发育迟缓。亚急性介于两者之间。正常胎盘有储备功能，可以代偿一定程度的缺血及缺氧。但胎盘储备功能不足时，可发生急性胎盘功能障碍，使胎儿宫内缺氧，可引起窒息，严重时引起胎死宫内或新生儿窒息，甚至死亡。

3. 连接母子的枢纽——脐带

脐带是连接母体和胎儿的枢纽，胎儿通过脐带悬浮于羊膜腔中。脐带一端连接胎儿腹壁的脐轮，另一端附着于胎盘。足月胎儿脐带长 50 厘米～60 厘米，直径为 1.5 厘米～2 厘米，其表面被羊膜覆盖。其中有一根脐静脉及两根脐动脉，血管外面还有脐带基质，称为华通氏胶，保护着脐血管。胎儿通过脐带和胎盘与母体相连，通过脐血管源源不断地进行营养物质和代谢废物的交换。如果脐带发生打结、受压或脱垂等，都会危及胎儿生命。尤其是胎头高浮或臀位时发生胎膜早破，可引起脐带从宫腔脱出到宫颈口外，即脐带脱垂，会使胎儿突然死亡。

因此，胎头入盆前或臀位的情况下发生胎膜早破时，准妈妈应平卧，并应立即送往医院。

孕早期胎儿的生长发育

将末次月经第一天定为妊娠起点，每四周为一个月（即 28 天），妊娠全程为 40 周（280 天），即所谓“十月怀胎”。怀孕不满 37 周分娩为早产；孕 42 周以后分娩为过期产。同时，临床上将妊娠 40 周分为早、中、晚期妊娠。妊娠 13 周末以前为早期妊娠；妊娠 14～27 周为中期妊娠；妊娠第28周及以后为晚期妊娠。

1. 怀孕第1个月

胎儿的状态：精子和卵子在输卵管相会形成受精卵，经过一刻不停地细胞分裂，形成桑葚胚，约一周时着床于准备好的子宫内膜中，进一步分裂成三组细胞群，是未来的脑、脊髓、神经管及心血管系统的前身。此时胚胎大小约0.5厘米，重约1克。

妊娠的最初8周是完成从受孕时的单细胞发育成具有人形的胎儿的过程。

• 细胞分裂：精子与卵子融合形成受精卵，几乎在受精的同时，受精卵即开始分裂，在受精卵分裂的同时，依靠输卵管蠕动及输卵管纤毛推动，受精卵向子宫方向移动。大约在受精后第三天，受精卵分裂成由16个细胞组成的桑葚胚，这就是早期胚囊。

• 到达子宫：在受精后第四天，桑葚胚（早期胚囊）到达子宫腔，此时组成桑葚胚的细胞数已达到100多个。这就是晚期胚囊。

• 着床：在受精后6～7天，晚期胚囊将自己植入又软又厚的子宫内膜，这就是着床。只有当受精卵牢固地植入到子宫内膜以后，受孕才算完成。此时是月经后的第21天，大多数女性这时并不知道自己已经怀孕了。

2. 怀孕第2个月

胎儿的状态：可以看到眼睛的轮廓，尚未发育成人形，脑部开始发育，有手指。B超检查可看到心脏搏动。身长3厘米，体重约4克。

3. 怀孕第3个月

胎儿的状态：身长约8厘米，体重约18.6克，呈现人形，鼻、嘴、上腭、牙龈等都已成形。心脏、胃肠等器官也大致长成。B超检查或多普勒（Doppler）检查可以测定心跳次数。

专家提示

用多普勒（Doppler）可在怀孕11～12周时从腹部听到胎心音。如果用一般的听诊器可在怀孕18～20周探听到胎心音。用听诊器听胎心音受胎儿位置及准妈妈腹壁厚度等因素影响。如果在怀孕12周用多普勒未听到胎心音或在怀孕18周用听诊器未听到胎心音，医生则会要求做超声波检查，以确定妊娠周数及检测胎心音。

孕中期胎儿的生长发育

1. 怀孕第4个月

胎儿的状态：身体迅速发育。满15周时身长约16厘米，体重达80克~120克，双顶间径约3厘米。全身有细毛。外生殖器成形，可辨男女。各内脏器官在15周时大致发育完全。

胎动：在整个怀孕过程中，胎动既令准妈妈喜悦，同时也使准妈妈焦虑。在怀孕7周后，胚胎便在子宫内自行摆动，准妈妈感觉到胎动的时间一般为怀孕14~26周，多数在怀孕18~20周。初产妇和肥胖的准妈妈感觉胎动要晚些，经产妇和瘦弱的准妈妈感觉到胎动要早些。准妈妈第一次感觉胎动往往要比理论上的时间延迟一些，可能与未能及时辨别出是否是胎动有关。

有的准妈妈直到怀孕20周或更晚才感觉到胎动，这种情况并不少见。如果在怀孕21周时仍未感觉到胎动，医生也未能诱导出胎儿的反应，则需要用超声波仪器来观察胎儿状况。如果胎心音很强，其他检查均在正常范围，则进一步检查可延后进行。

每个胎儿都有自己的胎动规律，准妈妈对胎动的感觉也不一样，有的准妈妈感觉胎动次数多，有的准妈妈感觉胎动次数少，但每个准妈妈的感觉都有自己的规律。

胎动规律变化反映胎儿安危，胎动突然增多或减少都可能提示胎儿宫内缺氧的情况。如果准妈妈有一整天没觉察到胎动，可喝一杯牛奶或吃些甜点，然后躺下来数胎动。在正常情况下，每小时胎动次数不少于3~5次。

2. 怀孕第5个月

胎儿的状态：5个月的胎儿身长约25厘米，体重300克，双顶间径4厘米~5厘米，全身覆盖着白色胎脂，起着保护胎儿身体的作用。胎儿在羊水中自由活动，四肢可伸屈，手指开始长出指纹、指甲，心跳较有力。

3. 怀孕第6个月

胎儿的状态：6个月的胎儿身长30厘米~34厘米，体重500克~800克，双顶间径5厘米；头发长密，长出眉毛及睫毛；羊水量增多，胎儿活动量增大，胎位经常变动，胎动明显；胎儿视、听、触觉有了明显发育。

4. 怀孕第7个月

胎儿的状态：7个月时胎儿的身长32厘米~37厘米，体重800克~1500克，皮肤呈暗红色且皱纹多，各脏器进一步发育。心跳有力、脑部发达，但呼吸器官尚未完全成熟。因此，7个月早产儿存活率低，需在条件适宜的环境才能成活，且并发症多。

孕晚期胎儿的生长发育

1. 怀孕第8个月

胎儿的状态：身长39厘米~42厘米，体重1300克~2100克，双顶间径7.5厘米~8厘米。皮下脂肪进一步增加，身体浑圆起来，肌肉发达，活动有力。听觉功能完善，对外界声音反应灵敏。

2. 怀孕第9个月

胎儿的状态：第9个月末身长45厘米~47厘米，体重1900克~3100克，双顶间径8厘米左右。皮下脂肪丰满，指甲长成，头发浓密，胎儿活动力较大，胎位仍可变化。

3. 怀孕第10个月

胎儿的状态：10个月胎儿的身长为48厘米~52厘米，体重2600克~3800克，双顶间径9.5厘米左右。皮肤红润，脂肪减少，皮下脂肪丰满，肌肉有力，指甲过指端，乳头乳晕清晰，足跖纹较多，超过足底长前1/3，各内脏器官发育成熟。

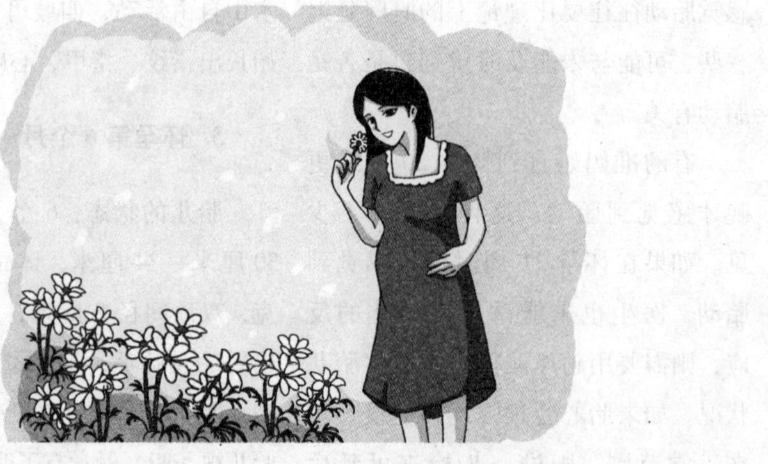

准妈妈的变化与生活

怀孕和分娩是女性需要经历的正常生理过程，大多数人都能够顺利地度过。因此，不必过于紧张和担忧，要以平和的心境和积极乐观的态度面对妊娠所带来的心理和生理上的变化，迎接新生命的到来。

怎么知道自己怀孕了

判断是否怀孕，只要能够注意以下几个方面，自我诊断并不困难。当然，在医生详细询问病史和检查后就更可确诊了。

1. 怀孕的前期症状

（1）月经停止

正常情况下女性是每个月来一次月经，在有性生活后伴有月经不来潮，怀孕的可能性就很大了。但是有些女性的月经周期不准，或者是因为劳累，或者是健康不佳，或是过度紧张，也会使月经不准时来潮甚至短期闭经。所以也不可以认为月经不来就肯定是怀孕了。

（2）基础体温不下降

最简单而可靠的自我诊断方法是基础体温的测定。特别是新婚夫妇，根据自己的计划选择怀孕日期的时候就可以测量基础体温，帮助自己较早地诊断是否怀孕了。基础体温的测量方法很简单，每天早上刚睡醒之后不起床，也不进行任何活动，首先把体温表放在自己的舌头下面，3 分钟后取出，看温度是多少，把每天的测量结果记录下来。正常情况下，在没有怀孕的时候，体温上升 12 ~ 14 天就该来月经了。如果这个月的体温升高已经 17 ~ 18 天月经还没有来潮就可能是怀孕了。

（3）恶心、呕吐或偏食

妊娠早期，尤其是在妊娠 40 多天到两个多月这一阶段，因为身体内的绒毛膜促性腺激素增加，可以使孕妇有恶心或呕吐及口水增多和不愿进食等现象。一般早晨的症状比较明显，也叫作“晨吐”或“妊娠恶阻”。这些变化一般在妊娠 3 个月以后逐渐好转。当然，如果症状非常严重，一定要及早去请医生诊治。但是也有一些孕妇，虽然已怀孕，但并没有出现

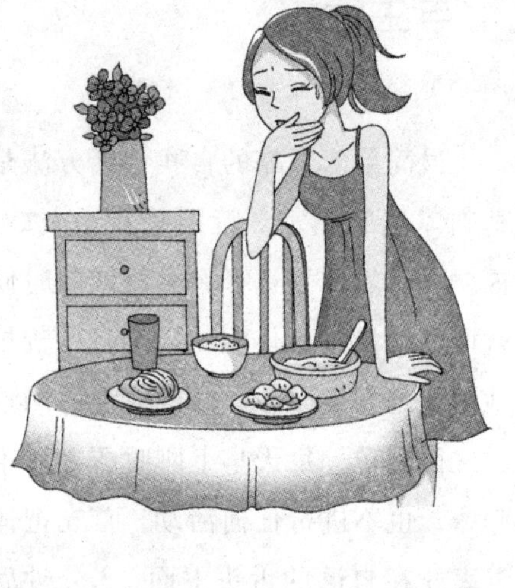

这些症状。

（4）阴道的变化

怀孕以后，身体的内分泌激素增多，可以使色素沉着，特别是外阴部的颜色会加深，甚至发黑。又因为孕激素增多，使得血管扩张、充血，所以阴道可呈红色或暗红色，并且更柔软和润滑。

专家提示

月经过期、呕吐等症状一般是怀孕的征兆，但并不是怀孕的诊断标准，妊娠的确定需要进行专门的医学检查才能确诊。

（5）乳房的变化

很多女性在月经来潮前几天感到乳房胀痛或乳房发硬，而在怀孕初期也有这样的现象。乳头和乳晕会因为内分泌的关系而出现色素沉着、发黑。随着怀孕月份的增加，这种特征会更加明显。

2. 怀孕的诊断方法

（1）早孕试纸检测

早孕试纸的问世给诊断早孕带来了很大的便利。怀孕的第7天尿液中就能测出一种特异性的激素——人绒毛膜促性腺激素（简称 HCG），它的作用是有利于维持妊娠。在一般情况下，将尿液滴在试纸上的检测孔中，如在试纸的对照区出现一条有色带（有的试纸显红色，有的试纸显蓝色），表示未受孕；反之，如在检测区出现明显的色带，则表示阳性，说明发生妊娠。这种检测具有快速、方便、灵敏、特异性高的优点，可避免与 HCG 有类似结构的其他糖蛋白激素引起交叉反应。

育龄女性出现停经不能仅仅依靠一次早孕纸自测来判断自己是否妊娠，最可靠的还是及时到医院进行全面检查，尤其是弱阳性者，以便尽早采取措施。

（2）妊娠试验

尿妊娠试验由医院检验科专业检

验师利用检测仪器对患者的尿样标本进行检测，尿中检查出绒毛膜促性腺激素的，正常情况下是妊娠。尿样的采集一定要采用晨尿，因为晨尿浓缩，激素水平较高。为了提高试验的阳性率，在前一夜还应尽量减少饮水量。最好事先从医院化验室取容器，因其中有防腐剂，尿液不易变质。无条件者可用任何广口瓶，但需洗净，并煮沸灭菌或用沸水冲洗。收集晨尿约10毫升后迅速送医院化验，如时间耽搁过久，可影响化验的正确性，尤其是夏天，更应注意这一点。

（3）B型超声波检查

用B超诊断早孕是最正确可靠的方法。最早在妊娠第5周，也就是月经过期1周，在B型超声波屏上就可显示出子宫内有圆形的光环，又称妊娠环，环内的暗区为羊水，其中还可见有节律的胎心搏动。

（4）基础体温测定

这是最简单易行的方法。每天早晨醒后卧床测量体温，这时的体温称为基础体温。一般排卵前体温在36.5℃以下，排卵后孕激素升高，作用于体温中枢，使体温上升0.3℃～0.5℃。如卵子未能受精，则约1周后孕激素下降，体温恢复正常；若已妊娠，则孕激素保持高水平不变，使体温亦保持高水平。基础体温中的高温曲线现象持续18天以上，一般可以肯定早期妊娠。另外需要提醒的是，X线摄片不能用于诊断早孕。因为只有在妊娠18～20周以后，X线摄片才可见到胎儿骨骼阴影，而且早孕时X线可以损伤胎儿。

孕早期的变化

妊娠早期保健的重点是及早确定妊娠，避免胎儿在形成期受致畸因素损害。

1. 怀孕第1个月

准妈妈尚未察觉自己已有身孕，无不适之感，子宫仍如孕前那样像鸡蛋大小，在腹部摸不到子宫底。

2. 怀孕第2个月

此时准妈妈表现出不同程度的早孕反应。月经过期未来，准妈妈常出现恶心、呕吐及唾液分泌过多的现象。饮食嗜好有所改变，如喜欢吃酸性食物等。乳房肿胀、乳头敏感、尿频、嗜睡、情绪易波动，细心的女性会发现自己的基础体温曲线连续3周以上处于较高状态。

3. 怀孕第3个月

准妈妈此时除前述早孕反应外，乳房进一步肿胀，乳头乳晕色素加深，有时感觉腹痛，乳白色的白带增多，子宫增至拳头大。

此期准妈妈的自我保健要点有：

• 避免乱用药和酗酒、吸烟。

• 避免接触化学毒品（如铅、汞）及X射线等。

• 避免病毒感染，如风疹、流感、巨细胞病毒及弓形体感染等。

• 准妈妈呕吐严重时应到医院查尿酮体，如为阳性，为避免酮症酸中毒，应进行治疗。必要时需要住院，通过静脉输液补充营养及时治疗。

• 妊娠早期胎盘功能尚未成熟，易流产，应尽量节制性生活。

孕中期的变化

孕中期胎儿迅速发育，应注意准妈妈营养，保证胎儿正常发育的营养需要。

1. 怀孕第4个月

此期准妈妈的早孕反应减轻，食欲增加，子宫进一步增大。宫底达脐耻之间，乳房进一步丰满，胎盘功能逐渐趋于稳定。

本月随着食欲增加和胎儿迅速长大，准妈妈应注意增加饮食中蛋白质和维生素的摄取量。因汗液、白带等分泌增多，准妈妈应注意皮肤清洁，洗澡以淋浴方式为宜，同时还要注意牙齿的保健。怀孕15周左右的准妈妈可以做准妈妈体操，除可以减轻腰背酸麻外，还可增强肌力，以利分娩。准妈妈可自测子宫底高和腹围，以监测胎儿生长情况。

2. 怀孕第5个月

怀孕满4～5个月后，准妈妈可隐约感到胎动，子宫增大如成人头大小，宫底约在脐下一横指，体重增加，乳房进一步丰满。

本月准妈妈应注意体重，摄取均衡营养，勿摄取过量的盐和糖。可以与丈夫一起到孕妇学校学习，了解妊娠期可能出现的各种异常和妊娠并发症，学习和了解分娩过程、产褥卫生、产后避孕、孕期及产褥期性生活和育婴等方面的知识。

3. 怀孕第6个月

准妈妈的宫底达脐部水平，宫底高22厘米～25厘米，腹部明显增大，体重增加，有时腰背酸痛，甚至出现会阴及下肢静脉曲张。

本月准妈妈要有充足的睡眠；注意乳头保健，如乳头扁平及凹陷，要用手指慢慢捏出来，但如果有早产史或出现子宫变硬等早产症状，则不宜或应停止捏乳头。应准备分娩期用品和婴儿用品，和丈夫商量如何迎接小宝宝。

4. 怀孕第7个月

准妈妈的宫底达到剑突和脐之间，高度约23厘米～25厘米。腹部增大，胎动频繁。受增大子宫的压迫，准妈妈易便秘，长痔疮，出现下肢及会阴静脉曲张。

本月准妈妈饮食须适度，控制热量和盐、糖的摄取量，合理营养，防止患妊娠期高血压疾病。准妈妈还应避免过度肥胖，定期进行产前检查，及时发现高危因素。避免旅游和长期外出，切勿过度劳累，可做准妈妈体操。

孕晚期的变化

孕晚期除监护胎儿发育状况外，应及时发现妊娠并发症或合并症，并及时诊治。同时决定到哪个医院分娩，做好分娩前准备，对分娩方式做到心中有数。

1. 怀孕第8个月

准妈妈的子宫底高度25厘米～30厘米，随着子宫的增大，血管受压迫，会导致静脉曲张、痔疮、腰背酸痛等症状进一步加重。偶有不规则宫缩，宫缩时手摸腹部发硬；随着子宫增大，宫底长高往上顶着胃部，感到胸口胀满，吃不下东西。

此时准妈妈最易患妊娠期高血压疾病，应控制糖分、脂肪、盐分的摄入量。定期产前检查，发现水肿、高血压应及早治疗。此时血容量比未孕时增加25%，心脏负担重，日常活动切勿过度紧张；腹部过分凸出，身体向后倾，平时走路要注意掌握身体平衡，切勿滑倒。

2. 怀孕第9个月

准妈妈的宫底高29厘米～34厘米，在剑突下二指，此时是妊娠期宫底的最高时期。由于胃及心脏受到宫底挤压，准妈妈会感到胸闷及喘气困难，吃不下东西。腹部皮肤妊娠纹加重，偶有不规则宫缩，小便次数增多。

本月准妈妈应做好入院分娩前的准备，避免外出太久，过度劳累。发现有阴道出血、流水、规律性腹痛或胎动异常，应立即送往医院。注意节制性生活。

3. 怀孕第10个月

本月随着胎儿头进入骨盆，宫底高度有所下降。准妈妈胃及胸部感觉轻松了，身体舒适一些，有食欲。阴道及子宫柔软，阴道分泌物增多。

准妈妈应坚持每周进行一次产前检查，保持充足营养、休息和睡眠。准备好住院用品，如内衣、洗漱用具及婴儿用品。有异常情况随时住院。禁止性生活。

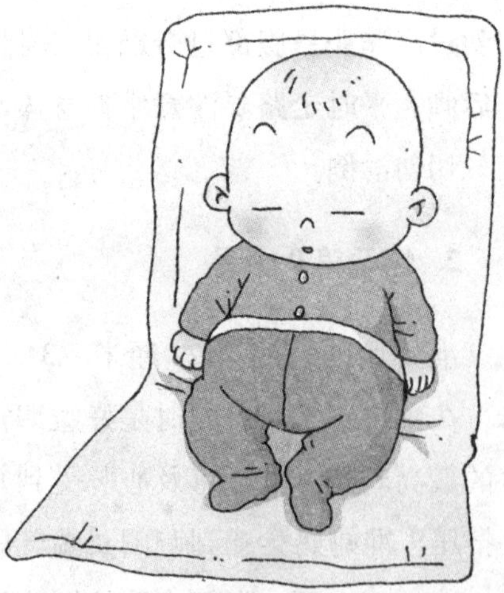

准妈妈的日常着装

怀孕时并不需要购买昂贵的准妈妈装，适合准妈妈穿的服装有：宽松的裤子、合身的内衣、棉质的准妈妈紧身裤、可支撑腹部的三角裤、比较宽松的上衣及套头毛衣等。不要购置人造纤维面料的衣服，因为穿天然纤维面料的衣服更舒服。夏季有专门为准妈妈设计的准妈妈裙。

1. 内衣的选择

准妈妈选择适宜的内衣很重要。怀孕期间，特别在怀孕初3个月，由于乳房迅速发育，如不用胸罩支撑，很容易导致乳房下垂。乳房所附着的纤维组织一旦拉长，则很难恢复原形。穿戴合适的胸罩可直接预防纤维组织拉长，从而预防乳房下垂。注意所选择的胸罩要能够完全支撑乳房，罩杯下面应有宽带支撑。宜选择宽肩带，穿戴时肩带不宜过紧。扣子应为可调整式，背扣式优于前扣式。应按照乳房发育状况购买一些尺寸不同的胸罩。如果乳房发育过大，最好连晚上就寝时也穿戴胸罩，加强支撑力量。在预产期前后可换上前扣式胸罩，便于哺喂婴儿。哺乳期还要添购夜晚专用的胸罩，以免乳汁溢漏。

2. 鞋的选择

准妈妈应该穿平底、低跟并且舒

服易穿的鞋子。鞋子应能够很好地给予准妈妈脚部支持，有足够空间容纳准妈妈脚部，鞋底要能够防滑。准妈妈最好不要穿系带鞋，因为孕期弯腰系鞋带常常很费力。准妈妈妊娠期间容易出现水肿，因此可选择较平时稍大的鞋子。

3. 其他

建议准妈妈在孕中晚期穿戴托腹带，以增加支撑力量，尤其是多胎妊娠，更要穿戴托腹带。由于穿戴托腹带可减轻背部负担，因此对减轻准妈妈腰背酸痛有益。

建议准妈妈穿紧身裤，以对下肢起到支撑作用。准妈妈最好穿棉袜，棉袜吸汗且透气性强。准妈妈应避免穿过膝部的袜子，因为这种袜子容易在准妈妈小腿上半部形成勒痕，引起静脉曲张。长筒袜同样对准妈妈下肢提供支撑作用，但其效果较紧身裤稍差。

准妈妈应适度运动

长期以来，很多人担心准妈妈运动可能导致流产或早产。随着对流产原因的研究和认识的提高，人们已改变了孕期不宜运动的观点。

一般而言，中等及中等以下强度的运动，如骑自行车等日常生活范围内的运动在妊娠期都是允许的。妊娠期应避免从事某些特殊体位、高强度及震动性大的工作。

到怀孕 7 个月以后，应每天安排 1 小时的工间休息，在距预产期前两周开始休产假。经常做些体操及散步，不但有助于增强肌肉力量及机体新陈代谢，而且有利于分娩。但禁止做比较剧烈的运动，如跑步及跳跃等。以往有早产史或已诊断为多胎妊娠者在妊娠最后 3 个月应避免外出，以免在旅途中临产，造成母儿生命危险。

对准妈妈来说，适度运动是必要的。运动不足容易引起食欲不振、便秘及肥胖等。在妊娠期过分保护自己，什么也不干是没有必要的。

专家提示

这里指的运动并不是一般所说的体育运动，严格意义上讲是活动身体。如操持日常家务等等。除此之外，还需要做一些其他运动，以利于准妈妈有足够的力量完成分娩。

散步是准妈妈最好的运动之一。

每日散步一次，不但可以呼吸新鲜空气，而且通过散步产生适度疲劳有利于睡眠、调解情绪、消除烦躁及不安等等。准妈妈散步时，不要走得太快、太急，避免身体受到大的震动。

床上运动

在这里向准妈妈推荐一套简单体操，它不需要花费很多时间，但可以达到锻炼四肢和腰部的目的。清晨和晚上都可以做。

• 自然地坐在床上，两腿前伸成V字形，双手放在膝盖上，上身右转。保持两腿伸直，足趾向上，腰部要直，目视右脚，慢慢数至十。然后转至左边，同样数到十，再恢复原来的正面姿势。

• 仰卧床上，膝部放松，双足平放床面，两手放在身旁。将右膝抱起，使之向胸部靠拢，然后换左腿。

• 仰卧，双膝屈起，手臂放在身旁，肩不离床，转向左侧，用左臀着床，头向右看，恢复原来姿势。然后转向右侧，以右臀着床，头向左看，动作可以反复做几次，可活动头部和腰部。

• 跪床，双手双膝平均承担体重。直背，头与脊柱成一直线，慢慢将右膝抬起靠近胸部，抬头，随后伸直右腿。然后换左腿做同一动作。

综合运动

1. 伸展运动

• 站立后，缓慢地蹲下，动作不宜过快，下蹲到你能够自然达到的程度。

• 双腿盘坐，上肢交替上举下落。

• 上肢向左右侧伸展，腰部随之扭动。

• 双腿平伸，左腿向左侧方向伸直，用左手触摸左腿，尽量伸得远一些。然后，右腿向右侧方向伸直，用右手触摸右腿。

• 直坐，小腿向腹内同时收拢，双手分别扶在左右膝盖上，然后小腿同时向外伸展。

2. 四肢运动

• 站立，双臂向两侧平伸，肢体与肩平，用整个上肢前后摇晃划圈，大小幅度交替进行。

• 站立，用一条腿支持全身，另一条腿尽量抬高（注意：手最好能扶一支撑物，以免跌倒）。然后用另一条腿做，可反复做几次。

3. 骨盆运动

平卧在床上，屈膝，抬起臀部，尽量抬高一些，然后徐徐下落。

4. 腹肌运动

仰卧并屈膝，从平仰到半坐，不完全坐起，这种运动视本人的体力情况而定。

5. 骨盆肌练习

收缩肛门、阴道，再放松。

分娩准备练习

1. 放松练习

该练习可避免分娩时用力不当，使准妈妈以放松的情绪面对分娩。动作要领是：

- 仰卧，放松全身肌肉。垫高头、膝及脚底三处，使全身肌肉放松——体会放松是怎么回事。
- 侧卧，放松全身肌肉。这是非常舒服的姿势，腰部酸痛时可用手按压或按摩。这一侧做累了可换另一侧。

2. 抬腿运动

该运动锻炼支撑骨盆关节的肌肉，柔软骨盆底部肌肉，达到顺利分娩的目的。

动作要领是：侧卧，单手支撑头部，将要往上抬的脚弯曲，靠在地板上，膝盖向上抬起，接着，脚往上伸，脚尖膝盖要伸直。然后，从膝盖开始放松，恢复原来的姿势。两侧都要做。

3. 盘坐伸展运动

该运动活动股关节，柔软骨盆底肌肉，便于产道在分娩时的扩张，使胎儿能顺利通过产道。

动作要领是：盘腿，将身体的重量放在两膝上，一边吐气一边做。接下来扩胸、手上举，做深呼吸。

4. 驼峰下垂运动

该运动锻炼支撑骨盆与脊柱的肌肉，消除瘀血，加强腹部肌肉，以利分娩时用力。

动作要领是：双手与双膝触地，伸展腰部与背部。可由丈夫用两手在靠近胸部处支撑着，一边吸气，一边收缩肛门，头朝下。在丈夫的协助下，将背部弓成圆状。然后慢慢吐气，放松肛门，头部往前，使重心向前移，放松背部。

5. 凯格尔运动

动作要领是：平躺下来，双膝屈起，两脚叉开 30 厘米，脚底平贴地板，头部和肩膀用枕垫撑靠，双手平放在两侧。紧绷阴道和肛门肌肉，尽可能持续这种收缩状态，持续 8～10 秒钟，然后慢慢把肌肉放松。这种运动也可在坐下或排尿时进行，且在怀孕 4 个月后只能用这种方式，以免平卧时做凯格尔运动引起胎儿缺氧。

6. 骨盆倾斜运动

动作要领是：平躺下来，双膝屈起，两脚叉开 30 厘米，脚底平贴地板，头部和肩膀用枕垫撑靠，双手平放在两侧。将后腰下压顶向地板，同时呼气，然后吸气，放松脊椎骨。同样的动作重复数次。这项运动也可采取站立姿势进行，背部贴墙而站，一边吸气，一边将后腰向后贴。

孕期性生活安排

怀孕后女性无论身体还是心理都发生了变化，许多准妈妈担心孕期性生活会对胎儿不利，对丈夫提出的性要求加以拒绝，造成夫妻间的不愉快。其实，孕期的性生活并不是被完全禁止的，可以根据怀孕月数、准妈妈的身体状况及夫妻间的性要求进行调整。

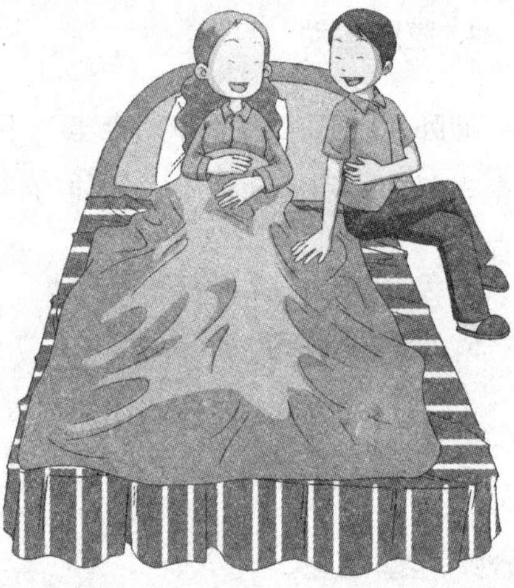

在孕早期，特别是怀孕的头两个月，应尽量避免性生活，因为此时受精卵刚刚在子宫内着床，胎盘还没有形成，是最不稳定的时期，性生活的过度刺激会使子宫收缩，导致流产。由于有的准妈妈早孕反应较重，对丈夫的性要求会产生反感情绪，作为丈夫应理解此时妻子的心理变化。怀孕早期应尽量避免性生活，但并不是说绝对禁止。有的准妈妈一切正常，自己也有性要求，不妨采取浅插式，并缩短性交时间，减少性交次数。如果有多次流产史的准妈妈，建议暂时停止性生活为好。

怀孕中期是准妈妈状态最佳时期，此时早孕反应已经过去，准妈妈的心情也趋于平静，期间准妈妈可适度过性生活。但此时准妈妈的腹部已隆起，性生活要注意性交姿势，以不直接压迫准妈妈腹部为宜。

怀孕晚期腹部明显增大，准妈妈可能表现出心烦、嗜睡及性欲下降等状况，孕晚期子宫颈口的分泌物也会增加。特别是最后一个月，性生活容易引起感染，性兴奋也易造成子宫收缩，引起胎膜早破或早产等情况。所以怀孕晚期性生活一定要千万注意。

由于怀孕期间阴道分泌物增多，外阴道不仅容易溃烂，而且对细菌的抵抗力也减弱，因此，在性交前男女双方都应清洗外阴；性交前丈夫的手指不要伸入阴道，以免指甲刺伤阴道内部或带入细菌，引起感染。

性交体位，以双方舒适为宜，无需尝试新的性交姿势。

有以下情况的准妈妈不宜过性生活：

- 有出血和腹痛的症状。
- 有多次流产的记录。
- 有严重的妊娠合并症。
- 有妊娠中毒症。
- 在妊娠36周以后。
- 阴道或宫颈有明显炎症，性交易造成上行感染，引起胎膜发炎、早产等情况。

准妈妈不宜染发、烫发和涂口红

染发、烫发、涂口红是否对胎儿有影响，目前还没有详细的调查结果。一般来说，染发液、烫发液、口红及指甲油都含有合成颜料或合成化学剂等，这些化学物质对人体还是有一定的毒性作用。准妈妈如果去医院检查，一定不要涂口红及指甲油，因为医生要靠观察指甲颜色及唇色等来判断是否患有贫血。准妈妈使用的化妆品一定要用经国家质量检测合格且其所含化学成分对自己和宝宝无害的。

怎样预防面部蝴蝶斑

许多准妈妈面部都不同程度地出现黑斑、蝴蝶斑，或者原有的雀斑颜色加深、加重，这是由于怀孕时女性激素增多，并刺激皮肤表面的色素细胞，使黑色素随之增加造成的。随着妊娠终止和激素的减少，这些斑点也就会消失或减退，准妈妈大可不必担心。但准妈妈应避免强烈阳光的照射；注意饮食均衡，少食含盐分及脂肪高的食物；要注意充分地休息等。

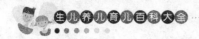

怎样保护皮肤

妊娠期因胎盘分泌激素的影响，准妈妈皮肤色素沉着增加，以乳头、乳晕、外阴、腹中线及脐周最为明显。面部亦可出现棕色斑，称为妊娠斑。腹壁因局部皮肤弹力纤维断裂，出现条纹，称为妊娠纹。初孕妊娠纹呈紫红色，产后呈白色。孕期的皮肤保养主要有两个方面：

1. 洗脸

妊娠期每日至少洗脸两次，在出汗多的季节，还要增加洗脸次数，并在洗后搽上护肤品。孕期出现的妊娠斑在产后会消失，不必十分介意。受紫外线照射也容易长雀斑，所以准妈妈应避免强烈的阳光直射在脸上。外出时要戴帽子，在脸上搽些防晒霜，以保护皮肤。

2. 按摩

妊娠期每天都需要脸部按摩。坚持按摩有助于保持皮肤细嫩，使皮肤机能在产后能尽早恢复。

准妈妈不宜长时间坐在电脑前

电脑监视器的原理和电视机一样，由阴极射线管发射出的电子流撞击在荧光屏上转变成可见光，在这一过程中产生对人体有害的射线，但这种射线量很小，不会对人体造成影响。但是对准妈妈来说，长时间在房间里以固定姿势坐着，会影响心血管、神经系统功能，加上房间空气中正离子增加，而负离子不足，常会引起头晕、乏力、注意力不集中等，这些对准妈妈和胚胎都有一定程度的危害。因此，女性一旦怀孕，特别是孕早期，应尽量减少电脑操作时间，尽量少看电视，并且避免看刺激性强的

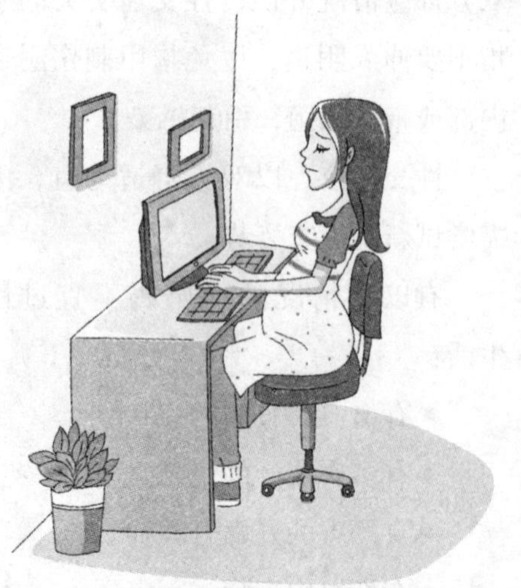

电视节目，以免造成疲劳和精神紧张，从而影响休息、睡眠，损害身体健康。

准妈妈不宜睡电热毯

科学家研究发现，生活在架有高压电附近的人经常会感到头昏头痛，精神恍惚，就连在那里常吃草的奶牛产奶量也会明显减少，并且生育小牛的畸形发生率也会有所增加。当使用电热毯时，由于人体和电热毯之间存在电容，即使是绝缘电阻完全合格的电热毯，也会有感应电压产生并作用于身体。人体与电热毯之间的感应电压可达40伏特～70伏特，且有15微安的电流强度。这个电流虽小，但由于电热毯紧贴于准妈妈身下，对处于发育阶段的胎儿可能存在潜在的危险。美国的一些研究资料证实，部分婴儿的畸形与准妈妈睡电热毯有关。在国内虽尚无这方面的研究结果，但为了安全起见，准妈妈最好不要睡电热毯。

准妈妈尽量不要做X线检查

X线是一种放射线，对人体具有一定的危害性。但由于放射诊断的X线强度有限，照射时间短，一般对人体影响不大。可对准妈妈则不同，特别是孕早期要尽量避免进行胸部透视。在妊娠早期是胚胎各个器官形成的时期，此时X线对胚胎有很强的致畸作用，可导致流产或使胎儿神经系统发育不良而产生小头畸形等，故应避免X射线检查。妊娠12周以后，虽然胎儿的大部分器官已初步形成，但牙齿、生殖腺及中枢神经系统还在继续发育中，此时也应尽量避免X线检查。在妊娠晚期胎儿各器官均已发育完成，一般的诊断剂量对胎儿几乎没有损害。

研究人员曾对1000名准妈妈做X线骨盆测量后所生的子女进行观察、随访，没有发现有智力低下或神经系统的疾病。但如果X线照射次数多、剂量大，即使妊娠晚期，也可能有影响。因此，在孕期对一些可做可不做的X线检查，应尽量不做，如能用其他方法进行诊断，则不用X线诊断。如必须进行胸部检查，应采用拍片为好，因为透视检查所需照射时间长，剂量比拍片要大。在拍片时应用含铅板的防护衣遮盖腹部，以减少对胎儿造成的影响。

有的准妈妈在妊娠期间曾做过胸透，因此精神压力很大，害怕因此影响了胎儿的发育。对于这种情况不可一概而论。X线对人体的危害程度，与个人体质、拍照部位、拍照时间、拍照次数等有直接关系。并非是做过胸透，胎儿就一定会异常，有条件的话，可以与医生商量，听取意见再作决定。切不可思想负担过重，而真正影响了母亲和胎儿的健康。

乳房的护理

母乳是婴儿的最佳食品，为了能够在产后顺利地哺乳，应提前在孕期做好乳房的清洁与护理工作。主要包括以下内容：

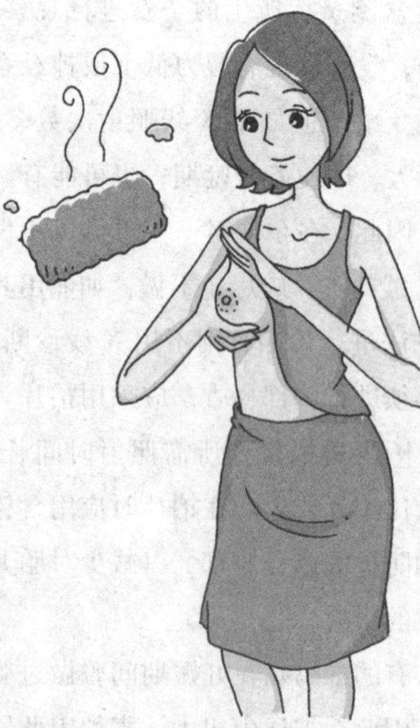

- 孕期不要穿过紧的上衣，以免压迫乳房；应穿合适的乳罩，防止乳房下垂。
- 准妈妈的皮脂腺分泌旺盛，应定期清洗乳头，并在清洗后抹上油脂，以免乳头皲裂。
- 怀孕4～5个月后，每日用清水擦洗乳头，可增加乳头弹力及乳头表面厚度，从而耐受婴儿吸吮，减少哺乳期乳头皲裂的发生机会。
- 乳头内陷的准妈妈，可在孕晚期擦洗乳房后，作“乳头伸展练习”。动作要领是：将两拇指平行放在乳头两侧，慢慢地把乳头向外侧拉开，牵拉乳晕皮肤及皮下组织，使乳头向外突出，每日重复数次。

准妈妈不宜过多刺激乳房

如果孕期对乳房的刺激过多，特别是在妊娠末期，可以诱发子宫收缩。研究证明，刺激乳房，特别是刺激乳头，通过神经内分泌通路的传导，可以促使准妈妈体内的内源性催产素分泌增多，作用于子宫肌产生子宫收缩。

因此，凡孕期子宫敏感性高，曾有过流产、早产、习惯性流产史，曾发生过胎膜早破、胎死宫内，有过多次人流、引产史，或子宫颈功能不全的准妈妈，孕期均不宜过多地刺激乳房和乳头，以免引起早产。

相反，对已经过期或已接近过期妊娠的准妈妈，可经医生检查，确无头盆不称等并发症者，可以用刺激乳房及乳头的方法引起子宫收缩，以免过期妊娠对胎儿及准妈妈带来不利。刺激乳头时准妈妈可取半左侧卧位，双臂交叉于胸前，用双手拇指、末指及中指抓住乳头，同时有规律地做捻转乳头动作，持续 6 ~ 10 分钟，每日 3 次。

孕期要注意口腔保健

受孕激素的影响，准妈妈口腔会出现牙龈充血、水肿等一些变化，并使口腔黏膜对一些致病细菌以及有害物质的抵抗力下降。所以，准妈妈很容易患牙龈炎和口腔炎。

为预防口腔疾病，准妈妈应坚持早、晚刷牙，饭后用淡盐水漱口；饮食上要多吃一些蛋、瘦肉、豆制品和富含维生素的蔬菜及水果，这样准妈妈不仅可以防止牙病发生，而且对胎儿牙齿及骨骼的发育也有好处。

另外，孕期尽量不要因为牙病拔牙。孕期拔牙容易出血，拔牙时的麻醉干扰及疼痛容易导致流产和早产。如果必须拔牙时，应选择在怀孕 3 ~ 7 个月期间进行。拔牙前应当充分休息，消除精神紧张；拔牙时麻醉要完善，避免引起准妈妈疼痛；麻醉药中不加肾上腺素；有习惯性流产、早产者禁忌孕期拔牙。

准妈妈宜采用左侧卧位

准妈妈休息或睡觉时采取左侧卧位，可以避免子宫对下腔静脉的压迫，从而防止仰卧位综合征的发生，增加胎儿的血液供应，减少子宫对下腔静脉回流的阻力，减轻或消退妊娠水肿。

由于盆腔左侧有结肠，而女性怀孕后肠蠕动减弱，使得经常有大便积存贮留在肠腔内。因此，大约有 80% 的准妈妈子宫向右旋转，使右侧输尿管受到骨盆、子宫及胎儿先露的三重挤压，准妈妈易患右侧肾盂肾炎。左侧卧位时，右旋的子宫得到一定程度纠正，从而减轻了子宫对右侧输尿管的挤压，减少妊娠期泌尿系统感染的发生。

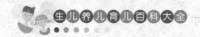

准妈妈应防止发生仰卧位综合征

有些准妈妈在怀孕后期平卧时会突然出现头晕、恶心、出冷汗、眼前发黑以至虚脱等症状，严重者会引起子宫蜕膜、小动脉破裂出血而导致胎盘早期剥离等危险。这种现象医学上称为“仰卧位综合征”。

女性在怀孕后 10 ~ 12 周开始，由于外周血管的扩张，下腔静脉的血流量、回心血量以及心脏搏出量均增加，到妊娠 28 ~ 32 周时达到高峰，以后逐渐下降。当准妈妈仰卧时，由于增大而沉重的子宫压迫下腔静脉，使回心血量在短时间内突然减少，心脏搏出减少，导致血压下降，从而出现心悸、出冷汗、面色苍白等现象。此时准妈妈只要转向左侧卧位，子宫对下腔静脉的压迫会立即解除，上述症状也将随之消失。

专家提示

为了防止仰卧位综合征发生，准妈妈在怀孕期应尽量避免长时间仰卧。

孕期如何接受防疫接种

孕期应尽量少吃药打针，但孕期必要时还要接受某些预防接种，主要有以下几种：

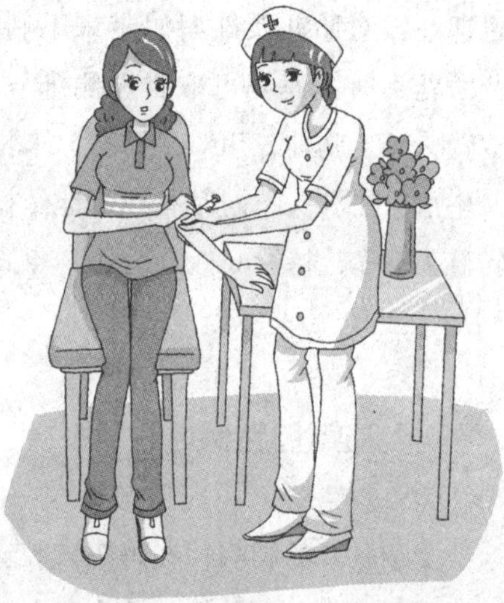

1. 狂犬病疫苗

狂犬病的病死率极高。如准妈妈被狗或其他动物咬伤，皆应注射狂犬病疫苗。被严重咬伤的准妈妈，应立即注射狂犬病免疫球蛋白或注射抗狂犬病血清（40 单位/千克体重），然后再按程序注射狂犬病疫苗。

2. 破伤风类毒素

准妈妈接种破伤风类毒素可以预防胎儿染上破伤风。若准妈妈已染上破伤风，则不宜注射，以免引起过敏，可用人血破伤风免疫球蛋白。

3. 乙肝疫苗

准妈妈生活在乙肝高发地区或家庭成员有 HBsAg 阳性及 HBeAg 阳性者，发现怀孕后应及时注射乙肝疫苗。但是，准妈妈本人如果是 HBsAg 阳性，尤其伴有 HBeAg 阳性，则给其注射乙肝疫苗收不到应有的效果。可在分娩后给孩子注射乙肝疫苗。

4. 人血或人胎盘血丙种球蛋白

适用于已经受到或可能受到甲型肝炎感染的准妈妈。另外，国外还对怀孕 3 个月的女性进行流感疫苗注射，以防准妈妈患流感引起早产。此外，还规定给育龄女性接种风疹疫苗。但需要注意，孕期注射风疹疫苗并不十分安全。

药物对胎儿的影响

在受精卵未形成之前，如果精子、卵子受到某些药物的影响，可使染色体或基因发生突变，能导致胚胎畸形或死亡而流产。在胚胎的器官形成期，最容易受到致畸剂的影响而干扰器官的发生和发育，造成胚胎畸形。所以在妊娠1～2 个月期间是胚胎致畸的敏感阶段。到妊娠 3 个月的时候，胎儿各器官的发育基本完善，胎儿畸形的情况也就减少了。

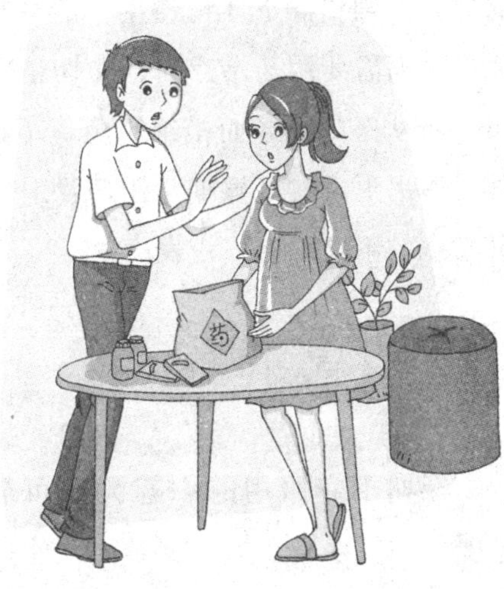

妊娠中期，一些药物对胎儿的影响，即使没有在妊娠早期时那么严重，但是也绝不可以滥用，例如抗生素中的链霉素对胎儿第八对脑神经（听神经）的影响在整个孕期都是存在的，几乎都可致先天性耳聋。控制血糖的口服药物例如 D860、格列本脲等制剂，可以大量透过胎盘达到胎儿体内，使胎儿血糖过低，造成不良影

响。所以妊娠中期，一定要在医师指导下才可用药。

对胎儿有不良影响的药物可分为几类：毒性大的药物，如放射性同位素、抗肿瘤药、四环素、性激素等；毒性较为肯定的药物，如抗甲状腺药、抗凝血药、链霉素、吲哚美辛等。

妊娠期特别是妊娠早期的用药，必须在医师指导下才可使用，切忌乱用药，而需要用药治疗时，又切记不可不听从医师指导而拒绝用药。（具体见本书附录“妊娠期常用药物对胎儿发育的不良影响”一表）

准妈妈不宜服用哪些中药

孕期不宜服用的中药大致可分三类：

1. 绝对禁止使用的药物

巴豆、牵牛子、斑蝥、铅粉、水银、大戟、麝香、土牛膝、商陆、蜈蚣等。

2. 尽可能避免使用的药物

附子、乌头、生大黄、芒硝、甘遂、芫花、三棱、生南星、凌霄花、刘寄奴、马鞭草、皂角刺、生五灵脂、穿山甲、射干、雄黄、硼砂等。

3. 避免单独使用的药物

当归尾、红花、桃仁、蒲黄、郁金、枳实、槟榔、厚朴、川椒、苦葶苈子、牛黄、木通、滑石等。

准妈妈情绪对胎儿的影响

准妈妈的情绪好坏是和周围环境，特别是家庭、工作单位的环境分不开的。十月怀胎过程中，胎儿与母亲是“同欢乐、共患难”。准妈妈的行为、生活环境、情绪变化和精神状态的变化对胎儿的发育会发生一定影响。

准妈妈生活在社会中间，总会受不同程度的喜、怒、忧、思、悲、恐、惊等的干扰而引起情绪变化。准妈妈和未怀孕时一样，当情绪变化时，身体会因神经、内分泌激素的变化而受到一系列的影响，但是和未怀孕所不同的是这些变化可以使得胎儿生长发育受影响。

有学者认为当准妈妈情绪过度紧张时，肾上腺皮质激素分泌较多。肾上腺皮质激素有阻碍胚胎某些组织融合作用，若在胚胎7孕周（胚胎发育的关键时期），肾上腺皮质激素分泌过多，就会阻碍胚胎左右上颌突、内侧鼻窦的融合，引起唇裂、腭裂等畸形。母亲情绪变化时，神经系统所控制的内分泌腺会分泌出各种不同类型和数量的激素。当情绪愉快时，会使血液中增加有利于健康的化学物质；当情绪忧、悲、惊、恐时则会使血液中增加有害于神经系统和心血管器官的化学物质。由于胎儿在子宫内与母亲形成休戚相关的联系，其生长发育所需要的营养和氧气是由母亲血液通过胎盘而供给的，所以当母亲情绪受到严重影响或者长期处在不愉快、悲伤心境中，母体血液中化学物质的质和量发生了变化，通过胎盘进入胎体，就对胎儿的生长发育产生影响。

国外一些研究证明，胎儿的听觉、感觉和反应能力随着妊娠周数而逐渐增强，在超声波的监视下可以看到胎儿对于外界的声音、亮光都有反应。我们也常遇到准妈妈在妊娠后期反映，当街上有锣鼓声和其他噪音时，胎动会明显增多。也有资料证明，准妈妈长期处在噪音环境中时，胎儿生长迟缓的机会明显增多。

从以上情况可以看出，准妈妈的情绪或者周围环境的好坏都能够影响到胎儿的发育。所以在整个妊娠期间，无论是丈夫或家中的长辈以及兄弟姐妹都应该关怀和体贴准妈妈，尽可能地创造一个比较好的环境，这样有利于下一代的健康成长。而作为准妈妈本人，也应该自己注意，要心胸开阔、乐观，即使有不愉快的事情，也应该冷静对待，这样既有利于自身健康，也可减少由于情绪不良引起的一些妊娠合并症，如早产、高血压等，更重要的是有利于胎儿的健康和发育，这样一旦分娩之后，也更易于抚养一个健康的小宝宝。

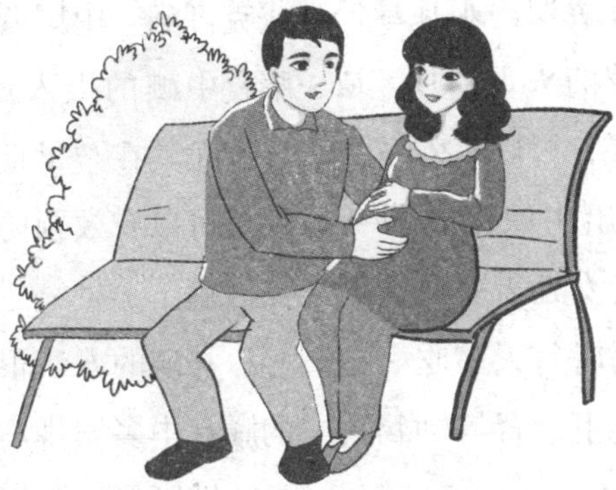

准妈妈的饮食与营养

孕早期营养重点

1. 每天坚持补充叶酸或准妈妈用的多种维生素、微量元素

叶酸是细胞分裂和组织形成的必需营养素，参与遗传物质的合成和细胞、组织的增长，对胚胎的生长发育有十分重要的作用。科学研究发现，在怀孕头4周内，准妈妈如果明显缺乏叶酸，就可能导致胎儿神经管发育异常，造成脊柱裂，从而出现严重的功能障碍。叶酸还可以防止妊娠巨红细胞性贫血，而严重的妊娠巨红细胞性贫血会引起流产、死产、新生儿死亡、妊娠中毒、产后出血等症状。

准妈妈在孕前及孕期，尤其是怀孕前的3个月到怀孕的头3个月，适时补充叶酸非常重要，可以有效减少胚胎神经管畸形等出生缺陷的发生率。一般认为，育龄女性需要每天服用叶酸0.4毫克，同时每天多吃一些富含叶酸的食物，如肝、肾等动物内脏，牛肉、蛋类及绿叶菜、菜花等。香蕉含有丰富的叶酸，营养学家建议，准妈妈应特别在日常饮食中加上香蕉，最好每天能吃一根香蕉。富含叶酸的水果还有：樱桃、桃子、李子、杏、杨梅、海棠、酸枣、山楂、石榴、葡萄、橘子、猕猴桃、草莓等。

2. 适当增加碘的摄入

怀孕14周左右，胎儿的甲状腺开始发挥作用，制造自己的激素，而碘是合成甲状腺素所必需的成分。甲状腺素可促进蛋白质的合成，对胎儿大脑的正常发育和成熟非常重要。孕期碘缺乏引起的甲状腺功能低下会导致胎儿生长发育迟缓，严重时会形成智力障碍，出生后主要表现为呆小症或克汀病。中国营养学会建议妊娠期膳食中碘的摄入量增加至175微克/日，尤其在孕早期，通过纠正妈妈碘缺乏可以有效预防地方性甲状腺肿和克汀病。

补碘的方法很简单，只要在每日的膳食中多安排一些海带及其他海产品，即可保证孕期每天所需的碘。海带和裙带菜等海生植物都含有丰富的碘，孕期多吃一些可以帮助准妈妈吸收碘，有利于胎儿智力和体格的正常发育，但每日摄入海带的量不应超过20克。食用加碘盐也是补碘的一种好方法，建议整个孕期都用含碘食盐。

专家提示

孕期补碘并不是量越多越好。高碘同低碘一样危害健康，例如会引起高碘甲状腺肿，甚至造成碘源性甲亢，从而影响腹中胎儿正常生长发育。因此，准妈妈们应严格控制孕期碘的摄入量。

3. 增加蛋白质的摄入

蛋白质是保证准妈妈乳腺发育和胎儿健康最重要的原材料。妊娠期间，胎儿、胎盘、羊水、血容量增加及母体子宫、乳房等组织的生长发育都需要有足够的蛋白质供给。蛋白质还是脑细胞的主要成分之一，占脑比重的30%~35%，在促进语言中枢发育方面起着极其重要的作用。如果准妈妈蛋白质摄入不足，不仅会使胎儿脑发育出现障碍，还会影响到乳汁蛋白质含量及氨基酸组成，导致妈妈乳汁减少。

虽然孕早期胎宝宝还很小，但大脑和神经系统已经开始发育。而且早期胚胎自己不能合成氨基酸，全部需由妈妈供给。这时如果某些氨基酸摄入不足，可引起胎儿生长缓慢，身体过小，有的甚至会引起胚胎畸变。因此，从孕早期开始就应注意增加蛋白质的摄入。未孕前女性每天每千克体重大约需要0.8克蛋白质，如果体重是60千克，每天应该摄入蛋白质48克，孕早期应在原有基础上多摄入5克。蛋白质主要存在于瘦肉、蛋类、豆类及鱼类中，这些食物中所含的蛋白质必须经过胃肠道消化、分解成氨基酸后才能被人体吸收利用。人体对蛋白质的需要实际上就是对氨基酸的需要。而吸收后的氨基酸只有在数量和种类上都能满足人体需要，身体才能利用它们合成自己的蛋白质。因此，摄入蛋白质除了要保证数量外，还要保证种类和质量，动物性及大豆蛋白质的摄入量至少占1/3以上，准妈妈每天喝一杯豆浆是简单而又高效的摄取优质大豆蛋白质的方法。

摄入蛋白质不必一次摄入过多，因为人体没有为蛋白质设立储存仓库，如果一次食用过量无法吸收利用，势必造成浪费。应该把一天所需的蛋白质平均分配在三餐中，每餐中都有一定质和量的蛋白质。而且，食用蛋白质要以足够的热量供应为前提。因为如果热量供应不足，机体就会消耗食物中的蛋白质来补充能源，从而影响蛋白质的其他功能。

4. 适当增加锌的摄入

锌是体内100多种酶的组成成分之一，一旦机体缺锌，很多酶都不能发挥作用，易造成生命代谢障碍。大脑中的神经细胞决定着智力水平的高低，而锌在促进脑神经细胞核酸的复制与蛋白质的合成中扮演着重要角色，因此锌对促进智力发育也有非常重要的作用。大脑神经细胞从孕10～18周开始快速发育，到怀孕8个月时神经细胞增殖基本结束，新生儿出生时脑神经细胞的数目已与成人大致相同。孕期如果缺锌，不仅会影响胎儿脑细胞的分裂与数量，还会对胎儿的视觉、性器官的发育有不利影响。特别是孕吐严重的准妈妈，更要注意补锌。中国营养学会建议，准妈妈每日锌的摄入量应提高至20毫克，以满足胎儿生长发育的需要。

孕期应多吃含锌量高的食物，例如牡蛎、蛏子、扇贝、海螺、海蚌、动物肝、禽肉、瘦肉、蛋黄、蘑菇、豆类、小麦芽、酵母、奶酪、海带、坚果等。

5. 适当增加镁的摄入

镁不仅对胎儿肌肉的健康至关重要，而且也有助于骨骼的正常发育。怀孕头3个月摄取的镁的数量关系到新生儿的身高、体重和头围的大小。中国营养学会建议，准妈妈每日应该摄入镁450毫克。

日常食物中紫菜含镁量最高，每100克紫菜含镁460毫克，被誉为“镁元素的宝库”。其余含镁食物有：谷类，如小米、玉米、荞麦面、高粱面、燕麦；豆类，如黄豆、黑豆、蚕豆、豌豆、豇豆、豆腐；蔬菜，如苋菜、辣椒、蘑菇；水果，如杨桃、桂圆、核桃仁。花生、芝麻、虾米等海产品也含有较多的镁。

6. 适当增加维生素A的摄入

维生素A是一种很重要的脂溶性维生素，胎儿发育的整个过程都需要维生素A，它尤其能保证胎儿视觉、皮肤、胃肠道和肺部的健康。孕期母体缺乏维生素A可致胎儿上呼吸道上皮细胞形成不良，出生后易患呼吸道感染。另外，维生素A还能促进胎儿骨骼发育及牙齿釉质的发育。怀孕的头3个月胎儿自己并不储存维生素A，因此一定要供应充足。2000 年《中国居民膳食营养素参考摄入量》推荐，孕中、晚期维生素 A 的适宜摄入量是 900 微克/日，最多不能超过 2400 微克/日。

富含维生素 A 的食物有两类：一是维生素 A 原，即各种胡萝卜素，存在于植物性食物中，本身不具备维生素 A 活性，但在体内可以转化为维生素 A 如绿叶菜类、黄色菜类以及水果类，含量较丰富的有菠菜、苜蓿、豌豆苗、红心甜薯、胡萝卜、青椒、南瓜等；另一类是来自于动物性食物的维生素 A，这一类是能够直接被人体利用的维生素 A，主要存在于动物肝脏、奶及奶制品（未脱脂奶）和禽蛋中。植物来源的维生素 A 不如动物来源的维生素 A 吸收利用率高，因此准妈妈至少需要摄取 1/2 以上动物性维生素 A。植物性维生素 A 只有加热才能转化成被人体利用的维生素 A，因此，生吃胡萝卜不如做熟后维生素 A 的转化率高。维生素 A 的吸收需要脂肪的帮助，因此，富含维生素 A 的食物应同含油脂的食物同时进食，以利于维生素 A 的吸收。

孕早期饮食安排

处于孕早期的准妈妈大多受妊娠反应困扰，胃口不佳，日常饮食要注意清淡、易消化，可少食多餐。不用刻意强迫自己吃鸡鸭鱼肉，选择自己喜欢的食物，想吃多少就吃多少。

孕早期建议食物种类及数量

食物种类	食物数量
米、面	200 克 ~250 克
杂粮（小米、玉米、燕麦）	25 克 ~50 克
蔬菜（以绿叶蔬菜为主）	200 克 ~400 克
水果	50 克 ~100 克
豆类及豆制品	50 克 ~100 克
动物类（肉、鱼、禽、内脏及水产品）	150 克 ~200 克
蛋类	50 克
乳类	200 克 ~250 克
植物油	20 克

准妈妈可以多吃一些鱼和其他水产品，因为鱼体内有很多营养物质是人脑发育所需要的，尤其是属于冷血动物的深海鱼类，在接近冰点的温度下活动，其体内的牛磺酸有促进大脑发育的作用，还可促进微量元素及其他氨基酸类营养物质的吸收。鱼肉脂肪主要是不饱和脂肪酸，吃鱼还可以补钙。

盐作为调味品，准妈妈是可以吃的，但不可过多食用。一般来说，每天食盐不得超过1.5克~2.0克，其中1/3由主食提供，1/3来自烹调用盐，另外1/3来自其他食物。

孕中期营养重点

怀孕4个月后，因大部分准妈妈的妊娠反应基本停止，恶心、呕吐大体消失，食欲趋于好转，胃口开始大增，应抓紧时机进补。孕中期后，准妈妈对营养素的消化吸收能力增强，特别是对钙、铁和B族维生素的吸收能力增强。

1. 要特别注意补铁

从孕20周开始，由于母体红细胞总量扩充加快和胎儿发育的需要，准妈妈需铁量增加，每日应摄入铁约45毫克。一般每月查一次血，如贫血则应补充铁剂，不贫血则没必要补充。

专家提示

贫血的准妈妈需要补充铁剂时，用量和用法一定要严格遵医嘱，不可盲目过量补铁剂，否则，反而会导致疾病。而且，铁剂补充过量可导致恶心、呕吐甚至昏睡、昏迷或末梢循环衰竭、胃肠道出血等。

在早孕反应消失、饮食恢复正常后就应多吃含铁丰富的食物，如猪肝，每100克含铁25毫克，吸收率也高，最好每周能吃2~3次，每次100克~150克；还可经常吃些瘦肉肉松、黑木耳、海带、紫菜、莲子、豆制品、虾米等含铁丰富的食物；用铁锅炒菜也是增加菜肴中铁含量的好方法。可以多吃些新鲜蔬菜、水果，增加维生素C的摄入以提高食物中铁的吸收率。不要在饭后喝茶，更不要喝浓茶，因为茶叶中的鞣酸可妨碍铁的吸收。血红蛋白的生成不仅需要铁，也需要蛋白质，因此在饮食中补充铁的同时应注意补充蛋白质，只有补充足量的蛋白质才能提高补铁的效果。

其实食物中铁的吸收率很低，尤

其是植物性食物中的非血红素铁吸收率不足10%，孕期对铁的需要通常很难从膳食中得到充分满足。一些学者主张自孕中期起通过补铁剂来改善准妈妈的贫血症状，常见的补铁剂有硫酸亚铁（剂量为150毫克/日）、富马酸亚铁（剂量为100毫克/日）等。

2. 适当增加能量的摄入

孕4～7个月时，胎儿的生长速度开始加快，子宫、母体的胎盘和乳房等也逐渐增大，每日对能量的需求大约比未孕前增加5%～10%，大约200千卡。影响能量需要的因素很多，如孕前体重、孕期体重增加的情况和准妈妈的活动量等，不可能有一个确切的能量需要量适用于所有准妈妈。一般可根据准妈妈体重的增长来评价和判断能量的摄入是否适宜，依据能量代谢平衡原则，保持每日摄入量与消耗量的平衡。

3. 保证优质蛋白质的摄入

孕中期要注意摄入足量的蛋白质，特别是优质蛋白质。世界卫生组织建议每日增加优质蛋白质9克，相当于牛奶300毫升，或鸡蛋2个，或瘦肉50克。如果准妈妈以素食为主，则每日应增加蛋白质15克，相当于干黄豆40克，或豆腐200克，或豆腐干75克，或主食200克。我国一般要求妊娠中期的准妈妈每日要比妊娠早期多摄入15克～25克蛋白质，动物性蛋白质应占全部蛋白质的一半，另一半为植物性蛋白质，包括大豆蛋白质。

4. 继续补钙和维生素D

一个成熟的胎儿体内含钙约30克，在孕早、中、晚期日均积累量分别是7毫克、110毫克和350毫克。怀孕17～20周这段时间胎儿的骨骼和肌肉开始迅速发育，它的体重和身长都将在这段时间内增加两倍以上，准妈妈需要充足的维生素D和钙（每日应保证摄入1000毫克）来帮助胎宝宝生长。如果准妈妈钙质摄取不足，自己骨骼等处的钙质便会分解，以补充血钙的不足来供给胎儿。研究显示，孕期钙的补充还可降低准妈妈妊娠高血压综合征和先兆子痫的危险。钙的最好来源是奶及奶制品、豆类及其制品，芝麻和小虾皮等海产品也是钙的良好食物来源。

钙的吸收和发挥作用需要维生素D的辅助。中国营养学会建议准妈妈从妊娠第4个月开始补充维生素D，推荐的每日适宜摄入量为400IU。晒太阳是无偿获得维生素 D 的好方法，服用富含脂肪的乳、蛋类和鱼肝油是在阳光条件不足时的补充途径。但维生素 D 也不是多多益善，如果过多的维生素 D 存于体内，将不断刺激组织钙化，如肺、肾等，从而造成胎儿心肺等器官发育不正常，也会影响智力的发育。

5. 增加食物粗纤维的摄入

怀孕 25 周之后，不断长大的胎儿会压迫准妈妈的胃，引起胃部灼热，还可能会引起便秘。这时应注意多摄入富含粗纤维的食物，这些食物中所含的粗纤维有刺激消化液分泌、促进肠蠕动、缩短食物在消化道通过的时间等作用，还能使粪便松软、容易排出，对保证消化系统的健康很重要，也能够减轻便秘，还有助于维持稳定的血糖水平。

全谷类食物是获取膳食纤维的重要途径，标有“100% 全谷类”的食物是最好的。需要注意的是，不要被一些食品包装上的“多种谷类”“6 种谷类”“用无漂白面粉制造”等字样所误导，这些食品大多是精制谷类食物。另外，没有标明“全谷类”字样的黑麦和小麦面包同样也是使用精制面粉为原料的。蔬菜、水果、坚果和植物种子中也含有丰富的膳食纤维，如芹菜、青菜、丝瓜、菠菜、萝卜、苹果等。

孕中期饮食安排

孕中期建议食物种类及数量

食物种类	食物数量
米、面	275 克 ~ 350 克
杂粮（小米、玉米、燕麦）	25 克 ~ 50 克
蔬菜（以绿叶蔬菜为主）	400 克 ~ 500 克
水果	200 克
豆类及豆制品	50 克 ~ 100 克
动物类（肉、鱼、禽、内脏及水产品）	150 克 ~ 200 克（其中内脏 50 克）
蛋类	50 克 ~ 100 克
乳类	250 克
植物油	30 克 ~ 40 克

孕晚期营养重点

1. 孕晚期仍然要补钙

足月胎儿体内约含钙25克，其中大部分是在妊娠期的最后一个月从母体获得的。这一时期，胎儿骨、牙齿的钙化速度明显加快，至出生时，全部乳牙均在牙床内形成，第一恒磨牙也已钙化。胎儿时期钙、磷的摄入量对其一生牙齿的整齐、坚固起着很大的决定作用。如果孕晚期钙、磷供给不足，胎儿就会从母体的骨、牙齿中争夺大量的钙、磷以满足自身的需要，很可能导致准妈妈产生骨质软化症。同时，胎儿也可能产生先天性佝偻病或缺钙抽搐。卫生部印发的《母婴健康素养——基本知识与技能（试行）》建议孕晚期准妈妈每日应该摄入钙1200毫克。

2. 补充不饱和脂肪酸

我们知道，脂肪是由甘油和脂肪酸组成的，脂肪的性质和特点主要取决于脂肪酸，脂肪酸又可分为饱和脂肪酸和不饱和脂肪酸。自然界中比较常见的不饱和脂肪酸主要分为三大类：以橄榄油所含油酸为代表的ω－9系列不饱和脂肪酸，以植物油中所含的亚油酸为代表的ω－6系列不饱和脂肪酸，以及以鱼油所含的二十碳五烯酸（EPA）和二十二碳六烯酸（DHA）为代表的ω－3系列不饱和脂肪酸。EPA和DHA有助于胎儿视觉、大脑、血液和神经系统的发育，整个孕期都需要这些营养素，尤其是怀孕的最后3个月，孩子大脑迅速发育的时候。

不饱和脂肪酸的食物来源主要是各种食用油，豆油、玉米油、葵花子油中ω－6系列不饱和脂肪酸较高，而亚麻油、苏子油中ω－3系列不饱和脂肪酸含量较高。由于不饱和脂肪酸极易氧化，食用它们时应适量增加维生素E的摄入量。一般ω－6系列与ω－3系列的摄入比应在4～10:1，摄入量为摄入脂肪总量的50%～60%。

3. 对铁的需求量达到高峰

孕30～34周对铁的需求量达到高峰，每日应保证摄入约45毫克的铁。动物肝脏、动物血、瘦肉是铁的良好来源，含量丰富、吸收好。此外，蛋黄、豆类、某些蔬菜，如油菜、芥菜、雪里蕻、菠菜、莴笋叶等也提供部分铁。

4. 注意补充维生素 B_{12} 和维生素 K

孕晚期，胎儿的神经开始发育出起保护作用的髓鞘，发育过程将持续到他出生以后。髓鞘发育依赖于维生素 B_{12}，这种维生素几乎只存在于动物性食品中，如牛肝、牛肾、猪肝、猪肾、猪心、牛肉、青鱼、虾、鸡蛋、龙虾、比目鱼等，乳制品中亦含有少量维生素 B_{12}。

维生素 K 是与凝血有关的维生素，如果缺乏维生素 K 会使凝血过程受阻，产前补充维生素 K 可以有效预防维生素 K 缺乏性出血症。维生素 K1 存在于绿叶蔬菜中。

5. 临产时多补充营养

临产前胎儿的生长发育基本完成，对营养的需要相对减少，但准妈妈为了应付分娩时的疼痛、疲劳和体力消耗，必须在这难得的时机里抓紧时间进行大量的体能储备。此时子宫下降，胃口好转，食欲大增，可吃一些能增强体力的食物，但要注意不可吃得太多，热量和脂肪不易太高，否则将会引起准妈妈肥胖和胎儿过大，反而造成难产。

孕晚期饮食安排

此时的胎儿生长最快，体重增加最快，营养需求也相应达到了最高峰，要求准妈妈的膳食调配要讲究质量，品种要齐全，为胎儿生长提供充分的、全方面的营养。由于胎儿增大，压迫胃肠道，准妈妈会常感到上腹部不适，饮食安排应以少食多餐、质优、丰富、多样、清淡、易消化吸收等为原则，以保证摄入足够的营养。

孕晚期建议食物种类及数量

食物种类	食物数量
米、面	300 克 ~400 克
杂粮（小米、玉米、燕麦）	50 克
蔬菜（以绿叶蔬菜为主）	500 克 ~750 克
水果	100
豆类及豆制品	100 克

续表

食物种类	食物数量
动物类（肉、鱼、禽、内脏及水产品）	200 克（其中内脏 50 克）
蛋类	100 克
乳类	250 克
植物油	30 克

此期临近分娩，容易出现妊高征，如果出现下肢水肿应减少盐的摄入，限制蛋白质、水的摄入。此外，要适当限制脂肪、甜食和水果的摄入，减少米、面等主食的量，以免胎儿长得过大。

要注意预防便秘，因此时的子宫对刺激已经非常敏感，用力排便可能会刺激子宫，引起宫缩，严重时甚至造成早产。应多吃一些含粗纤维和维生素的食物，如蔬菜、水果和海藻类，一定尽量避免便秘发生，但大量进食水果后应注意少摄入一点水分。

别让体重增长得太快

女性妊娠期的体重肯定会明显增加，增加的重量包括增大的子宫、羊水、胎儿体重、血液容量及少量皮下脂肪和水分。但有的准妈妈有一种错误的认识，觉得孕期体重增加得越多，证明营养越充足，体重增加得少证明营养跟不上，所以希望自己在孕期的体重增加得越多越好，其实这种观念是不科学的。虽然体重增长是反映准妈妈健康与营养状况的一项综合指标，但并不是吃得越多越好。吃得太多会造成营养过剩，表现为体重增长过多、过快。

妊娠期准妈妈的体重平均增加 10 千克 ~ 12.5 千克，孕早期增加较少，约增加 0.7 千克 ~ 1.4 千克；孕中期和孕晚期体重增幅较大，孕中期平均增重 4 千克 ~ 5 千克，每周体重增加以 0.4 千克为宜；孕晚期增重超过 6 千克，每周大约增加 0.35 千克 ~ 0.4 千克。孕前体重过轻的准妈妈（体重指数 BMI $<$ 19.8），体重可以多增加一些，建议每周增重 $\geq$ 0.5 千克；而超重者（体重指数 BMI $>$ 26）应适当控制体重增加，减少每周能量摄入量，增重约 0.3 千克为宜。

孕期体重增长过多、过快对准妈妈和胎宝宝都没有好处。过多的热量进入人体并不能很快被排出，如果没有消耗掉，就只能以脂肪的形式堆积在体内，堆积在皮下。过多的脂肪组织压迫体内重要脏器，堆积在器官周围，如肝脏、心脏、血管、肠管周围，就会影响人体正常的生理功能，造成脂肪肝、高血压、高血脂、心血管病和糖尿病，给健康埋下隐患。如摄入盐过多会引起血钠增高，易导致高血压病和水肿；过多的碘摄入可导致甲状腺肿及甲亢；过度营养的巨大胎儿，当体重超过 4 千克则称为巨大胎儿。而正常新生儿出生体重以 3 千克左右为宜。巨大胎儿会使分娩阻力增加，易造成新生儿产伤，如颅内出血、窒息、锁骨骨折和神经损伤，还会造成产妇产道严重裂伤，甚至是肛门直肠裂伤。胎儿出生后容易出现新生儿低血糖、缺钙、先天高血脂等先天代谢障碍，也是成年后患肥胖、糖尿病和高血压的潜在因素。

妊娠晚期胎儿迅速增大，准妈妈腹压增加，膈肌上抬，呼吸道阻力也随之增大，肺容积减少，呼吸负荷和耗氧量增加，肥胖准妈妈易打鼾，影响准妈妈健康及胎儿发育。另外，如果准妈妈体重增加过多，将会增加其患乳腺癌的风险。另外，肥胖的产妇，产后体形难以恢复，产后子宫复旧不良、内分泌失调，月经不调，一些因孕期肥胖而引起的合并症将可能伴随一生，如高脂血症、糖尿病和肥胖症。

体重超标的准妈妈不能通过药物减肥，可在医生的指导下通过调节饮食来减轻体重。要注意控制糖类和高脂肪食物的摄入，米饭、面食等粮食均不宜超过每日标准供给量；动物性食物中可多选择含脂肪相对较低的鸡、鱼、虾、蛋、奶，少选择含脂肪量相对较高的猪、牛、羊肉，并可适当增加一些豆类，既可以保证蛋白质的供给，又能控制脂肪量；少吃油炸食物、坚果、植物种子类等含脂肪量较高的食物；多吃蔬菜水果，注意选择含糖分少的水果，既缓解饥饿感，又可增加维生素和矿物质的摄入。除了控制饮食之外还要注意多活动，多活动对减轻分娩时的痛苦也是大有好处的。

综上所述，孕期女性应科学、均衡安排膳食摄入，将体重增加的数量和速度控制在合理的范围之内。营养摄入贵在均衡母体营养的好坏会直接影响到胎儿的生长发育，但并不是说吃得越多越好，营养摄入贵在均衡。

有些准妈妈在孕前就有偏食的习惯，怀孕后变本加厉，往往只吃自己喜欢的食物，认为只要多吃就有营养。殊不知，偏食往往导致营养摄入单调，体内长期缺乏某些营养素，会造成营养不良，使妊娠合并症发生率增高，如贫血或骨质软化症等，也会影响胎宝宝正常的生长发育。

1. 主食不能不吃

一些准妈妈在孕前就为了保持体形而很少摄入主食，认为主食是体形发胖的主要原因。大米、面粉等主食是人体热能的主要来源，放弃或减少主食将使母体严重缺乏能量而使胎儿发育缓慢。而且，怀孕后准妈妈对热能的需要大大增加，如果热量摄入不足，为了满足胎儿的需要，就会动员体内的脂肪大量氧化释放热量，而把节约下来的葡萄糖优先供给胎儿，这个过程会产生过多的酮体，酮体能够进入胎儿体内，影响胎儿的大脑和智力的发育。

2. 动物性食物要限量

也有些准妈妈为了保障孩子的营养而拼命摄入大量的动物性食物，每天每餐都有超量的鸡鸭鱼肉，同时炒菜用很多油脂，大大超过身体的需要而转化为脂肪积存于体内，结果自己体重猛长，孩子却营养不良。

3. 完全吃素危害多

还有些准妈妈日日与蔬菜、水果为伴，不吃其他食物。这些素食虽然含有丰富的维生素及矿物质，但蛋白质与脂肪的含量较低，热能摄入量严重不足，胎儿生长缓慢。而且，素食中普遍缺少一种被称为牛磺酸的营养成分，牛磺酸对儿童的智力发育有着至关重要的影响。因此吃素的人应该注意饮食搭配合理，多食用含有蛋白质、脂肪的食物，如奶类、蛋类、豆类、坚果、海藻等。

4. 坚果类食物要限量

还有一些准妈妈每天吃大量的坚果类食物，希望补充必需脂肪酸和优质蛋白质，有助于胎儿大脑的发育，甚至说核桃的形状像大脑，多吃些能够补脑。其实孕期对必需脂肪酸的需要只比正常人略高，而普通的烹调用植物油就能满足这一需要。坚果类食物同时含有较高的热能和脂肪量，过多食入将影响其他营养素的吸收。喝水也要讲究方法

准妈妈和胎宝宝都离不开水，孕期喝水也要讲究方法。早晨起床后应

空腹喝一杯新鲜的温开水，能使血液稀释、血管扩张，从而加快血液循环，补充细胞夜间丢失的水分。有研究表明，早饭前30分钟喝200毫升25℃～30℃的新鲜开水，可以温润胃肠，促进消化液的分泌，刺激肠蠕动，有利于定时排便和防止痔疮、便秘。不要等感觉口渴了才喝水，因为口渴说明体内水分已经失衡，细胞脱水已经到了一定的程度。建议准妈妈每隔两小时饮水一次，每日8次。

不是所有的水都能喝，久沸或反复煮沸的开水最好不要喝。因为水反复沸腾后，水中的亚硝酸银、亚硝酸根离子以及砷等有害物质的浓度会相对增加，容易引起血液中毒。另外，在热水瓶中贮存超过24小时的开水也不要喝。

科学选择营养补充剂

大多数人认为，怀孕前、怀孕期间只要各种食物都摄入，就不需要额外补充其他营养素，也不会影响胎儿的正常生长。从优生优育的角度来说，这种观念需要改变。现代食物加工模式及精度的变化，使一部分有益营养素在加工过程中丢失了，即使摄入这类食物后，机体也不能完全吸收。同时，受摄入食物种类和数量的限制，摄入的营养素无论是从量上，还是从品种上来说，往往不能很好地满足准妈妈和胎儿的生理需要，必要时可以在医生指导下食用这些营养素的补充剂。尤其要补充对准妈妈和胎儿生长发育有重要作用的营养素，如叶酸、维生素A、铁、钙、γ-亚麻酸、卵磷脂等。补充这些营养素不仅能降低孕期并发症的概率或减轻其并发症症状，同时也可为胎儿的生长发育提供充足的必需营养物质，为宝宝今后的生长发育打下坚实的基础，对准妈妈的健康及产后恢复也十分有利。

选择营养素补充剂要以《中国居民膳食指南》为依据，结合自身情况，科学、适量地补充一些孕期容易缺乏的营养素。在选择营养素补充剂时，要识别该补充剂是否经过国家权威部门（如卫生部等）的审批，产品标签是否明示各种营养素的含量等。

总之，营养素补充剂最好不要重复补充，更不宜过量补充。正所谓过犹不及，以维生素A为例，适量供给能防止早产、宫内发育迟缓和婴儿低出生体重，但如果过量补充，则可能导致自发性流产和新生儿先天性缺陷。因此，希望准妈妈们能够根据自己的身体特点，合理、适量地选择营养补充剂，为孕育一个健康聪明的宝宝打好基础。

专家提示

营养剂的补充要在专业人士的指导下进行，各种营养素的摄入不能过量，且要保持适宜的体重增长。DHA有助于宝宝大脑发育充足的营养对胎儿脑部的良好发育有着至关重要的作用。DHA是神经细胞的重要组成成分和基础性物质之一，又是脑部健康发育的重要营养素之一，对大脑的发育有着决定性的作用。DHA俗称“脑黄金”，是一种多不饱和脂肪酸，化学名称为二十二碳六烯酸，正常大脑灰质和视网膜磷脂酰乙醇胺中DHA占30%或更多。人体摄入DHA可以通过摄入α－亚麻酸含量高的食物，α－亚麻酸代谢后的主要产物即是DHA。

DHA来源于不饱和脂肪酸在体内的代谢，自从科学家发现了不饱和脂肪酸是人类必需的营养素之后，对它的研究更加重视。近年来，营养学家们又发现，胎儿时期脑神经的发育对DHA的需求量很高。

孕期母体充足的DHA含量将有助于胎儿大脑发育。胎儿孕育伊始，大脑发育就需要大量的DHA支持。在足量DHA的状态下，大脑细胞网络会变得更加密集，这能够促进大脑结构的完善和功能的发挥；充足的DHA还有助于信息在脑细胞间更快速、通畅地传递，使脑功能得到提高，记忆能力及理解能力得以增强。

孕期饮食禁忌

经常有准妈妈到医院门诊询问关于孕期忌口的问题。问得最多的是孕期能不能吃螃蟹、辣椒，或者是某两种食物不能混合吃。孕期准妈妈的合理饮食对母体自身和胎儿发育至关重要，饮食禁忌更是不容忽视，主要包括以下几个方面：

1. 饮食禁忌不应仅针对孕期

饮食禁忌不应仅限于准妈妈，比如卫生问题。一般人吃东西都应该注意食物成分和饮食卫生，例如一些未经高温消毒的蛋白质食品，包括牛奶、奶酪、冷冻的或熏制的肉类、海产品，例如三文鱼、鲑鱼、鳕鱼、金枪鱼，尽管营养价值高，味道鲜美，但容易因消毒不彻底或细菌污染而引起胃肠炎，准妈妈必须更加小心，不宜常吃。

饮食出现问题，有的时候并不是食物本身的过错，而是个人体质因素造成的，如一部分人不能喝鲜牛奶，是自身缺少乳糖酶或乳糖酶活性偏低造成的。这样体质的人群饮入牛奶后，奶中的乳糖不能在肠道中分解，就会发酵产生大量的二氧化碳，导致腹胀、腹泻、恶心，其实这种现象在未妊娠人中也时常见到。

2. 饮食必须适量

饮食是对人体的营养物质进行补充，但是任何一种对人体有益的食物也不能无节制地多吃，吃多了都会引起疾病，如妊娠期高糖食品吃得过多，会使血糖升高，造成肥胖和糖尿病；山楂是很多人早孕期的所爱，但吃多了对子宫有一定的不良作用，可促成子宫收缩，假如准妈妈怀孕期间海量食用山楂及其制品，容易导致流产；很多人不敢在孕期吃螃蟹，我们说螃蟹属凉性，怀孕的人应当少吃，偶尔吃一个也没有关系的。另外像甲鱼、桂圆这些滋补的食物，许多人孕期也不敢吃，其实，产生不良作用往往也是吃得过多造成的。

3. 两种食物的混搭可能产生的危害

（1）鸡蛋与豆浆

鸡蛋和豆浆不可以在一起食用，因为这样会降低人体对蛋白质的吸收。生豆浆中含有胰蛋白酶抑制物，它能抑制人体蛋白酶的活性，影响蛋白质在人体内的消化和吸收；鸡蛋的蛋清里含有黏性蛋白，可以同豆浆中的胰蛋白酶结合，使蛋白质的分解受到阻碍，从而降低人体对蛋白质的吸收率。

（2）牛奶与巧克力

牛奶和巧克力一起吃，很容易发生腹泻。牛奶含有丰富的蛋白质和钙，巧克力则富含草酸，若二者混在一起吃，牛奶中的钙会与巧克力中的草酸结合成一种不溶于水的草酸钙，食用后不但不被人体吸收，还会出现腹泻、头发干枯等症状。

（3）萝卜与橘子

萝卜和橘子也不宜一起吃，因为容易诱发甲状腺肿大。萝卜会产生一种抗甲状腺的物质硫氰酸，如果同时食用大量的橘子、苹果、葡萄等水果，水果中的类黄酮物质在肠道经细菌分解后就会转化为抑制甲状腺作用的硫氰酸，进而诱发甲状腺肿大。

（4）菠菜与豆腐

菠菜和豆腐不要一起吃，因为这样会很容易患结石症。豆腐里含有氯化镁、硫酸钙这两种物质，而菠菜中则含有草酸，两种食物遇到一起可生成草酸镁和草酸钙。这两种白色的沉淀物不能被人体吸收，不仅影响人体吸收钙质，而且还容易患结石症。营养专家建议，这两样东西最好能分开吃，这样营养吸收会比较好。

专家提示

事实上，以上几种食品的混搭不仅准妈妈不宜，一般人也是不宜的。

4. 孕期应慎食哪些食物

（1）少喝或不喝碳酸饮料

准妈妈饮用碳酸饮料过多可引起缺铁，尤其容易引起缺铁性贫血。因为碳酸饮料中的碳酸盐较多，进入肠道后能与食物中的铁质发生化学反应，降低人体对铁的吸收利用。此外，碳酸饮料含钠较多，准妈妈摄入过多的钠会加重水肿。因此，孕期应多饮白开水、少饮碳酸饮料。

（2）少喝或不喝含咖啡因的饮料

准妈妈大量饮用含咖啡因的饮料和食品后，会出现恶心、呕吐、头痛、心跳加快等症状。咖啡因还会通过胎盘进入胎儿体内，作用于胎儿，使细胞发生变异，影响胎儿的正常发育。有研究指出，每天喝 8 杯以上咖啡的准妈妈，所生的婴儿没有正常婴儿活泼，肌肉发育也不够健壮。欧洲的准妈妈中因饮用过量咖啡导致婴儿损伤甚至流产者不计其数。

准妈妈如果喝茶太多、太浓，特别是饮用一些浓红茶，也会对胎儿造成危害。因为茶中含有 2% ~5% 的咖啡因，每 500 毫升浓红茶中大约含咖啡因 0.06 毫克。如果每日喝 5 杯浓茶，相当于服用 0.3 毫克 ~0.35 毫克咖啡因。此外，茶叶中还含有大量的鞣酸，可与食物中的铁元素结合，影响铁的吸收。因此，过多饮用浓茶有可能引起妊娠贫血，将给胎儿造成先天缺铁性贫血的隐患。

（3）少喝或不喝含有酒精的饮料

怀孕后，任何含有酒精的饮料都是准妈妈不宜饮用的。因为一次食入大量酒精后，酒精会通过胎盘进入到胎儿的血流并造成损害。

(4) 少吃糖

有些准妈妈认为吃糖可以补充热量，其实人体所需的热量是有限的，糖吃得过多会产生饱胀感，必然会减少其他营养素的摄入，导致营养不全面、不均衡。人体代谢糖需要消耗大量的维生素 B 和钙，维生素 B 不足会使眼球壁强力减弱，不但准妈妈自己易患眼疾，还会直接影响胎儿的视力发育；准妈妈缺钙会导致胎儿牙齿、骨骼发育不良，出生后容易出现佝偻病、说话晚、出牙晚、走路晚等问题。

(5) 少吃或不吃热性食物

女性怀孕后大多呈现血热阳盛的状态，而小茴香、大茴香、花椒、桂皮、辣椒、胡椒、五香粉等热性香料以及油炸等热性食物会加重这种状态，使准妈妈口干舌燥、心情烦躁，还会消耗肠道内的水分，使胃肠腺体分泌减少，造成便秘。用力排便会使腹压增大，压迫子宫内的胎儿，易造成胎动不安、胎儿发育畸形、羊水早破、自然流产、早产等不良后果。辛辣物质还会随母体的血液循环进入胎儿体内，给胎儿造成不良刺激，对孩子性格的形成也没有好处。

(6) 少吃或不吃含有丙烯酰胺的食物

准妈妈和母乳妈妈应当尽量少食甚至禁食法式炸薯条、薯片或其他含有化学物质丙烯酰胺的食物。有研究指出，丙烯酰胺很容易进入胎儿和新生儿的大脑，对神经系统造成损害。

(7) 动物肝脏不宜多吃

动物肝脏营养丰富，尤其是富含铁和维生素 A、维生素 D 等重要营养素，对准妈妈和胎儿都有一定的保健功效。但有研究发现，大量摄入维生素 A 会干扰神经上皮细胞内 DNA 的合成，使细胞分裂周期延长，导致细胞增殖速度减慢，从而表现出各种组织的生长、分化异常。有专家认为，过量维生素 A 阻碍了胎儿上腭的生长发育，使两侧腭叶不能及时吻合而形成腭裂。因此，在孕早期以少食、慎食为宜。

(8) 人参和桂圆最好不吃

桂圆含有葡萄糖、维生素、蔗糖等物质，营养丰富，能补益心脾、养血安神、生津液、润五脏，是一味食疗佳果，但准妈妈不宜进食。因为女性怀孕后大多数出现阴血偏虚、滋生内热的症状，有大便干结、小便短赤、口苦咽燥等现象，如果这时食用桂圆，非但不能产生补益作用，反而会增加内热，加重早孕反应、水肿和高血压等症状。但每个人的情况不同，如失眠过度可服少量桂圆，有镇静作用。

专家提示

在东南亚的一些国家，当地居民会用吃木瓜来避孕。这是因为木瓜中含有女性激素，容易干扰准妈妈体内的激素变化，尤其是青木瓜。因此，孕期不宜食木瓜。

（9）孕期应慎食罐头食品

罐头食品在制作加工的过程中，出于对食品味道、保鲜等考虑，一般会加入一些人工合成色素、香精、甜味剂、防腐剂等化学物质，准妈妈食用了含有这些化学物质的食品会影响身体各系统的生理变化，胎儿的生长发育也会受到影响，甚至会造成流产、早产、死胎或胎儿畸形等。因此，准妈妈特别是孕早期的准妈妈，应少吃或不吃罐头食品。

（10）孕期不宜食用蛙肉

准妈妈吃蛙肉会增加母体和胎儿感染曼氏迭宫绦虫病的机会。曼氏迭宫绦虫病的成虫和幼虫裂头蚴均可在人体的软组织和内脏寄生，造成母体和胎儿感染。在妊娠的早期可引起死胎、流产，妊娠中晚期则可造成胎儿畸形。

另外，在我国现阶段，多种高效能化学杀虫剂广泛应用于农业，而青蛙在捕食害虫的过程中，自然也就把害虫体内蓄积的杀虫剂积聚到自己体内。准妈妈如果经常食用蛙肉，特别是野生青蛙，其体内杀虫剂的含量也会迅速升高，有可能使腹中胎儿甲状腺素的分泌减少，从而导致其大脑和神经系统的正常发育受阻。此类患儿出生后不仅身材矮小，而且一定程度上存在运动以及智能发育障碍。

（11）少吃或不吃油炸食物

准妈妈偶尔食用油炸食品不会有大的影响，但如果长期食用则对自身和胎儿都不好。吃油炸食品后有饱腹感，会影响食欲，导致下一顿正餐饮食量减少；怀孕4～7个月时子宫增大、肠道受压、肠蠕动差，食用油炸食物很容易发生便秘，严重者可引起便后出血；制作油炸食品的油经过反复加热、煮沸，容易变质，并含有致癌的有毒物质，经常食用这种油炸过的食品会将有毒物质带入体内，有害身体健康，更会伤及正在发育中的胎儿。有些油炸食品，如油条、油饼，含明矾，明矾含铝，人体过多摄入铝会引起脱发、记忆力减退等症状，而准妈妈摄入铝过多不仅影响自己的脑健康，还会影响胎儿的脑发育。另外，高温油炸会使食物中维生素和其他营养素受到较大的破坏，使食物的营养价值降低。

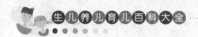

产前检查与产前诊断

妊娠分娩是正常的生理过程，不是“害病”，但孕期要预防疾病，产前检查正是从预防入手，对母儿实行医疗保护。

产前检查的重要性

首先，产前检查能及早发现并预防疾病，保证母子健康。妊娠后，母体各器官发生一系列变化。这些变化，可引起妊娠期合并症，如妊娠期高血压疾病，或使原有心、肝、肾、肺等重要脏器疾病加重，危及母婴健康甚至生命。准妈妈通过产前检查，决定能否继续妊娠，并分别采取监护、治疗或人工流产等措施。

其次，产前检查能保证胎儿正常发育。过去的产科是以母体为中心的保健系统。随着医学的发展和实际需要，一门新兴的边缘学科——围产医学应运而生。它包括了以母—胎为中心的围产期保健内容，通过新技术、新方法，对妊娠疾病进行及时诊治。例如：使用B超、羊膜腔造影、羊水细胞培养、胎儿镜等，都可以及早发现胎儿畸形或某些先天性缺陷，了解胎儿生长发育是否正常，适时给准妈妈以生活、卫生及保健指导。所以，按时进行产前检查对准妈妈很重要。

产前检查的时间

产前检查应从确诊妊娠开始，确定产前检查和分娩的医院，要建立病历及保健卡。一般来说，怀孕26周以前，每3～4周检查一次；怀孕26周以后，每2周检查一次；怀孕36周以后，每周检查一次。高危妊娠准妈

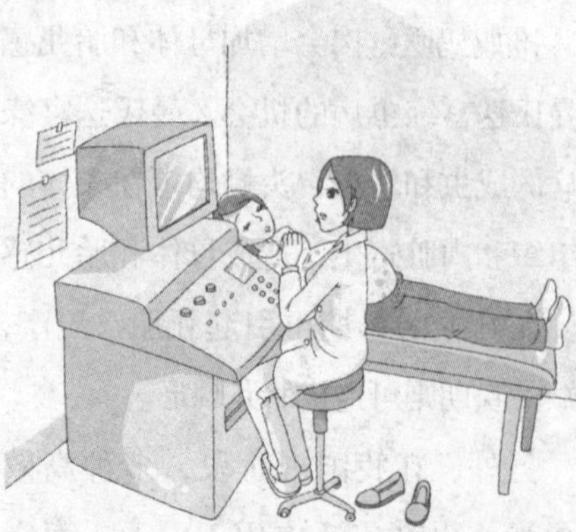

妈应根据病情，酌情增加产前检查次数，必要时应住院观察和治疗。为了使准妈妈得到系统而周密的保健，每位准妈妈应当固定一个医疗单位。从早孕确诊、产前检查、分娩到产后随诊，都应在一个医疗单位进行。

准妈妈是否需要做产前诊断，是否为“高危妊娠”，应由医生确诊。如属“高危”，应按医生的吩咐严密监护，必要时住院监护及治疗。一般在32周时，应由有经验的医生对妊娠过程进行评价，同时做骨盆测量。在36周时，对分娩问题做审慎估计和准备。

为了您和宝宝的健康，应当遵从医嘱，全力配合，定期进行产前检查。

产前检查的内容

产前检查的内容分为病史采集、体格检查、妇科检查、实验室检查及特殊检查。

1. 病史采集

诊断早孕时应详细询问病史，包括年龄、妊产次、职业、本次妊娠经过、月经及婚姻史、既往孕产史、丈夫健康状况及家族成员中有无先天缺陷患者等。

2. 体格检查

包括步态、发育、营养状态、血压、体重、身高及心肺肝脾检查。

3. 妇科检查

了解外阴、阴道、宫颈、盆腔有无异常；子宫的大小、形状是否与怀孕月份相符合；测量骨盆，了解骨盆大小及形态，估计胎儿能否顺利从阴道分娩。一般骨盆内测量在怀孕30～34周进行。

4. 实验室检查

包括血型、血尿常规、尿糖、肝功能、乙肝表面抗原、梅毒血清学检查、风疹病毒、弓形体等检查，高危准妈妈还应进行淋球菌检查。

5. 特殊检查

怀孕16～18周首次进行超声波检查，必要时可复查；怀孕16～20周进行母血或羊水细胞遗传学检查及甲胎蛋白测定胎儿是否畸形；必要时进行糖耐量试验和羊水检查。

怎样进行产前检查

1. 全身检查（产科初诊时检查）

包括听诊检查心脏及肺脏、检查乳房有无肿块及有无乳头内陷等。

2. 体重（每次门诊时测量）

每次门诊都要量体重，以确定体重增加是否在正常范围。每次称量前最好先排解大小便，穿同样重量的衣服，以保证称量准确。在妊娠头3个月，由于妊娠反应，一些准妈妈可能出现体重减轻。妊娠20周以后，如果每周体重增加超过0.5千克，要特别注意有无妊娠高血压疾病。

3. 血压（每次门诊时测量）

妊娠期血压较没有怀孕以前要稍低，检查发现血压升高，要警惕有无妊娠高血压疾病。但是，有很多因素会引起血压升高，包括紧张、休息不好、刚刚活动之后等，必要时，应在休息后应重新测量一次。

4. 腹部的触诊检查（每次门诊时检查）

包括测量子宫底高度、腹围及轻轻触压腹部以确定胎儿位置。

5. 腿、踝部及手的触诊检查

该检查能确定这些部位有无水肿。在妊娠晚期，这些部位可能在白天出现轻度水肿，但常常在经过一夜休息后消失。如果这些部位的水肿在休息后没有消失，要警惕有无妊娠高血压疾病。

6. 胎心音检查（怀孕14周后每次门诊时检查）

通过检查胎心率来确定胎儿健康状况。胎心率在120～160次/分钟为正常。可直接用胎心听筒或多普勒监听胎心音。

7. 内诊检查（怀孕30～34周时检查）

主要检查产道是否正常，包括检查软产道（阴道及子宫颈）和骨产道两部分。如果准妈妈情绪放松的话，内诊检查可无不适感。

产前化验检查的项目及意义

1. 尿液常规检查

应注意在清洗会阴后，留取中段尿液进行检查。主要检测以下几项：

（1）蛋白

阴道分泌物污染小便时可出现小便中蛋白微量，如果反复出现尿蛋白微量或阳性，要注意有无妊娠高血压疾病。

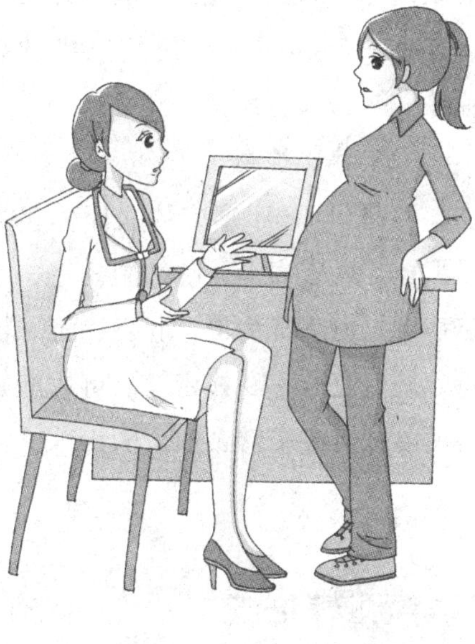

（2）糖

进食后偶尔会出现尿糖微量或阳性，如果反复出现这种情况，要注意有无糖尿病。

（3）镜检

阴道分泌物污染小便时尿液镜检可出现少量上皮细胞、白细胞或红细胞，如果反复出现白细胞或红细胞，要注意有无泌尿系统感染。

2. 血液常规检查

主要检测以下几项：

（1）血红蛋白

准妈妈血红蛋白低于10克/100毫升，表示贫血，应补充铁剂或食富含铁的食物。

（2）白细胞

准妈妈白细胞计数低于4000/立方毫米，提示白细胞过低（此种情况孕期少见）。白细胞计数高于15000/立方毫米，为白细胞增高，提示可能有感染存在。

（3）血小板

准妈妈血小板低于10万/立方毫米，提示血小板过低，产时容易出血，必要时要进一步检查血小板过低原因，并及时处理。

（4）红细胞压积

准妈妈红细胞压积高于35%，代表血液浓缩，常见于妊娠高血压疾病。

3. 血液生化检查

主要检测以下几项：

（1）肝脏功能及肾脏功能

准妈妈肝脏及肾脏功能异常者少见，主要见于有妊娠合并症或并发症者，如妊娠合并肝炎、肾炎或妊娠高血压疾病等。少数准妈妈在孕期会有原因不明的肝功能升高（通常为轻度升高）。

（2）空腹血糖及血糖筛查

如空腹血糖高于5.1毫摩尔/升（或100毫克/分升）或50克葡萄糖耐量试验（服糖1小时后）血糖高于7.8毫摩尔/升（或140毫克/分升），准妈妈可能患有糖尿病，必要时做75克葡萄糖耐量试验，以明确诊断。

4. 血免疫检测

主要检测以下几项：

（1）澳抗

反映准妈妈现在或过去是否感染过乙型肝炎病毒及是否有传染性。

（2）梅毒血清学检测

早期发现、早期治疗准妈妈梅毒可防止胎儿感染。常需夫妻同时治疗。如不能对胎儿状况作出判断，准妈妈应采用人工流产终止妊娠。

（3）ABO血型与RH血型

准妈妈必须检查血型，必要时查RH血型。准妈妈血型为O型或RH阴性，应查其丈夫血型。如准妈妈RH阴性，丈夫RH阳性，就有RH血型不合的可能。如果准妈妈血型为O型，丈夫是A、B或AB型，可能发生ABO血型不合。

5. 微生物学检测

主要检测以下几项：

（1）细菌培养

准妈妈的阴道和子宫颈管内是否有细菌生长。从这些部位培养出的细菌并不一定是引起准妈妈感染的病原体。

（2）病毒检测

引起TORCH感染的病原体包括弓形体、风疹病毒、巨细胞病毒、疱疹病毒、柯萨奇病毒、肝炎病毒、梅毒螺旋体及B－19病毒等。可取准妈妈的静脉血或子宫颈部位的标本进行检测。

推算预产期的方法

1. 以末次月经推算预产期

“医生，我的孩子哪天出生？”这是准妈妈最常询问的问题。当医生回答这个问题时，首先要向准妈妈询问：“你最后一次月经是哪天来的？”假设某位准妈妈的末次月经是2月18日，医生会马上告诉你：“可能在圣诞节出生。”这个日子是怎样算出来的呢？其实极其简单。

对一位月经周期规律，末次月经来潮日期又记忆清楚的准妈妈来说，只要在末次月经的月数减3（或加9），日数加7即可推算出预产期。例如，末次月经是1990年8月24日，那么预产期将是1991年6月1日。末次月经是1990年1月1日，预产期是10月8日。

这里必须强调的是，预产期仅仅是个大概日期，实际上只有少部分准妈妈是在预产期分娩。有人对1.7万例怀孕27周以上的女性进行调查，其中，54%在280天以前分娩，4%在预产期分娩，42%在预产期后分娩，46%在推算日期前后1周内分娩，74%在其前后2周内分娩。双胎的孕期比单胎要短，往往提前3周分娩，3胞胎约提前5周分娩，4胞胎约提前6周分娩。

2. 以性交及胎动推算预产期

有人对425名准妈妈的预产期进行调查发现，她们的平均分娩日期是在性交后的270天，但其变化范围为231~329天，可见以性交日计算预产期亦有很大误差。

以胎动计算预产期的方法，是从准妈妈第一次感觉到胎动向后数18~20周。这种方法的准确性比由末次月经和性交日期推算的方法误差更大。

专家提示

在月经周期不准或末次月经来潮记不清的情况下，可根据性交日期、出现早孕反应时间、查出尿妊娠阳性时间、B超检查时的孕周及胎动首次出现时间等情况，综合推算孕周及预产期，以便做好分娩准备。

准妈妈必须学会数胎动

胎动（FM）减少是胎儿高度危险或临近死亡的信号，因此数胎动是监护胎儿安危的重要方法。

怀孕18~20周准妈妈即可感觉或触到胎动。正常胎动每小时不少于3~5次，12小时在30次以上。随妊娠月份、羊水多少、准妈妈姿势等不同，胎动往往有所改变，这些变化都属正常范围。如果准妈妈合并高血压、糖尿病、心脏病、过期妊娠或脐带、胎盘异常等症状，则会导致胎儿严重缺氧，最初表现是胎动增加，继而减少、消失，之后胎儿就会死亡。

以末次月经推算预产期表

1月	1	2	3	4	5	6	7	8	9	10	11	12	13	14	15	16	17	18	19	20	21	22	23	24	25	26	27	28	29	30	31
10月	8	9	10	11	12	13	14	15	16	17	18	19	20	21	22	23	24	25	26	27	28	29	30	31	1	2	3	4	5	6	7
2月	1	2	3	4	5	6	7	8	9	10	11	12	13	14	15	16	17	18	19	20	21	22	23	24	25	26	27	28			
11月	8	9	10	11	12	13	14	15	16	17	18	19	20	21	22	23	24	25	26	27	28	29	30	1	2	3	4	5			
3月	1	2	3	4	5	6	7	8	9	10	11	12	13	14	15	16	17	18	19	20	21	22	23	24	25	26	27	28	29	30	31
12月	6	7	8	9	10	11	12	13	14	15	16	17	18	19	20	21	22	23	24	25	26	27	28	29	30	31	1	2	3	4	5
4月	1	2	3	4	5	6	7	8	9	10	11	12	13	14	15	16	17	18	19	20	21	22	23	24	25	26	27	28	29	30	
1月	6	7	8	9	10	11	12	13	14	15	16	17	18	19	20	21	22	23	24	25	26	27	28	29	30	31	1	2	3	4	
5月	1	2	3	4	5	6	7	8	9	10	11	12	13	14	15	16	17	18	19	20	21	22	23	24	25	26	27	28	29	30	31
2月	5	6	7	8	9	10	11	12	13	14	15	16	17	18	19	20	21	22	23	24	25	26	27	28	1	2	3	4	5	6	7
6月	1	2	3	4	5	6	7	8	9	10	11	12	13	14	15	16	17	18	19	20	21	22	23	24	25	26	27	28	29	30	
3月	8	9	10	11	12	13	14	15	16	17	18	19	20	21	22	23	24	25	26	27	28	29	30	31	1	2	3	4	5	6	
7月	1	2	3	4	5	6	7	8	9	10	11	12	13	14	15	16	17	18	19	20	21	22	23	24	25	26	27	28	29	30	31
4月	7	8	9	10	11	12	13	14	15	16	17	18	19	20	21	22	23	24	25	26	27	28	29	30	1	2	3	4	5	6	7
8月	1	2	3	4	5	6	7	8	9	10	11	12	13	14	15	16	17	18	19	20	21	22	23	24	25	26	27	28	29	30	31
5月	8	9	10	11	12	13	14	15	16	17	18	19	20	21	22	23	24	25	26	27	28	29	30	31	1	2	3	4	5	6	7
9月	1	2	3	4	5	6	7	8	9	10	11	12	13	14	15	16	17	18	19	20	21	22	23	24	25	26	27	28	29	30	
6月	8	9	10	11	12	13	14	15	16	17	18	19	20	21	22	23	24	25	26	27	28	29	30	1	2	3	4	5	6	7	
10月	1	2	3	4	5	6	7	8	9	10	11	12	13	14	15	16	17	18	19	20	21	22	23	24	25	26	27	28	29	30	31
7月	8	9	10	11	12	13	14	15	16	17	18	19	20	21	22	23	24	25	26	27	28	29	30	31	1	2	3	4	5	6	7
11月	1	2	3	4	5	6	7	8	9	10	11	12	13	14	15	16	17	18	19	20	21	22	23	24	25	26	27	28	29	30	
8月	8	9	10	11	12	13	14	15	16	17	18	19	20	21	22	23	24	25	26	27	28	29	30	31	1	2	3	4	5	6	
12月	1	2	3	4	5	6	7	8	9	10	11	12	13	14	15	16	17	18	19	20	21	22	23	24	25	26	27	28	29	30	31
9月	7	8	9	10	11	12	13	14	15	16	17	18	19	20	21	22	23	24	25	26	27	28	29	30	1	2	3	4	5	6	7

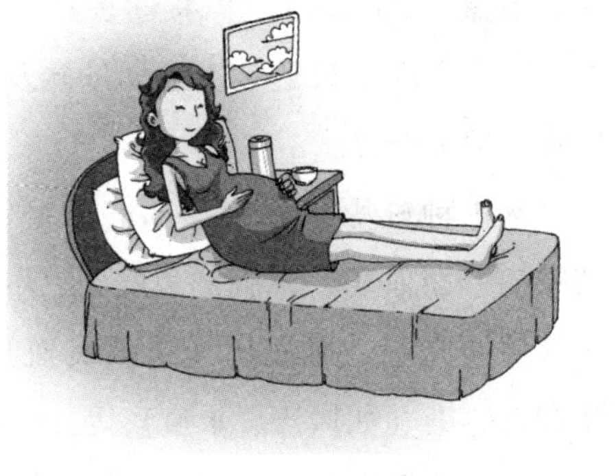

因此，怀孕28周后，准妈妈应每天早、中、晚各数1次胎动，每次数1小时，取左侧卧位，双手置于腹部，将3次胎动数相加乘以4即为12小时胎动总数。若胎动≥30次/12小时或≥3次/小时应为正常；若胎动<10次/12小时或<3次/小时，则为异常。

宫高的测量方法

妊娠子宫的增大有一定规律性，主要表现为宫底升高，腹围增加。从宫高的增长情况也可以推断妊娠期限和胎儿发育情况。按孕月来说，一个月末，子宫比孕前略增大一些，像个鸭蛋；第2个月末如拳头大；第3个月末，子宫底约在耻骨联合上缘2~3横指；第4个月末，宫底达脐和耻骨联合上缘之间；第5个月末，在脐下1横指；第6个月末，脐上1横指；第7个月末，在脐上3横指；第8个月末，在脐和剑突之间；第9个月末，宫底最高，在剑突下2横指；第10个月时，胎头下降入骨盆，宫底下降回复到8个月末水平。

测量宫高的方法：让准妈妈排尿后，平卧于床上，用软尺测量耻骨联合上缘中点至宫底的距离。一般从怀孕20周开始，每4周测量1次；怀孕28~35周每2周测量一次；怀孕36周后每周测量一次。测量结果画在妊娠图上，以观察胎儿发育与孕周是否相符。

希克氏收缩

希克氏（Hicks）收缩一般在妊娠后半期出现，希克氏收缩的重要性是可为胎儿娩出后子宫迅速收缩作准备。这种子宫收缩通常为无痛性的，极少数准妈妈有不适感。希克氏收缩开始于子宫顶部，一路向下延续，中途不会放松下来。希克氏收缩通常持续30秒，也偶有持续约2分钟的情况。在怀孕9个月时，随着妊娠接近尾声，希克氏收缩也越来越多，有时甚至出现疼痛。希克氏收缩的力量虽然不能娩出胎儿，但这种子宫收缩却有助于引起子宫颈变短及子宫颈扩张，在临产前为分娩助一臂之力。

在子宫收缩期间，为缓解希克氏收缩所带来的不适，准妈妈可试着躺下来放松身体或站起来四处走动，变换姿势会使宫缩完全停止。

尽管希克氏收缩并不是真正的阵痛，但由准妈妈来分辨希克氏收缩和引起早产的子宫收缩并不容易，应在就诊时向医生描述这种子宫收缩的情形以利诊断。如果你属早产高危准妈妈，或有子宫收缩过密（每小时达4次或更多）、子宫收缩伴阴道分泌物增多及下腹部疼痛等状况，则应及时就诊。

哪些情况属于高危妊娠

在妊娠期有某种病理因素或致病因素可能危害准妈妈、胎儿或新生儿及导致难产，称为高危妊娠。主要包括以下情况：

• 准妈妈年龄小于16岁或大于35岁。

• 有异常妊娠病史，如自然流产、宫外孕、早产、死胎、死产、难产（包括剖宫产）、新生儿死亡、新生儿溶血性黄疸、新生儿畸形或有先天性及遗传性疾病等。

• 各种妊娠并发症，如前置胎盘、胎盘早期剥离、羊水过多或过少、胎儿宫内生长迟缓、过期妊娠及母儿血型不合等。

• 各种妊娠合并症，如心脏病、糖尿病、高血压、肾脏病、肝炎、甲状腺功能亢进、血液病（包括贫血）及病毒感染（如风疹、水痘）等。

• 可能发生分娩异常者，如胎位异常、巨大胎儿、多胎妊娠、骨盆异常及软产道异常等。

• 胎盘功能不全。

• 妊娠期接触过放射线、化学性毒物或服用过对胎儿有影响的药物。

• 患有盆腔肿瘤或有盆腔手术史。

由于高危妊娠可增加围产期母婴发病率和死亡率，故应引起特别重视。一般应由有经验的医师对高危妊娠进行监测。只要准妈妈能与医生密切合作，绝大多数准妈妈可安全度过妊娠及分娩期。

出现哪些症状需要马上看医生

由于绝大多数准妈妈是第一次生孩子，缺乏生育经验，这就需要准妈妈及家人了解一些产科知识，以便在需要时送准妈妈去医院就诊。

1. 见红

妊娠晚期，多数准妈妈会出现轻微腰酸、腹部下坠及尿频症状。临产前2～3天阴道流出少量血性分泌物（见红），这种情况是临产的先兆，而不是真临产，初产妇此时一般不需要看急诊。

2. 真临产

顾名思义，真临产就是孩子真的要出生了，应该尽快送准妈妈到医院。其表现是阵阵腹痛，腰酸。腹痛时腹部发硬，这是由于子宫收缩的缘故。如果子宫收缩是很有规律的，3～5分钟一次，每次宫缩持续30～60秒，而且间隔越来越短，宫缩越来越强，伴随宫缩宫口渐渐开大，胎儿头也渐渐下降，这种宫缩是有效宫缩，是分娩当中的主要产力。初产妇出现规律宫缩后一般还有十几个小时才能分娩，此时，家属应将准妈妈送往医院。医院经常遇到这样的情况，准妈妈在临产前2～3周自觉腹痛入院，但到医院检查发现宫缩不规律，宫缩力很弱，持续时间短，每次宫缩时间多在30秒以下，宫颈管不随宫缩而扩张，不伴有血性分泌物及流水，这种情况称为“假临产”。该情况因常常在夜间出现，使孕妇和家人很紧张。所以发生腹痛下坠时不要紧张、恐惧，应分辨一下是真临产还是假临产。

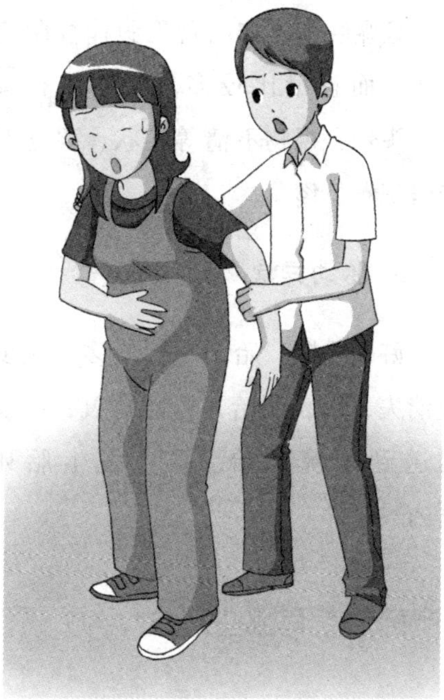

需要注意的是经产妇和有过中期引产术史的准妈妈出现宫缩要及时去医院观察治疗。

3. 胎膜早破

在出现规律宫缩之前胎膜破裂羊水流出称胎膜早破。这种情况多发生在妊娠晚期。准妈妈突然感到有稀水从阴道流出，像排尿一样，出现这种情况偶然可伴脐带脱垂（主要见于胎儿臀位或胎儿头高浮者）或宫腔感染。如遇到这种情况需要及时送往医院处理。

4. 阴道出血

妊娠晚期，如出现无腹痛性阴道出血，而且量比较多，甚至伴有头痛、头晕、视物不清等症状，要立即送医院看急诊。

5. 胎动异常

妊娠晚期，胎动突然增多、减少或消失，均表明胎儿可能缺氧，应及时送到医院诊治，以免发生胎死宫内。

产前诊断有哪些方法

产前诊断又称出生前诊断或宫内诊断，是胎儿出生前通过某些检查，确立胎儿是否患有某些先天性疾病或有无畸形。产前诊断不同于产前检查，产前检查是指对准妈妈的常规检查，以确定准妈妈的身体状态，如有无妊娠并发症或合症，胎位是否正常以及胎儿发育是否正常等。产前检查是每个准妈妈都必须做的，而产前诊断则仅限于有特殊情况的准妈妈，常用的方法包括：羊膜腔穿刺、超声波检查、绒毛活检术、脐带穿刺术及胎儿镜检查等。

哪些准妈妈应进行产前诊断

有以下情况的准妈妈应进行产前诊断：

- 年龄在 35 岁以上的高龄准妈妈。
- 夫妻为近亲结婚。
- 家族中有遗传病史，如血友病、代谢性疾病等。
- 夫妇中一方有染色体异常。
- 生过无脑儿、脊柱裂或其他先天性畸形婴儿。
- 生过先天性愚型儿。
- 有习惯性流产史，以及不明原因的死胎史。
- 孕早期患有严重病毒感染或接触过大剂量辐射等。

什么是羊膜腔穿刺

羊膜腔穿刺抽吸羊水，可进行包括细胞培养、性染色体检测、染色体核型分析、甲胎蛋白测定及羊水生化检查等，以确定胎儿是否成熟及诊断胎儿某些遗传病和畸形的，是一种产前诊断方法。我国自1977年开展这项工作以来，目前已被全国各大、中城市广泛应用。一般羊水穿刺在妊娠16～20周进行，先行超声波检查确定胎盘位置，选择穿刺点，抽吸羊水20毫升，所得的上清液做生化检查，沉淀的羊水细胞做细胞遗传学检查。

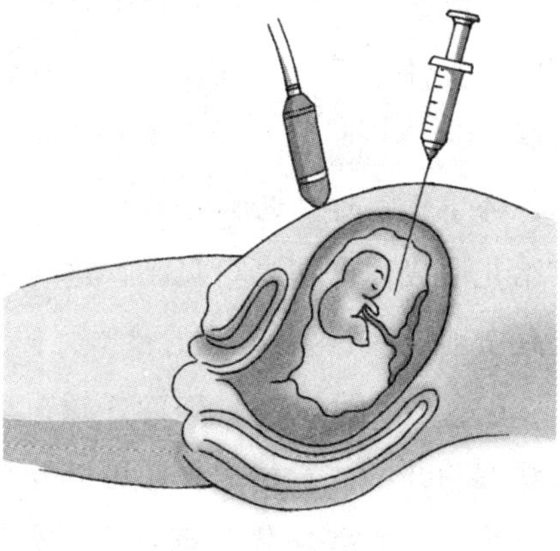

因为羊膜腔穿刺是一种侵入性的产前诊断方法，很多人对它的安全问题产生顾虑。北京某医院几年来已做了上千例的羊膜腔穿刺，还没有发生并发症的病例。当然任何方法都不是万无一失的。羊膜腔穿刺的主要危险是自然流产，与未做羊膜腔穿刺的病例对比，它使自然流产率增加1%。另外还可能发生其他少见的并发症，包括胎儿损伤、感染、出血及穿刺失败等。不过在B超的监测下，由有经验的专职医生操作，羊膜腔穿刺仍不失为一种安全、可靠及检查简便的产前诊断方法。

孕晚期羊膜腔穿刺查什么

孕晚期羊膜腔穿刺是指在妊娠28周以后进行的羊膜腔穿刺。主要了解胎儿成熟度，有无宫内感染，血液免疫情况及羊膜腔注射药物促进胎肺成熟等。用羊水进行生化检查测定胎儿成熟度，是最方便、有效的方法。

通过羊水检查了解胎儿成熟度的方法有：

• 羊水震荡试验：根据胎肺表面活性物质在95%酒精中震荡后，液面是否形成环状泡沫来判断胎肺成熟度。羊水震荡试验阳性的胎儿出生后极少发生新生儿呼吸窘迫综合征（RDS）。

• 肺表面活性物质测定：包括L/S比值和PG的测定。

• 胎儿肾成熟度测定：测定羊水中肌酐含量。

• 胎儿肝脏成熟度测定：测定羊

水中胆红素含量。

什么是胎儿镜检查

胎儿镜检查是通过一个很细的针头刺入羊膜腔，其后连接光源和管形窥镜，可以对胎儿进行直接窥视。但相对而言，它的损伤也较一般检查大一些，如胎儿损伤、流产、早产、胎膜早破及胎死宫内等。那么，什么情况下需要做胎儿镜检查呢?

• 家族中有伴性遗传病患者需确定胎儿性别。

• 怀疑胎儿有体表畸形，如唇裂、并指、多指、闭合性脑脊膜膨出及生殖器畸形等。

• 怀疑胎儿有皮肤病及白化病等。

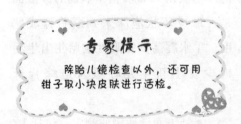

> **专家提示**
>
> 除胎儿镜检查以外，还可用钳子取小块皮肤进行活检。

什么是超声波检查

所谓超声波是比人耳能听到的声波振频高16000赫兹以上的音波。超声波检查目前已广泛用于临床。

用于妊娠期诊断的B型超声仪，简称B超，只要把探头置于准妈妈下腹部慢慢滑动，超声波通过腹壁，到达胎体后反射回来，在荧屏上形成影像，可以在荧屏上看到妊娠子宫和胎儿影像。怀孕5~6周时，即可看到胎囊，6~7周时就可看到胎儿心脏搏动，怀孕9周时可见胎儿雏形，12周时胎儿形成体即清晰可见了，这时你会兴奋地说:“这就是我的孩子啊!”

B超不仅可以及早确诊妊娠，动态观察胎儿的成长情况，还可以发现异常妊娠，如宫外孕、葡萄胎、胎儿停育、流产、多胎妊娠、某些先天畸形和胎盘、脐带异常等情况。B超检查对准妈妈无痛苦、对胎儿无损害，简单易行，可以动态、连续监测，能及时提供有关妊娠的情况，是重要的围产期监护技术。

胎儿双顶间径、股骨长度与孕龄的关系

孕周	双顶间径（BPD）（厘米）	股骨长度（FL）（厘米）
12	2.0	1.0
13	2.3	1.3
14	2.8	1.6
15	3.2	1.9
16	3.6	2.2
17	3.9	2.5
18	4.2	2.8
19	4.5	3.2
20	4.8	3.5
21	5.1	3.8
22	5.6	4.0
23	5.8	4.2
24	6.0	4.4
25	6.4	4.6
26	6.7	4.8
27	7.0	5.0
28	7.2	5.3
29	7.5	5.5
30	7.8	5.7
31	8.0	6.0
32	8.2	6.2
33	8.5	6.4
34	8.7	6.6
35	8.8	6.8
36	9.0	7.1
37	9.2	7.3
38	9.3	7.5
39	9.4	7.7
40	9.5	8.0

孕期常见疾病与症状

尿频

大多数准妈妈在怀孕初期或末期会感到排尿次数增多。怀孕初期发生尿频的原因之一是体内水分增加，肾脏运作加快，使更多的水分排出体外。另一个原因是怀孕使子宫日渐增大，压迫到邻近的膀胱引起尿频。准妈妈到怀孕4个月左右，妊娠子宫上升到腹腔后，子宫对膀胱的压迫减轻或消失，尿频症状因而消失或缓解。到妊娠第9个月，胎儿又下降了（胎先露入骨盆），再度压迫膀胱，准妈妈又感到尿频。每个准妈妈的尿频感觉是不一样的。

专家提示

如果尿频和尿痛同时出现，则要注意有无尿路感染，必要时要做尿液化验。

准妈妈排尿时向前倾有助于促使膀胱完全排空，并有助于减少排尿的次数。准妈妈要是夜间频频排尿，则应在下午4时以后减少水分摄取，但并不是完全限制饮水，因为准妈妈水分摄取不足易引起尿路感染。

白带增多

女性怀孕后，体内雌激素随妊娠进展而增多，使子宫颈腺体分泌增多，因而白带增多。如果是乳白色或浅黄色无味白带，则属生理上的正常现象，大可不必担心或忧虑。准妈妈应采取以下措施保持会阴清洁：

- 保持外阴清洁，每天用温开水清洁外阴。
- 为防止交叉感染，必须准备专用的水盆及浴巾清洁外阴。
- 勤换内衣及内裤，洗净的衣裤应放在太阳底下暴晒。
- 大便后，要从前向后擦拭，避免将肛门周围的残留大便或脏物带入阴道内。

如果白带增多的同时伴有颜色和性状的改变，甚至出现臭味或外阴瘙痒时，则应立即去医院检查和治疗。

妊娠纹

90%的女性在怀孕期间会在胸部、臀部及腹部皮肤上产生粉红或淡红色类似锯齿状条纹，这就是妊娠纹。妊娠纹的产生，是由皮肤拉伸造成的，通常都是由于准妈妈体重大量或快速增加所致。一些皮肤弹性好的准妈妈，甚至在怀孕数次后仍无任何妊娠纹痕迹。其他准妈妈如果想避免妊娠纹上身，应尽量保持体重持续稳定增长。通过饮食调节来滋养皮肤，增加皮肤弹性，可能会对减少或避免妊娠纹出现有所帮助。各种营养霜对消除妊娠纹的效果有限。

怀孕期间如果出现了妊娠纹，也不必担心，生产过后，这些妊娠纹会变成银白色的条纹。与其将它看作一种“破相”，不如把它视作身为人母的勋章。

牙龈出血

牙龈是包绕牙齿基底部的粉红色牙肉。准妈妈由于受胎盘激素的影响，使牙龈组织中的毛细血管扩张、弯曲、弹性减弱、血流瘀滞及血管渗透性增加，造成牙龈肿胀、脆软，牙齿之间的龈乳头则更为明显，可呈紫红色的瘤状突起，刷牙时，即使动作很轻，也容易引起出血。当准妈妈局部患有炎症或缺乏维生素C时，则症状更明显。分娩后牙龈出血多可自愈。

牙龈出血虽与妊娠有直接关系，但多发生于口腔卫生不良者。为防止牙龈出血及减轻症状，准妈妈应注意做到：保持口腔清洁，餐后用软牙刷顺牙缝刷牙，清除食物残渣，避免伤及牙龈。选用质软易消化的食品，减轻牙龈负担。多吃新鲜的水果及蔬菜或补充维生素C，以减轻毛细血管的渗透性。

唾液过多

唾液过多是准妈妈妊娠早期的常见症状。这种症状常在妊娠初期，几个月后便会消失。妊娠反应较重的准妈妈，唾液过多现象则更常出现，而且会加重妊娠呕吐。

除了常用薄荷牙膏刷牙、以薄荷漱口、用水漱口或咀嚼口香糖以助唾液稍稍减少外，目前还没有比较有效地减少唾液分泌的方法。

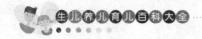

胃部不适和消化不良

在怀孕初期，受胎盘所分泌的激素影响，准妈妈体内许多肌肉松弛。由于胃肠道肌肉松弛，食物在消化道内移动的速度缓慢，使准妈妈感到胃肠胀满，这种情况下准妈妈可能感到不适，却有助于营养物质的吸收，使胎儿获得更多营养。由于分隔食道与胃之间的括约肌松弛，可能使食物和粗糙的消化液又从胃里反流回到食管内，胃酸因此刺激到敏感的食道壁，导致大约在心脏部位有灼热感，这与心脏疾病无关。准妈妈在整个妊娠期内，完全没有消化不良现象是不可能的。有一些方法可以缓解上述不适：

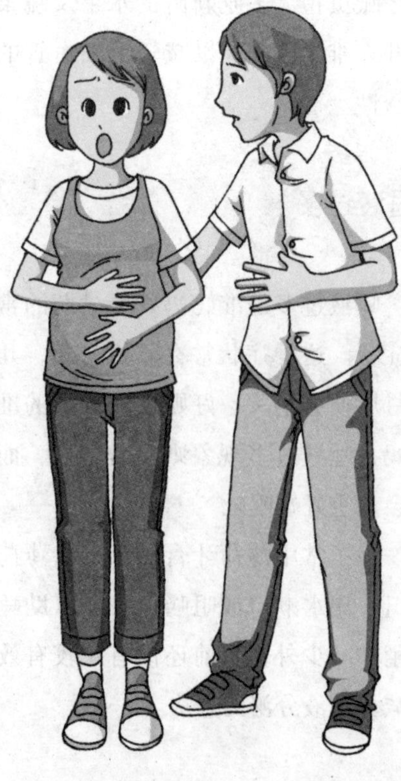

- 避免体重增加太多。
- 以少食多餐代替三大餐。
- 要细嚼慢咽。
- 避免食用引起胃部不适的食物。
- 避免弯腰，以下蹲方式代替。
- 放松自己。
- 睡觉时将头部抬高 15 厘米。
- 如上述方法无效，可请教医生。

晕眩和昏倒

在妊娠初期，晕眩和昏倒主要与脑部血液供应不足，不能应付循环系统迅速扩充有关。到妊娠中期以后，由于膨胀的子宫对准妈妈血管的压迫，当准妈妈突然从卧位站立时，由于猛然血压降低，脑部血液供应减少，准妈妈会出现晕眩或昏倒，这种现象称为体位性低血压。准妈妈只要慢慢起身，这种由体位性低血压所致的晕眩或昏倒即不再发生。

有些准妈妈在孕早期、孕中期由于血糖低，也会感到晕眩和昏倒。一般情况下，这种晕眩和昏倒与长时间没有吃东西有关，准妈妈可以少食多餐，在进食后加些小吃（如几片饼干等），以及随身携带一些零食，以便在需要时迅速提高血糖。

置身温度较高的环境，尤其是穿衣过多时也易发生晕眩和昏倒。处理的最好办法是走出闷热环境或到距窗口近的地方呼吸新鲜空气。另外，脱掉外套，把衣扣松开也可缓解晕眩或昏倒。

准妈妈如果觉得头部轻飘飘的或觉得自己快昏倒了，应尽量增加脑部供血。可能的话，平躺下来，把脚抬高或坐下来，把头垂在两腿之间，一直到晕眩消失为止。要是真的昏倒了，也不必担心，这种情况一般对胎儿无害。如果以往就有晕眩和昏倒的经历或晕眩和昏倒频繁出现，要与医生联系，检查是否患有严重贫血。

下肢水肿

受胎盘分泌的激素（主要为黄体酮）影响，妊娠期准妈妈体内积留了额外的水分，出现下肢水肿。常常在晚上出现下肢轻度水肿，经休息后消退，一般不会引起疼痛或不舒服。有时准妈妈早晨会感到手指不灵活、肿胀，这些均属正常现象。若水肿明显，经休息后亦不消退，则有可能是患妊娠高血压疾病及其他妊娠合并症，应针对病因治疗。

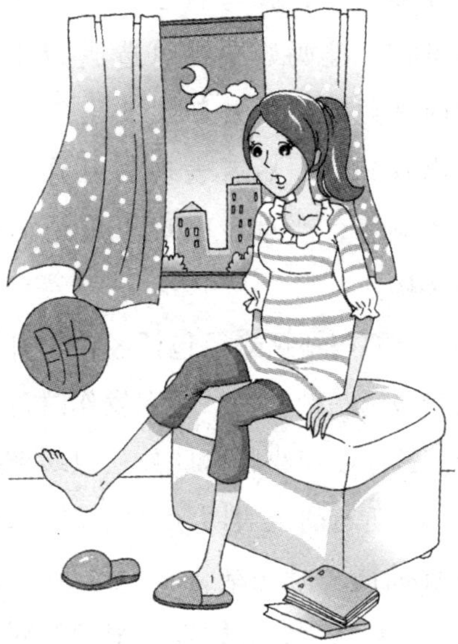

此外，准妈妈睡眠时取侧卧位，下肢稍垫高，做缓慢的脚部运动，把两手举过头顶，屈曲并伸直每个手指，均有助于减轻下肢水肿。

腿抽筋

有关缺钙与小腿抽筋的关系尚无定论，有人认为小腿抽筋与钙的摄入量无直接关系。但一致的观点认为，妊娠期为满足胎儿发育需要及适应妊娠期血液稀释，准妈妈需补充钙和铁。

钙是组成骨骼的重要元素。身体缺钙，轻则感到腰酸腿痛，牙齿松动；重则可导致骨质软化症，骨盆下部逐渐缩小，腰弯背驼，手足抽搐及难产。准妈妈缺钙可造成胎儿在宫内钙贮存减少及新生儿出生后很快出现缺钙，后者表现为容易惊醒及哭闹等，严重者出现手足抽搐及佝偻病。

准妈妈补钙途径包括经食物补钙及口服钙制剂补钙。可在发作时进行局部按摩或使小腿弯曲放松以缓解症状。最近有研究表明，口服镁可减少下肢抽筋，但此结论尚处于研究阶段。一般认为，妊娠期小腿抽筋对准妈妈身体无害。

静脉曲张

准妈妈由于妊娠使盆腔血液回流到下腔静脉的血流量增加，增大的子宫压迫下腔静脉使其回流受阻，致使下肢静脉压升高。妊娠 12 周至分娩，准妈妈平卧位下肢静脉压较非孕期增加 10～12 厘米水柱，侧卧位时由子宫所致的压迫解除，静脉压下降。由于外阴、下肢及直肠下静脉压力增高，有些准妈妈出现下肢及外阴静脉曲张及痔疮。

静脉曲张早期表现为下肢或浅层的皮下静脉血管呈现为蜘蛛网样，进一步发展时，它们在皮下变成突出于皮肤的、直的、弯曲的、打结的及柔软的蓝色条索样静脉血管。轻度静脉曲张不会引起任何症状，也无任何不适。当静脉曲张加重时，准妈妈会出现下肢沉重感及疲劳感。

预防静脉曲张可采取以下措施：

- 尽量避免长时间站立，多躺卧，将下肢抬高，以利静脉回流。
- 穿长筒弹力袜，给曲张的静脉一个外在压力，促使静脉回流。
- 站立时最好经常踮起脚，用脚尖着地，以促进血液流动。

专家提示

一般而言，分娩后下肢及外阴静脉曲张均可减轻或消失，而不需要进一步治疗。

便秘

女性怀孕以后，受胎盘分泌激素（主要是黄体酮）的影响，使肠道肌肉松弛，肠蠕动减慢，准妈妈排出的大便干燥，排便次数也较平时减少。如果肠道同时受子宫及胎先露的压迫，则会感到排便更加困难。准妈妈为防止便秘应做到以下几点：

- 要吃富含纤维的食物，如蔬菜和水果，并多喝水。每当有便意时就去厕所。
- 经常运动。
- 在饭后服用医生所开的药物，并应多喝水。
- 如持续便秘应及时看病，不要自己乱服腹泻药。

痔疮

痔疮是由于准妈妈腹压增高及增大的子宫压迫，引起痔静脉回流受阻及压力增高，导致痔静脉曲张而产生的孕期常见病。

痔疮的早期症状是大便外表有血迹或大便后肛门滴血，严重者可出现大出血。内痔一般有坠胀感，严重者大便时可脱出肛门外，便后可自行回复。不能回复者，可能引起嵌顿水肿，有疼痛感。外痔有发胀及瘙痒感，在发炎或形成血栓性外痔时，疼痛剧烈，行走困难，会感到坐立不安。经常反复出血者可导致贫血。

在预防和治疗方面，首先，准妈妈要保持大便通畅，以防止出现便秘。准妈妈应多吃蔬菜，少吃辛辣食物，必要时在医生指导下服缓泻剂，纠正便秘。其次，促进肛门的血液循环，帮助静脉回流，可用1 ：5000 高锰酸钾溶液坐浴。准妈妈选择手纸宜柔软洁净，内痔脱出时应及时慢慢托回。内裤经常洗换，保持干净。痔疮症状多可在分娩以后减轻或消失。

乳房胀痛

怀孕后受胎盘激素的影响及为哺乳作准备，准妈妈的乳房常常会增大，乳晕的颜色会变深及有所扩大，

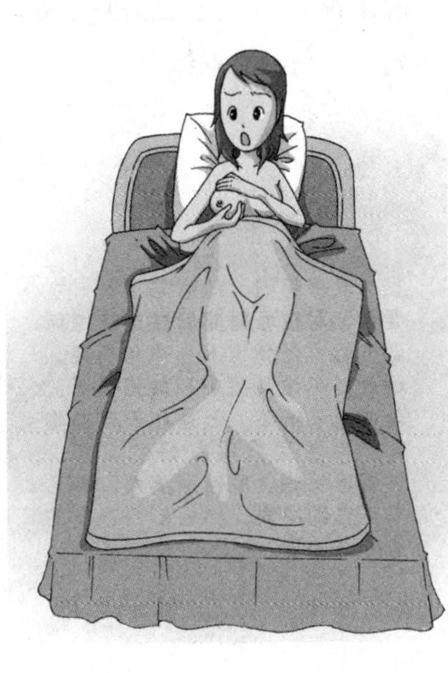

在乳晕上有小的隆起物，那些是皮脂（汗）腺，其在怀孕期间会变得更明显。皮肤白皙的准妈妈，乳房上还可见到蓝色纵横交错的血管。这代表母亲对婴儿的营养和液体输送系统已经建立。

在整个妊娠期，乳房一直在增大，有的会是未怀孕前的3倍，有时会有胀痛感。这种症状在怀孕3～4个月以后会减轻或消失。乳房在妊娠期间突然缩小，尤其在其他妊娠症状也同时消失时，应及时到医院检查。

有些准妈妈的乳房在妊娠期间一直不见增大，直到分娩后开始分泌乳汁时才发生变化。

准妈妈乳头、乳晕及乳房的变化，大多数在停止哺乳后会自行消失并恢复到怀孕前的形状。至于乳房在分娩后是否下垂，很大程度上取决于准妈妈本人是否注意保养。

专家提示

乳房组织的伸展与下垂，主要由乳房在妊娠期间缺乏支撑所致，极少数情况下与遗传有关。因此，不论乳房现在如何坚挺，为防患于未然，必须每天穿戴胸罩，为乳房提供良好的支撑。如果准妈妈乳房特别庞大，并且有下垂的倾向，那么最好连夜间都穿戴胸罩。

疼痛

疼痛是女性孕期最常出现的症状之一，疼痛的范围可遍及身体的各主要部位。疼痛可能是妊娠期的生理变化引起的，也可能是严重疾病的表现。分述如下：

1. 头痛

有些准妈妈在怀孕期间可出现头痛，通常程度较轻，是常见的妊娠反应。但若准妈妈在妊娠最后3个月突然出现头痛，要警惕头痛可能是子痫的先兆，特别是有严重水肿和高血压的准妈妈，尤其应注意，应及时诊治。

2. 胸痛

准妈妈胸痛多发于肋骨之间，犹如神经痛，可能与孕期缺钙或膈肌抬高有关。可适当补充钙剂或进食含钙量多的食物。

3. 上腹部疼痛

怀孕期由于增大子宫的压迫，少数准妈妈可出现上腹部不适。对于患妊娠期高血压疾病准妈妈，如出现右上腹部疼痛，则表示病情严重，并应警惕肝被膜下出血。

4. 腰背痛

随着怀孕时间的增加，不少准妈妈会感到腰背疼痛，这常与准妈妈过度挺胸而致的脊柱痛有关。一般在晚上及站立过久时疼痛加剧。减少直立体位及经常变换体位和适当运动，疼痛会有所缓解。

5. 骨盆痛

在妊娠末期，随着子宫的增大，骨盆的关节韧带被压迫牵拉，会引起疼痛。用力及行走时疼痛加重，此类疼痛无需治疗，休息后可减轻。极少数准妈妈由于耻骨联合部位的韧带被过度牵拉，患“耻骨联合分离症”，一般在产后半年内可自愈。

6. 腿痛

腿痛一般由腿部肌肉痉挛所致，主要与准妈妈孕期缺钙和维生素 B 缺乏有关，可口服钙剂及 B 族维生素等治疗。

7. 臂痛

在妊娠末期，有的准妈妈会感到手臂疼痛或有蚁走感。这主要与孕期脊椎骨变化，压迫脊神经有关。应避免做牵拉肩膀的动作，以减轻疼痛。

阴道出血

在正常情况下，妊娠期不会出现阴道出血现象。如果准妈妈出现妊娠期阴道出血，应特别注意。

妊娠前半期阴道出血的可能原因：先兆流产、难免流产、葡萄胎、宫外孕。在极少数情况下，特别是妊娠头 3 个月，因孕卵未充分占据宫腔，宫腔内其余的子宫内膜仍可发生充血、破裂，发生类似月经样的出血。

妊娠后半期阴道出血的可能原因：前置胎盘、胎盘早期剥落、早产、子宫破裂、胎盘边缘血窦破裂出血。

妊娠全期阴道出血的可能原因：子宫颈糜烂、急性子宫颈炎、子宫颈息肉、子宫颈癌、阴道疾病所致的出血。

专家提示

在妊娠期发生阴道出血，应尽快到医院检查，做到及时发现，及时治疗。

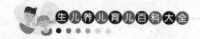

肥胖

一些准妈妈由于担心体内胎儿营养不足，往往吃得太多，再加上活动太少，很容易导致肥胖。准妈妈肥胖会有很多危害，例如会引起妊娠期高血压疾病和糖尿病等。

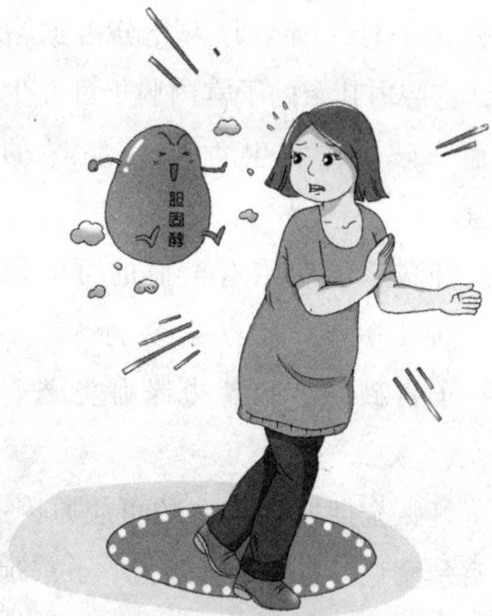

妊娠期高血压疾病及糖尿病是最常见的妊娠合并症。对女性未怀孕时的肥胖度与孕后并发妊娠期高血压疾病及糖尿病的关系进行研究，发现肥胖度越高，并发妊娠期高血压疾病及糖尿病的机会越大。比标准体重肥胖40%的人，孕期发生妊娠期高血压疾病的机会是标准体重的4.5倍；孕期发生糖尿病的机会是标准体重的15倍。

因此，准妈妈一方面应避免肥胖或降低肥胖度，另一方面应及时发现和治疗妊娠期高血压疾病及糖尿病。

准妈妈过度肥胖对分娩的危害有：

1. 易生产巨大胎儿

出生体重超过4000克的胎儿称巨大胎儿或巨婴。巨婴并非代表健康。根据资料显示，巨婴容易发生低血糖及感染等疾病。准妈妈越肥胖，生出巨婴的机会越高。准妈妈肥胖度达40%时，生出巨婴的概率是体重正常准妈妈的3倍以上。

另外，肥胖准妈妈也容易生产体重不足的婴儿。在分娩前我们称之为胎儿宫内发育迟缓，出生后称为低出生体重儿（即出生体重不足2500克）。肥胖度超过40%的准妈妈，生产低出生体重儿的概率是体重正常准妈妈的2倍以上。肥胖准妈妈分娩低出生体重儿主要与其易并发妊娠期高血压等有关。

2. 易造成难产

准妈妈过胖可造成子宫收缩力下

降。肥胖时，体内脂肪太多，连子宫肌肉周围也充满了脂肪，造成子宫收缩时负担增加，不利于产程进展。如果在胎儿大的情况下，更容易发生难产。另外，由于子宫收缩力减弱，可导致产程延长，发生胎儿宫内缺氧，严重时常需手术（包括胎吸、产钳或剖宫产）助产。

过胖的产妇，由于宫缩力弱，也容易发生产后出血。据资料显示，肥胖产妇产后出血（即胎儿分娩出后24小时内阴道出血量超过500毫升）率是正常产妇的1倍。也有资料显示，肥胖产妇容易发生胎膜早破及羊膜腔感染等情况。

妊娠剧吐

大约50%的准妈妈在怀孕6～12周存在不同程度的恶心，有时伴有呕吐，尤其在晨间更为明显。

妊娠呕吐与呕吐中枢对体内逐渐增多的雌激素暂不适应有关，属正常的生理反应。妊娠呕吐一般不会突然消失，也无需特别治疗。民间常根据妊娠呕吐来确定是否怀孕了。随着妊娠月份的增大，准妈妈的恶心和呕吐也会逐渐消失。

少数准妈妈反应严重，除在清晨及饭后出现呕吐外，其他时间也发生，甚至不能进食进水，这种情况称妊娠剧吐，属病理现象，可能与胎盘分泌的绒毛膜促性腺激素等有关。准妈妈精神过度紧张可加重妊娠剧吐。由于患者呕吐频繁、不能进食及体内水分和电解质（盐）丧失过度，患者可能会出现脱水症状，如口渴、皮肤干燥、眼球凹陷、全身乏力及尿少等。由于进食不足，机体利用自身脂肪来供热，还可出现酮尿症。

妊娠剧吐者应住院检查，以及时发现肝炎等疾病，并积极进行灭酮治疗，以免酮症对准妈妈及胎儿造成不良影响。

流产与保胎

1. 什么是流产

流产俗称“小产”，指怀孕28周前终止妊娠。按流产发生的时间可分为早期流产（妊娠12周前）及晚期流产（妊娠12周后）。按流产的过程分为先兆流产、难免流产、不全流产和完全流产；孕20周前的胎儿宫内已死亡，滞留宫腔内未自然排出者称为过期流产。自然流产连续发生2次或2次以上称为习惯性流产。临床上估计自然流产的发生率占妊娠总数的10%～12%。

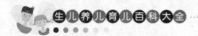

引起流产的原因多数是胚胎及胎儿本身异常，如精子和卵子不正常、受精卵发育异常。染色体异常、胎盘、脐带和胎膜异常等。其次是准妈妈身体原因所致，如准妈妈患隐性遗传病、孕早期病毒感染、黄体功能不足，母子双方免疫不适应或血型不合等亦可导致流产发生。晚期流产最常见原因是子宫颈机能不全导致宫颈口松弛、子宫畸形、子宫黏膜下肌瘤及性生活过度等因素所致。

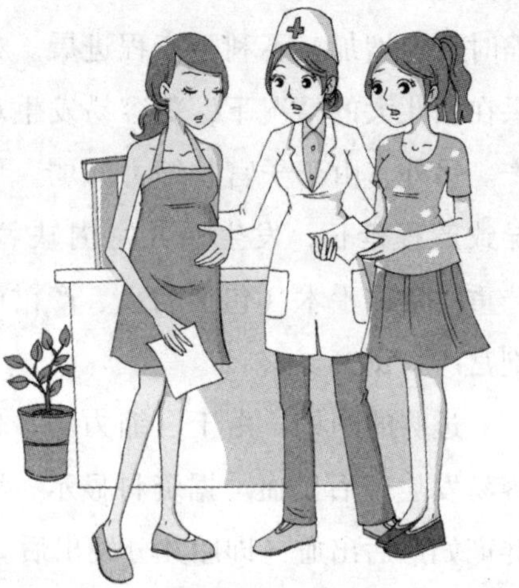

专家提示

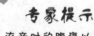

流产时的腹痛以下腹痛为主。先兆流产时，下腹部常隐痛；难免流产时，下腹部疼痛较剧，伴有较多的阴道流血。

2. 怎样保胎

有流产征兆就应保胎，这似乎是理所当然的，其实盲目及无休止地保胎，常常是徒劳无益，甚至是有害的。

引起流产的原因是多方面的。其中相当一部分在临床上难以找出明显原因。检查流产物，一半以上存在着胚胎发育不良，60%～70%有染色体异常，这种胚胎一来保不住，二来即使保住了也是个无用的坏胎。发育好的胚胎是不容易流产的。由于偶然意外、腹部手术、跌撞或挤压等导致流产的只是极少数。有些流产是由于母亲患病，如由于细菌或病毒感染所致的各种急性传染病、心衰、肾病、糖尿病等；有些则是由于生殖器官疾病，如子宫畸形、子宫肌瘤、宫颈内口松弛等。在原因不明的情况下，盲目地注射黄体酮，不仅效果不佳，还会引起胎儿性器官的发育畸形。所以对流产的正确态度应该是：当出现腰酸、下坠、腹痛或阴道流血时应到医院就诊，请医生查明原因。具体情况，区别对待。

流产的早期症状是腹痛及阴道出血。不论腹痛轻重、流血多少都应及时诊治。因为一旦流血过多，腹痛严重，子宫口已开大，恐怕胎儿就保不住了。若已经从阴道掉出东西，出血不多，腹痛渐止，那可能是胚胎已经完全排出来了。即使如此，也应将排出物拿到医院检查，以确定流产是否完全。如果是不完全流产，出血不减少还得进行清理子宫腔的手术（又称清宫术）。

对先兆流产，应绝对卧床休息，避免旅行、性交、过度劳累和睡眠不足等情况。在医生指导下选用黄体酮、维生素 E 及中药。这些药物有助于防止流产，起到保胎作用。但要在超声波监视下，了解胚胎发育情况。切忌盲目保胎。对于习惯性流产，要查明原因，如果是胚胎先天异常，保胎不容易成功，也没有必要；如果是母体疾病所致，则要酌情治疗病因。至于难免流产和不全流产，明确诊断后，一定要清宫，以免大出血。

宫外孕

所谓宫外孕，就是受精卵在子宫以外着床发育。约 90% 以上的宫外孕发生在输卵管，其次是子宫颈、卵巢、膀胱等处的。这些部位不像子宫那样可完全随胎儿发育发生同步变化，以适应胎儿发育的需要，而是随着胚胎的发育，着床部位可能会被穿破并引起大出血，甚至危及准妈妈生命。

停经、阴道出血、下腹坠痛是宫外孕的典型症状。如果腹痛加剧，伴有恶心、呕吐、头晕、出汗及脸色苍白，这些是出血性休克的危险征兆，必须立即送医院诊治。

实际上，宫外孕破裂流产的症状往往是不典型的，常常容易和阑尾炎、急性附件炎、流产、尿路结石及肠痉挛相混淆。所以患者应把患病以来的细节告诉医生，医生也要认真仔细询问病史，以便及早明确诊断。

对于宫外孕破裂的治疗，因病情急、出血多，多半必须进行紧急手术治疗。如情况允许，又尚无子女，还要生育者，可在备血、准备手术的前提下，采取非手术治疗，即输血、输液、应用止血药和中药治疗，有时能取得良好效果。但是，必须严密监视病情发展。如果病情严重，不论是否已有子女，都应采取手术治疗。对已有子女，不存在生育问题者，应进行手术治疗。

子宫颈机能不全

女性妊娠期间，子宫颈通常紧闭，并由一团黏液封闭起来，所以在分娩阵痛开始之前，即子宫颈扩张之前，胎儿都被很安全地保护在子宫内。

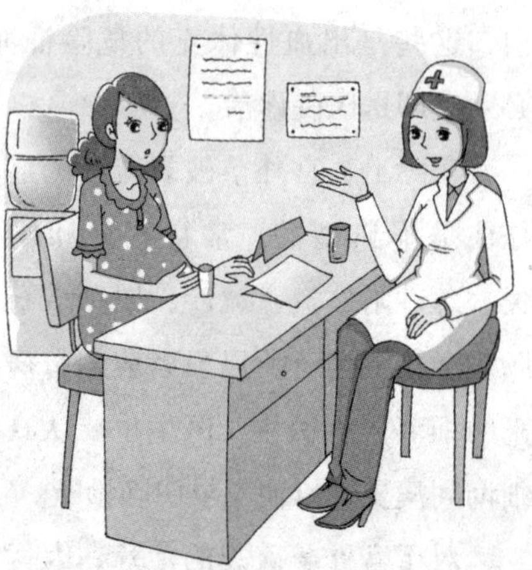

当准妈妈子宫颈机能不全时，子宫颈口常常在临产前的第3或第4个月开放，使羊膜很容易脱入阴道而破裂，发生胎膜早破、流产或早产。准妈妈是否患子宫颈机能不全，通常在第一次流产后才能诊断出来。

如果考虑以前的流产或早产是由子宫颈机能不全所致，可在怀孕以前手术矫正或在怀孕16～18周时用柔软而不能吸收的线进行子宫颈环扎术。如果在怀孕期间手术，手术后常需要在医院观察一段时间，因为手术后经常会引起子宫收缩，需要应用子宫收缩抑制剂治疗。子宫收缩消失后，患者即可出院，但仍需充分休息，在怀孕37周后拆除缝线。患者通常可很快临产及经阴道分娩。

妊娠期高血压疾病

妊娠期高血压疾病（即通常所说的妊高征）是妊娠特有的疾病。表现为怀孕24周出现高血压、水肿、蛋白尿三大主症。严重时可出现抽搐及昏迷，即子痫发作，对母婴都会有生命危险。

根据准妈妈的症状和上述三大症状的严重程度，医学上将妊高征分为轻、中、重三种程度，其中重度又包括先兆子痫和子痫。先兆子痫即在重度妊高征的基础上伴有头痛、眼花、胸闷、恶心、上腹不适或呕吐。子痫，即在先兆子痫的基础上伴有抽搐乃至昏迷。子痫抽搐的临床表现为眼球固定、瞳孔散大、头扭向一侧、牙关紧闭、口角及面部肌肉抽搐，继而四肢僵直，双手紧握，双臂伸直，迅速发展成强烈抽搐。如果抽搐时间长、发生频繁即可能出现昏迷，以致出现心力衰竭、肾衰竭、脑出血、胎盘早期剥离、胎死宫内等致命性并发症。

对妊高征的处理关键在于早期发现及早期治疗。这就必须做到定期产前检查，每次都要测体重、量血压及查尿蛋白。发现水肿及血压高时，除了注意休息外，还要服用镇静药物。门诊治疗效果不理想者，要住院治疗。如果出现头晕、头痛、眼花、恶心等说明病情已发展成先兆子痫，必须立即住院治疗，尽快控制病情发展，以免发生子痫。

羊水过多

正常妊娠羊水量随孕周的增加而变化，妊娠16周量约250毫升，妊娠38周时约1000毫升，此后逐渐减少，过期妊娠时可减少到约500毫升。妊娠期羊水量超过2000毫升者，称为羊水过多。羊水过多的原因常常与胎儿畸形，如消化道畸形、无脑儿、脑脊膜膨出、多胎妊娠、胎盘血管吻合枝增多及妊娠合并症（如糖尿病、妊高征、母儿Rh血型不合）等因素有关，亦有原因不明者。

一般来说，羊水量超过3000毫升时准妈妈才出现症状，羊水量越多，羊水量增加越急剧，症状越明显。如果几天内子宫迅速胀大，过度膨胀，横膈上升，可引起准妈妈行走不便、呼吸困难及不能平躺等情况。在多数情况下羊水缓慢增多，症状也比较缓和，压迫症状不明显，准妈妈能逐渐适应。羊水过多的准妈妈产前检查时，胎位常常摸不清，胎心音遥远或听不清。遇到羊水过多时，应及早进行B超检查，看胎儿有无畸形，如果有胎儿畸形则应及早终止妊娠。如果有其他原因，则应进行治疗。

羊水过少

怀孕足月时羊水量少于300毫升，称为羊水过少。准妈妈常无自觉症状，只有医生做腹部触诊，并进行B超检查后才能诊断。

引起羊水过少的原因可能有以下情况：

• 胎儿畸形，如先天性肾脏缺损、肾脏发育不全、输尿管或尿道狭窄等泌尿系统畸形。这些患儿由于泌尿器官畸形，致使胎儿尿少或无尿。因胎儿尿液是羊水的组成部分，所以羊水量也就少了。

• 过期妊娠时由于胎盘缺血缺

氧，功能减退，引起胎儿血液重新分配。胎儿血液主要供给胎儿脑和心脏，肾血流量减少，使胎儿尿液减少，因此羊水量减少。

• 胎膜本身病变也可引起羊水过少。羊水过少如果发生在孕早期，胎膜和胎体发生粘连，可造成胎儿严重畸形，如肢体缺损。如果发生在孕中、晚期，子宫四周压力直接作用于胎体，易引起胎儿斜颈、曲背、手足畸形及肺发育不全等。发生在孕末期时，常导致胎儿宫内窘迫、新生儿窒息及围产儿死亡等。

前置胎盘

胎盘的正常位置是附着于子宫体内的前、后、侧壁。如果胎盘的部分或全部附着于子宫下段或覆盖在子宫颈内口处，至孕 28 周后仍未能上移者称为前置胎盘。

根据胎盘和子宫颈内口的关系，前置胎盘分为三类：

• 完全性前置胎盘（又称中央性前置胎盘）是指子宫颈内口全部被胎盘所覆盖。

• 部分性前置胎盘是指子宫颈内口部分被胎盘所覆盖。

• 边缘性前置胎盘是指胎盘附着于子宫下段，胎盘下缘未超越子宫颈内口。

患有前置胎盘准妈妈的主要表现为孕中、后期或孕晚期反复出现无腹痛性阴道出血，往往无先兆，突然出血。出血量多少与前置胎盘的位置有关。完全性前置胎盘出血发生早、量多，甚至会因大出血休克。而边缘性前置胎盘出血较晚，多在怀孕 37 周后或临产后开始出血。部分性前置胎盘者出血时间和出血量介于完全性前置胎盘和边缘性前置胎盘者之间。

由于前置胎盘出血可危及母婴生命，故发现出血应立即到医院就诊，绝对卧床休息，观察出血情况。有条件者做超声波检查可明确诊断，并根据前置胎盘的种类确定分娩方式。

胎盘早期剥离

胎盘早期剥离（简称胎盘早剥）是妊娠晚期的一种严重并发症，是指怀孕晚期或分娩期在胎儿尚未娩出前，正常位置的胎盘部分或全部从子宫壁剥离，其特点是发病急、发展快，如果未能及早发现并及时处理，可危及母婴生命。

胎盘早剥多见于准妈妈有怀孕前

原发性高血压或继发性高血压合并妊娠、妊娠期高血压疾病、慢性肾炎、羊水过多、双胞妊娠以及腹壁直接受到外力撞击的外伤等情况。早剥发生后，患者常感到不同程度的腹部胀痛且不能缓解，严重时腹部还有撕裂状剧痛。从外观上看，腹部突然胀大、变硬，可同时伴有阴道出血。有时阴道出血并不多，但病人出现头晕、恶心、面色苍白等休克症状，这种情况更危险，常常由胎盘早剥所致的隐性出血引起。

出现胎盘早剥，应尽快使胎儿、胎盘娩出，子宫才能收缩止血。拖延时间过久，子宫就会丧失收缩能力，出血不止，发生医学上所说的“子宫卒中”。这时就只有切除子宫止血了，即使这样也不见得能挽救准妈妈的生命。因为胎盘早剥可导致急性肾衰竭、弥散性血管内凝血（DIC）以及身体多脏器受损。所以为预防其发生，应积极治疗妊娠并发症和合并症。

孕晚期避免外伤及粗暴性行为也有利于预防胎盘早剥。

早产

妊娠 28 周到不满 37 周，体重不足 2500 克，身长在 45 厘米以下，就匆匆问世的胎儿叫早产儿。早产儿因为各个器官系统都尚未发育成熟，个子小，体重轻，即使在条件十分优越的医院进行护理，也难免要发生许多并发症，如肺透明膜病（RDS）。肺透明膜病常在出生后 12 小时内发病，表现为呼吸困难、呻吟、青紫、肌张力低下等。该病死亡率很高，存活者常有智力及神经发育障碍。早产也容易发生新生儿颅内出血、低血糖症、硬肿症及感染等严重并发症，这些早产儿并发症在出生时体重 1500 克以下的小早产儿（称极低体重儿）中更易发生。小早产儿即使抢救后能存活，常伴有智力低下、视力及听力障碍等后遗症。

导致早产的原因很多，如母亲合并心肝肾疾患、重症感染、双胎、子宫畸形、子宫肌瘤、宫颈管松弛、羊水过多以及房事不节制等。早产是围

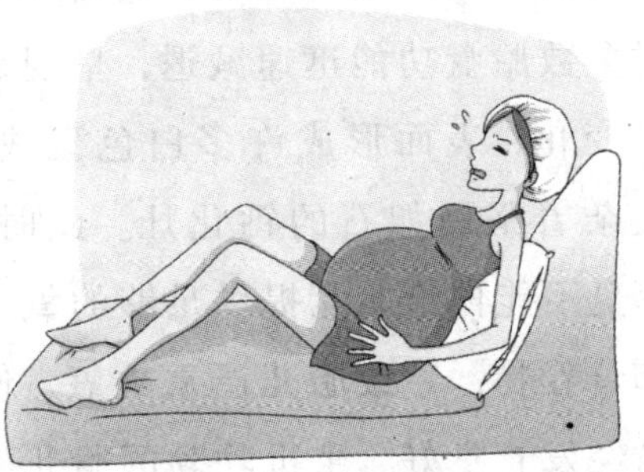

产儿死亡的重要原因，预防早产是降低围产儿死亡及残疾儿出生的重要环节。

有早产危险的准妈妈，应及早预防早产发生；有合并症或并发症的准妈妈，应积极配合医生治疗是不可过于劳累，避免急性感染，注意节制性生活。如果有早产征兆，如阴道出血、腹部坠痛，要立即卧床休息，并小心送往医院，在医生指导下酌情用药，以防早产。

过期妊娠

妊娠达到或超过 42 周称为过期妊娠，所分娩的婴儿为过期产儿。过期产儿是正常足月产儿死亡率的 3 ~4 倍，其原因与胎盘功能减退有关。所以，应尽量避免过期产。

胎盘是胎儿的“摇篮”，胎盘中央有脐带与胎儿相连。在十月怀胎期间胎盘有着特殊的功能。但是，胎盘的功能和寿命是有限的，过期妊娠时多数胎盘功能迅速减退，呈现衰老变化，表面形成许多白色斑块，夹杂着坚硬如石的钙化灶。此时，胎盘不能再给胎儿提供足够的氧气和营养物，导致胎儿严重缺氧，使已经发育良好、生机勃勃的胎儿变得形体消瘦，皮肤被胎粪染黄而多褶，颅骨坚硬，容易导致难产、产伤甚至胎死宫内，或者发生产后窒息甚至死亡。如果胎儿宫内缺氧时间过长，影响脑细胞功能，还会造成出生后智力低下或神经系统后遗症，如癫痫及多动症等。

因此，不可抱着“瓜熟蒂自落”的态度，使妊娠任意拖延下去，尤其是准妈妈合并有妊娠高血压疾病、心肾疾病、糖尿病时，胎盘血管功能差，36 周后胎儿随时都可能因缺氧而猝死。因此，准妈妈必须定期进行产前检查，每天 3 次数胎动，严密监护胎儿及胎盘功能，适时结束分娩。

胎儿生长受限

胎儿生长受限（FGR）是指胎儿体重低于其孕龄体重第 10 百分位数或低于其平均体重的 2 个标准差。一般分为三种类型：

1. 内因性均称型 FGR

宫内发育迟缓。指在妊娠开始时受到有害因素影响，如早孕期接触 X 射线或风疹病毒感染，通常胎儿有合并畸形或脑神经发育障碍，胎儿的体重、头径及身长相称，但与孕周不符。

2. 外因性不均称型 FGR

宫内发育迟缓。指对胎儿生长发育的有害因素在孕晚期出现，胎儿内部结构正常，由于缺乏营养，胎儿体重减轻，但头径与身长正常，主要见于引起胎盘功能不良的疾病，如妊娠高血压疾病等。

3. 外因性均称型 FGR

宫内发育迟缓。这是一种混合型，由营养物质缺乏引起。致病因素是外因，但由于在整个孕期都起作用，因而类似于内因性均称型 FGR。

在处理方面，首先要明确诊断，确定胎儿宫内生长受限类型。做 B 超检查，如果不是胎儿畸形，可针对病因，给予支持治疗，如卧床休息或静脉输注营养素等。

胎死宫内

妊娠 20 周后胎儿从母体娩出之前死亡者为死胎。孕 20～27 周的胎儿死亡称为早期胎儿死亡，孕 28 周后的胎儿死亡称为晚期胎儿死亡。大约一半左右的胎死宫内为胎儿缺氧所致。常见的胎儿宫内缺氧原因包括：

- 胎盘脐带因素：如前置胎盘及帆状胎盘引起的产前出血、胎盘早剥、脐带打结或脐带脱垂等。
- 胎儿异常：如胎儿畸形、多胎妊娠、胎儿生长受限及宫内感染等。
- 准妈妈疾病：如妊娠高血压疾病、糖尿病、过期妊娠、慢性肾炎、心血管疾病及全身或腹腔感染。

胎儿死亡后，准妈妈自觉胎动停止，子宫不再继续增大，体重下降，乳房缩小，胀感消失。如果胎儿在死亡后 3 周仍未排出，则可引起弥散性血管内凝血，导致流产大出血。

大多数胎儿在死亡前可出现胎动改变，表现为胎动突然增多，之后逐渐减少，最后消失。多数胎儿在胎动消失后死亡，也有在胎动消失后 24 小时剖宫产分娩活婴的情况。

因此，准妈妈必须学会数胎动，因为多数胎死宫内有胎动改变过程，胎动减少及胎动停止最容易被准妈妈感知。

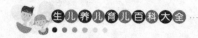

感冒

准妈妈的免疫能力较差，容易受到病原体的侵害，因此，准妈妈更容易感冒。感冒病毒对准妈妈有直接影响，感冒造成的高热及代谢紊乱产生的毒素可对妊娠产生间接影响。而且，病毒可透过胎盘进入胎儿体内，有可能造成先天性心脏病、脑积水、无脑、小头畸形及兔唇等。高热及毒素可刺激准妈妈子宫收缩，造成流产和早产，新生儿死亡率也会增高。准妈妈感冒的处理方法：

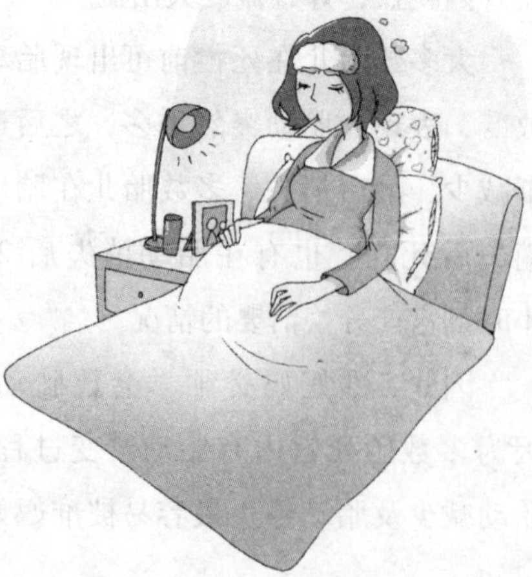

• 轻度感冒，仅有打喷嚏、流涕及轻度咳嗽，不一定用药物治疗，可多饮水及多休息或口服维生素 C 及板蓝根冲剂等中药治疗，一般能很快自愈。

• 出现高热、剧咳等情况时，应及时去医院诊治。退热可用湿毛巾冷敷，也可肌注柴胡注射液退热。应注意多饮开水及卧床休息。

• 高热持续时间长时，如体温持续 3 天 39℃以上，则应到医院进行检查，了解胎儿是否受到影响。

• 感冒合并细菌感染时，则应加用抗生素治疗。

腹泻

正常人一般每日大便一次，准妈妈则容易发生便秘，往往是隔日或数日大便一次。如果妊娠期每日大便次数增多，甚至出现稀便，常伴有腹痛和肠鸣，这就是腹泻。

腹泻常见的原因有肠道感染、食物中毒性肠炎和单纯性腹泻等。轻症单纯性腹泻，一般服止泻药即可以治愈。因肠道炎症引起的腹泻，大便次数明显增多，容易引起子宫收缩，导致流产或早产。细菌性痢疾感染严重时，细菌内毒素可波及胎儿，致胎儿死亡。因此，准妈妈一旦发生腹泻，不要轻视，应尽快查明原因，针对不同的病因进行治疗，否则，容易发生流产、早产或胎死宫内。

妊娠合并高血压

准妈妈在妊娠20周以前或未孕前血压即升高者称妊娠合并原发性高血压（≥140/90毫米汞柱）。单纯的高血压，只要血压不超过160/100毫米汞柱，一般不影响妊娠与分娩。如血压≥160/100毫米汞柱，则有1/3的原发性高血压的准妈妈在孕晚期并发妊高征，不仅胎儿死亡率明显增加，就是准妈妈本身也有许多严重并发症，如子痫、胎盘早剥、脑血管意外、高血压危象等。处理方面应注意：

- 做好孕产期保健，有高血压病史或有家族病史者，应在确诊妊娠后，立即测量血压，及早明确诊断。
- 注意休息，调整饮食结构，少食多盐食品。定期检测血压、尿液、水肿等情况，及早发现血压变化，合理用药，使其对母婴的危害降到最低限度。
- 应根据病情轻重、胎盘功能、胎儿发育及胎儿成熟情况，在预产期前选择适当时机终止妊娠。如果治疗无效，并发心脏衰竭、肾衰、视网膜出血、高血压脑病及高血压危象时，应及时终止妊娠。

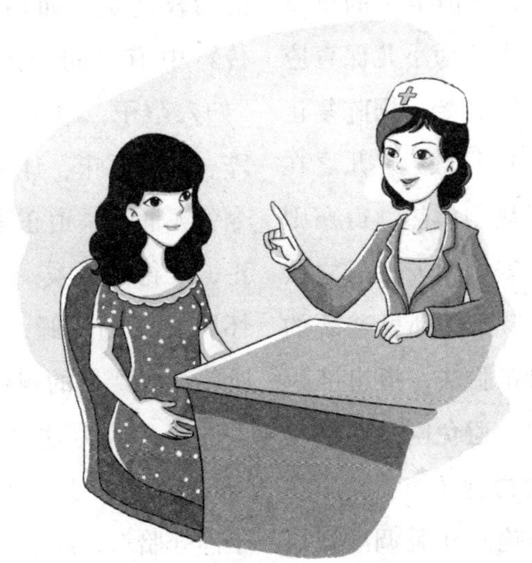

胎教理念与胎教方法

胎儿能否接受教育是大家都很关心的问题。有的人认为胎儿在子宫内只是生长发育，教育是出生以后的事。然而近 20 多年来，由于超声波诊断技术的发展，对胎儿子宫内生活状况可以仔细地进行观察，对于来自母体外的种种刺激所引起的胎儿的反应也有可能观察和了解，这就促使世界各国对胎教开展研究。

我国古代有胎教吗

远在公元前 1 世纪，刘白氏著的《胎教诠》中就提到产前卫生的重要性。古代的儿科医生认为小儿保育应从“护胎”“养胎”开始。据陈复正著的《幼幼集成》中记载：“儿之在胎，与母同体，得热则俱热，得寒则俱寒，病则俱病，安则俱安，母之饮食起居尤为缜密。”唐代孙思邈著的《千金方》中强调养胎法，指出准妈妈应注意饮食营养，避免吃某些对胎儿不利的药物或食物。又如陈文中在著作《小儿病源方论》中强调准妈妈应从事一定的体力活动，这对胎儿发育和分娩都有好处。他指出：“儿在腹中，其母作劳，气血功用，形得充实……且易生产。”又说：“豪贵之家，居于奥室，怀孕妇人，饥则辛、酸、咸、辣无所不食，饱则欲意坐卧，不劳动，不运动，所以腹中之胎，日受软弱，儿生之后少有坚实也。”以上论点，虽距今已有二三千年，但已提出了如何保胎、养胎及如何胎教，并指明了孕母的一举一动、饮食起居，甚至言语、行为都对胎儿有所影响。

我国周代王室在当时就立有严格的胎教规定。如刘向的著作《列女传》中有《母义传》一卷，指出：“妇人孕子，寝不侧、坐不边、立不跸、食不邪味、耳不闻于淫声、夜则令瞽人诵诗，道正事。如此则生形端正，才德过人矣。”当年周文王母亲怀周文王时，睡、坐、站、吃、看、听等都有严格的规定，晚上还要请盲人诵诗，认为这样出生的孩子则是“形容端正，才德过人”。太任王后由于谨守胎教，终于生出了一个贤德的君王——周文王。这一记载虽不免带有封建色彩，但也可以此来说明我国古代就对胎教很重视。后来，大文豪鲁迅先生在《中国小说史略》中也提到《艺文志》中有《胎教十事》，认为胎儿的发育与母亲所处的环境、饮食、情绪有关，并提到了听音乐或诵诗等。可见，即使在封建统治时代人们也非常重视后代的素质提高，懂得需从胎教做起。这也说明了胎教在我国已有悠久的历史。

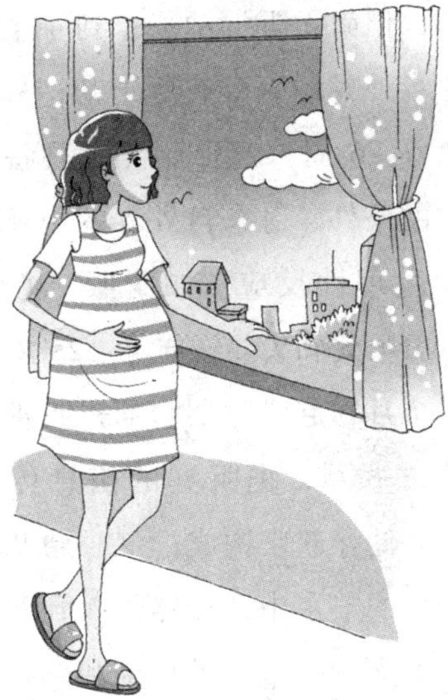

胎儿能否教育

胎教在我国虽有较长的历史，但在很长一段时间内未被重视。现代科学研究证明，胎儿在母体子宫内并非一无所感或一无所知，胎儿的肺腑自第12周起，即可出现呼吸动作，在24小时内有40%的时间在呼吸，每天约有10小时在呼吸，每分钟约60次左右，而过去却认为胎儿在宫内是没有呼吸动作的。从26周左右起，胎儿时刻在聆听世界。这说明随着胎儿的月龄增长，胎儿与外界的联系也多起来了。通过现代科学研究，认为可以利用胎儿发育的特点进行胎儿期教育，在胎儿期发展智能。

胎儿感官发育与胎教有什么关系

胎儿接受外界教育的首要条件是胎儿感官的发育，尤其是听觉器官，很多胎教的内容，就是对胎儿的听觉进行训练。胎儿听觉器官的发育大约在怀孕2个月时，这时虽然胚胎还非常小，仅有2克~3克，但它已五脏俱全，颜面似人样了，这时是塑造人形的关键时刻，接着发育成胎儿，各器官日趋完善。

胎儿的听觉器官由发育到成熟，经过几个时期：在第2个月末，外耳、中耳及内耳已有雏形，已有基本形态结构，但尚无听觉功能；到4个月时对来自外界的声音有所感知；从6个月（孕26周）起，胎儿就具备听到声音的条件，对来自外界的声音刺激产生生理性反应，如眨眼、心率加快、打呵欠和头部转向等。28周（即第7个月）起听觉器官通过听神经与脑建立联系，把听到的信息传导到脑，并储存起来构成记忆。胎儿处于宫腔内的羊水中，外界传入到胎儿的声波要穿过腹壁、子宫壁和羊水，经过这些障碍，声波的强度会被减弱，经测试一般减弱20分贝左右，但是声波的频率、声调和韵律不会发生明显的改变，依旧能传送给胎儿。所以凡能透过母体的声音，胎儿都可以感知到，这是因为人体的血液、体液等液体传递声波的能力比空气大得多。这些声音信息不断刺激胎儿听觉器官，并促进它的发育。听觉在人体的智力发育中起着非常重要的作用。常言道："耳聪目明"，"聪明"一词，最初就是形容人的听觉和视觉的高度发展。当胎儿具有了听觉后，奇妙的音乐当然就成为胎教最好的工具了。

专家提示

怀孕4个月左右，胎儿其他感觉器官也开始发育。胎儿的眼、口、鼻由于母腹阻隔难与外界发生直接联系，但触觉是可以沟通的，因此可以通过抚摸来促进胎儿的发育。

实施了胎教的婴儿有哪些特点

经过实施音乐、美育、语言、抚摸、体操、饮食、环境等胎教的婴儿，出生后24小时内对他们进行智能测评，这些新生儿突出的特点是：从情绪和社会交往能力上，表达情绪比较稳定，识哄；啼哭时给予安慰，婴儿马上哭声减小，多数停止哭泣，并且追寻声源。吃奶后入睡快；清醒时目光透着聪慧，亮而有神；小手的伸张抓握能力强；四肢活动有力，肌力强，抚摸一下肢体，婴儿立即高兴地挥动四肢；扶坐时颈部肌张力强；俯卧抬头，吮手能力好。对音乐特别敏感，一放胎教音乐就不哭了。

怎样正确认识胎教

目前，人们对胎教的认识还存在许多误区。有人根本不相信胎教，认为胎儿根本就不可能接受教育。这是因为这些人还不了解胎儿的发育情况，不了解胎儿的能力。我们认为5个月的胎儿就已经有能力接受教育了。但这里所说的教育，不同于出生后的教育，主要是对胎儿六感功能的训练，即皮肤的感觉、鼻子的嗅觉、耳的听觉、眼睛的视觉、舌的味觉和躯体的运动感觉。胎教的目的，不是教胎儿唱歌、识字、算算术，而是通过各种适当的、合理的信息刺激，促进胎儿各种感觉功能发育成熟，为出生后的早期教育即感觉学习打下一个良好的基础。这样来理解胎教，您是不是认为胎儿有能力接受呢？还有一些人认为，经过胎教的孩子，也不一定个个都是神童。是的，这种说法不无道理。但我们提倡胎教，并不是因为胎教可以培养神童，而是因为胎教可以及早地发掘个体的素质潜能，让每一个胎儿的先天遗传素质获得最优秀的发挥。如果把胎教和出生后的早期教育很好地结合起来，我们相信，今后人类的智能会更加优秀，会有更多的孩子达到目前人们所谓神童的程度。也许有人会说，以前并没有搞胎教，不也照样有科学家和伟人吗？科学不是也在不断进步吗？是的，但要知道，许多事实证明，许多科学家和伟人的成长过程中，都包含着没有被当时人们所意识到的胎教或早教因素。

音乐胎教

音乐在胎教中所起的作用，经研究已被证实。例如苏联作曲家普罗科菲耶夫写了一部交响童话《彼得和狼》，这部音乐作品是用长笛、双簧管、大管、弦乐四重奏，定音鼓和大鼓所奏出的短小旋律和音响，代表小鸟、鸭子、猫、爷爷、彼得和猎人，全曲生动活泼。英国的心理学家奥尔兹以此做过一个实验，把耳机放在准妈妈腹部，播放《彼得和狼》，结果发现胎儿的心率总是随着音乐而变化。胎儿降生以后，只要一听到这首曲子，就会露出欢喜的笑容。

音乐胎教是对胎儿智力开发具有特殊功能的一种方法。选择清新悦耳的音乐，可使胎儿心律平稳，产生安宁感。音乐的节律性震动对胎儿的大脑发育也是一个良好的刺激。准妈妈

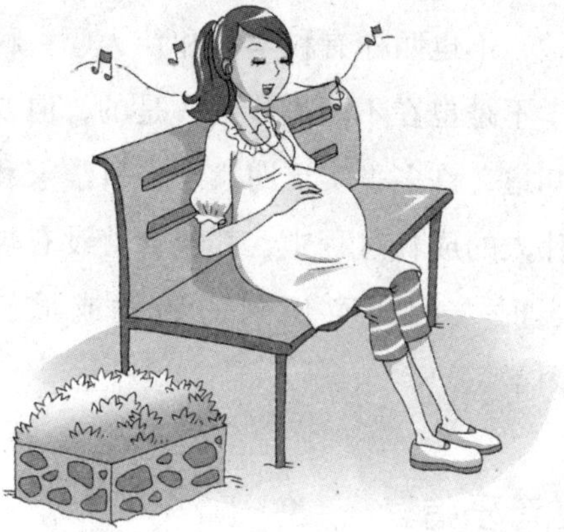

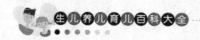

听音乐能促进体内分泌酶与乙酰胆碱等物质，引起大脑细胞的兴奋，调节血液流量，使母体处于极佳状态，从而改善胎盘供血状况，促进胎儿发育。

1. 给胎儿听音乐

在胎儿长到5个月时，就可以给他上音乐课了。具体做法是：准备一台高质量的小型录放机，放进选择好的音乐带，把音量调整到正常声音的大小，用手拿着在距离腹部5厘米~10厘米的地方播放，同时围绕腹部不断调换方向，也可以通过录音机直接播放，声音强度在60分贝~70分贝左右，此时准妈妈应距离音箱1.5米~2米远为宜。怀孕5~7个月时，每日两次，应选择在胎儿觉醒时，即有胎动的时间进行，每次播放时间长度随孕周的增加，控制在5~10分钟。怀孕7个月以后，可以在每次听音乐之前，用手先抚摸胎儿给他信号，也可用手轻压胎儿肢体或轻拍胎儿，告诉他开始听音乐了。同样的方法，每日3次，每次10~15分钟。

2. 准妈妈听音乐

准妈妈在欣赏音乐之前，要保持精神愉快，心情舒畅。欣赏中可以有意识地去联想，联想一切美好的事情，联想大自然生机盎然的景象，细细体味音乐赋予的意境。选择的乐曲要相对稳定，可以反复聆听。准妈妈欣赏音乐，可以在怀孕初期就开始有规律地进行，最好在每日起床前和睡觉前各欣赏10~20分钟。播放音量要适度。迪斯科、摇滚乐和悲壮凄凉的音乐不要听。

语言胎教

在研究初生婴儿的心理行为能力时发现：出生第一天的婴儿就能辨别出妈妈的声音。当婴儿哭时，立即和婴儿搭话，比如说："宝宝不哭，妈妈在这里陪你。"同时用手抚摸宝宝的双手，并看着宝宝，他就会停止哭泣。凡是进行过对话胎教的婴儿，出生后情绪稳定，视听能力强，格外识哄，识逗笑。如果在胎儿出生后母亲养成和婴儿对话的习惯，那么，宝宝在语言、认知、情绪和行为能力等方面的发展，将远远超过未进行过对话刺激的婴儿。

夫妻之间的对话胎教的效果取决于夫妻双方对胎儿的态度。因为胎儿4个月就有了听力，6个月胎儿的听力已和成人接近，这意味着夫妻间的高声喧哗、夫妻不和的吵闹声、爽朗欢笑声或充满爱意的窃窃私语等都会被胎儿听到。准父母切不可认为胎儿什么能力都没有，不顾言行，而应当把胎儿当作一个倾心的听众，养成和胎儿对话的习惯，别忘记随时和胎儿交流。

对话的内容不限，可以是亲切的问候、美好的祝愿等。从生活的琐事、工作、学习、闲暇娱乐、艺术欣赏乃至天文地理等都可以向胎儿介绍。早晨起床后，你可以拍拍腹部对胎儿说："宝宝，咱们起床了，和妈妈一起去散步！""宝宝，你早，你一定睡得好舒服吧！""你昨晚梦见什么了，总踢妈妈的肚子。"早晨可以一边刷牙、洗脸、搽护肤霜、吃早餐，一边向胎儿介绍东西的气味等等；做晚餐时，你一边洗菜、淘米，一边向胎儿介绍西红柿的形状、颜色、味道等；丈夫回来首先说："亲爱的，我回来了。"然后，亲吻妻子，抚摸宝宝。丈夫千万别小看这些微不足道的自然举动，这对妻子和宝宝都会产生极其重要的影响。晚餐后，夫妻可以到树林间散步，欣赏大自然，向胎儿介绍自然景色。

对话的时间可根据准妈妈的具体情况而定。如果每天在相对固定的时间进行，最好给胎儿起个小名，对话时呼唤小名，同时用手抚摸他。经过一段时间，胎儿就对呼唤小名产生了特定的反应，表现出惬意地蠕动或兴奋地扭动。

在对话胎教中，父亲的角色很重要，因为胎儿非常喜欢男性低沉而浑厚的声音。丈夫绝对不可因为工作忙而将胎教推给妻子一人。

经过对话胎教的胎儿出生后一定要坚持对话，这是促进婴儿大脑发育、开发智力潜能的重要方法。

抚摸胎教

胎儿不仅需要优美的音乐、父母亲昵的语言，而且还需要与父母的肢体接触。接触的方法是抚摸胎儿。抚

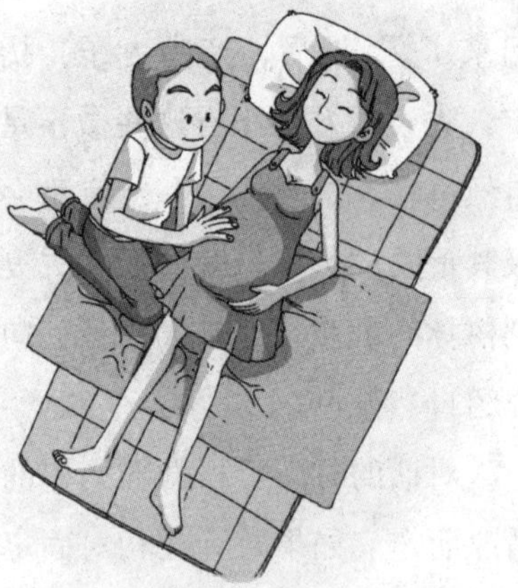

摸时使胎儿大脑受到刺激，刺激的过程就开始了新的神经链与脑细胞的通路，经常接受抚摸，胎儿会产生记忆，使智力得到开发。抚摸胎儿的方法是：准妈妈平卧在床上，头部不要垫高，全身放松，用双手捧着胎儿，从上到下，从左到右，轻轻围绕腹部抚摸胎儿。还可用一个手指轻压胎儿，有的胎儿会作出反应。当胎儿感到不舒服时，会用力挣扎或蹬踢，此时应马上停止抚摸，改为语言、音乐刺激。若胎儿受到抚摸后，过一会儿就轻轻蠕动作出反应，就可以继续抚摸。抚摸的时间一般在傍晚胎动频繁时或是在听音乐时。每天 1 ~ 2 次，每次 5 ~ 8 分钟。习惯了抚摸、指压后，胎儿会有一定的反应。准妈妈在能摸出胎头、背部或四肢时，可轻轻地拍摸。有时胎体翻身，手足转动，可以轻轻安抚胎儿，与胎儿躯体接触，并与胎儿讲话，表示母亲对胎儿的关心和爱护。准爸爸也应该抚摸胎儿，与胎儿建立亲密的关系。

光照胎教

胎儿的视觉较其他感觉器官发育稍缓慢。怀孕 27 周以后，胎儿对光照的刺激才能产生应答反应。当对准妈妈腹壁进行直接光线照射时，利用 B 超做探测观察，可见胎儿会出现躲避反射，背过脸去，还可以看到胎儿有睁眼、闭眼、胎心率增快等反应。因此在怀孕 7 个月以后，准妈妈可以每天定时用手电筒的微光紧贴腹壁一闪一灭照射胎头部位，每次持续 5 分钟左右，结束时，可以连续关闭、开启手电筒数次。这样有利于刺激胎儿的视觉功能的发育，同时也可促进其动作行为的发育。但切忌用强光照射，时间不宜过长。

胎儿的教育是一个循序渐进的过程，不能操之过急，应该根据胎儿的生理发育特点逐步进行。准妈妈在进行各种胎教训练的同时，应该把自身的感受较详细地记录下来，例如，胎动的变化是增加还是减少，是大动还是小动，是肢体动还是躯体动。通过一段时间的训练和记录，准妈妈可以总结出胎儿对某种刺激是否建立起特定的反应或规律，这样将会有助于医生对胎儿发育情况的了解。

专家提示

怀孕6个月时，准妈妈可以听音乐、与胎儿对话交替进行，早晚两次。怀孕7个月后，可以综合几种胎教手段，轮流进行。例如：早上与胎儿对话或讲故事，午睡后或下班后听音乐，晚上临睡前抚摸或语言交流。在每次做胎教前，先抚摸胎儿给他信号，也可以用手轻压胎儿肢体或轻拍胎儿，并且唤他的乳名，告诉他开始上课了。

丈夫怎样配合妻子做好胎教

胎教应由夫妻双方共同进行。由于丈夫是妻子最亲密的人，丈夫的言行举止，不仅影响着妻子的情绪，也影响着腹中胎儿的健康发育。因此，丈夫在胎教中起着重要的作用。

丈夫应配合妻子在胎教中做好以下几件事：

• 帮助妻子消除紧张心理，安定情绪。妊娠将给妻子带来生理和心理上的变化，情绪容易波动。丈夫无论工作多忙，都要关心体贴怀孕的妻子，将妻子从忐忑不安的心理状态中解脱出来，使妻子感到幸福快乐。丈夫要主动承担家务，避免妻子从事较重的家务劳动，保证妻子有充分的休息和睡眠。

• 创造良好的胎教环境：应安排妻子远离噪声和污染的环境，多陪妻子去环境优美、空气新鲜的地方散步或度假。帮助妻子丰富精神文化生活，一起欣赏品味高雅的文化艺术作品，一起欣赏优美的音乐，还可以随舞曲轻缓地起舞，等等，以达到愉悦心情、稳定情绪的目的。避免妻子受惊吓、悲伤和忧虑。不要看凶杀、暴力和色情等刺激性的电影和电视节目。

• 做好对话胎教，记好胎教日记。

• 学会数胎动次数，听胎心音，监测胎儿安危，学会测子宫底高度、腹围，了解胎儿发育状况。

• 临产前后丈夫的责任是帮助妻子消除对分娩的担忧，了解有关分娩的知识，争取自然分娩；准备好住院用品，了解好入院手续的办理；临产后陪妻子度过分娩期；产后协助妻子搞好母乳喂养和新生儿喂养；婴儿出生后抓紧时机继续进行教育。

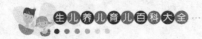

分娩的准备与应对

分娩前该做哪些物质准备

为了迎接即将到来的新生命，除了做好充分的精神准备外，还应做好充分的物质准备。在入院前检查一下所带物品，看看婴儿和母亲的必需品是否已经备齐十分重要，不要用时再手忙脚乱地去找，那样既影响情绪又容易误事。做准备时要有条不紊，多考虑一些细节。

1. 婴儿用品

（1）婴儿被

应根据季节的不同准备薄厚不同的小被子，面料最好透气、柔软，以轻、软为宜，保暖性好，出院时用于包裹婴儿，回到家里也可继续使用。

（2）婴儿连身衣

新生婴儿的皮肤很娇嫩，婴儿连身衣的面料最好是纯棉的。如住院时间较长，就得多备几套，婴儿常常吐奶弄脏衣服要及时换洗。

（3）婴儿袜子

刚刚离开母体的小婴儿，应及时保暖，脚底不要着凉。即使是在夏季也要备好婴儿袜，出院时穿好袜子。

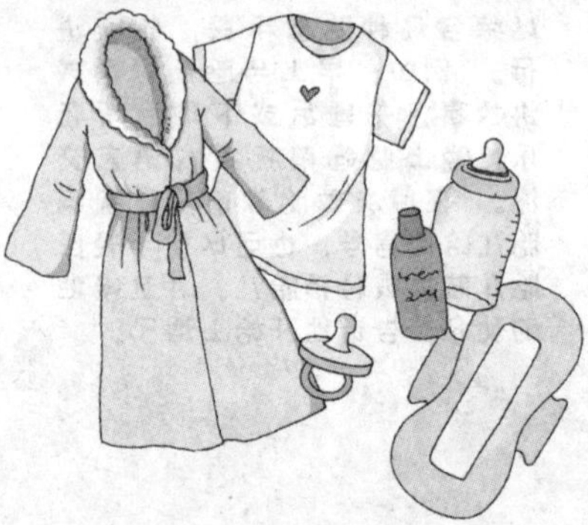

（4）尿布、尿垫、尿裤

从医院到家有一段距离，路上婴儿难免会拉、尿，距离近、时间短可坚持一会儿，但不宜过长。若距离较远，还是应及时更换尿布、尿垫。

（5）软帽

即使是在炎热的夏季，也要给出院的宝宝戴上软帽，既能保暖，又可遮阳。

（6）奶瓶

婴儿应按时喂水、喂奶，饥、渴状态下宝宝会哭闹，出院时备两个奶瓶是十分必要的。

（7）婴儿洗浴用品

选择婴儿浴液、洗发水等洗浴用品时要特别用心。一定要仔细看产品成分表，所含成分应该对婴儿的皮肤、眼睛无刺激，不含皂质、香料和酒精、pH 值为弱酸性的洗浴用品，能对婴儿的皮肤起到滋润、保温的作用。

2. 母亲用品

（1）产前食品

从入院到分娩的时间是因人而异的，因此入院时要带一些高热量、易消化的食品。产妇在上产床之前要抓紧时间休息，灌肠之前可以适当地吃一些高热量的食品，以保证分娩时有充足的能量和体力。

（2）产后可换的衣服

（3）卫生巾

婴儿娩出后，产妇会出现“恶露”，应准备好柔软、吸水性能强并符合标准的卫生巾、下了产床马上要用。

（4）哺乳用品

哺乳文胸最好选择前开式的，这样喂奶时不用把衣服全部拉起来，不会着凉也不会走光；还要准备防溢乳垫和吸奶器。

认真观察产前先兆

正常妊娠时，胎儿在宫内发育成熟约需 280 天。一般初产妇在产前的几周每天会有几次腹部发紧的感觉，这是一种无规律的子宫收缩，子宫收缩时间较短，子宫口不开，经过卧床休息，症状就会消失。这时还没临产，不必担心。一般在预产期前后两周内，准妈妈会自然临产。

1. 分娩前会出现以下征兆

（1）子宫底下降

一般初产妇在临产前两周左右，开始感觉上腹部轻松，呼吸舒畅，食量增加，同时还会出现腰酸腿疼，并有下坠感，尿频，走路不便等临产先兆。

（2）子宫规律性收缩

临产开始，子宫会有规律地进行收缩，最初 10～15 分钟一次，以后间隔时间逐渐缩短，持续时间逐渐延长，宫缩强度逐渐增加。子宫有规律地进行收缩，又被称为阵缩，是分娩开始的标志，通常称为临产。随着子宫的收缩，宫口逐渐下降，准妈妈有想解大便的感觉。

（3）见红

子宫收缩到一定的程度，阴道会流出少量血性黏液，也就是人们常说的“见红”。它是由于子宫口开大，胎膜和子宫壁分离，局部毛细血管破裂出血，加上宫颈分泌的黏液增多引起的。大多数初产妇在见红 24 ~ 48 小时内就会自然分娩。但如果出血量超过平常月经量，即为妊娠晚期出血，应立即就诊。

（4）破水

由于子宫强有力的收缩，子宫腔内的压力逐渐增加，子宫口开大，胎儿头下降，引起胎膜破裂，准妈妈阴道有羊水流出，俗称“破水”。一般破水后 24 小时会自然临产。一旦发现破水，准妈妈应立即躺下，尤其是胎位不正或胎头未入盆的准妈妈更应注意，以防脐带脱垂，危及胎儿生命。

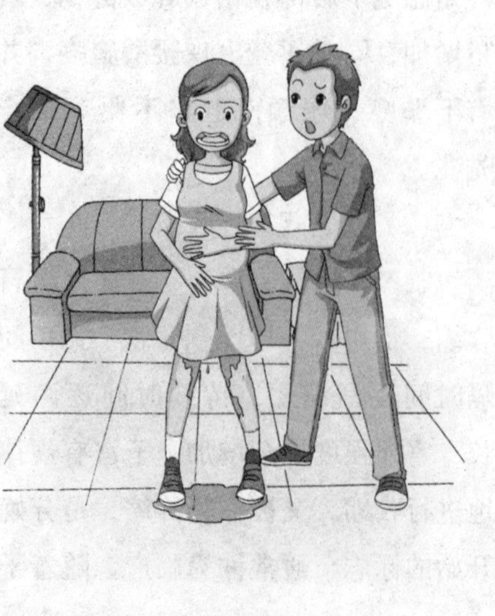

2. 产妇应注意的事项

• 保持安静，不要过度紧张。规律性的宫缩后，准妈妈一定要保持镇静，不要因为疼痛而大喊大叫，因为紧张和恐惧会加重疼痛并增加难产的危险。另外还要抓紧时间进食，不吃不喝使消耗的体力不能及时恢复，对分娩不利。

• 在子宫口没有完全开大，也没有破水时，可以在室内慢慢地走动。子宫收缩时可以做深呼吸运动，先缓缓地吸气，再慢慢地呼出，可减轻宫缩的疼痛。

• 临产之前每隔 2 ~ 3 小时要小便一次。因为膀胱的位置在子宫前面，尿液储存过多，膀胱膨胀起来就会影响胎儿的下降和子宫的收缩。如果膀胱膨胀却排不出小便，可请医护人员导尿。

• 上产床后，要听从产科医生的指导，做好几项准备工作，包括剃阴毛、灌肠、肛门检查等。子宫收缩疼痛时，不能在产床上乱翻动，以免坠床摔伤或弄脏接生用的消毒物品。产妇要抓紧时间休息，为分娩贮备力量。

了解分娩过程

胎儿离开母体子宫，通过产道而降生的过程，叫作分娩。分娩的过程也叫产程。产妇分娩的整个过程可以分为 3 个阶段，也可叫作 3 个产程。

1. 第一产程

宫口扩张期。指从产妇出现规律性的宫缩开始，直到子宫颈口完全开大为止。表现为子宫有规律地收缩，开始每 10 分钟一次，每次时间持续约 30 秒；逐步缩短到 6～7 分钟一次，4～5 分钟一次；一阵紧似一阵，一直到 2～3 分钟收缩一次，每次可持续 40～50 秒。由于子宫的收缩，子宫颈口逐渐开大，胎儿的先露部逐渐下降，直至子宫颈口开到 10 厘米，胎儿的头部可以通过，第一产程即告结束。当子宫颈口接近开全或完全开时，宫内胎膜破裂，俗话叫作破浆膜，羊水随之从阴道流出。这一阶段初产妇需 12～16 小时，经产妇较快，约 6～8 小时就可完成。

2. 第二产程

胎儿娩出期。指从子宫颈口开全到胎儿娩出。子宫规律地收缩产生较强的力量，连同产妇腹壁肌肉和盆底组织收缩产生强力构成了极强的产力。在产力的作用下，胎儿逐渐下降，当胎儿先露的头部下降到骨盆底部压迫直肠时，产妇便不由自主地向下屏气用力，像要解大便一样。这时宫缩越来越紧，每次间隔 1～2 分钟，每次持续 1 分钟以上，胎儿下降很快，通过宫口进入产道，顺着产道到阴道口露头，直到全身娩出，顺利降生。这时羊水随之流出，第二产程结束。初次分娩的女性不应超过两小时，经产妇不应超过 1 小时。这段时间虽短，却是产程中一个关键时刻。

3. 第三产程

胎盘排出期指从胎儿娩出到胎盘排出的时间。胎儿娩出后，子宫立即收缩到脐部以下。这时子宫有短暂的时间不收缩，产妇会略感轻松。但是几分钟后子宫又开始收缩，这时胎盘和子宫壁开始剥离，宫缩会增加剥离的面积，直到完全剥离，连同包绕胎儿的胎膜（胎衣）一起，随着子宫收缩而被排出体外，第三产程结束。此阶段一般只需 5～15 分钟，最长不会超过 30 分钟。至此，分娩的全过程也结束了。

积极配合医生

第一产程时间较长，产妇的情绪波动较大，尤其是初产妇，常常有害怕心理，精神过度紧张，这对分娩是不利的。因此，产妇要保持镇静乐观的情绪。在破水前，产妇可以自由活动，若已经破水，就应按照医生的要求，躺在床上，以免脐带被挤压造成

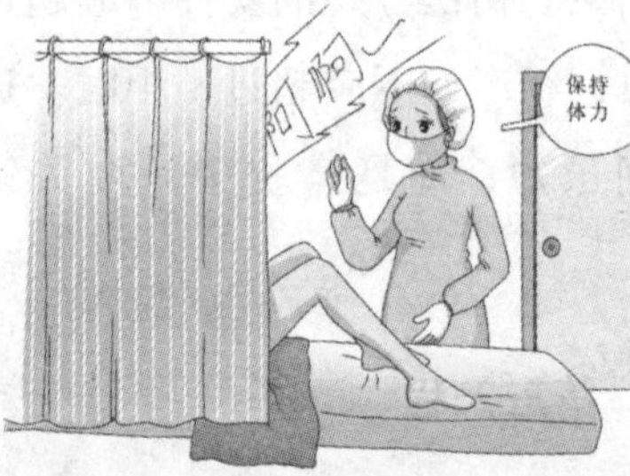

胎儿窒息。随着有规律的宫缩，宫口逐渐开大，直至完全开大。在此阶段，产妇要吃些高热量的食物，如牛乳、鸡蛋、巧克力等，以供给生产时所需的能量。宫缩会引起腹痛、明显的腰酸痛，做深、慢而均匀的腹式呼吸可以减轻疼痛。方法是：深吸气，抬高腹部，然后缓慢呼气，也可以用手使劲搓腰骶部、臀部，切忌乱喊乱叫，瞎用力，这样不但消耗体力，造成疲劳，还会由于用力不当，使宫口变得肿胀不易张开，延长分娩时间。另外，要按时排尿，因为膀胱充盈会阻碍胎头下降，也影响子宫的收缩，因此应每隔 2 ~4 小时排尿一次。

进入第二产程，宫口接近开全时，胎膜破裂，羊水外溢，胎头下降，由于胎头压迫直肠，产妇有排便的感觉，这时产妇用力要用在子宫收缩的时候，先吸一口气，憋住，接着向下用力，使胎儿尽快娩出。宫缩间歇时抓紧时间放松、休息、喝点水。当胎头仰伸快要娩出时，必须听从医生的指导，宫缩时不要再使猛劲，应张开嘴“哈气”，这样可以使会阴肌肉充分扩张，让胎头缓缓娩出。若用力过猛，胎头娩出过快，会撕裂会阴，甚至损伤肛门括约肌，降生的婴儿也可能发生损伤或颅内出血等。

分娩期饮食安排原则

第一产程占分娩过程的大部分，时间较长，由于阵痛，产妇睡眠、休息和饮食均受影响，精力、体力均消耗较大。为保证第二产程能有足够的精力完成分娩的全过程，在第一产程时，鼓励产妇少吃多餐。食物以半流质或软食为主，如挂面、饼干、蛋

糕、面包、粥等。从子宫收缩紧张，接近第二产程时，可供给果汁、藕粉、麦乳精、糖水等流质。不愿摄食者，不必勉强，以免导致呕吐。第二三产程较短，多数产妇不愿摄食。如愿摄食则可提供糖水、果汁等流质，以提供能量。如果产程延长，也可以静脉输入葡萄糖，以免产妇脱水，发生虚脱。

在民间，产妇分娩时要吃桂圆汤，以为这样可以长力气，补气血。其实缺乏科学根据。桂圆作为一种食物，进入胃内后，消化、吸收要有一个过程，不可能吃下去即能“长力气”。从中医角度来看，桂圆有安胎作用，能抑制子宫收缩，使分娩过程减慢，并能促使产后出血。因此，分娩时不宜多吃桂圆。

临床实践发现，临产前的准妈妈可准备 1000 克 ~ 2000 克优质羊肉、250 克优质红枣、250 克红糖、50 克黄芪、50 克当归。待接近预产期的前 3 天，每次取以上原料各 1/3，洗净（红糖除外），加 1000 克水，同入在铝锅中煮汤，待剩 500 克水时，沥出分为两份，早晚各服一次，服至分娩时为止，这不仅能增加准妈妈的体力，协助顺利分娩，还可安神，防止产后恶露不尽，易于恢复产后疲劳。

常见的异常分娩

决定分娩能否顺利完成取决于 3 个主要因素，即产力、产道和胎儿。如果 3 个因素中的一个或一个以上因素异常，影响分娩进展，可造成分娩异常，或称难产。

常见的难产情况有子宫收缩无力、子宫收缩过强、骨盆狭窄、阴道畸形（狭窄、横膈、斜膈）、盆腔肿物阻塞、宫颈病变、胎位异常、胎儿过大或有某些全身性疾病等。

分娩的 3 个因素之间互相影响、互相制约，产时会发生各种各样的情况，有些情况经过自然转机或医生的帮助可以使难产转为顺产。精神状态在分娩中起很大的作用，过于紧张和恐惧，以及对自然分娩没有信心的产妇，会给本来正常的情况带来很多意外的麻烦，也会导致难产。

专家提示

避免难产的关键在于做好产前检查。正确处理难产，有赖于妇产科医生的经验和产妇的积极配合。

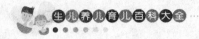

双胎分娩注意事项

对于双胎妊娠，胎儿的生长发育通常是正常的，但双胎常有并发症发生，分娩时应住院分娩。一般来说，双胎能自然分娩，但易出现一些问题，如由于子宫过度膨大，容易发生子宫收缩乏力，使产程延长。因为是两个胎儿，比单胎的胎儿小，常易出现胎位不正的情况。胎膜破裂后，也容易发生脐带脱垂。第一个胎儿娩出后，第二个胎儿因活动的范围较大，容易转成横位，并因子宫骤然缩小，易发生胎盘早期剥离，直接威胁第二个胎儿的生命。在分娩的过程中，有时两个胎头互相交锁在一起，或两个头同时进入骨盆发生嵌顿而造成难产。两个胎儿都娩出后，因子宫膨胀过大而收缩无力，在第三产程容易发生产后出血。

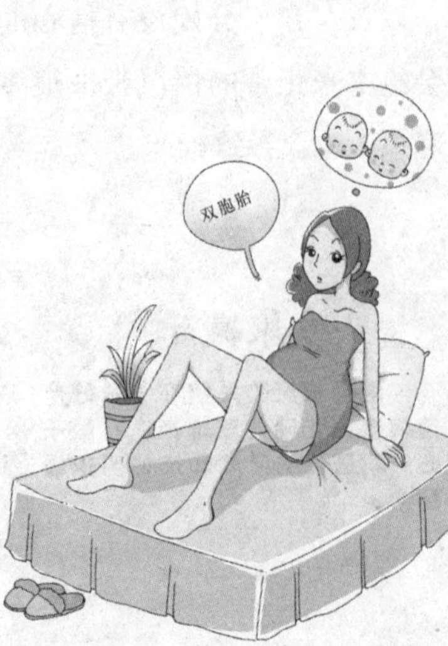

因此，在双胎的分娩过程中，要严密观察，耐心等待，注意胎心变化，并做好输液、输血和抢救新生儿的准备。接生时要注意，在第一个胎儿娩出后，应立即切断脐带，并扎紧胎盘端的脐带，以防单卵双胎的第二个胎儿失血。两个胎儿都娩出后，为防子宫收缩无力，产后出血，应及时给予子宫收缩剂，同时在产妇下腹部置一沙袋，以防由于腹压突然下降而发生休克。

慎重选择剖宫产

胎儿经阴道娩出是一个正常的生理现象。临产后，随着子宫的不断收缩，胎儿沿着产道由阴道娩出，在这个过程中，随着子宫的收缩和产道的挤压，胎儿胸廓也发生相应的收缩与扩张，肺泡表面产生一种活性物质，促使胎儿娩出后肺泡富有弹性，容易扩张。同时胎头受到挤压，刺激胎儿呼吸中枢，这些都有利于婴儿建立正常呼吸。经阴道自然分娩的产妇产后身体恢复较快。

剖宫产对那些自然分娩有困难的产妇，如骨盆狭小、子宫及阴道畸形、胎位不正及妊娠合并心脏病等高危产妇确实是一种快速而有效的分娩途径，而且成功率较高。但千万不要以为剖宫产是所有产妇分娩的保险途径。实际上对于正常产妇来说，剖宫产比经阴道自然分娩的危险性要大得多。而且剖宫产有许多危险性并发症存在：

1. 肺栓塞

手术静脉补液易使静脉壁损伤，术后活动量减少、血流缓慢等都是血栓形成的因素。若有血栓形成，术后活动时会使血栓脱落流入肺血管，引起肺栓塞，若栓塞严重且抢救不及时，可能导致产妇死亡。

2. 大出血

剖宫产有多处伤口，特别是子宫切口，容易损伤宫旁大血管，导致大出血。

3. 感染

剖宫产术后感染的机会是阴道分娩的10倍。因为阴道内有多种致病菌，手术时易上行进入宫腔，加之术后抵抗力低，更容易发生感染。

4. 羊水栓塞

剖宫产时羊水可能沿子宫切口破裂处的血管进入母体血液。此病来势凶险，常在子宫切开、胎儿娩出的瞬间发生，发展迅速，常因抢救无效使产妇死亡。

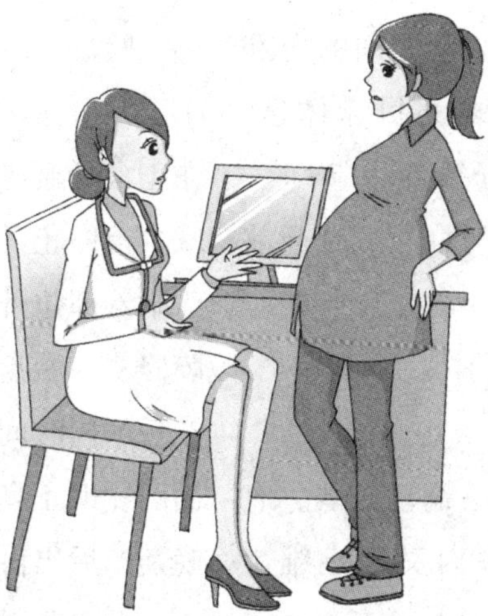

产后营养和保健

产后的身体变化

产妇从分娩过程结束到全身各个系统复原，尤其是生殖器官恢复到怀孕以前的状况，这个复原阶段，叫作复旧过程。这个阶段在医学上称作产褥期。产褥期一般大约经历 6 ~ 8 周的时间。产褥期母体的变化是十分明显的。

1. 体温和脉搏的变化

产后 24 小时内，产妇体温可轻度升高，这是因为体力消耗较大，疲劳过度的缘故。但是，一般不超过 38℃。产后，子宫与胎盘之间的血液循环不复存在。加之经过卧床休息，产妇的脉搏大约每分钟 60 ~ 70 次，一般在产后 7 ~ 10 天可恢复到怀孕前的状态。

2. 大小便的变化

产后腹壁松弛，肠蠕动减弱，有些产妇活动少，饮食内又缺乏维生素，故常出现大便秘结。产后的前 5 天，产妇小便的量明显增加，这是妊娠末期体内潴留的水分迅速排除所引起的。

3. 生殖系统的变化

产后的生殖系统变化最大，尤其是子宫的变化。子宫在妊娠足月时，子宫底在剑突下，子宫的重量大约是 1000 克左右。在胎盘娩出后，子宫肌肉收缩，子宫底回缩，24 小时后达脐上 1 厘米 ~ 2 厘米。产后 10 ~ 14 天，子宫回缩到盆腔内，此时在耻骨联合上就摸不到子宫了。大约产后 6 周，子宫恢复到接近妊娠前的大小，其重量只有 50 克左右。

胎盘剥离后，胎盘附着面立即缩小至手掌大，面积仅为原来的一半，在正常凝血机制的作用下，出血逐渐减少至停止。约于产后第三周，除胎盘附着部位外，宫腔表面均有新生内膜修复。胎盘附着部位全部修复需至产后 6 周时间，若在此期间胎盘附着面因复旧不良出现血栓脱落，可引起晚期产后出血。

胎盘娩出后的子宫颈充血、水

肿，呈松弛状态，宫颈外口呈环状如袖口。产后7~10天，子宫颈基本上恢复到原来的形态，子宫内口闭合。产后4周宫颈完全恢复至正常形态，仅因宫颈外口分娩时发生轻度裂伤，使初产妇宫颈外口由产前的圆形（未产型），变为产后的“一”字形横裂（已产型）。

阴道在胎儿通过时被撑大，阴道壁肌肉变得松弛，张力降低，阴道黏膜皱襞由于分娩时过度伸张而消失。产后阴道壁肌肉的张力虽然能逐渐恢复，但是不可能恢复到妊娠前的状态。阴道皱襞大约在产后3个星期又开始重新出现。会阴在分娩时可能有裂伤，产后会出现轻度水肿，水肿一般在产后2~3天可自行消失。会阴的轻度裂伤在产后4~5天也可自行愈合。如果是重度裂伤，则需要2~4周方可痊愈。分娩时，骨盆底肌肉及其筋膜由于扩张而失去弹性，而且常有部分肌纤维断裂。在产褥期内，如果能坚持产后运动，骨盆底肌肉可以恢复到接近妊娠前的状态；若不能坚持产后运动，就很难恢复原状。如果分娩时骨盆底肌肉及其筋膜发生严重断裂，在产褥期内要认真调养，如不注意调养或过早进行较强的体力劳动，可能会导致产后阴道壁膨出，甚至出现子宫脱垂。

4. 乳房的变化

产后2~3天内，乳房膨胀，静脉充盈，压痛明显。经产妇比初产妇分泌乳汁要快一些，有些产妇在分娩后几小时就开始泌乳，大多数经产妇在产后2~3日内泌乳，初产妇平均在产后3~4日内开始泌乳。

5. 内分泌系统的变化

产后体内的雌激素和孕激素水平迅速下降，产后7天可能低于正常的月经水平。不哺乳的产妇大约在产后10周左右就可以恢复排卵，哺乳的产妇可能要到产后4~6个月才恢复排卵。内分泌系统的变化常和产妇的精神状态有关，精神愉快、心情愉快的产妇一般能较快地恢复正常。

6. 血液循环系统的变化

产后由于子宫收缩使宫内大约500毫升的血液骤然被排入产妇的血液循环，妊娠末期潴留在组织间的水分也进入母体的血液循环，使产妇产后的血容量大大增加，产后24小时内，产妇的心脏负担加重。对于患有心脏病的产妇，产后一定要加强注意，以防不测。一般在产后3~6周左右，血容量才会恢复到孕前的水平。

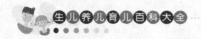

7. 消化系统的变化

产后1～2日内常感口渴，喜进流食或半流食，但食欲不佳，以后逐渐好转。胃液中胃酸分泌减少，约需1～2周恢复。胃肠肌张力及肠蠕动力减弱，约需两周恢复。产褥期间卧床时间长，缺乏运动，腹肌及盆底肌松弛，加之肠蠕动减弱，容易便秘。

8. 泌尿系统的变化

体内由于妊娠期潴留的大量水分主要经肾脏排出，故产后最初数日尿量增多。妊娠期发生的肾盂及输尿管扩张，约需4周恢复正常。分娩过程中，膀胱受压致使黏膜水肿、充血及肌张力降低以及会阴伤口疼痛，不习惯卧床排尿等原因，容易发生尿潴留。

9. 腹壁的变化

受子宫膨胀的影响，产后腹壁肌纤维增生，弹力纤维断裂，分娩后，子宫收缩，腹壁松弛，至少要6周才能恢复，且腹壁上可能会留下妊娠纹。

产后乳房的护理

母乳中含有蛋白质、糖类、脂肪、无机盐、多种维生素及丰富的抗体，是婴儿最理想的食物。母乳喂养可以增强婴儿的免疫力，促进婴儿的生长和发育。对于产妇来讲，产后哺乳既可以促进子宫的收缩和复旧，还可以防止发生乳腺炎，另外，在某种程度上，可以防止产妇发胖。为保证正常的母乳喂养，做好乳房护理非常重要。

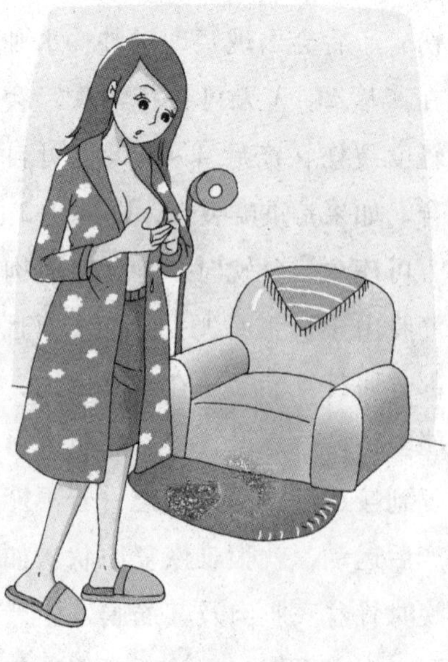

1. 哺乳前和哺乳后的清洁卫生

产后乳房分泌出一些乳汁，加上出汗等原因，乳头上可能会积有垢痂。在第一次给婴儿哺乳前，应该把食用植物油涂抹在乳头的干垢痂上，使垢痂变软，然后用温肥皂水清洗，再用温开水洗净乳头。

每次给婴儿哺乳之前，产妇应洗净双手，并用4%硼酸水擦洗乳房，清除乳房与衣服接触时可能沾染上的细菌，以保证婴儿的健康。每次给婴儿喂完奶后，也该用4%硼酸水擦洗乳头、乳晕及其周围，以清除可能由婴儿吸吮乳房时口腔传播出来的细菌，保证乳房的清洁。

每次给婴儿喂完奶后，如果婴儿未能将全部乳汁吸尽，产妇可用手轻轻揉挤乳房将剩下的乳汁排净，防止乳汁瘀积。不哺乳时，应戴上合适的乳罩，将乳房向上托起，防止乳房下垂，保证乳房血液循环通畅。

2. 矫治扁平、内陷或内翻的乳头

有些产妇的乳房可能会出现乳头扁平、向内凹陷、向内翻入，婴儿无法含住乳头，不能吸吮，造成哺乳困难。乳汁分泌旺盛的，就容易造成乳汁瘀积，导致乳腺炎。对于乳头扁平或内陷的乳房，应该在妊娠期内就注意矫正，在平时清洗乳房时，

用手夹住乳头向外牵引，时间长了，乳头就可能向外凸出，乳头内翻的应进行手术矫正。如果产后乳头仍旧扁平或内陷可经常用玻璃乳头罩罩住乳头，不断用力一捏一松橡皮头，将乳头向外吸出。

3. 预防乳头皲裂和感染

乳头皮肤比较娇嫩，尤其是初产妇的乳头更加薄嫩，哺乳时容易发生皲裂。为了防止皲裂，在妊娠后期就应每天用肥皂和温水擦洗乳头，并涂上一层油脂，使乳头的表皮增生变厚。产后哺乳时，要注意防止婴儿咬伤。乳头长时间受婴儿唾液浸泡容易皲裂，因此每次喂奶时间不宜过长，一般以15～20分钟为好，更不要让婴儿含着乳头睡觉。如果乳头发生皲裂，应及时治疗，防止感染，最好能暂停哺乳，皲裂伤口愈合后再喂奶。

4. 按摩乳房

乳头皲裂、乳管不通容易感染而引起乳腺炎。除了及时采取措施处理乳头皲裂外，可对乳房进行按摩，以防止乳腺炎发生。按摩的方法是：

- 按摩前用蒸过的消毒毛巾把乳

房全部覆盖，使乳房发热，促进血液循环。毛巾凉后，再换热的，换毛巾2~3次。

• 在湿热毛巾覆盖5分钟以后，沿乳头四周从内向外轻轻地按摩乳房，再由乳房四周从外向内对着乳头方向轻轻地按摩。

• 用5个手指压住乳晕部分，像婴儿吸吮乳房那样挤压，反复几次。

专家提示

按摩乳房应每天做1次，每侧乳房各做15分钟左右。动作要认真、细致，不可乱揉乱捏。双手要事先用肥皂清洗干净。

5. 及时治疗乳腺炎

产妇发生乳腺炎后，应立即停止哺乳。婴儿可用婴儿专用奶粉喂养。治疗乳腺炎要对症下药。一般可先进行局部冷敷，使炎症不再扩散。如不见效，再用5%的硫酸镁湿热敷，也可以用芒硝30克、薄荷30克煎水湿热敷，或者用金黄如意散涂抹。治疗应在医生的指导下进行。

如果炎症严重，乳房发生脓肿，不可自行挤脓，应到医院进行手术治疗。

产后生活要点

1. 产后排不出尿怎么办

产妇于分娩后4~8小时应当解小便，大多数产妇都能顺利地排出尿来，但也有些分娩不大顺利的初产妇，往往出现排尿困难，如排不出尿或排不净尿。主要原因有：

• 在分娩过程中，胎儿先露部较长时间压迫膀胱，使膀胱黏膜水肿，膀胱张力下降，收缩力差。

• 腹壁松弛，张力下降，使排尿乏力。

• 由于膀胱麻痹而排尿困难。

• 有的人不习惯躺着排尿。

• 有的人会阴伤口痛，对排尿有恐惧心理，尿道反射性的痉挛，因而排尿困难。由于发生尿潴留，加之产后抵抗力差，细菌容易乘虚而入，发生尿路感染。

预防产后尿潴留的方法，应注意在整个过程中避免积尿，产妇每3~5个小时就要排尿一次，防止膀胱过度膨胀。还要注意不使产程过长，减少胎头对膀胱的挤压。会阴切开缝合后要侧向未切口的一侧，以减少伤口疼痛。刚分娩后，可让产妇喝600毫升～900毫升水使膀胱很快充盈，产生较强烈的刺激，从而引起尿意，在产后2～3小时内自动排尿，减少尿潴留的发生。

如果产妇发生产后尿潴留，精神上要消除负担，千万不要焦虑，要注意营养与休息，防止过度疲劳，以免使病情加重。采取积极措施进行治疗。主要的措施有：

- 不习惯卧位排尿的产妇，可以坐起来小便或下床蹲下来小便，建立自己排尿的信心。
- 用温开水洗外阴部，用热水熏外部，以解除尿道括约肌痉挛，诱导排尿反射。
- 也可以在蹲下小便时，用流水声引起尿意，促进排尿。
- 在脐下耻骨联合上方的膀胱部位，用热水袋外敷，以改善膀胱血液循环，促使膀胱壁和尿道水肿的消除，利于膀胱排尿功能的恢复。
- 采用生物反馈法，调整患者神经、肌肉功能，借以治疗尿潴留，这是近年来临床上采用的方法，已收到较显著的疗效。
- 采用药物或针灸方法。

2. 产后汗多怎么办

产妇容易出汗，常常一觉醒来，总是满头大汗。这是因为产妇的皮肤排泄功能比较旺盛，所以出汗多，尤其在睡后和初醒时，更为明显。产后将妊娠期间体内聚集的大量水分通过皮肤出汗予以排出，是属于正常生理现象，这种汗称为褥汗，常在几天之后自然好转，不必治疗。但要随时用干毛巾擦汗，最好每晚用温水擦澡一次，还应勤换内衣裤，以防感冒。

产妇在分娩后，体重立刻就减少约8千克～9千克，此后1周内，由于大量出汗、利尿和子宫复旧等，体重可再减少几千克，因此这种体重的减少属于正常生理现象，并非病态。但出汗时，毛孔张开，容易感冒，所以要避免风吹。汗液要及时擦干，注意皮肤清洁，汗湿的衣被要立即更换。如出汗现象长久不退，可用下述方法：

- 北芪20克、白术15克、防风10克，煎水服，每日1剂。
- 棉花蔸50克，煮鸡蛋2个，吃鸡蛋喝汤，每日1次。
- 麻黄根15克，鸡蛋2个，吃鸡蛋喝汤，每日1次。
- 浮小麦、糯稻根煎水茶饮。

3. 产后便秘怎么办

大多数产妇都会便秘，有时产后

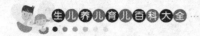

好几天都没有一次大便。这是因为产后最初几天，产妇食欲差，进食少，胃液中的盐酸量减少，卧床较多，缺少运动，肠蠕动减弱，以及腹肌及盆底肌肉松弛，腹压降低，大便时无力等原因，导致产后容易发生便秘。

产后便秘不可以用力量强的泻药，以免影响乳汁的分泌。可采用缓泻剂，如果导片，每晚1片，睡前服用；或用开塞露，每日1支，插入肛门后将药物注入，此药可刺激直肠引起排便反射。如果不排便达3天以上，可用灌肠方法。

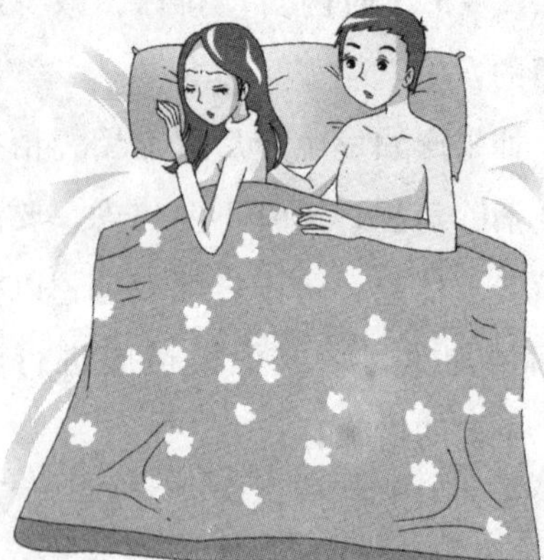

为防止产后便秘，除了吃有营养、易消化的食物外，还应注意多喝水，多吃些青菜和水果。另外产后早期起床活动，做产褥期保健操，加强锻炼，都可促进肠蠕动，防止便秘。还要养成每日定时大便的习惯。

4. 产后性生活

产妇一般产后2～4周恶露就可干净，有的人以为恶露干净了，夫妻就可以恢复性生活了，实际上这对产妇的身体健康是极其不利的。从胎儿娩出以后，产妇的子宫到产后6～7周才能恢复到正常大小。子宫内膜残留的蜕膜曾变性、脱落，以恶露的形式被排出体外，脱落后形成的创面经过10～15天才能被新生的内膜覆盖。产后宫颈充血水肿，宫颈壁变薄，宫颈管变宽。直到产后10天左右，宫颈才能关闭，产后4～5周才能恢复到正常大小。因此产后42天，产妇应请妇产科医生进行全面的检查，特别是生殖器官是否恢复正常以及乳房和乳汁的分泌情况。如果未经医生检查，过早地恢复性生活，有可能带来严重的后果。

（1）生殖器官疾患

产后过早过性生活，不仅会影响子宫内膜伤口的愈合，延长恶露的持续时间，还会因分娩时体力消耗过大，身体尚未恢复，导致致病微生物的感染，发生阴道炎、子宫内膜炎、输卵管炎、月经不调等疾患。

（2）阴道出血

分娩后的女性体内雌激素的水平低，阴道黏膜平坦，皱襞减少，阴道干涩，弹性差。这时同房很容易造成阴道撕裂、会阴撕裂。做会阴侧切术的产妇伤口未完全愈合，如同房就会出现疼痛、出血并影响伤口的愈合。

（3）影响性生活的和谐

产妇分娩后的两个月内，性欲普遍低下。过早同房往往达不到性和谐，还可能造成女方性冷淡，影响以后的性生活，伤害夫妻间的感情。为避免上述情况的发生，产后两个月内，禁止性生活，且由于产后一段时间内，阴道分泌物较少，阴道黏膜上皮较脆弱，粗暴的性行为可能会导致黏膜的损伤、出血。因此，产后的第一次性交不宜过久和过于强烈。

5. 产后怎样避孕

有不少人产后利用哺乳避孕，而不采取其他避孕措施，或以延长哺乳期达到避孕的目的，实际上这种方法很不可靠。据统计，哺乳的女性大约有 40% 在月经恢复以前就开始排卵，而不哺乳的女性有 90% 以上在来月经之前开始排卵。由于排卵可发生在月经之前，因此产妇在哺乳期间同房，随时都有可能因恢复排卵而受孕。有调查发现，哺乳期内受孕的女性中，有 1/3 是在月经恢复之前受孕的。所以，利用哺乳避孕是很不可靠的，而且过度地延长哺乳期，可能会造成子宫萎缩、变小，甚至引起闭经。

产妇在产后如不注意避孕，有可能很快受孕而做人工流产手术。产后子宫肌肉比较薄软而脆，手术较困难，很容易造成子宫穿孔。

目前，避孕的方法很多，各有其优缺点。要选择避孕效果好又能使性生活满意的避孕方法。产后避孕方法一般以选用避孕工具如避孕套和阴道隔膜，或放置宫内节育器比较适宜。正常分娩的女性，在产后 3 个月时，如果已来过月经，在月经干净后 3 ~ 7 天，即可请医生放置宫内节育器。如果哺乳的产妇在产后 3 个月还没有行经，经医生检查，在排除怀孕的情况下，可放置宫内节育器。剖宫产的产妇，由于子宫切口完全愈合需要较长时间，一般应在产后 6 个月才能放置宫内节育器。

在哺乳期间，不能采用口服避孕药的方法进行避孕。因为口服避孕药能抑制乳汁分泌，使产妇乳汁减少，影响哺乳。另外，口服避孕药能通过血液进入乳汁，婴儿吸食含有避孕药的乳汁，会对其生长发育产生极为不利的影响。因此，产妇在哺乳期，不论是长效避孕药，还是短效避孕药都不能使用。

6. 防止产后发胖

许多女性经过妊娠、分娩，身体会逐渐发胖。这种发胖的原因是妊娠可以引起准妈妈下丘脑功能的改变，机体的新陈代谢增强，体内水、脂肪代谢失去平衡，脂肪沉着，水分潴留，准妈妈的体重明显增加。在整个妊娠期，准妈妈的平均体重要增加 12 千克左右，加上胎儿和子宫的增大，胎盘形成，羊水充盈，造成了准妈妈特有的肥胖体态。在产褥期，母亲要哺育孩子，又要使自己康复，一般需要 8 周左右的时间。这期间，产妇常常注重营养，忽视体育锻炼，致使身体越来越胖。这种因妊娠和分娩引起的肥胖，在医学上被称为生育性肥胖。

预防这种肥胖的方法有：

（1）早期下床活动

产妇身体健康，没有会阴破裂，产后 24 小时就可以下床活动，半个月后就可做些轻便的家务活。因为活动可以增强神经内分泌系统的功能，促进人体对新陈代谢的调节，还可以消耗体内过多的脂肪和糖，达到预防肥胖的目的。

（2）饮食合理

产后不要过多地进食高脂肪食物，要多吃点瘦肉、豆制品、蛋、鱼、蔬菜、水果等食物，吃糖以及其他甜食不要过度。这样既能满足身体对蛋白质、无机盐、维生素的需要，又可以防止肥胖的发生。

（3）亲自哺乳

有些人认为，哺乳可以改变产妇的体形，使她们变得臃肿、肥胖。实际情况恰恰相反，哺乳可以将身体组织中多余的营养成分运送出来，减少皮下脂肪的蓄积，从而有效地防止肥胖。

（4）做产后体操

分娩 24 小时后，产妇就可以在床上做一些体操动作。随着时间的推移，动作可由小到大、由简到繁，如做仰卧位的腹肌运动和俯卧位的腰肌运动，包括双直腿上举运动、仰卧起坐运动、头肩腿后抬运动等，这对减少腹部、腰部、臀部脂肪有明显的效果。

总而言之，产后的肥胖是属于生理性的，产妇不应过多地焦虑和烦躁，掌握必要的生育常识，产前和产后学习一些预防方法，综合治理，坚持锻炼，会收到良好的效果。

7. 防止产后脱发

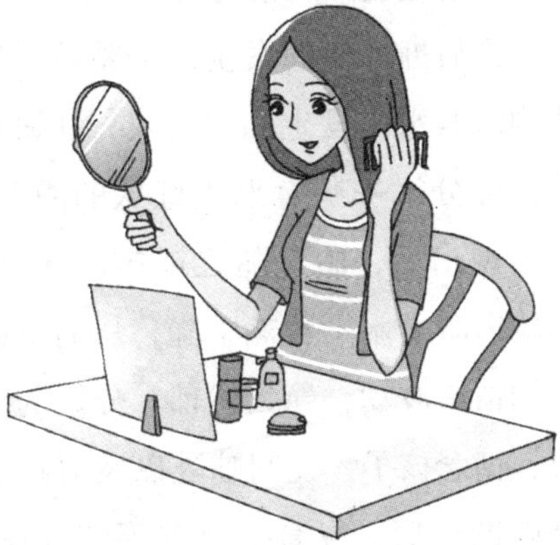

35%～40%的女性产后会发生不同程度的头发脱落，称为分娩性脱发。这是因为头发也像人体的其他组织一样，需要进行新陈代谢。每隔5年头发就要全部更换一次，但由于头发的更换是分期分批进行的，所以人们往往不易察觉。

女性头发更换的速度与体内雌激素水平的高低关系密切，雌激素增多，脱发的速度减慢；雌激素减少，脱发的速度加快。怀孕后，体内雌激素增多，头发的寿命延长了。分娩以后，体内雌激素的水平恢复正常，那些头发便纷纷脱落。有的产妇分娩后精神上受到不良刺激，情绪低落、消沉，也会诱发产后脱发。女性在怀孕期间饮食单调，加上胎儿对各种营养素的需要量增多，如不及时补充，在分娩后会造成体内蛋白质、锌、B族维生素的缺乏，影响头发的正常生长与代谢，使头发枯黄、易断和脱落。

产后脱发一般发生在分娩后2～6个月，是一种暂时的生理现象，旧发脱落之后长出新发，脱发也就不治自愈了，不必要的思想负担反而会加重脱发的程度。为预防和减少产后脱发，女性在妊娠期和哺乳期都应心情舒畅，保持乐观情绪，注意合理饮食，多吃新鲜蔬菜、水果及海产品、豆类、蛋类。经常用木梳梳头，或有节奏地按摩头皮和经常洗头，这些都可以促进头部的血液循环、有利于新发生长。产后严重脱发，可在医生指导下服用谷维素、B族维生素、钙剂、养血生发胶囊等药物，外用生姜片涂患处，一般5～9个月便可长出新发。

8. 防治产后抑郁

产后抑郁是指产妇在分娩后出现抑郁症状，是产褥期精神综合征中最常见的一种类型。通常在产后两周出现症状，表现为易激动、恐怖、焦虑、沮丧和对自身及婴儿健康过度担忧，常失去生活自理及照料婴儿的能力，有时还会陷入错乱或嗜睡状态。

产后抑郁症的发生，主要是产后体内激素水平发生剧变所致。妊娠时胎盘可分泌一些有助于妊娠的激素。胎儿娩出后，胎盘随之被排出体外，母体内激素水平骤然下降，从而引起产妇情绪波动，导致忧郁。分娩的疲劳、惦念孩子、夜间哺乳以及对孩子今后的健康、发育、教养等的忧虑，都是导致产后忧郁症的直接因素。

产后忧郁症如能及早发现，妥善处理，可很快消除，但如不认识，不重视，对产妇这些异常表现漠然置之，甚至埋怨、虐待，会使忧郁症状加重，最后可发展为抑郁症或产后精神病。

产后抑郁症通常需要治疗，包括心理治疗及药物治疗。

（1）心理治疗

通过心理咨询，以解除致病的心理因素（如婚姻关系不良、想生男孩却生女孩、既往有精神障碍史等）。对产褥期的女性多加关心和照顾，尽量调整好家庭中的各种关系，指导其养成良好的睡眠习惯。

（2）药物治疗

症状较重者可应用抗抑郁药进行治疗。

预防产后抑郁症，除了医护人员的精心护理外，家属要多给予产妇照顾和安慰，切忌只顾孩子而把产妇抛在一边，特别是丈夫对防止或消除妻子产后抑郁症起着重要作用。

产后宜选用的滋补品

产妇在产褥期身体虚弱，还要哺育新生儿，这就需要摄取大量营养素以补充妊娠与分娩时的消耗和促进生殖器官的恢复，以及分泌乳汁，保证产妇和婴儿的身体健康。按传统习惯，人们大多给产妇食用红糖、芝麻、鸡蛋、小米粥、鸡汤、鱼汤及肉汤等，这些食品如调配适当，是符合产妇的生理需求的。

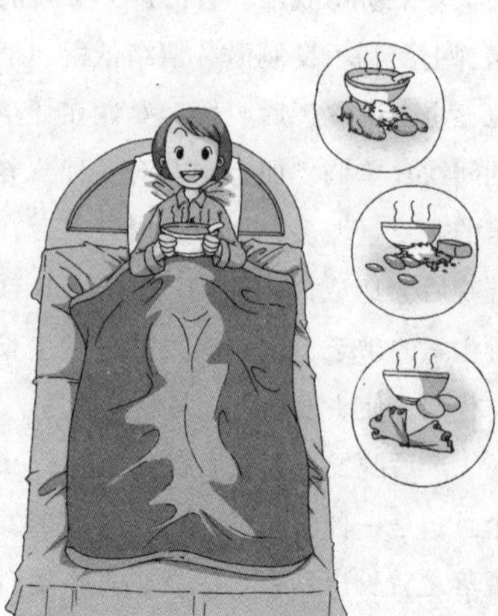

1. 红糖

红糖是未经精炼的粗制糖，除含“糖蜜”外，还含有丰富的产妇十分需要的钙、磷、铁、锰、锌等矿物质，每500克红糖含钙可达450毫克，是白糖的3倍；含铁可达20毫克，是白糖的2倍。此外，红糖还含有胡萝卜素、维生素 B_2 和烟酸，以及一些微量元素。因此，红糖不仅能提供丰富的营养，而且有良好的医疗保健作用，而且红糖性温，能益气养血，健脾暖胃，祛风散寒，活血化瘀，缓解疼痛，这对产妇特别有用。产妇失血过多，红糖可补血；产妇怕受寒着凉，红糖可散寒；产妇活动少，脾胃虚弱，红糖可补充热量。

2. 芝麻

每100克芝麻中含蛋白质21.9克，脂肪61.7克，钙564毫克，尤其是铁质含量可达50毫克。此外，芝麻中还含有脂溶性维生素A、维生素D、维生素E等，对产妇具有增强补中健身、和血脉及破瘀血等良好作用。

3. 鸡蛋

含有丰富的蛋白质，还含有脂肪、卵磷脂、卵黄素、钙、铁及维生素A、维生素D和B族维生素等。脂肪呈乳化状态存在于蛋黄中，极易为人体消化吸收。卵磷脂和卵黄素能维护神经系统健康。因此，产妇可多吃鸡蛋，但要注意适量。如过多进食鸡蛋会使体内蛋白质过剩而其他营养缺乏，造成机体生理失调，引起各种疾病。产妇一般一天吃3～4个鸡蛋就足够了。

4. 小米

与大米相比，小米含铁量是其2倍，维生素 B_1 含量是其2～5倍，维生素 B_2 含量是其2倍，纤维素含量是其3～8倍。因此，产妇适量喝小米粥，对于恢复体力极为有益。

5. 紫糯米粥

在江南地区，作为产后滋补品，紫糯米粥所受到的重视如同在北方的小米粥一样。因为用紫糯米煮的粥带有紫色而被认为有“补血”作用，但其铁含量并不比其他糯米高。所以，可食用一些，但不是“补血”的最好食品。

6. 母鸡炖汤

在家庭中，只要是条件办得到，

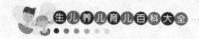

给产妇准备母鸡炖汤喝的习惯十分普遍。鸡汤味道鲜美，能增加食欲，促进乳汁分泌。但论其营养价值则不如鸡肉高。所以喝鸡汤时要连鸡肉一起吃。

7. 猪蹄炖汤

按传统习惯，猪蹄是有助于“下奶”的好食品。在中医增进乳汁分泌的药方中，也常用猪蹄做药引子。猪蹄加黄豆炖汤更好。

产后常见病的食疗

1. 产后中暑

产妇在产褥期内因高温、高湿、通风不良或体质虚弱，会引起中枢性体温调节功能障碍，而出现高热、汗出、心慌、头晕，甚至昏迷等，称为产后中暑。

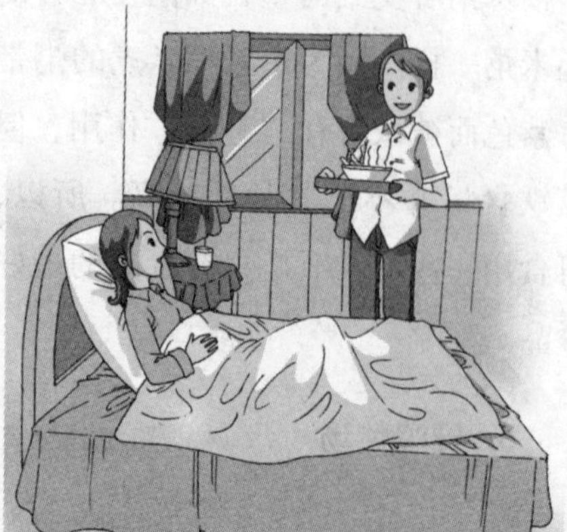

以下方法可协助产后中暑的预防和调护。

（1）小验方

• 金银花 30 克，生甘草 10 克，泡茶饮用。

• 鲜芦根、鲜麦冬各 60 克，雪梨 10 个，荸荠（皮）、鲜藕（去节）各 90 克。将上五味药切碎，用干净的纱布绞挤取汁，频服，冷饮或温饮。

• 生石膏、扁豆花、鲜丝瓜花各 12 克，鲜荷叶 15 克，连翘、银花、菊花各 9 克，竹茹 6 克，水煎温服。

（2）饮食疗法

• 西瓜取瓤去籽，榨汁频服。

• 莲藕冰糖粥：白莲藕 150 克，粳米 150 克，加水量同煮稀粥，放入冰糖 30 克食用。

2. 产后出汗

产妇汗腺分泌功能旺盛，积存在母体的大量多余水分需通过排尿和出汗排泄出去，这时的产后出汗为生理状态，但这一状态下易受风寒引起感冒。如果出汗过多或时间过长，多由于产妇产时损耗气血或失血伤阴所致。

（1）小验方

• 北黄芪 20 克，白术 15 克，防风 10 克，水煎服，每日 1 剂。

• 浮小麦 60 克，糯稻根 60 克，煎汤代茶饮。

• 牡蛎、小麦等份炒黄研粉，每次 6 克，用肉汤服。

（2）饮食疗法

• 黄芪羊肉汤：黄芪 15 克，羊肉 90 克，桂圆肉 10 克，淮山药 15 克。用羊肉和黄芪、桂圆、山药同煮汤，羊肉煮熟后加少许食盐、调味品，即可食用。

• 糯稻根泥鳅汤：糯稻根 30 克，泥鳅 90 克。将泥鳅洗干净，用食油煎至金黄。用适量水煮糯稻根 15 分钟，加入泥鳅，稍煮即可。食用时加少许调味品。

• 小麦糯米粥：小麦仁 60 克，糯米 30 克，大枣 15 枚，白糖少许。共煮成稀粥，每日两次饮用。

• 贝母甲鱼汤：甲鱼 1 只，川贝母 5 克，鸡清汤 60 毫升。甲鱼洗净切块，加入贝母、盐、料酒、花椒、姜、葱等，上笼蒸 1 小时，即可食用。

3. 产后身痛

女性妊娠期间，身体内某些激素的分泌改变，使得韧带松弛，加上胎儿的负担，使骨盆前倾，可影响髂骨的血液供应，从而引起髂骨密度的改变，最终发生腰身疼痛。泌尿系统感染和腰肌劳损也能引起腰身疼痛。中医学认为，产后身痛与产时或产后失血导致气血虚弱脉络失养、产后瘀血阻滞经络、产后起居不慎风寒入络、产时过分用力肾气受损等因素有关。

（1）小验方

• 荆芥、荆芥穗各 45 克，黄酒两碗煎至半碗温服。

• 地龙 20 克，薤白 25 克，桂枝 10 克，水煎服，治疗产后因感受风寒所致的身体疼痛。

• 黑豆 500 克，白酒 1000 毫升，将黑豆炒至烟色，投酒中，待酒紫赤色，去豆，分多次服用。

• 猪腰 1 对切片、葱白 15 克，当归 25 克，白芍 25 克，生姜 50 克。加水 5 碗，一起煎煮，将药煎至约 1 碗水时，放入肉桂 5 克，稍煮片刻即可。

（2）饮食疗法

• 黄芪 30 克，当归 30 克，生姜 15 克，羊肉 500 克。羊肉洗净切块，当归、黄芪用干净纱布包好，同放沙锅内加水适量，煮至烂熟，去药渣，分次服用。适用于气血虚弱型。

•淮牛膝、党参、当归各30克，防风15克，水500毫升，酒100毫升，猪蹄1只，共炖，猪蹄熟后食之。

•葱白3根，生姜20克，红糖适量。先煎葱姜，煎15分钟加红糖，温服。每日两次，连服3～4次。适用于外感风寒型。

•粳米250克，黑豆250克，红糖适量。先煮黑豆、粳米粥，粥熟后加入红糖，分多次服用。适用于气血虚弱型。

4. 产后头痛

产妇产后起居不慎，感受风寒，睡眠不足或产时伤血耗气，都可引起头痛。若由于血压原因引起的头痛应当及时就医。

（1）小验方

•白芷9克研末，每次服3克，每日3次。适用于风寒头痛。

•何首乌20克，菊花10克，水煎服，每日1剂。

•炙黄芪20克，党参、白芍各15克，蔓荆子10克，升麻2克，水煎服。适用于气血虚弱型头痛。

•荞麦面同陈醋调成膏，烘热，贴太阳穴。适用于风寒型头痛。

（2）饮食疗法

•川芎6克，鸡蛋两个，大葱5根，水煮至鸡蛋熟，剥去鸡蛋壳再煮片刻，吃蛋喝汤，每日1次。适用于风寒型头痛。

•黄芪100克，当归50克，母鸡1只，母鸡去内脏洗净，将黄芪、当归放入母鸡腹内，放入锅内加清水适量，加盐、适量调味品，隔水用武火煮沸，再用文火炖至熟透，分次吃肉喝汤。适用于气血虚弱型。

5. 产后尿潴留

产妇产后4～6小时内一般都能自己排尿，产后7小时尚不能自己排尿者，称为尿潴留。尿潴留者膀胱胀满且有尿意，但却排不出尿来或只能排出一部分。尿潴留的原因主要由于产后胀大的子宫立即缩小，腹壁变得松弛，使膀胱的容量比妊娠期增大很多，而膀胱肌肉紧张力下降，或者由于产后会阴伤口疼痛，反射性地引起尿道括约肌痉挛，从而不能自动排尿。有些准妈妈由于产程较长，胎儿头部压迫膀胱的时间较久，使膀胱和尿道黏膜充血、水肿，收缩功能减低而引起排尿困难。

（1）小验方

•生黄芪120克，甘草梢24克，水煎代茶饮。

•滑石15克，瞿麦穗10克，煎汤去渣服用。

•以粗盐500克炒热，用布包敷下腹部。

（2）饮食疗法

•生黄芪60克，大鲤鱼一尾，共煮熟，吃肉喝汤，1日分数次服完。

•蝉蜕9克，加水500毫升~600毫升，煎至400毫升，去渣加适量红糖1次服完。

6. 产后腹泻

产妇产后体虚，多卧少动，若饮食过度，损伤脾胃，可致腹泻。若饮食不洁，肠胃感染，也可致腹泻。

（1）小验方

•山楂炒焦研细末，每次10克，白糖水冲服。每日2~3次。适用于伤食型。

•益智仁30克，浓煎汁服。适用于因寒腹泻。

（2）饮食疗法

•大蒜头1个煨熟吃下。

•小蒜120克，鸡蛋两个，将小蒜洗净切碎，和鸡蛋煎，不放盐，食用。

7. 产后便秘

产妇产后卧床多，少运动，肠蠕动减弱，产后腹肌及盆底肌肉松弛，大便无力，所以产后常出现大便难的情况。中医学认为产后失血失液，气血亏损，肠道失润，或产后阴液亏乏，阴虚火旺，肠道失于滋润，而造成大便秘结不下。

（1）小验方

•生白术15克，生地20克，升麻6克。每日1剂，水煎服。

•肉苁蓉15克，蜂蜜（冲）30克，当归10克，火麻仁10克，郁李仁10克，水煎服。

（2）饮食疗法

•麻仁苏子粥：紫苏子10克，火麻仁50克，粳米10克，将苏子、麻仁捣烂，加水研，滤取汁，与粳米一起煮粥，分次服用。

•柏子仁炖猪心：柏子仁12克，猪心1个。先将猪心洗净，将柏子仁放入猪心内，隔水用旺火炖熟，食用。

•奶蜜饮：黑芝麻25克，捣烂，同蜂蜜适量、牛奶10克调和，每日早晨起空腹冲服。

•芝麻粥：芝麻10克，粳米50克。粳米煮粥，快熟时加入捣烂的芝麻，共煮熟，食用。

•松子仁粥：松子仁30克，糯米50克，蜂蜜适量。松子仁捣成泥状，与糯米同煮粥，冲入蜂蜜，晨起及睡前空腹食用。

• 姜糖番薯：番薯500克，红糖适量，生姜两片，番薯削皮切块，加水适量，煮至熟透时，放入红糖、生姜再煮片刻即可食用。

8. 产后乳汁分泌不足

有些产妇产后乳汁分泌过少甚或无乳汁分泌，与产妇的情绪、产后宫缩不良、剖宫产手术等因素有关。

（1）小验方

• 猪蹄两只，通草24克，同炖，去通草吃猪蹄喝汤。

• 当归、黄芪各15克，白芷9克，同猪蹄煮熟后服。

• 南瓜子仁捣烂冲服。

• 当归、党参、川芎、赤芍、黄芪、甘草、麦、白芷各15克，水煎服，每日1剂。

• 穿山甲30克，丝瓜络15克，佛手10克，猪蹄筋20克。以上各物放入沙锅内煲烂熟，加少许调味品，饮汤食肉。

• 钟乳石30克，加水煎20分钟，滤汁后加入红糖适量，饮汁，每次10毫升，每日3次。

• 橘皮煎水热敷乳房。

（2）饮食疗法

• 通草3克，鲫鱼100克，鲫鱼洗净后去内脏，煎后加入通草放锅内煮，放少许油盐，吃鱼喝汤。

• 黑芝麻15克，炒焦研末，加猪蹄汤冲服。

• 花生50克，粳米100克，淮山药30克。同煮成粥放少许盐调味，或加入适量冰糖食用。

• 山甲片12克，当归10克，老母鸡1只。母鸡宰后去内脏，将山甲片、当归用纱布包，与老母鸡同炖，鸡肉烂熟后去药加调味品食用。

• 猪蹄两只，通草5克，漏芦15克，大米100克。漏芦加水煎汤，放入猪蹄、大米煲粥，粥成后加葱两根，油、盐少许，分次食用。

• 当归30克，猪蹄两只，加调味品，葱白1根，生姜3片，水适量，慢火炖至猪蹄熟烂，吃猪蹄喝汤。

• 鲢鱼1条，冬瓜皮30克，共煮烂，加少许调味品食用。

• 橘叶、青皮各10克，猪蹄1只，放入锅内同煮烂熟，加少许调味品，喝汤吃肉。

• 鲫鱼1条，王不留行9克，穿山甲9克，加水适量同熬汤，加少量盐调味食用。

9. 回乳

（1）小验方

• 山楂 30 克，炒麦芽 60 克，炒神曲 30 克，蒲公英 10 克，乌梅 15 克，水煎服。

• 麦芽 60 克，蝉蜕 15 克，水煎服。

• 陈皮 30 克，甘草 3 克，水煎服。

• 花椒 6 克，加水 500 毫升，煎至 250 毫升，加入红糖 10 克溶化，于断奶当天趁热 1 次服下，每日 1 次，连服 3 日。

• 芒硝 200 克，纱布包裹，分置于两侧乳房下，用胸罩固定，外敷。

（2）饮食疗法

• 麦芽茶：炒麦芽 150 克，加水 1000 毫升，煎 20 分钟后，取汁代茶饮。

• 麦芽陈皮粥：炒麦芽 60 克，陈皮 12 克。粳米 40 克，共煮成粥，加白糖少许，喝粥，每日数次。

• 淡豆豉 60 克，熟米饭适量，用油炒米饭及淡豆豉，加少许调味品食用。

• 小麦麸子 60 克炒黄后，加入红糖 30 克，混合一块炒匀，食用。

10. 产后乳腺炎

产妇患乳腺炎后要积极抗炎治疗，同时可配合药膳辅助治疗。

（1）小验方

• 仙人掌去刺捣烂，加入 95% 酒精调匀，外敷患部，每日两次。

• 连须葱白 1 把，捣烂外敷患处，每日两次。

• 新鲜韭菜 1 束，开水泡后，捣烂敷患处。

• 蒲公英 30 克，连翘 12 克，乳香 8 克，研细末，用醋或白酒调匀敷患处，每两小时换 1 次，3 日为 1 疗程。

• 蒲公英 30 克，忍冬藤 60 克，水 1000 毫升，文火煎汤 500 毫升，热敷患处。

• 陈皮煎汤，趁热用毛巾外敷。

• 麦芽 50 克煎汤频频温洗患乳。

• 鲜蒲公英 500 克捣榨取汁，文火炖，加酒适量口服。

• 蒲公英 30 克，绿茶 15 克，橘皮 10 克，水煎后代茶饮，每日数次。

• 蒲公英 50 克，蜂房 10 克，地丁 1 克，白糖适量。先煎药，去渣取汁，加入白糖饮用。

• 将瓜蒌 9 克焙焦研末，用酒送下。

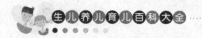

•丝瓜络1条，冰片少许，研细末，调菜油擦患处。

•鲜地龙、白糖各等分，捣烂敷患处。

•蜂房6克，银花藤60克，丝瓜络15克，每日1剂，第一煎内服，第二煎反复热敷患处。

（2）饮食疗法

•金针菜炖瘦肉：金针菜30克，瘦猪肉60克。金针菜洗净，瘦猪肉切成小段，一同放入锅内用旺火隔水炖至瘦猪肉熟透，吃金针菜及猪肉，喝汤。

•通草猪蹄汤：将通草10克与猪蹄两只放入锅内同煮烂熟，加少许盐，去通草，吃猪蹄喝汤。

•油菜汤：油菜适量洗净，放煲内，加水适量汤饮服。

•黄芪炖乳鸽：黄芪30克，枸杞15克，乳鸽1只，将乳鸽去内脏洗净，与药一起放锅内，加水适量，隔水炖熟，饮汤食用。适用于乳腺炎破溃期。

•虾壳粉：生虾壳适量，洗净，放新瓦上文火焙研细末，每天早晚服6克，治乳腺炎破溃后久不愈合者。

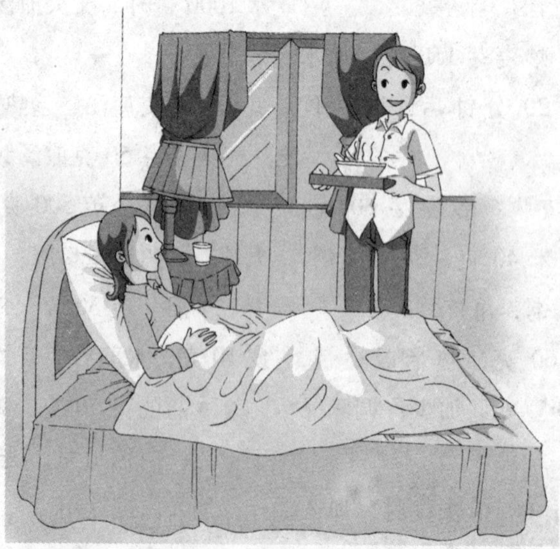

养儿篇

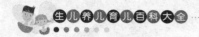

新生儿（0~28 天）的喂养与护理

新生儿的生长发育

1. 身长

身长是反映新生宝宝骨骼发育的一个重要指标。健康、正常的新生儿出生时平均身长大约是 50 厘米，其中头长占身长的 1/4。出生第 1 个月身长约增加 5 厘米 ~6 厘米，男宝宝为 56.9 厘米 ±2.3 厘米，女宝宝为 56.1 厘米 ±2.2 厘米。

2. 体重

出生时的体重是反映胎儿生长发育情况的另一个重要指标，是判断婴儿营养状况、计算药量、补充液体的重要依据。新生儿出生时平均体重为 3 千克，正常范围为 2.5 千克 ~4 千克。体重少于 2.5 千克的婴儿被称为"低体重儿"，医院会加强护理，比如放入保温箱保暖、必要时给氧等。从出生到第 9 天，由于排尿、排便、出汗、呼吸等排出的水分比摄入多，宝宝的体重会暂时下降，但一般情况下下降不会超过出生体重的 9%；出生后第 10 天随着妈妈泌乳量的增加和新生儿对新环境的适应，体重开始恢复，在出生后 14 天能恢复到出生时的体重。出生第一个月体重约增加 0.6 千克 ~1.2 千克，男宝宝为 5.1 千克 ±0.63 千克，女宝宝为 4.81 千克 ±0.57 千克。

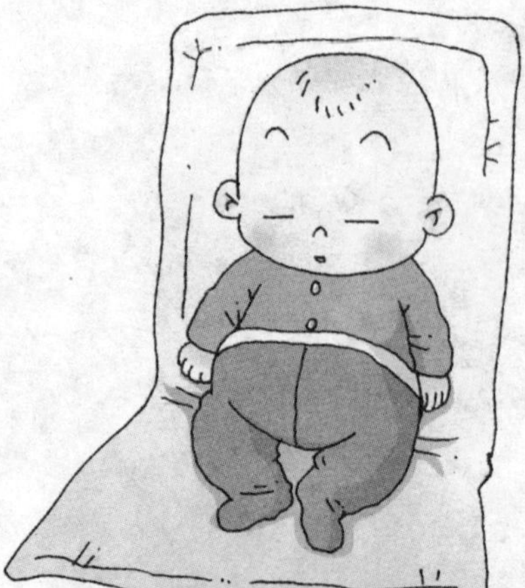

3. 头围

出生时男宝宝头围均值为 34.3 厘米 ±1.2 厘米，女宝宝头围均值为 33.9 厘米 ±1.2 厘米。出生第 1 个月头围约增长 3 厘米 ~4 厘米，男宝宝头围为 38.1 厘米 ±1.3 厘米，女宝宝为37.4厘米±1.2厘米。

4. 胸围

出生时男宝宝的胸围均值为32.7厘米±1.5厘米，女宝宝的胸围均值为32.6厘米±1.4厘米。满月时男宝宝胸围为37.6厘米±1.8厘米，女宝宝为36.9厘米±1.7厘米。

5. 囟门

满月时前囟为2厘米×2厘米，后囟为0厘米～1厘米，部分婴儿后囟已闭合。

6. 皮肤

正常新生宝宝的皮肤红润、细腻、胎毛少。刚出生几天的宝宝皮肤会被一层灰白色的胎脂覆盖着，这层胎脂是由皮脂腺的分泌物和脱落的表皮形成的，有保护皮肤的作用，会自行吸收。皮肤下毛细血管非常丰富，毛细血管网稠密，表皮很薄，因此有时可以见到淡淡的玫瑰色，这是正常的。手心、脚心的皮肤相对来说较粗糙，小腿皮肤可以看到有脱屑，全身其他部位可有脱皮现象。新生宝宝的足底一般有较深的纹理。在新生宝宝的骶尾部可见到灰蓝色的色素斑，不凸出皮肤，形状多为不规则形，称其为“胎记”。这是由于皮肤深层堆积了色素细胞所致，一般在宝宝出生后5～6年自行消失。

专家提示

新生儿若出现囟门、颅骨骨缝闭合过早或者过晚的情况，为疾病的异常表现。闭合过早会形成头小畸形；闭合过晚多见于佝偻病、脑积水、呆小症等，因此应及时就医。

父母要做好充分的心理准备

新生儿睡眠多，几乎整日都在睡觉，但间隔时间短，最初每隔20～45分钟会醒来一次吃奶或大小便，一个月后会稍延长到一小时或更长一些时间，这意味着养护者随时都得准备哺喂和给孩子换尿布，日夜下来便是一件十分辛苦的事，往往几天下来大人便会精疲力竭，尤其是母亲，刚经十月怀胎和艰苦的分娩过程，尚未得到些许的休整和恢复，马上又得日夜不停地哺乳和护理孩子，辛苦可想而知，许多母亲此时都有体力、精神快支撑不下去的感觉。

在这种情况下，学会有条理地养

护新生儿十分必要。

• 母亲最好根据婴儿的起居时间安排自己的休息。孩子醒时给哺喂并换好尿布，孩子睡后跟着睡，以让体力尽快得到恢复，这样也会增加泌乳。

• 父母与其他帮助护理孩子的成人分别在白天或夜间轮流照顾孩子，以使产妇或日夜照看孩子的成人能获得休息。

• 每次哺喂尽量喂足，并渐渐延长间隔时间，使孩子睡觉的时间延长，这样能使母亲和其他养护者获得更多的休息。

• 对 10 天后的新生儿可开始把尿，使孩子对此逐渐产生条件反射，这样一两个月后可使新生儿养成不把尿会稍控制一会儿的习惯，也可以延长大小便间隔的时间。

母乳是新生儿的最佳营养品

1. 母乳的成分

母乳的成分随产后不同时期而有所改变，一般可分为初乳、过渡乳、成熟乳和晚乳。初乳一般指产后前 7 天分泌的乳汁，质略稠而带黄色，含脂肪较少而球蛋白较多，微量元素锌、白细胞、分泌型 IgA 等免疫物质及生长因子、牛磺酸等较多，对新生儿生长发育和抗感染十分重要。但乳汁的量较少，每次喂哺量约有 18 毫升~45 毫升，每天总量仅约 250 毫升~300 毫升。

初乳中含有的大量中性多核细胞与巨噬细胞，能使新生儿具有抗感染的能力。经研究证实，初乳中白细胞均值为 $5000/mm^3$，以后渐减，到 3 个月时均值为 $2200/mm^3$，此后维持此水平。这种母乳细胞的杀菌活力不受母亲营养的影响。

初乳中有分泌型的免疫球蛋白抗体（简称 sIgA）并保持在授乳期全过程。sIgA 在初乳中的含量占初乳蛋白总量的 1/10，而成熟乳为 0.5 克~1.0 克/日。因为新生儿自身的 sIgA 的水平很低，要到出生后 4~6 个月才开始合成。24 个月还不能达到成人的水平。因此新生儿和婴儿体内 sIgA 完全依赖母乳摄入，一日可从母奶中摄入 sIgA 1 克~2 克。初乳中丰富的 sIgA 能保护新生儿的消化道和呼吸道等黏膜不受微生物的侵袭，减少胃肠道和呼吸道疾病的发生。

初乳中维生素 E 含量丰富，为成熟乳的 3 倍，出生后母乳喂养能促进新生儿血液内维生素 E 浓度增高，到生后 1 个月维生素 E 已达成人水平。人工喂养婴儿在出生后几个月内维生素 E 水平仍很低，因为牛奶中所含维生素 E 很低，而母奶中的维生素 E 的含量是牛奶的 7 ~ 10 倍，因此人工喂养婴儿易发生维生素 E 缺乏症。

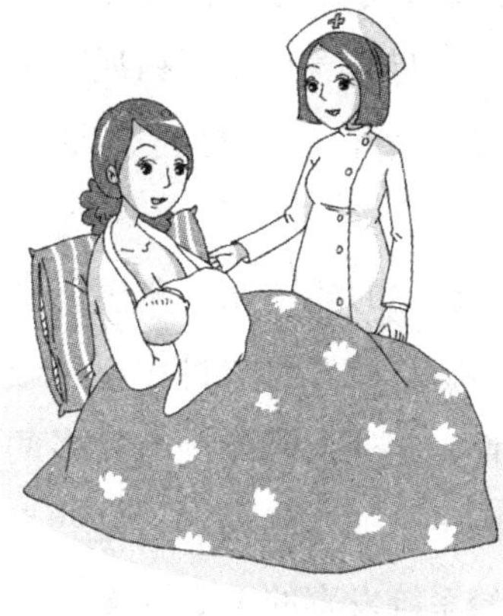

过渡乳指产后 7 ~ 14 天分泌的乳汁，含脂肪最高，蛋白质与矿物质含量逐渐减少，乳汁量增多至每天平均 500 毫升。

成熟乳为产后 14 天以后分泌的乳汁，其中含蛋白质 1.1%，脂肪 3.8%，碳水化合物 7.0%，矿物质 0.2%，每日乳量增至 700 毫升 ~ 1000 毫升。

晚乳指 10 个月以后分泌的乳汁，乳汁的量和营养成分都逐渐减少。每次分泌的乳汁也按出乳的先后而成分不同，最初分泌的乳汁蛋白含量高而脂肪低，以后越挤则脂肪含量越高而蛋白质逐渐减低。

2. 母乳喂养的好处

（1）母乳营养丰富而且容易被消化吸收，蛋白质、脂肪、糖的比例适当。

• 母乳蛋白质总量虽较少，但其中白蛋白多而酪蛋白少（母乳蛋白 35% 为酪蛋白，牛乳为 80%），故在胃内形成的凝块小，容易被消化吸收。而且母乳蛋白质含量少，对肾脏造成的负担也较牛乳为小。

• 母乳含不饱和脂肪酸的脂肪较多，供给丰富的必需脂肪酸，脂肪颗粒小，又含较多解脂酶，有利于消化吸收。

• 母乳乳糖量多，又以乙型乳糖为主，能促进肠道乳酸杆菌生长。

• 母乳含微量元素如锌、铜、碘较多，尤其在初乳中，铁含量虽与牛乳相同，但是吸收率却是牛乳的 6 倍，故母乳喂养的婴儿贫血的发生率低。

• 母乳中钙磷比例适宜（2 : 1），易于被吸收，较少发生低血钙症，而且矿物质总量低，对肾脏造成的负担小。

• 母乳含较多的消化酶如淀粉酶、乳脂酶等，有助于消化。

(2) 母乳含优质蛋白质、必需氨基酸及乳糖较多，有利于婴儿脑的发育。

母乳中的卵磷脂、鞘磷脂、长链不饱和脂肪酸等可促进中枢神经系统的发育。此外人乳中尚有较多的生长调节因子，如牛磺酸等。这些都是促进神经系统发育的重要因素。

(3) 母乳具有增进婴儿免疫力的作用。

• 母乳中含有 sIgA，尤其以初乳中含量最高，在胃肠道内不受酸碱度影响，不被消化，可结合肠道内细菌、病毒等病原体和过敏原，阻止其侵入肠黏膜，有抗感染和抗过敏的作用。此外母乳中尚有少量 IgG 和 IgM 抗体，B 及 T 淋巴细胞、巨噬细胞和中性粒细胞，也有一定免疫作用。

• 母乳中含有比牛乳更多的乳铁蛋白，可抑制大肠杆菌和白色念珠菌的生长，有抗感染作用。

• 其他如双歧因子可促进双歧杆菌、乳酸杆菌生长，抑制大肠杆菌，减少肠道感染。

(4) 母乳缓冲力小，对胃酸中和作用弱，有利于消化，在胃内停留时间较牛奶为短。

(5) 乳量随小儿生长而增加，温度及泌乳速度也较适宜，几乎为无菌食品，直接喂哺方法简便，又十分经济。

(6) 母亲自己喂哺，有利于促进母子感情，密切观察小儿变化，随时照顾护理。

(7) 产后哺乳可刺激母亲子宫收缩，促使母亲早日恢复；哺乳期月经推迟复潮，不易怀孕，有利于计划生育；哺乳的母亲也较少发生乳腺癌、卵巢癌等疾病。

影响母乳分泌的因素

1. 饮食

如果母亲饮食量不足，乳汁中的脂肪和蛋白质都比较低且乳量减少。母亲饮食内蛋白质含量低，也可首先使乳量减少。钙供给量太少时，母亲的牙齿、骨骼有脱钙的危害。足量 B 族维生素的应用，据一般经验，有增多乳汁的作用。若乳母食欲旺盛、饮食均衡、营养正常，每日乳汁成分便没有太大的差异。应当注意，乳液内维生素多由饮食供给。吸烟与饮酒都应禁忌。

2. 精神因素

乳母受到精神方面的刺激足以影

响乳汁的质和量。惊恐、忧虑、疲乏等都能使乳汁的分泌大受影响，甚至可使婴儿消化不良。乳儿的母亲必须保持精神愉快、有适当的休息、轻度运动与有节制而自然的生活，才能喂哺成功。

3. 药物

乳母常吸烟且量过大者，可使乳汁分泌减少。乳母所摄入的药物，一般都可从乳汁中排出，但各种药物在乳汁中的比例及对乳儿的毒性不同，可分为乳母禁用、慎用、暂停哺乳及短期可应用正常剂量几大类。

- 抗癌药（如环磷酰胺、氨甲喋呤等）、海洛因、可卡因、尼古丁等为禁用药。
- 地西泮、氯丙嗪、氯霉素、甲氧氯普胺复安、甲硝唑、苯巴比妥、阿司匹林等为慎用药。
- 镇痛药（如溴化物，水合氯醛等）、苯妥英钠、氨茶碱、四环素、磺胺、甾体激素、雌激素、链霉素、红霉素、卡那霉素、异烟肼、奎宁、硫氧嘧啶、扩大容量的泻药、双香豆素、抗组织胺药、地高辛、氯噻嗪、维生素 B_1、维生素 E_2、维生素 B_6、维生素 B_{12}、叶酸等药物，可用正常剂量。但乳母若用量过多或长期应用，可以使乳儿出现中毒症状。

4. 急性疾病

有的疾病可使乳母乳液减少。有些疾病可使乳汁中脂肪减低而蛋白质增高。某些患败血症的母亲，乳汁内可有致病的细菌。

5. 月经

月经对于乳汁分泌的影响因人而异。一般女性往往于经期内乳汁略有变化，所含脂肪减少而蛋白质增多，因此婴儿有时发生消化不良。经期过后，乳汁又恢复正常。一般地说，月经恢复过早，乳量容易减少，婴儿吮乳频繁，有刺激乳量分泌作用，可预防月经过早来潮。

新生儿期母乳喂养的具体方法

1. 时间

目前主张越早开乳越好。正常足月新生儿出生后半小时内就可让母亲喂奶，既可防止新生儿低血糖又可促进母乳分泌。乳汁分泌一般在哺乳后30分钟达到高峰，尤以夜间哺乳为高，有利于促进乳汁分泌。在最初几日母乳分泌量较少时，要坚持按需要喂母乳，最好产后母婴同室，乳量会逐渐增多，不宜过早加喂牛奶或乳制品。第一两个月不需定时喂哺可按婴儿需要随时喂。此后根据小儿睡眠规律可每2~3小时喂1次，逐渐延长到3~4小时1次，夜间逐渐停1次，一昼夜共6~7次。4~5个月后可减至5次，每次哺乳约15~20分钟，以吃饱为准。但每次哺乳应将乳房吸空，否则多余的乳汁存留在乳房内，可使乳量逐渐减少。

2. 方法

为了使乳房尽量排空，以刺激乳汁分泌，每次喂哺时应吸空一侧乳房，再吸另一侧，下次喂哺则从未吸空的一侧开始，这样就能使每侧乳房轮流吸空。哺乳前乳母先为小儿换尿布，清洗双手，用温开水拭净乳头，将小儿抱于怀中，取坐位哺乳最为适宜。哺乳时将乳头和大部分乳晕送入婴儿口中，婴儿下唇略外翻，母乳晕下方几乎全部进入婴儿口中，而乳晕上方暴露稍多，使婴儿舌头从下向上裹住母乳头与乳晕，吸吮时舌头由前向后呈波浪运动。婴儿口与乳房含接良好，吸吮才有效，并可预防乳头皲裂。哺乳完毕后将小儿轻轻抱直，头靠母肩，轻拍其背，使吸乳时吞入胃中的空气排出，以防发生溢乳。

许多产妇在最初给婴儿喂奶时，常会遇到婴儿只是哭闹、总也吸不出奶的情形。遇到这种情况母亲会十分着急，可往往越着急越无法使哺乳成功，有的母亲没法，只好先给孩子喂上牛奶或糖水，许多天后便会影响母乳的分泌，也影响孩子的营养。这一问题的原因在于婴儿没含对乳头的部位。婴儿嘴如只是含住母亲的乳头，母乳就不会出来，必须含住母亲乳房的乳晕，母乳才会受到刺激自动泌出。所以哺乳时母亲一定要注意在孩子张大嘴时，将乳头连乳晕部分一下塞入孩子嘴里，使孩子立即便可吸到奶水。

专家提示

母亲在喂奶前最好能用温水将乳头洗一下，这样可防止细菌进入小儿消化道引起腹泻，也可有效防止母亲乳头的裂开。

如何对付新生儿吐奶

婴儿吸奶时会把空气一同吸入肚内，吃完奶后在睡觉或被人抱着时，由于腹腔蠕动，空气会往上从鼻孔和嘴中涌出，吸入的奶也会随之从喉咙和鼻孔中涌出，厉害的会猛喷而出，并因影响呼吸而使孩子产生咳嗽，甚至一下憋不过气来。新手父母往往对此手足无措，甚至十分担忧。

其实吐奶是每个婴儿都会有的正常生理现象，不是什么疾病，而且是可以避免的，所以父母不必为此担忧。应对的方法是：每次喂奶后，母亲用一只手抱住婴儿，另一只手托住孩子的后背和后脑，把婴儿竖起来并让他靠在自己身上，然后轻轻拍一拍孩子的后背，几分钟后孩子肚内的空气出完了，再把他放下便不会再吐奶了。

母乳喂养的注意事项

• 母亲在孕期就应树立自己喂孩子的信心，并做好具体的准备工作，如孕晚期每日用温开水擦洗乳头，向外轻拉几次，使乳头皮肤坚实及防止乳头内陷，以利于小儿吸吮。

• 乳母应注意营养，睡眠充足，心情愉快，生活有规律，不随便服药。

• 母乳含量不足时，常有哺乳前乳房不胀，哺乳时小儿吞咽声少，哺乳后小儿睡眠短而不安，常哭闹，体重不增或增加缓慢，需找寻原因加以纠正或服催乳药。经各种措施而仍乳汁不足时可考虑混合喂养或人工喂养。

• 母亲患急、慢性传染病、活动性肺结核等消耗性疾病，或重症心、肾病等均不宜或暂停母乳喂哺。暂时不能直接喂哺时，可定时将乳汁挤出，以免乳量减少。

• 母亲应注意防止乳头、乳房疾病。乳头应经常保持清洁，如发生乳头裂伤，应暂停直接喂乳，可用手或吸乳器将乳汁吸出消毒后喂哺，并以鱼肝油软膏擦涂乳头，防止感染，促使痊愈，经常排乳不畅或每次喂哺未将乳汁吸空，引起乳汁瘀积于乳房，可发生乳房肿胀有小硬块（乳核），有胀痛。初起时应及早进行局部湿热敷及轻轻按摩将其软化，婴儿频繁有力的吸吮将乳汁吸空或于喂乳后用吸乳器将乳汁吸尽，以防乳腺炎。患乳腺炎时应暂停患侧喂乳。

• 不应让婴儿口含乳头（或橡皮乳头）睡觉，不仅不卫生，且易引起窒息、呕吐。

给新生儿一个舒适的空间

新生儿居住环境的要求不一定是

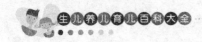

高级住宅，只要你用心布置，因陋就简，同样会给他一个良好的环境。有条件的家庭可以为宝宝和妈妈单独准备一个房间，没有条件的也要为母子俩单独准备一张床。房间需要保持恒定的温度和湿度。夏季室温调节应在24℃～28℃为宜，冬季在18℃～22℃为宜，湿度在40%～50%左右。冬季可用暖气、红外线炉取暖。农村用煤炉取暖的，一定要注意防止一氧化碳中毒。不管用何种方式取暖，一定要经常通风，保持室内空气新鲜。但通风时请注意，风不要直吹着新生儿，外面风太大时暂不开窗。

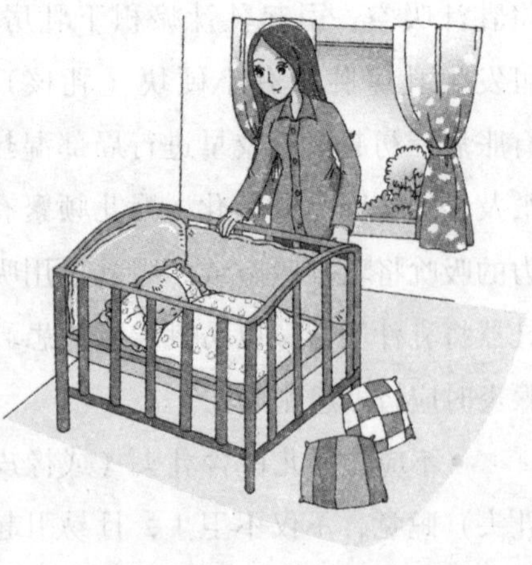

为了保持居室空气新鲜，应用湿布擦桌面，用拖把拖地，不要干扫，以免灰尘飞扬。夏天尽可能为新生儿选择通风好的房间。如果用电风扇，不要让电风扇的风直接吹向宝宝和妈妈。

新生儿的房间最好向阳，阳光中的紫外线可以促进体内维生素D的形成，可防止新生儿患小儿佝偻病。如果居住房间缺乏阳光，最好每天能根据天气的情况，有一定的时间抱新生儿晒太阳。当然开头十几天内暂不要抱新生儿外出，以后外出时应注意避免阳光直接照射婴儿脸部。在室内不要隔着玻璃晒太阳，因为玻璃能够阻挡紫外线，起不到促进钙质吸收的作用。

新生儿和妈妈的被褥要经常在阳光下暴晒。这样可以杀菌，可以防止新生儿的皮肤和呼吸道发炎。

新生儿房间的颜色以浅淡、柔和为宜，特别是淡蓝色，对新生儿的中枢神经系统有很好的镇静作用。

新生儿的居室及周围应避免接触噪音。因为新生儿的耳膜十分脆弱，持续的噪音会破坏新生儿的听力，而且严重的还会影响新生儿的智力发育，所以室内放电视、音响时一定要注意音量不要放得过大。新生儿的房间应尽量避免外人来往，更不要在屋里吸烟，以减少空气污染。

学会给新生儿换尿布

大多数宝宝 1 岁以内一般需要日夜包尿布，个别的还需要包到两岁。宝宝在头几个月里每天需要换很多尿布，而且宝宝的皮肤细嫩，容易受到损伤，所以选择什么样的尿布，对宝宝的健康舒适关系很大。

宝宝的尿布主要有棉布和纸尿片两种。棉尿布要求柔软、吸水性好，最好是浅色的，长约 0.5 米、宽 0.25 米，可根据宝宝的大小和需要折成多种形状，在夜间特别适用。现在，多数家庭里用废旧的衣物做尿布，这就要特别注意挑选柔软、平整的衣物，要用纯棉的，不要用化纤类的。事先要把这些衣物剪好、洗净、消毒。

尿布应事先准备好，取两块尿布分别叠成长方形和三角形，将长方形尿布放在三角形尿布上，使之成“T”字形，叠好后放在床边备用。若宝宝哭闹或估计宝宝已大小便了，应先洗手，打开襁褓，从他的腹部打开尿布，看一下有没有大便排出。如有大便，应用手把宝宝的双脚提起来，撤出尿布，用准备好的温水先冲洗阴部，后洗屁股，然后用毛巾揩干，取两块叠好的尿布一齐塞到宝宝臀下，将上面长方形尿布盖住会阴部，再将三角形尿布的三个角在会阴上方搭在一起。如是小便，只用湿手巾擦一下屁股再更换尿布就可以了。换下来的尿布不要随手乱放，要放入事先备好的盆中，同时将有无粪便的分开。有粪便的尿布，要先用肥皂洗干净，然后用沸水煮烫一遍。有尿的尿布，用清水漂洗干净，晒干即可。

给宝宝换尿布应注意，一是要勤换，否则大小便长时间刺激会阴部皮肤可引起尿布湿疹。二是在冲洗粪便，特别是在给女婴冲洗时，要将干净水从会阴部向肛门方向冲洗，洗完擦净后，可涂点烧开后冷却下来的食用油。有湿疹时，臀部要保持干燥，可用 100 瓦灯泡，在相距 50 厘米处照射臀部，每日 2～3 次，每次 10～15 分钟，再涂以鱼肝油软膏或鞣酸软膏。三是换尿布的动作要迅速，特别是在冬季，以免宝宝受凉。

现在很多父母都给孩子使用尿不湿。这种尿布的好处是方便省事，可以存留婴儿几次溢尿，包屁股形的尿布还可以防止尿水外溢湿裤子；另一点是好看又易操作，易满足日趋爱美、追求时尚的新一代父母的心理要求。

事实上，我们还是建议年轻父母

采用老式棉布尿布。这样做有不少好处：一是尿不湿不透气，易使孩子屁股生湿疹；二是夏天给孩子绑上尿不湿不宜孩子身体散热。试想在大人连穿一片薄布都嫌热的夏天，给热量比大人高的孩子包上这样厚的尿布，孩子是绝对不会舒服的；三是不利于环保，成本也高。老式尿布不好看，但透气、可换洗、成本低，对孩子还是最适宜的。当然外出时用一下尿不湿以求方便也还是可以的。

每天给新生儿洗澡

在现在的城市小家庭，年轻父母在养育孩子上会遇到很多难题。面对软乎乎的新生儿，对他的屎尿、吃睡、哭叫规律一无所知，新手父母常不知如何下手。给新生儿洗澡对新手父母更是一个难题，除了孩子软乎乎的肢体不敢碰，还怕水会引起孩子肚脐发炎。有一对在三伏天生孩子的父母，便是过了整整十多天愣是没敢给孩子洗澡，直到来了一位有经验的亲戚教才算敢下手了。

那么如何给新生儿洗澡？最好的办法是先用左手托住孩子的头，使之脸朝上，让孩子的身体躺在大人的左胳膊上，脚在大人的肩部，大人用左手的大拇指和小拇指分别按住孩子的两个耳朵，以使不易进水（见图1）。大人先用柔软的布沾水轻轻擦洗孩子的头部和脖子、前胸；再让孩子头朝上斜趴在大人的肩膀和前胸上，大人沾水擦洗孩子的后背，然后用左膊胳托住孩子的头部和胸部，把孩子的腿脚浸入盆中进行涮洗。如孩子的肚脐还未完全愈合，则要注意不要让水碰到肚脐部以免感染。

当孩子大一些能撑起自己的头和胸时，便可考虑让孩子坐盆洗澡的方法，此时大人只要用一只手从孩子背后及胳肢窝托住孩子的身体，便可用另一只手给孩子洗澡了。

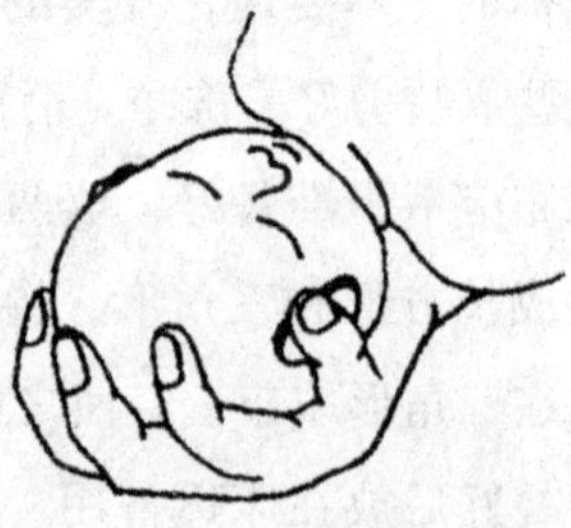

图1　给新生儿洗澡示意图

给新生儿洗澡时会发现，他的头上会有些结痂的胎泥，这时不用急着使劲给洗去，这样会损伤孩子的头皮，慢慢地随着一次次洗头洗澡它自会褪去，如几个月后还有，可用水浸泡后抹一些菜油，然后轻轻抓一抓，使之渐渐脱落净。

正确护理新生儿的脐带

新生儿出生后脐带被剪断、结扎，脐带周围新鲜的创面是细菌入侵的重要门户，如果引起感染，很容易引发败血症，因此新生儿的脐带需要认真护理。正常新生儿的脐带结扎1~2天后，既开始逐渐干瘪，5~10天即可脱落。脐带脱落初期创面发红，稍微湿润，中间有一直径2毫米左右的白色小圆圈，几天后创面就会完全干燥而愈合。所以，护理脐带的关键时期是出生后10天以内。要特别注意保持脐部干燥，切勿被尿布或其他物品弄湿。每天消毒1~2次，尤其在洗澡后可用75%的酒精棉球擦拭，并且用消过毒的纱布保护好。部分新生儿由于脐带结扎的带子变松，可有少量的渗液。如果发现盖在脐带上的纱布被血污染或浸湿时，应立即请医生重新消毒处理。如果发现脐部渗液发黄、有异味或脐部皮肤发红，说明已经发生脐炎，

应立即到医院诊治，以免感染扩散引起危险。

与父母同睡一床好吗

以往我国大部分家庭的住房条件不好，孩子也不止一个，通常没有条件让新生儿独睡一屋。现在住房条件改善了，各家大多又只有一个孩子，有了让新生儿独睡的条件。许多父母看到外国电影里都是让孩子独睡一屋的，于是认为这可能对培养孩子的独立性有好处，对父母自己的休息也有利，因此也想考虑让孩子独睡。

这个问题自然还没有定论，但美国著名儿童心理学家和教育家戴安娜·哈莹经过多年的研究和心理咨询实践，认为美国孩子过强的反社会倾向、美国成人中过高的患孤独症及其他心理疾病的比例，与美国父母习惯于让新生儿从一开始便独睡一屋有关。戴安娜·哈莹博士还发现，独睡一屋的新生儿患婴儿猝死症的比例比与母亲同睡一床的要高得多。哈莹博士从人类最初聚在一起抵御灾祸、动物幼仔都安然与母亲朝夕相拥，以及东方国家习惯于母子同睡一床而婴儿猝死症发病率相对较低等因素考虑，认为婴儿该与母亲同睡一床，至少该睡在母亲身边的小床上，这样有利于

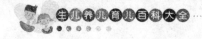

增进亲子感情、有利于母亲及时照顾婴儿的需求、有利于培养心理健康的孩子，因为让一个刚出世的婴儿独自面对黑暗、独自对付晚上自身的需求，对孩子身心肯定不会有好处。

不少母亲发现，婴儿能辨别，甚至追寻母亲的气味。母亲与婴儿同睡一张大床，等婴儿睡熟后，母亲如换位置睡到床的另一头，婴儿不久便会在睡熟的状态下寻味转过头来向母亲靠近，渐渐把脑袋拱入母亲怀中。从这一点可以看出，婴儿本能地需要与母亲在一起，我们中国人传统的母子同床而睡的习惯是符合婴儿生理心理的需要的。

当然，与父母同睡一床需要注意几点：一是注意不要把孩子挟在腋下睡，冬天不要让大棉被压着孩子的脸，以免发生婴儿窒息的意外；二是夏天不要让孩子挤在父母中间睡，孩子体温高，需较好地散热，不然会长湿疹和痱子；三是室内不要抽烟或有刺激味，要保持通风，又要避免冷风直吹孩子。夏夜在睡觉时婴儿会把所有盖的都蹬掉，父母不时起来给盖单子很辛苦，可考虑在一条毛巾的两个角上缝上系带，晚上给孩子裹上并系上带，这样孩子便不会蹬掉了。

新生儿哪种睡姿好

新生儿躺在床上时，妈妈要不断地帮助他变换体位，不要让他长时间平卧或侧卧。由于新生儿的头颅骨骨缝没完全闭合，长期处于一种姿势，头颅可能会变形。新生儿可适当俯卧，俯卧时要有人看护，以免出现呼吸不畅甚至窒息的危险。

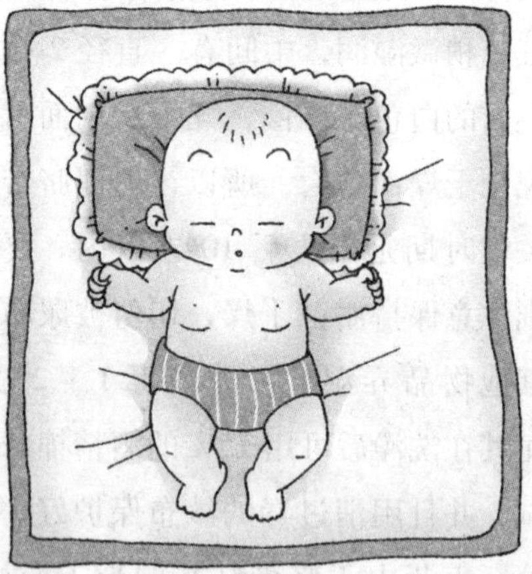

不论采用什么体位，都不要将新生儿包裹得太紧，更不要用带子紧紧捆绑，以免妨碍其四肢的活动和胸部的运动。一般在新生儿出生的第一天，应采用头高略低于脚的侧卧位，以利于新生儿吐出在分娩时吸入的羊水和黏液。第二天，即应让新生儿的上半身和头部的高度高于下半身，一般不必枕枕头，如使用枕头，高度也不要超过3厘米~4厘米。在每次喂奶后，宜让新生儿右侧卧位，以利于胃的排空，可防止漾奶，并可避免漾奶时奶液吸入呼吸道，引起窒息。

新生儿吃手怎么办

不少新生儿有吃手的习惯，我国民间有的地方有把新生儿的手用布裹起来或戴上小手套以防止婴儿吃手的做法。其实不用这样，不少胎儿在母亲子宫内就有吃手指的习惯，我们在产房里时常会看到新生儿在盘秤上称重时吃着手指的现象，这不是什么病或坏习惯，而是有助于新生儿早期练习手口协调能力的，这是新生儿开始身体各部协调能力练习的第一步。专家认为允许新生儿的手能自由活动，使其口和手能建立联系、协调活动，有利于今后发展手的技巧，也为其今后手眼的更好协调打下了基础。所以只要孩子不抓破自己的脸，不必太在意，如指甲太长时给他剪短一些，每日保持其手的清洁就可以了。

给新生儿包蜡烛包好吗

民间传统有将新生儿包在蜡烛包里的习惯，通常是用方形小被子把孩子对角包起来只露出脸部。这种形式对给刚出生的新生儿保暖很有好处，抱新生儿外出也很方便，但因为使新生儿手脚受束缚不能动，对新生儿身体的发育、肢体的成长不利。由于新生儿出生后的两三个月内还会保留在母亲子宫内的姿势，两臂、两腿呈“W”形，民间认为用蜡烛包会使孩子的四肢变直、有助于纠正孩子的体形。其实不包蜡烛包孩子的四肢同样也会长直的，目前城里的新生儿已很少包蜡烛包，他们长大后体形并不弯曲，而且由于一开始四肢便可自如伸展踢腾，新生儿会更具活力。

所以为了让孩子能更好地活动四肢，建议新父母不要整日给新生儿包蜡烛包，可买一些新生儿连衣裤或上下分开的柔软的新生儿服给孩子穿。

如何对付爱哭闹的新生儿

有些新生儿特别爱哭闹，尤其是晚上，闹得父母难以睡好觉，如父母白天要上班，孩子的哭闹便会严重影响他们的身体甚至情绪。“总是哭得天昏地暗，我恨不得把他从窗口扔出去!”有的父母会这么说。民间还有把这类孩子称作“夜哭郎”，用一些迷信方法来处理，其实这是荒谬、不会有效果的。

一般来说，孩子哭闹总是有其原因的，身体有需求，又不会说话，10个月以内的新生儿只有用哭来表达自己的需求，这是大自然母亲给他的能力。婴儿的哭通常有这么几个原因：一是饿了，醒来要吃；二是尿湿了，底下冷着难受，希望大人能给换尿布；再是身体不舒服，可能是盖得太多或穿得太多而觉得热，或是太少而觉得冷，或是房间太闷等原因；还有可能是孩子身体有病不适。如果你给孩子喂了食、换了尿布、处理了冷热，孩子还是老哭，并且连续几天、几星期甚至长期如此，并伴有脾气急躁、夜惊和多汗等，或是在给换尿布时、穿脱衣服等特殊时候哭得厉害，最好带孩子去看看医生，因为这类哭很可能是孩子身体有病。我们遇到过的最多的情况是孩子患了肠绞痛、贫血等疾病或是出生时不小心胯关节脱臼。也有些孩子是因为体内内分泌不平衡，如中医所说的气过强实者易感觉憋闷、不耐烦，这类孩子只要去看一看中医，用汤药调理一下就可以了。

遇到孩子爱哭的情况，父母千万不能不耐烦，要细心寻找原因，并替孩子及时解决，因为孩子爱哭通常只有一个原因，那就是他感觉不舒服。

当然稍大一些的婴儿也会因要大人抱而哭，有的孩子总是在大人抱完想把他放到床上时哭，对这类撒娇式的哭，大人可稍不加理睬，最好的方法是把他放下，然后逗逗他，或在他头上方挂上一些彩色玩具，以使孩子转移注意力。同时大人自己也要注意，不要老抱着、临睡前拍着，甚至颠着孩子，使孩子养成了依赖习惯，到大人不抱、不拍、不颠时便要哭闹。总之，孩子出生后不久大人就要注意，千万不要无意间便养成了孩子过娇的习惯。

新生儿眼、耳、鼻、口的护理

经阴道娩出的新生儿，可能受到产妇阴道分泌物的沾染，如有阴道炎症存在，病菌便可能侵入宝宝的眼、耳、口腔、鼻腔处，从而引起各种炎症。为了保证和促进新生儿的正常发育，应对新生儿的眼、耳、鼻、口做好护理保健。

1. 眼睛护理

新生儿出生后，由于产道的挤压和羊水的刺激，可出现眼睑水肿、眼珠发红等现象，所以，新生儿刚刚出生时，医生会用眼药水作处理。新生儿回家后，眼睛要保持清洁，每天可用棉花球或纱布蘸净水，由内侧向眼外角两侧轻轻揩拭。如果发现眼结膜充血、眼眵多等现象，可用0.25%氯霉素眼药水滴眼。

新生儿房间光线不可太强，尤其是夜里，新生儿睡眠时不要开灯睡。白天新生儿睡眠时，应拉上窗帘，以利于眼睛的休息。否则，可使新生儿视网膜生理调节受到干扰，时间长了会影响视力。

放在新生儿床上或床边的玩具，要经常变换位置，让新生儿从不同的角度去欣赏。注意若玩具总是固定在一个地方，时间长了可引起新生儿斜视或弱视。

床头两边的光线要一致。若一侧光线较强，新生儿的眼睛会出现生理性保护反应，该侧眼睛会眯起来，瞳孔也会缩小，时间长了，可引起该眼睑下垂、眼裂小及双侧瞳孔调节不协调，从而影响视力。

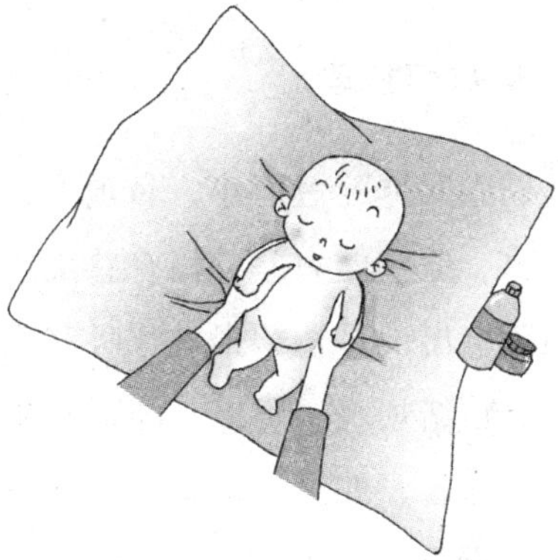

2. 耳朵护理

正常新生儿外耳道干燥，无分泌物，不需要特殊护理，更不能用棉棒挖、擦外耳道。为防止水、奶汁或其他液体流进耳内，在给新生儿喂奶时最好将其抱起，尤其是用奶瓶喂奶时更要如此。否则，从口角流出来的奶汁很容易流入外耳道，引起中耳炎。

当新生儿突然出现烦躁不安、哭闹发烧时，应检查一下双侧耳朵，看有没有触痛和牵拉痛。当新生儿入睡后大人碰到其耳朵时他如果会突然醒来哭闹，或喂奶一侧耳朵朝下受压时，新生儿总是啼哭不肯吃奶，则说明耳道有疼痛，妈妈应想到有患中耳炎的可能，要及时到医院检查。否则，等到耳朵流脓时才发现，可能鼓膜已穿孔，治疗不及时会影响婴儿的听力，造成终身遗憾。

3. 鼻腔护理

新生儿鼻腔短而小，鼻道窄，血管丰富，适应能力差，稍有感染或过冷，就会出现鼻塞、张口呼吸和吸吮困难，情绪烦躁。所以，加强新生儿呼吸道通畅，就更显得重要。如发现新生儿鼻塞，要及时采取以下方法：用母奶点一滴在新生儿鼻腔中，使鼻污软化后，用棉丝等物刺激鼻腔致使新生儿打喷嚏，以利于分泌物的排出或用棉签蘸少量水，轻轻插入鼻腔清除其分泌物。注意动作一定要轻柔，切勿用力过猛损伤黏膜，造成鼻出血。治疗新生儿鼻子不通气时，一般不用药物，实在非用不可时，一天最多只能滴一次，每次滴一滴（小儿专用药），切忌长时间用药，以免新生儿产生依赖性，造成药物性鼻炎。

4. 口腔护理

新生儿的口腔黏膜非常光滑，又没有牙齿，食物的残渣无处滞留，且口腔内产生的大量唾液，有较大的流动性，可起到清洗口腔的作用，使病菌不容易在口腔中停留和繁殖，所以一般不需要清洗。但人工喂养的新生儿应注意，哺喂的牛奶温度不要过热，以免造成口腔黏膜损伤。

有的新生儿在牙龈或上腭上出现一些黄白色或白色的芝麻样颗粒，俗称“马牙”，这不是真正的牙齿，也不是病态，不需要作任何处理。

从大小便看健康状况

正常的新生儿出生后，在 24 小时以内应排出第一次大便，一般为墨绿色，黏稠似胶，无明显臭味，此称为“胎便”。若新生儿在出生 24 小时后仍无胎便排出，就应由医生检查有无先天性的胃肠道畸形。新生儿无大便时，最常见的畸形是先天性肛门闭锁（俗称“无屁股眼”）。胎便一般在 3 ~ 4 日内即可过渡到正常的大便。

吃母乳的新生儿，大便会呈黄色，黏稠、糊状、无臭味。喝配方奶的新生儿，大便为黄色，较干燥，有时可混有奶瓣、有臭味。正常新生儿的大便次数相差较大，一般吃母乳的新生儿大便次数较多，每日 2 ~ 3 次，喝配方奶的新生儿大便次数较少，每日 1 ~ 2 次。但个别的新生儿每日大便可达 3 ~ 5 次，也有 2 ~ 3 天大便 1 次的，只要大便时不困难，大便内无黏液、脓血或呈水样便，就属于正常。

如果新生儿大便次数增多，呈水

样、蛋花汤样，或大便内有较多的黏液，有腥臭味，或大便颜色有异常，如白色、绿色或血样便，则应到医院诊治。

若新生儿每隔 2 ~ 3 天或更长时间才大便一次，每次大便量很多，或伴有腹胀、呕吐等，应怀疑是否为巨结肠病，也应到医院检查。

新生儿在出生后不久即应排出小便，若在出生后 48 小时仍未排尿，则属于病态，需及时就诊。正常的新生儿每天小便可达 7 ~ 12 次，为淡黄色或无色，清亮透明，无异味。若尿的次数明显减少或尿的颜色异常，为红色或深红色，能染黄尿布，或者气味异常、有臭味、霉味，都属不正常，应及时到医院检查。

新生儿抚触益处多

1. 为新生儿做抚触的方法

出生 24 小时的新生儿即可开始接受抚触，抚触可以提高新生儿的免疫功能，科学正确的婴儿抚触为其体魄健康、智商及情商的开发创造了良好的条件。观察后发现，宝宝在经过抚触后大都会很安静，睡得香，醒来也很高兴。那些睡眠有障碍的宝宝在经过抚触以后也能很快入睡，并睡眠平稳。实验还发现，经过抚触的早产儿食欲都有所增加，吃奶量增多，体重也长得快，到产后 42 天复查时，发现他们的体重、身长、头围都比没有抚触的宝宝要明显增加。一般建议在洗完澡后、午睡或晚上睡觉前、两次哺乳间进行，以增加体内的免疫物质。抚触应从头面部、胸部、腹部、四肢到手、足、背部有次序地进行，每次时间先从 5 分钟开始，以后逐渐延长到 15 ~20 分钟，每日 1 ~2 次。

（1）脸部抚触

在手掌中倒适量婴儿油，将手搓热。从新生儿前额中心处开始，用双手拇指轻轻往外推压，然后依次推压眉头、眼窝、人中、下巴。这些动作可以舒缓脸部因吸吮、啼哭及长牙所造成的紧绷。做 6 个节拍。

（2）胸部抚触

双手放在宝宝的两侧肋缘，先是右手向上滑向宝宝右肩，复原；换左手，方法同前。这个动作可以顺畅呼吸循环。做 6 个节拍。

（3）手臂按摩

双手先捏住宝宝的一只胳膊，从上臂到手腕轻轻挤捏，再按摩小手掌和每个小手指。换手，方法同前。这个动作可以增强手臂和手的灵活反应，增加运动协调功能。做6个节拍。

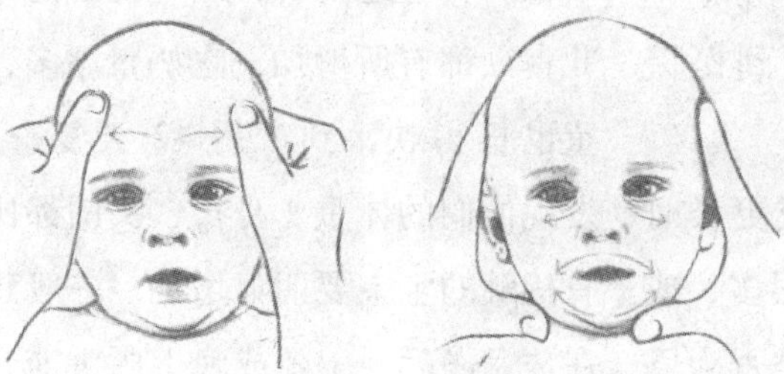

图2 脸部抚触

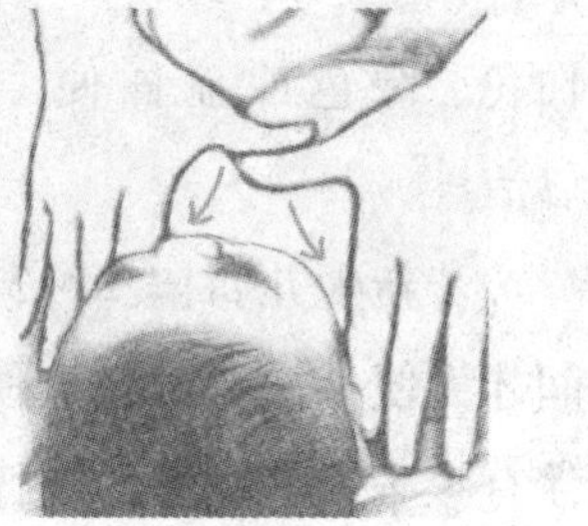

图3 胸部抚触

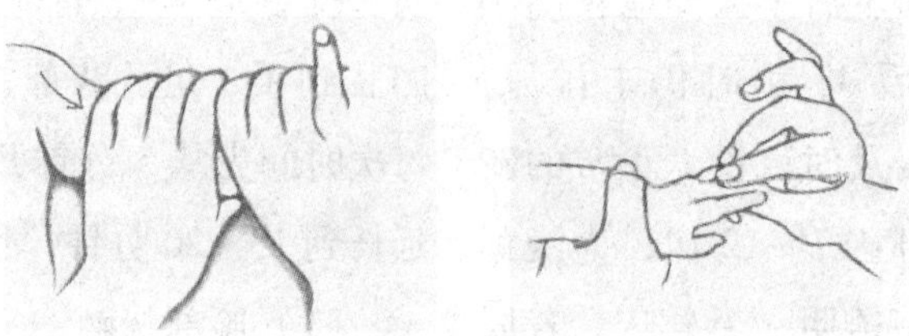

图4 手臂按摩

（4）腹部抚触

在宝宝腹部以顺时针方向按摩。这个动作可以加强婴儿内排泄功能，有助排气缓解便秘。按摩动作要在婴儿下腹结束（右下方），这是排泄器官所在部位，目的是把排泄物推向结肠。注意：在脐痂未脱落前不要进行这个按摩动作。做6个节拍。

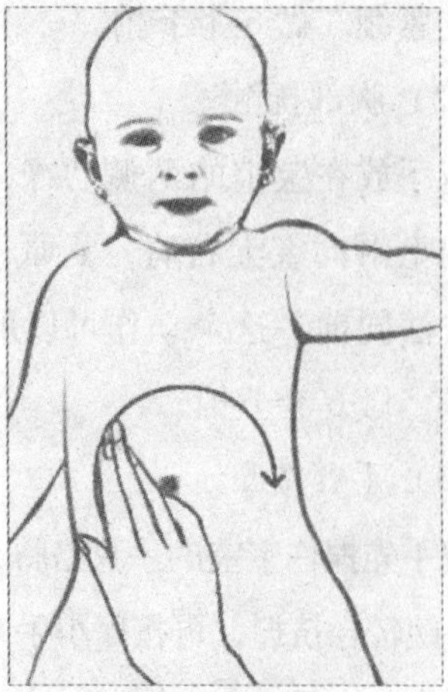

图5 腹部抚触

（5）腿部抚触

从宝宝的大腿开始轻轻挤捏至膝、小腿，然后按摩脚踝、小脚及脚趾。这个动作是增强腿和脚的灵活反应，增加运动协调功能。做6个节拍。

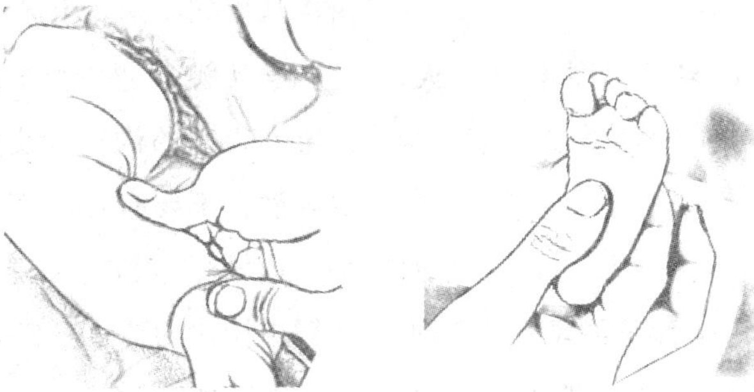

图6　腿部抚触

（6）背部抚触

将宝宝趴在床上（注意宝宝脸部，使其呼吸顺畅），双手轮流从宝宝头部开始沿颈顺着脊柱向下按摩，再用双手指尖轻轻从脊柱向两侧按摩。动作结束后，还可将手轻轻抵住宝宝的小脚，使宝宝顺势向前爬行（注意：新生儿做1~2个爬行动作即可）。这个动作可以舒缓背部肌肉。做6个节拍。

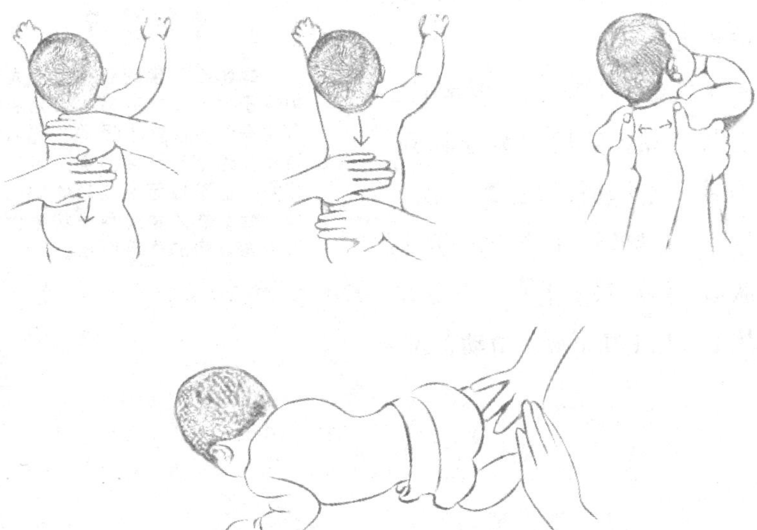

图7　背部抚触

2. 给新生儿做抚触的注意事项

•动作要轻柔，力度不要太大，只要让手掌、手指轻轻滑过宝宝皮肤即可。

•宝宝吃奶前后30分钟~1小时内，以及宝宝情绪异常激动时，都不要给宝宝作抚触。最好在睡前或者洗澡后，两次喂奶之间进行。

•给新生儿做抚触时室内温度最好在28℃以上。新生儿全裸时应在可调温的操作台上进行，台面温度在36℃~37℃左右。

•给宝宝按摩时，观察宝宝反应，总结出宝宝喜欢的按摩方式和按摩部位，作为重点经常重复，不必要每次都按部就班。

•一次按摩的时间也不要太长，先从5分钟开始，然后逐渐延长到15~20分钟，每个动作重复2~3次。

•按摩前，妈妈可以给自己双手涂点润肤霜，然后双手手心向下覆在宝宝身体上，从上往下缓缓滑动，腹部可以打圈按摩，头部和躯干部位，可以从中间向两侧滑动。

•抚触不是一种机械操作，要和宝宝有很好的沟通和交流。周围环境要安静，不要有强噪声。可以一边抚触一边轻轻地和宝宝说话，或播放一些轻柔愉快的音乐。

•抚触时应注意新生宝宝的个性差异，如健康情况、行为反应、发育阶段等。无论抚触进行到任何阶段，如果出现以下的反应，如哭闹、肌张力提高、兴奋性增加、肤色出现变化或出现呕吐等现象，都应立即停止。

专家提示

妈妈与宝宝的感情建立发展相较于爸爸比较容易，因为有些事情是爸爸替代不了的，那么爸爸就在给宝宝按摩的事上多出点力吧，这不但可以减轻妈妈的负担，更重要的是有利于加强宝宝与爸爸之间的感情联系。

新生儿（0～28天）疾病护理和预防

颅内出血

新生儿颅内出血可因产前缺氧或分娩过程中的产伤所致，而以后者多见。缺氧多发生于早产儿，产伤多见于足月产儿，特别是臀位产儿，但也可见于剖宫产儿。症状的轻重取决于出血的部位和出血量的多少，出血量少发生在大脑表面者症状不明显，或仅见某侧肢体抽搐。其他部位出血而且量较多时，患儿可见嗜睡、尖叫、昏迷、斜视、抽风、呼吸不规则、四肢瘫痪或强直、前胸隆起、后颈强直。患儿应立即住院治疗。部分存活者可留下神经系统后遗症，如智力低下、大脑性瘫痪、癫痫发作等。

• 要绝对保持安静，头部略高位，运送进医院时动作要轻稳。在护理上要集中进行，操作要轻，免洗澡，少挪动，以免加重出血。

• 要注意观察病情变化，如烦躁不安、尖叫、呼吸暂停等情况。如有抽搐应立即报告医生处理。

• 危重患儿不能喂奶，病情好转后可选用小孔奶头，先少量试喂，若无青紫表现，可逐渐增加奶量。喂奶中要注意有无发憋，否则易引起窒息或呛奶，发生引入性肺炎。

• 预防肺炎，颅内出血的患儿呼吸浅表，吞咽能力差，呼吸道易为分泌物堵塞，为呼吸道感染创造了有利条件，所以更易感染肺炎。

• 如患儿原在住院治疗，出院后仍应按医生交代，定期去医院复查。如出院时患儿有肢体活动不灵等后遗症，应通过被动运动及按摩，促进肌力恢复，减轻肢体麻痹后遗症。

破伤风

新生儿破伤风的发生是由于出生时脐带消毒不严，破伤风杆菌自脐部侵入体内致病，所以一般叫“脐风”。破伤风症状多在生后4～6天出现，也即人们所谓“四六风”。最早出现的症状是牙关紧闭，故而又称为“锁口风”。如用板压舌时嘴咬得更紧，口难以张开，就应想到破伤风的可能。吸奶时嘴裹不住奶头，不会吸

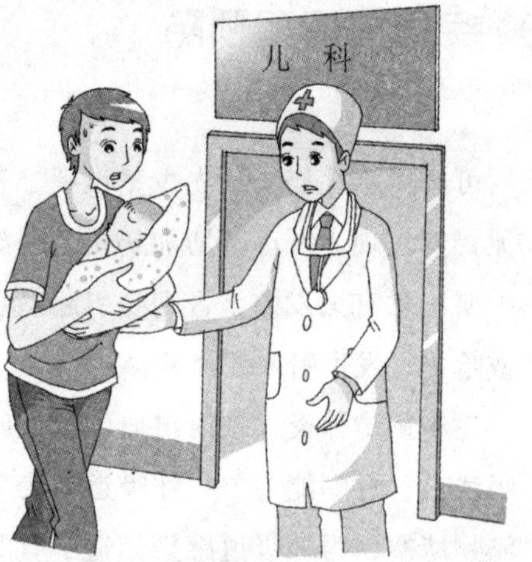

吮，吞咽也困难。继而出现肌肉痉挛性抽搐，出现苦笑面容，四肢呈阵发性抽搐，刺激时抽搐加剧，其预后与发病早晚和治疗迟早有关，发病越早，病情越重，预后越差。治疗用药只能解决游离出血中的毒素，对已与神经组织结合的毒素不起作用，无济于事。所以，治疗越早，与神经组织结合的毒素越少，效果就好。早期治疗的病死率在3%以下，晚期则在15%以上。晚期病例留下的后遗症多。新生儿破伤风是完全可以预防的，只要做到新法接生，严格消毒处理脐带，即可杜绝。

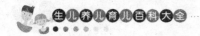

新生儿破伤风一般均应住院治疗。有些基层医院往往由家长陪住护理，病情较轻者可在家医治。要保持室内安静，避免强光、大声喧哗、敲打用物、碰击床头、护理动作过重等，这些均可诱发痉挛发作。护理操作要尽量集中进行，尽量减少对患儿的刺激。病情稳定后开始喂奶，先用滴管，后用奶头，喂奶要耐心细致，不能太急，以防窒息。恢复期坚持每天按摩肢体，促进肢体活动功能恢复，减少后遗症。

硬肿症

新生儿硬肿症表现为皮下脂肪硬化和水肿。硬肿症的发生与新生儿受寒、早产、感染、缺氧有关。新生儿皮下脂肪组织中饱和脂肪酸含量较成人为多，其熔点高，在低温时易凝固。新生儿硬肿症多发生在冬季，早产儿或由感染所致者可发生在夏季。多数发生在出生后不久或7～10天内。婴儿体温低于35℃，不会哭或哭声低，不会吸吮，动作少，皮肤及皮下组织变硬，重则如按硬橡皮样。皮肤硬肿先从肢外侧开始，继而整个下肢、臀部、面颊、上肢变硬。如仅为下肢硬肿，且非由感染引起者，可在家采取保暖措施，用温暖棉襁褓包裹，或置放热水袋。

1. 复温

使体温逐渐上升，切忌体温骤增，体温上升太快易引起肺出血。应每小时测体温一次。体温在35℃以下时，可用热水袋保温，水温由50℃逐渐增加至70℃左右。复温至35℃后，继续用热水袋使体温保持在35℃～36℃，应每4小时测体温一次。

2. 喂养

复温至34℃后才能开始喂奶，吸吮力弱者可用滴管喂奶，吞咽功能逐渐恢复后，可改用小孔软奶头试喂，无发憋、青紫时再增加奶量。

3. 要给新生儿勤换体位

观察受压部位皮肤颜色，防止压伤。注意热水袋不能直接触及身体，以免造成烫伤。

4. 细致观察新生儿的呼吸、面色改变

如呼吸浅表，面色发青、发灰，有内出血的可能。如鼻腔喷出红色泡沫样液体，说明有肺出血。

核黄疸

核黄疸是指中枢神经细胞核被未结合胆红素黄染而取名。血清中胆红素含量增高时隐约可见到黄疸，但并非有黄疸时均会引起核黄疸。新生儿发生核黄疸必须有两个条件：一是未结合的胆红素增高时，即溶血性黄疸时。如结合胆红素增高，不致发生核黄疸。未结合胆红素为脂溶性或亲脂性，可以通过血脑屏障而进入脑内与神经核结合，而结合胆红素则不能。另一个条件是未结合胆红素必须增高到一定高度才能发生核黄疸。核黄疸症状的轻重与新生儿的日龄和血清中未结合胆红素的数量有关，日龄小、未结合胆红素较高者，症状重；反之则症状轻。有核黄疸的新生儿，早期表现为反应差、嗜睡、吸吮无力、拒奶，继而出现尖叫、凝视、眼球震颤、头向后仰、角弓反张、抽风等。治疗核黄疸的关键在早期，晚期多有不同程度后遗症，主要有智力落后、手足徐动、抽搐、听觉和视觉障碍等。

新生儿黄疸原因较多，处理和预后也不同，所以首先要识别生理性黄疸和病理性黄疸。

- 婴儿出生后24小时左右出现黄疸时，应立即送医院，应考虑新生儿溶血症。如治疗延误，可造成严重后果，导致死亡或核黄疸。

•即使是出生后 2 ~3 天出现的黄疸，以生理性黄疸为主，也应观察黄疸加重的程度。如黄疸持续超过1周（早产儿超过两周）或黄疸不仅不减轻反而加重，应带孩子去医院，排除病理性黄疸的可能。

•对有黄疸的婴儿应注意检查脐部及皮肤有无化脓性病灶。要注意婴儿的一般情况，食欲、精神反应、呼吸表现，如有异常，应考虑感染引起的黄疸。

•要注意大便的颜色，如大便呈灰白色或白陶土色，要考虑有无先天性胆道闭锁的可能。

•有核黄疸的婴儿，出院后应坚持做肢体被动锻炼及智力训练，定期去医院复查。周岁以及每 3 个月复查一次，周岁后每年复查一次，坚持到 7 岁。

肺炎

新生儿肺炎包括吸入性肺炎和感染性肺炎，如吸入的羊水已有细菌污染，则吸入性肺炎和感染性肺炎并存。单纯吸入性肺炎，无须特殊处理，经数日即可消失。感染性肺炎患儿应住院治疗。新生儿肺炎时症状往往不典型，无婴幼儿肺炎时的喘憋、咳嗽等呼吸道症状，常有的表现为反应差、哭声弱、吸吮力差、呛奶、厌食、口吐白沫、面色苍白、唇周发青、体温甚至不升。病情严重时才见到呼吸急促、表浅，鼻翼扇动等症状。有时医生检查肺部也发现不了异常，X 线透视也可正常，而需做 X 线肺部摄片才能确诊。

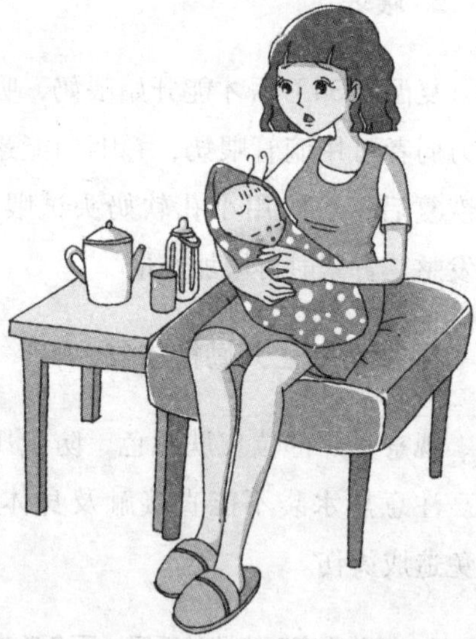

•室内空气要保持新鲜，阳光充足，每日通风 3 ~4 次，每次 10 ~30 分钟。通风时要注意患儿的保暖，避免对流风。有条件者，可将患儿先抱至另一卧室，经通风关窗后再抱至原室。室温应保持 22℃ ~25℃，室内湿度 55% ~60% 为宜。

●保持呼吸道通畅，如鼻腔有分泌物或鼻痂时，可用棉棒或镊子小心地取出，患儿有喘憋时可取半卧位。可少量多次喂水，以清洗口腔，防止痰液黏稠，减轻呼吸道阻塞，缓解呼吸困难等。

●喂奶要小心，呼吸困难明显者，用滴管或鼻饲法。一般患儿也应选用小孔奶头喂奶，以免引起呛咳。如系母乳喂养，可将乳汁挤出，用匙慢喂，速度要慢。喂奶过程中要注意呼吸情况，有无发憋、青紫。

●密切观察病情变化：包括定时测体温、脉搏、呼吸等，如体温在39℃以上，可用物理降温（浸过凉水的毛巾敷于前额部），或适当减少被褥。如体温超过40℃以上，可用酒精（或用白酒）加温水擦身。新生儿忌用阿司匹林退热，因药物降温对新生儿效果不大，而且还可使凝血酶原减少，导致全身性出血。病情加重时，应送医院治疗。

皮肤脓疱病

新生儿皮肤娇嫩，易被擦伤，继发细菌感染而发生脓疱。穿着过多，室温过高，易长痱子，继发细菌感染而成痱毒。所以，新生儿要注意皮肤清洁，每天洗擦，天暖应洗澡，天冷可擦身。如同时有反应差、吸奶不好、哭声无力或烦躁等表现，应带孩子去医院检查。因为小小的脓疱病，也可能发展成败血症。

新生儿低血糖症

新生儿低血糖症多发生于生后数小时至1周内，目前多主张不论月龄，血糖低于2.2毫摩尔/升即诊断为低血糖症。患儿表现为反应迟钝、哭声尖或弱、多汗、面色苍白、体温不升、阵发性呼吸暂停、阵发性青紫、震颤等。如血糖过低，持续时间较长，可使脑细胞受损，留下智力低下等后遗症，其中尤以早产儿、低体重产儿以及糖尿病母亲所生婴儿的发生率为高。

对可能发生低血糖的新生儿应从生后1小时即开始喂奶（或鼻饲），可喂母乳或婴儿配方奶，24小时内每2小时喂1次。新生儿一旦出现低血糖症状，无论症状轻重，均应去医院静脉输入葡萄糖，至能用口服葡萄糖维持正常血糖后，才开始喂奶。

新生儿低钙血症

如果血钙总量低于1.8毫摩尔/

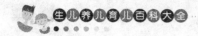

升或游离钙低于0.9毫摩尔/升，称为低血钙征。新生儿早期低血钙是指出生后3天内发病者，常见于早产儿、准妈妈有糖尿病或妊娠毒血症所生婴儿，主要原因是甲状腺功能不足。新生儿晚期低血钙是指出生2天以上至3周发病者，多见于人工喂养的婴儿，是由于牛乳中磷含量高致使血钙降低。出生后3周出现的低血钙与维生素D缺乏有关。新生儿低血钙时不一定均有症状，轻者仅有不安、惊跳，重症则有惊厥。需要确诊，应取血测定血钙含量。轻者可服用钙剂，重症伴惊厥者应住院治疗，静脉输入葡萄糖酸钙，症状控制平稳后，可出院在家继续服用钙剂。

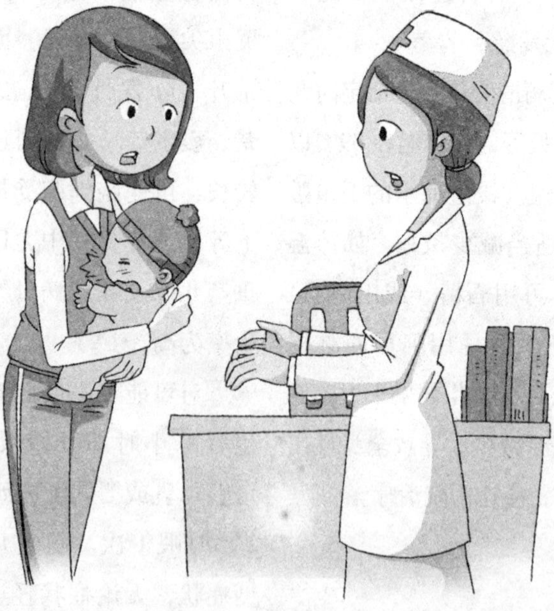

婴儿（1个月~1岁）的喂养与护理

从出生28天到周岁，为婴儿期或乳儿期。婴儿期是人的一生中发育最快、变化最大的时期。婴儿在不断与成人的交往中，中枢神经系统，主要是大脑，发育迅速，条件反射不断形成，体格发育快，学会了很多东西。在这一年里，婴儿除了吃奶、睡觉外，还不断地变得会笑、会坐、会爬、会站，开始学走路，会逗乐，会叫爸爸、妈妈，慢慢会说话，听到“再见”会摆手，并且能对周围环境作出反应：或笑、或哭、或怒。但是这个阶段中，婴儿的消化能力还比较弱，容易发生腹泻或呕吐。由于大脑皮质功能尚不成熟，高热、外界侵入的毒素或其他不良刺激，易引起抽风等神经症状。因此，必须适应婴儿这个阶段的生长发育特点，正确合理地喂养、抚育和护理。父母要了解有关的喂养知识，并能正确掌握和运用，才能使宝宝健康成长。

婴儿的生长发育

1. 1~2个月婴儿的生长发育

（1）体格发育

到这个月的月末，也就是婴儿满2个月时：

- 体重正常范围男婴为4.9千克~7.1千克，女婴为4.5千克~6.6千克。

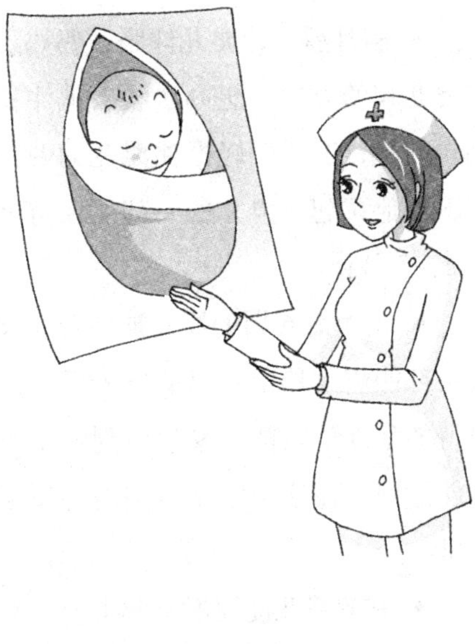

• 身长正常范围男婴为 54.4 厘米～62.4 厘米，女婴为 53.0 厘米～61.1 厘米。

• 头围正常均值男婴为 39.1 厘米，女婴为 38.3 厘米。

• 胸围正常均值男婴为 39.5 厘米，女婴为 38.7 厘米。

• 前囟 2 厘米×2 厘米，部分婴儿前囟缩小；后囟及骨缝基本闭合。

（2）动作发育

①大动作发育

这个月，婴儿出现的大多是没有什么规则的不协调动作。

• 俯卧时将婴儿侧转的头移至中线位置，逗引举头，有时面部可以离开床面少许距离，但稍停片刻头又会垂下来。

• 满月后，让婴儿仰卧，妈妈站在婴儿脚的方向，想办法吸引他注视妈妈的脸，然后轻轻握住婴儿的两只手腕将他拉起，婴儿的头部能保持竖直 2～5 秒钟。

• 出生后 6 周的婴儿被抱着立起时头部能竖直稳定。早的出生后 3 周时就能掌握该技能，晚的要到 4 个月才能达到，在这个年龄范围内都属于正常。

• 有的婴儿能屈肘支起上身。早的出生后 3 周时就能达到该技能，晚的要到 4 个月才能达到，在这个年龄范围内都属于正常。

②精细动作发育

手的动作并不受意识的支配，常常是胡乱摇动，碰到物体时可出现抓握反应。

• 用细柄的拨浪鼓触碰婴儿的手掌，他会紧紧握住 2～3 秒钟不松手。

• 开始发现自己的手，喜欢玩自己的手指，能打开和合拢手指。

• 喜欢把手指或物品放进嘴里“尝一尝”。父母可以给婴儿提供一些能够放在嘴里咬，又没有被吞进去的危险的玩具，这也是婴儿的一种探索行为。

（3）感知觉发育

①视觉发育

• 出生 6 周的婴儿已经能够看清 30～60 厘米远的物体。

• 会注视抱着他的人，玩具在眼前晃动时能立即注视玩具，视野范围超过 90°。可以在婴儿的床头挂一些会动的彩色玩具让他看。

• 6～8 周时开始出现头眼协调，对水平方向移动的物体眼可跟随转动达中线，并注视 20 秒，但当物体移出视线时还不会跟踪。

②听觉发育

• 静卧睁眼时若听到突然的声音

会立即闭上眼睛。

• 在哭闹或手脚活动时听到突然的声音会停止哭闹或终止活动。

• 听见柔和悦耳的音乐会面露笑容并安静地倾听。

• 睡眠中突然听到尖叫或刺耳的音乐时，如摇滚乐、吹打乐等时，会表现出全身扭动、手足摇动等烦躁不安的样子。

• 2 个月左右会辨别声音的方向，在婴儿近处发出声音，如摇铃铛，婴儿会缓缓转过脸。

③其他感觉发育

• 在品尝甜、咸、酸等不同的味道时会表现出不同的反应。

• 对强烈的刺激气味表现出不愉快。

• 出生后 2 个月对痛刺激反应开始敏锐，女婴对疼痛较男婴敏感。

2. 2 ~3 个月婴儿的生长发育

（1）体格发育

到这个月的月末，也就是婴儿满 3 个月时：

• 体重正常范围男婴为 5.7 千克 ~8.0 千克，女婴为 5.2 千克 ~7.5 千克。

• 身长正常范围男婴为 57.3 厘米 ~65.5 厘米，女婴为 55.6 厘米 ~64.0 厘米。

• 头围的增长速度比胸围慢，男婴正常均值为 40.5 厘米，女婴为 39.5 厘米。

• 本月多数婴儿胸围实际数值开始达到甚至超过头围，男婴正常均值为 41.2 厘米，女婴正常均值为 40.1 厘米。如果胸围小于头围，表示婴儿身体较瘦，应增加食量。

• 前囟为 2 厘米 ×2 厘米。

（2）动作发育

①大动作发育

• 俯卧位时能将头竖直并保持在中线，而不是转向一边；头部能持久抬至 45°，下颏离开床面大约 5 厘米 ~7 厘米；还能从竖直位让头低下，而不是无力地垂下。

• 随着颈紧张反射的减弱与消失，3 个月左右时，仰卧位头可随看到的物品或听到的声音转动 180°。

• 能从侧卧转到俯卧，也能从俯卧变成侧卧。早的出生后 3 周时就能达到该技能，晚的要到 5 个月才能达到，在这个年龄范围内都属于正常。

• 90% 的婴儿在出生后 2 ~7 个月时能从仰卧转到侧卧（达到该技能的平均年龄是 4.5 个月）。

• 俯卧位能交替踢腿，这是匍匐的开始。

• 扶立时髋、膝关节屈曲。

②精细动作发育

•用拨浪鼓柄触碰婴儿的手掌，婴儿能握住拨浪鼓，让拨浪鼓在手中停留一会儿，还可以把拨浪鼓举起来。

•仰卧时能用手指抓自己的身体、头发和衣服。

•会伸手够积木块，能用手够悬挂的玩具，但不一定能成功。早的1个月时就能达到该技能，晚的要到5个月才能达到，在这个年龄范围内都属于正常。

(3) 感知觉发育

①视觉发育

•仰卧时将拨浪鼓放在婴儿手中，能注视手中的拨浪鼓而不是看附近的东西，但还不能举起来看；将拨浪鼓从其头上部向胸上方移动，两眼能跟随拨浪鼓上下移动；把拨浪鼓拿到婴儿胸上方，引起婴儿注意后拿着拨浪鼓围绕其面部转圈圈，目光有时能跟随拨浪鼓转动，但不很随意。

•把大物体放在婴儿视线内，如积木或杯子，婴儿能够持续地注意。最好每天抱婴儿出去看一看外面的世界，训练他主动寻找刺激物的能力。

•已经具备初步的双眼视觉，即利用两眼与物体距离的不同发现物体的远近。

•有区别颜色的能力，能够看到红色、橙色、绿色和黄色，随后可以看到蓝色。注视彩色圆盘的时间要比注视灰色圆盘的时间长。父母可以提供一些颜色醒目的玩具，以吸引婴儿的注意。

•喜欢看图形的细节，喜欢注视带小格子的棋盘图案。

•开始更仔细地探究人脸的内部特点，注视点更多地停留在人的眼睛和嘴巴部位。

②听觉发育

对能够发出声音的手铃和脚铃非常感兴趣，听见摇铃的声音会把身子和头都转过去，并尝试着用手去抓。父母可以给婴儿提供容易抓住的、能发出不同声响的、具有不同颜色的玩具，比如沙球、响板等，让婴儿自由地触摸、敲打，发出各种声音，激发婴儿的兴趣。

③其他感觉发育

•出生10~12周的婴儿已有一定的大小恒常性。

•能通过口腔触觉区别不同的物品。

3. 3~4个月婴儿的生长发育

(1) 体格发育

到这个月的月末，也就是婴儿满

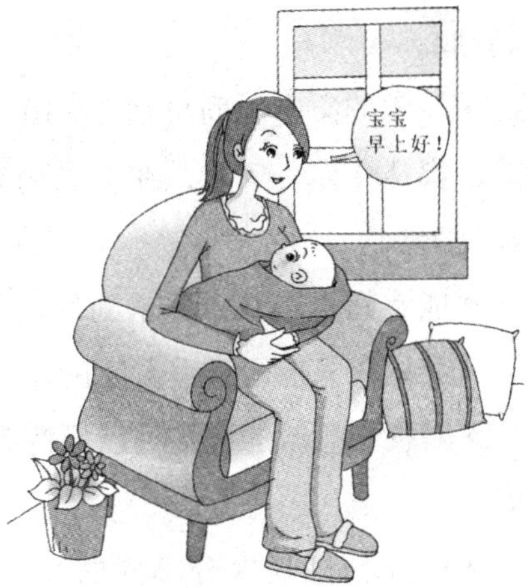

4 个月的时候：

• 体重正常范围男婴为 6.2 千克 ~ 8.7 千克，女婴为 5.7 千克 ~8.2 千克。

• 身长正常范围男婴为 59.7 厘米 ~ 68.0 厘米，女婴为 57.8 厘米 ~ 66.4 厘米。

• 从这个月开始，头围的增长速度慢于胸围的增长速度，男婴正常均值为 41.6 厘米，女婴为 40.6 厘米。

• 胸围实际数值已经超过头围，男婴正常均值为 42.3 厘米，女婴为为 41.1 厘米。

• 前囟正常均值为 2 厘米 × 2 厘米。

（2）动作发育

出生 3 个月后，婴儿的动作能力发展很快：

①大动作发育

• 在直立状态时能竖直头部，自由地扭转头部四处张望。

• 从仰卧位被扶起时，头仅表现为轻微后仰。

• 腰肌开始发育，扶着髋部时能坐。

• 3 ~4 个月是婴儿翻身能力发展的关键期，也是身体协调性、腰臂力量、手脚力量和平衡能力发展的关键期。这个月，婴儿开始出现被动翻身的倾向，到 6 个月时就能比较自如地翻身了。学会翻身可以扩大婴儿的视觉范围，使其接收到外界更多的信息和刺激，还可以增强四肢肌肉及腰腹肌肉力量，为日后学爬打下基础。翻身可以促进婴儿空间智能进一步发展，刺激婴儿的前庭平衡觉，促进感觉统合功能发展，对促进婴儿的智能发展有重要意义。

• 用双手扶着婴儿的腋下让婴儿站起来，然后松手（手不要离开），婴儿能在短时间内保持直立姿势，然后臀部和双膝弯下来。

②精细动作发育

• 3 个月时握持反射消失，手经常处于张开状。把拨浪鼓放在婴儿手里时，他能握住半分钟左右。如果用悬环触碰婴儿的手掌，能抓住悬环并将其举起来，有时会主动抓握。

•把婴儿抱到桌前，不论桌面上是否有玩具，他的手指都会比较活跃地摸、抓桌面。当桌上有婴儿感兴趣的东西时，婴儿会尝试着去拿东西，但对距离判断还不准确。

•大约在3个月零3周时，大拇指会和其他4个手指相对，能更稳当地抓握东西。早的2个月时就能掌握该技能，晚的要到7个月才能掌握，在这个年龄范围内都属于正常。4个月时，让婴儿仰卧在小床上，把拨浪鼓放到他的小手里，鼓励他摇动拨浪鼓，观察他能否将拨浪鼓拿到眼前看并主动摇几下。

•喜欢用手敲打玩具，让其发出声音以引起大人的注意。

(3) 感知觉发育

①视觉发育

•有了双眼视觉，两眼可以一致运动注视物体。在这之前，婴儿难以通过视觉来确定一个物体的位置、大小和形状，因此还无法准确地在大脑中获得信息，以指导他伸手去拿到一个玩具。

•视网膜发育更加成熟，能由近看远，再由远看近。

•把一个有黑白相间条纹的圆筒放在婴儿眼前，同时水平方向移动、转动圆筒，婴儿的眼球会追随圆筒来回转动。

•视觉的集中时间可达7~10分钟，距离达4米~7米，在1米内有共轭能力。

•能看到直径0.3厘米的红色小丸，并会用一只或两只手去接触它。

•对视觉刺激的记忆可以保持24小时。

•已能精细地区分不同的面孔，能分辨两张中等相似程度的陌生人的照片，还能认出妈妈的照片，看到妈妈的照片时会高兴地笑起来。

•能辨别彩色与非彩色，喜欢看明亮鲜艳的颜色，不喜欢看暗淡的颜色。

•开始认识物体是三维的，而不是二维平面的。

②听觉发育

•3~4个月时头耳协调，头能转向声源，听到悦耳的声音会微笑。

•看不到父母时，对父母的声音也会保持微笑或保持安静。

•到4个月时婴儿已经能够准确地根据声音定位，确定声源的位置了。父母可做一个简单的测试：在离婴儿耳朵15厘米处的水平方向摇铃，观察他的反应，如果婴儿能回头寻找声源则说明他具备这一能力。

③其他感知觉发育

• 能区分 31.5℃ 与 33℃ 水温的差别。

4. 4~5 个月婴儿的生长发育

(1) 体格发育

到这个月的月末，即婴儿满 5 个月时：

• 体重正常范围男婴为 6.7 千克~9.3 千克，女婴为 6.1 千克~8.8 千克。

• 身长正常范围男婴为 61.7 厘米~70.1 厘米，女婴为 59.6 厘米~68.5 厘米。

• 头围正常均值男婴为 42.6 厘米，女婴为 41.5 厘米。

• 胸围正常均值男婴为 43.0 厘米，女婴 41.9 厘米。

• 前囟为 1 厘米×2 厘米。

(2) 动作发育

①大动作发育

• 在俯卧时能够把头、胸抬离床面，抬头角度与床面呈 90°左右，并能两眼朝前看，保持这个姿势。

• 4 个月后拉手成坐位时头部不再向后仰。

• 用手将婴儿的胸腹托起悬空时，婴儿的头、腿和躯干能保持在一条直线上。

• 俯卧位，当头保持在 90°时，如果一只手臂伸直而另一只手臂弯曲，可不自主地滚向伸出手臂的一侧，从俯卧位变成仰卧位。早的 2 个月时就能做到，晚的要到 7 个月才能达到该技能，但只要在这个时间段都属于正常。

• 能靠坐。

• 仰卧时会出现抬腿动作。

②精细动作发育

• 平躺在床上时双手会自动在胸前合拢，手指互相接触，双手呈相握状。

• 在握住拨浪鼓后能将它保留在手中 1 分钟左右。

• 能够摇动和注视拨浪鼓，但如果拨浪鼓掉下去不能再把它拿起来。

• 会用 5 个手指和手掌心抓握小玩具，5 个指头几乎并拢，将东西紧贴手心，这种拿法叫作“大把抓”。

• 能抓住近处的玩具。抱婴儿坐在桌子旁，在桌子上离婴儿小手约 2.5 厘米处放一玩具，鼓励他去抓取，观察他能否用一只手或双手取到玩具。

• 在探究物体时双手已能互相调节，可以用一只手拿着一个东西，用另一只手的手指指点着看这个东西。有些婴儿在双手合抱吊起的物品时学会用两只手同时抓住一个玩具，在玩的过程中会放掉一只手，只用其中一只手握住玩具，一会儿又双手合握，玩一会儿再放掉另一只手，使玩具传到不同的手上。这种传手发生在婴儿出生后140~150天，是无意的传手。有意地将一物从一只手放入另一只手中大概发生在婴儿出生后170~180天或者更迟一些。传手是手技巧进步、双手协调的标志。

•无论拿到什么东西都会和手一同塞入嘴里。

（3）感知觉发育

①视觉发育

•这个月，婴儿的大脑信息传递及肌肉控制能力都达到了一个新的水平，能够完成类似伸手拿玩具的动作。可以给婴儿一些容易抓握的摇铃来练习这种抓握技能，否则婴儿可能就会伸手来抓妈妈的头发、眼镜或耳环等物品。

•能够注意动来动去的玩具，当物体运动时能把该物体从背景物体中分离开来。

•当玩具掉在婴儿看得见的床面上，或当婴儿正在明确注视玩具时大人移动玩具，婴儿能转头去寻找。当小红球慢慢移动过桌面并且让它掉到桌下时，婴儿能将头转向桌边，看着小红球消失的地方。

•两眼能注视放在桌上有颜色的小丸，如糖丸、彩色小球等。

•由于视敏度的发展，开始能辨别更多的颜色。能够把各种颜色归于红、蓝、黄、绿4个范畴，这和我们成人的红、绿、蓝三原色已经相当接近。在4个月婴儿的眼里，两种不同的蓝色都被看成蓝色，但如果你给他们看黄色和绿色的两个东西，他们就能分辨出来。心理学家认为，这种对颜色的分辨能力似乎是天生的，因为这个年龄的婴儿还不可能通过语言学会各种颜色的名字。父母应给婴儿准备一些颜色鲜艳的玩具或挂图，婴儿常穿的衣服也最好是颜色鲜艳的。

•初步形成视觉的大小恒常性（同一物体不管远近都知道是一样大）。

•能够通过一些部件辨别出一个物体，这是萌生物体永恒性概念（当暂时未看到一件物品的时候知道这件物品仍然是存在的）的初步征兆。因此，这时婴儿特别喜欢玩儿藏猫猫的游戏。妈妈可以用两手蒙住自己的脸，然后突然放开，婴儿看到妈妈的脸一会儿出现、一会儿消失，会觉得很有趣。

②听觉发育

•对听到的声音有定向能力，比

如在婴儿一侧耳后大约 15 厘米处摇铃，如果婴儿听到了会转过头向发声的方向寻找声源。对于熟悉的声音，如隔壁房间传来的声音、室外动物的叫声或其他响亮的声音，能主动寻找声源。

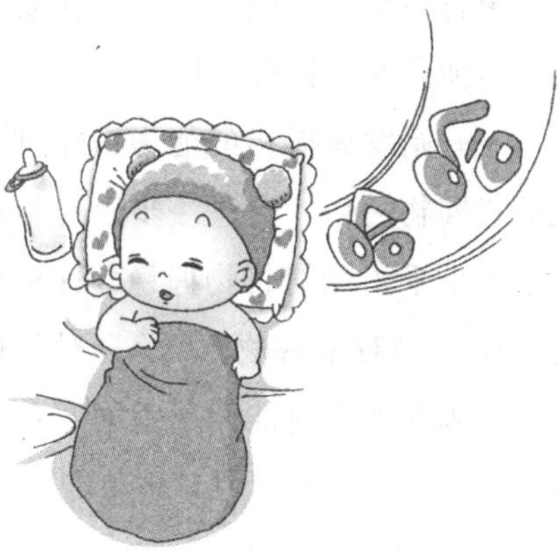

• 听觉不断改善，更加主动积极地倾听周围人们的说话，喜欢把注意力集中于母语的有意义的语音变化上。

• 对发声的玩具很有兴趣。父母可以给婴儿准备一些这样的玩具，如八音盒、摇铃、拨浪鼓、各种形状的吹塑捏响玩具等。在婴儿醒时，可在婴儿耳边轻轻摇动玩具，发出响声，引导婴儿转头寻找声源。当婴儿熟悉了这种游戏后可以更换不同的玩具，让婴儿倾听不同的音质和音响。

③其他感觉发育

这个月是婴儿味觉发育的敏感期。

5. 5 ~ 6 个月婴儿的生长发育

（1）体格发育

到这个月的月末，也就是婴儿满 6 个月的时候：

• 体重正常范围男婴为 7. 1 千克 ~ 9. 8 千克，女婴为 6. 5 千克 ~ 9. 3 千克，是出生时的 2. 6 倍。

• 身长正常范围男婴为 63. 3 厘米 ~ 71. 9 厘米，女婴为 61. 2 厘米 ~ 70. 3 厘米，比出生时增长了约 20 厘米。

• 头围均值男婴为 43. 3 厘米，女婴为 42. 2 厘米。脑重达 600 克左右，小脑的发育达到高峰，以后减慢。

• 胸围均值男婴为 43. 9 厘米，女婴为 42. 9 厘米。

• 前囟为 1 厘米 × 2 厘米。

• 个别婴儿出牙 0 ~ 2 颗。固体食物使牙龈强健，有利于牙齿萌出，因此应鼓励婴儿咬一些饼干、烤馒头片之类需要咀嚼的食物。

（2）动作发育

婴儿的动作开始由无意识变为有意识。

①大动作发育

• 俯卧位前臂可以伸直，手撑

起，胸及上腹部离开床面，能自己从俯卧位翻成仰卧位。

• 会用双手撑住身体像蛤蟆样靠坐，逐渐到自己放手坐稳。90% 的婴儿在出生后 5 ~ 9 个月时会独坐（达到该技能的平均年龄是 7 个月）。

• 仰卧时能举起伸直的两腿，看着自己的脚丫，还能从仰卧位翻滚到俯卧位，并把双手从胸下抽出来。

• 俯卧时四肢喜欢乱踢腾，大人用手顶住婴儿的脚掌心，婴儿可以随着蹬腿动作向前移动。

• 大人用双手扶住婴儿的腋下，让婴儿站立，婴儿的臀部能伸展，两膝略微弯曲，能支持大部分体重。当大人向上托举婴儿时，婴儿的双腿有一定的张力。

②精细动作发育

• 5 ~ 6 个月是双手协作能力产生和发展的关键期。婴儿开始学习双手传递物品或双手协作拿取、抱持物品，这个时期对培养婴儿双手的不同分工合作能力非常重要。

• 给婴儿一张纸，他能用双手抓住纸的两边，把纸撕开。妈妈可以给婴儿一些白纸（纸不能太软，太软的不好撕），上面先撕一些小口子，让婴儿练习撕。撕纸带来的嘶嘶作响以及纸的大小的变化等都能极大地激发婴儿的兴趣，他会乐此不疲地玩个不停。

最好不要用报纸、杂志、图书的纸，因为这些纸经过印刷，都含有一定的铅，婴儿又喜欢吃手，很容易使铅进入体内，引起铅超标。

• 将一块手绢或者薄布盖在婴儿脸上，他会伸手将布拉开。

• 开始发展拇指的能力，经过大把抓式握物之后，会进一步以拇指和其他 4 个手指相对将物握稳，这种握物法称为“对掌握物”。学会对掌握物后，满 6 个月时能两只手同时各抓住一个玩具，开始学习对敲和传手。

（3）感知觉发育

①视觉发育

• 调节眼睛晶体的功能达成人水平，能注视远距离的物体。

• 可通过改变体位来协调视觉，出现手眼的协调动作。

• 6 个月左右的婴儿已有深度知觉。

• 对色彩鲜艳的玩具能注视 30 秒。

②听觉发育

能区别爸爸或妈妈的声音，能欣赏玩具中发出的声音。

6. 6～7个月婴儿的生长发育

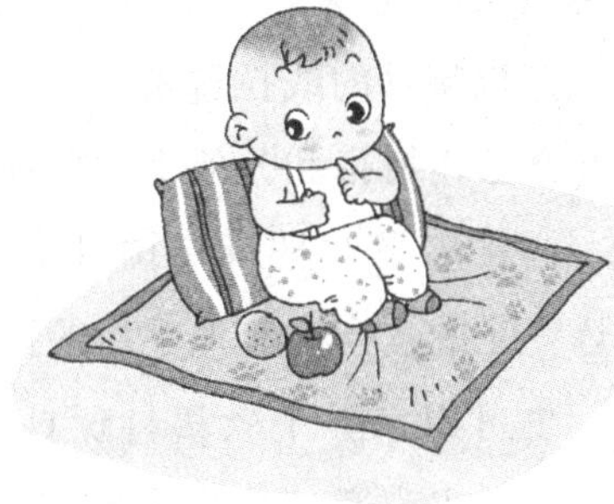

（1）体格发育

到这个月的月末，也就是婴儿满7个月的时候：

• 体重正常范围男婴为7.4千克～10.3千克，女婴为6.8千克～9.8千克。

• 身长正常范围男婴为64.8厘米～73.5厘米，女婴为62.7厘米～71.9厘米。

• 头围均值男婴为44.0厘米，女婴为42.8厘米。

• 胸围均值男婴为44厘米±1.9厘米，女婴为42.9厘米±1.9厘米。

• 前囟为1厘米×2厘米。

• 大多数婴儿大约在6个月前后出第一颗牙。

（2）动作发育

①大动作发育

• 拉手成坐位时头部主动离开床面抬起，腰背直挺并主动举头，能自由活动，身子不摇晃。坐在童车或带围栏的椅子里能直起身子，不倾倒，当身子倾倒后能自己再坐直。

• 婴儿从6个月时开始，在父母的帮助下出现不熟练的爬行动作。爬行有助于胸部和臂力的发育，使婴儿的活动范围大大增大，有利于婴儿空间智能和感觉统合能力的发展，也有助于认知的发展，意义重大，应该加强练习。早的5个月时就开始爬行，晚的要到11个月时才会爬，90%的婴儿都在这个时间段掌握了该技能，但也有一些婴儿没有学会爬就直接学习走路了。

• 大人的双手扶着婴儿的腋下，让婴儿站立起来，婴儿的下肢能支撑体重。

②精细动作发育

6个月后，婴儿手的动作明显灵巧了，一般物品均可熟练地抓起。

• 这个月，婴儿能手指弯曲做扒弄和搔抓动作，还会用拇指和其他手指一起把身边的物品扒到自己手边。父母应该准备一些婴儿感兴趣的物品，让婴儿练习够取。物品不要离婴儿太远，因为现在婴儿还不能移动较远的距离。

• 会捏取绳子。可以在婴儿面前

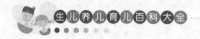

放一个能够拖拉的玩具，对婴儿说：“宝宝，把玩具拉过来。”大人可以先帮婴儿把拖拉玩具的线拉过来，然后鼓励婴儿自己用拇指和其他手指去捏取线绳，再帮着婴儿把玩具拉过来，以此锻炼婴儿的食指和其他手指的捏取能力。也可以拿一个软塑料玩具，在婴儿面前捏出声音，再鼓励婴儿自己把玩具捏出声，训练婴儿拇指和食指的小肌肉动作。

• 看见玩具或其他东西不再两手同时伸向物体，而是伸出一只手去够。

• 能两只手同时各抓住一个玩具，开始学习对敲和传手。

• 从6个月开始婴儿能够自己将手里的饼干送入嘴里，看到父母拿杯子喝水会有模仿的欲望。

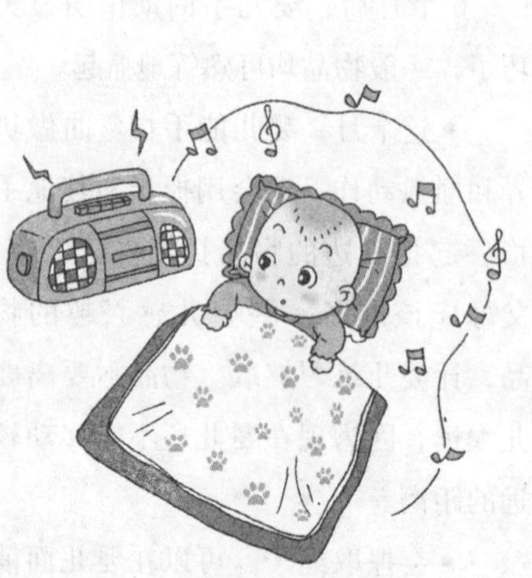

(3) 感知觉发育

①视觉发育

• 双眼视觉已经发展得相当好了，能够利用双眼视觉来察觉物体离自己的远近，从而调节手臂的动作去够摸物体。心理学家的一项最新研究证明，只要把东西从婴儿够得着的地方放得稍微远一点，使他们够不着，他们就会戏剧性地放弃够摸的努力。

• 视敏度已接近成人，更加关注那些出现在视野中的小东西，并试图用手捡起来。他甚至能够用手把葡萄干或鹅卵石类等细小的物体都耙到自己身边，然后用整只手把这些物品握在小拳头里，然后送到嘴里。这时父母一定要格外小心，避免婴儿因吞入小物品而引起意外。

• 能看出图形的边界，并且能知觉到仅存在于主观头脑中的物体轮廓线，如下图，他们能像成人一样知觉到一个正方形，在知觉的同时也力图去理解它。

• 能以平稳、细腻的眼动跟踪运动的物体，即使物体不运动也能根据其特征把它从背景物体中分离开来。

②听觉发育

• 叫婴儿的名字他会转向呼叫人，并露出友好的表情，以示回答。

• 和婴儿说话、给他唱歌时，他

能静静地看着，注视说话人的口型，有时还发出声音来回应。

• 能按照成人的意图追寻声音。

• 当电视、广播开启时能灵敏地朝向声源。

③其他感觉发育

7个月时，当刺激皮肤某点时手可准确地抚摸被刺激的部位。

7. 7～8个月婴儿的生长发育

（1）体格发育

到这个月的月末，也就是婴儿满8个月的时候：

• 体重正常范围男婴为7.7千克～10.7千克，女婴为7.0千克～10.2千克。

• 身长正常范围男婴为66.2厘米～75.0厘米，女婴为64.0厘米～73.5厘米。

• 头围均值男婴为44.5厘米，女婴为43.4厘米。

• 胸围均值男婴为44.9厘米，女婴为43.7厘米。

• 前囟为1厘米×2厘米。

• 牙齿0～4颗。

（2）动作发育

①大动作发育

• 大人用玩具逗引，婴儿能熟练地从仰卧位自己翻滚到俯卧位，仰卧时有时还可以把头抬起来。

• 在俯卧位时可以用一只手支撑身体的重量，坐起来时手能够支撑在桌面上。

• 多数婴儿在7～7个半月前后能自己坐稳，不必用手支撑身体，但身体略向前倾。早的5个月时就能独坐，晚的要到9个月时才会独坐，90%的婴儿都在这个时间段掌握了该技能。

• 7～8个月是爬行能力发展的关键期，开始出现爬行的动作，但自己爬的能力还比较差。俯卧位时，能手膝协同、腹部挨着床面用手和脚推动身体匍匐向前移动。有的能用胳膊和膝盖把身体支撑起来，摇来晃去，在原地打转。父母可以用玩具逗引趴在小床上的婴儿，观察他的反应，看婴儿是否能将身体抬高、腹部离开床面协调地移动双腿和双脚，一般可以向前爬行3步以上。早的5个月时就能做到，晚的要到11个月才能掌握该技能，但只要在这个时间段都属于正常。婴儿学爬需要几周，甚至几个月的时间，父母大可不必因为婴儿开始爬得不好而焦虑，只要给孩子多提供爬的场地和机会就可以了，孩子的成长需要时间。

• 大人用双手拉着婴儿的手臂，

婴儿能站立片刻，还能高兴地上下蹦跳。

• 扶着栏杆可以自己站起来。

②精细动作发育

• 能用拇指、食指和中指端拿起积木，并且积木和手掌之间有空隙。

• 如果大人先给婴儿一个小玩具，等他拿住后再给他另外一个玩具，婴儿会把第一个玩具换到另一只手里，再去接第二个玩具，这就是倒手。

• 开始学习两手同时抓握两个或多个物品，一般是较大的物品，如乒乓球等。

• 会用积木敲击桌子。

• 能伸手抓住远一些的玩具。

感知觉发育

①视觉发育

视力水平及深度知觉在这个月进一步发展：已经能够辨别室内的人以及房间对面的物品。妈妈可以留意日常生活中那些吸引婴儿目光的事物，比如屋顶的风扇、窗户的风铃、飘落的树叶、邻居院子里跳绳的小朋友等，有意识地带婴儿去观看他感兴趣的事物，培养婴儿对外界的兴趣。

②听觉发育

能区别语音的意义。

8. 8 ~9 个月婴儿的生长发育

（1）体格发育

到这个月的月末，也就是婴儿满9个月的时候：

• 体重正常范围男婴为8.0千克~11.0千克，女婴为7.3千克~10.5千克。

• 身长正常范围男婴为67.5厘米~76.5厘米，女婴为65.3厘米~75.0厘米。

• 头围均值男婴为45.0厘米，女婴为43.8厘米。脑重达700克左右，比出生时增加1倍，已达成人脑重的1/2。

• 胸围均值男婴为45.2厘米±2厘米，女婴为44厘米±1.9厘米。

• 前囟为1厘米×2厘米。

• 牙齿0~4颗。

（2）动作发育

①大动作发育

• 经过前几个月的手膝爬行，婴儿的肌肉已经具备了一定的控制精细动作的能力。这个月，当大人拉着婴儿的时候，他可以站一会儿，靠着家具或墙壁也可以站一会儿。早的5个月时就能扶站，晚的要到12个月时才会，90%的婴儿都在这个时间段掌握了该技能。

•俯卧的时候喜欢翻身转成坐姿。

•能平稳地独坐 10 分钟以上，并自如地伸手拿玩具，身体能随意向前倾然后再坐直。

②精细动作发育

婴儿到了 8 个月，手的动作会变得更加灵活：

•能用拇指和食指捏起桌上的小东西。这一时期是发展拇指、食指对捏动作的关键时期，如果抓住这一时期积极对婴儿进行训练，将对婴儿的智力启蒙很有益处。

•食指的能力有了很好的发展，食指能独立操作，会抠洞、按开关、拨转盘。

•喜欢把物品扔出去，然后再去寻找。

•倒手的动作更加熟练。

•已经能够很熟练地从父母端在手里的杯子里喝到水了。

（3）感知觉发育

①视觉发育

•可较长时间看 3～3.5 米内人物的活动。

•能注视画面上的单一线条，视力保持在 0.1～0.2。

②听觉发育

•对外界的各种声音，如车声、雷声、犬吠声表示关心，会突然转头看。

•即使是微弱的声源靠近婴儿的耳朵，他也能转头寻找声源。

•听到一种声音突然变换成另一种声音时能立刻表示关注。

9. 9～10 个月婴儿的生长发育

（1）体格发育

到这个月的月末，也就是婴儿满 10 个月的时候：

•体重正常范围男婴为 8.2 千克～11.4 千克，女婴为 7.5 千克～10.9 千克。

•身长正常范围男婴为 68.7 厘米～77.9 厘米，女婴为 66.5 厘米～76.4 厘米。

•头围均值男婴为 45.4 厘米，女婴为 44.2 厘米。

•胸围均值男婴为 45.6 厘米，女婴为 44.4 厘米。

•前囟为 1 厘米×1 厘米。

•牙齿 0～6 颗（2 颗下门牙、4 颗上门牙）。

（2）动作发育

①大动作发育

•这个月婴儿已经能够爬得很好，当妈妈把婴儿放在地板上，他会自己开始爬。他用左右手和膝盖交替着爬，把身体的重量放在两膝和一只手上，另一只手可以伸出来拿自己想要的东西。他还能从爬的姿势转变为坐的姿势。

• 从9个月开始，婴儿扶着小床或围栏时会自发地抓住栏杆站起来，直到身体完全直立，但不能从站位坐下。婴儿双手扶站时要蹲下用一只手捡物，就只能用一只手扶站，这将为逐渐练习独立站稳做准备。

能够自己站起来是大动作发展最重要的里程碑之一，因为这显示了腿和躯干的稳定性及力量，而这些都是行走所必需的。同时，它也表明婴儿具备了完成目标的动机——例如，去够桌上的红色积木。

• 大人拉着婴儿的双手，婴儿能走3步以上。

②精细动作发育

• 会有意识地模仿父母敲击积木（双手合到中间，用一块积木击打另一块积木，而不是偶尔将两块积木碰到一起）。

• 能从杯子里取出积木，还能将积木拿起投放到杯子中。

• 能识别垂直距离，害怕高处和边缘，当发现自己快要从床上掉下来的时候就会停止活动。

• 能提取出一个完整图像的信息（如用手电筒移动地照一只大象时，虽然不能照到大象的全身，也知道那是一只大象）。

10. 10～11个月婴儿的生长发育

（1）体格发育

到这个月的月末，也就是婴儿满11个月的时候：

• 体重正常范围男婴为8.4千克～11.7千克，女婴为7.7千克～11.2千克。

• 身长正常范围男婴为69.9厘米～79.2厘米，女婴为67.7厘米～77.8厘米。

• 头围均值男婴为45.8厘米，女婴为44.6厘米。

• 胸围均值男婴为45.9厘米±2厘米，女婴为44.6厘米±1.8厘米。

• 前囟为0厘米～1厘米×1厘米。

• 牙齿2～8颗（下门牙2～4颗，上门牙0～4颗）。

（2）动作发育

①大动作发育

• 可有意识地从站到坐，并控制身体坐下时不跌倒。

• 俯卧爬行时腹部可以离开床面，四肢协调。

• 这个月，婴儿很喜欢自己拉着家具站起来，并能一只手扶着家具弯下身，用另一只手去拿地上的玩具，然后再站起来。

• 扶着栏杆能抬起一只脚再放下，如此反复。

• 能双手扶着栏杆，一边移动手一边抬起脚在围栏里横着走 3 步以上。

②精细动作发育

• 喜欢双手拍掌。

• 手眼协调又有长进：能打开用纸张包裹的玩具；会用手剥开食物包装袋，从中取到食物；会从图形板上取出图形块，还会将图形块放回去。

• 能伸出任何一只手的食指去碰触物体，或伸出食指指人、指物或抠小物品。

• 用拇指和食指的指端捏起小东西的动作已经比较熟练、迅速，如果将小药片等放在桌面上，婴儿会伸手去抓，一两次就能抓到。如果将绳子放在婴儿能抓到的桌面上，他也能用拇指和食指的侧面很快地把绳子捏起来。还能将杯子里的东西取出来。

• 双手能从桌面各拿起一块积木，并将积木靠近或对敲，好像是把两块积木同时举起来进行比较似的。

• 当家人向空中扔一些可以慢慢落下的东西（如气球、丝巾）时会有伸手去抓的倾向。

• 在听到“把××给我”时能把某物拿过来；听到“××在哪儿”时会用目光寻找某物。

• 听到隔壁房间有声音时能惊异地歪着头倾听。

• 能寻找视野以外的声音。

• 隐蔽地接近婴儿，轻声叫他名字时，他会转头寻找声源。

11. 11~12 个月婴儿的生长发育

（1）体格发育

到这个月的月末，也就是孩子满 1 周岁的时候：

• 体重正常范围男婴为 8.6 千克~12.0 千克，女婴为 7.9 千克~11.5 千克，是出生时的 3 倍。

• 身长正常范围男婴为 71.0 厘米~80.5 厘米，女婴为 68.9 厘米~79.2 厘米，是出生时的 1.5 倍。

• 头围均值男婴为 46.1 厘米，女婴为 44.9 厘米。

• 胸围均值男婴为 46.2 厘米，女婴为 45.1 厘米。

• 前囟为 0 厘米~1 厘米×1 厘米。

• 牙齿 2~8 颗（门齿 2~8 颗）。

（2）动作发育

①大动作发育

• 不需要大人扶就能站起来，并

且能自己站一会儿（2 秒钟以上）。早的 10 个月时就能独站，晚的要到 1 岁 3 个月时才会独自站立，90% 的婴儿都在这个时间段掌握该技能。

• 这个月是行走能力发展的关键期，是身体平衡能力、身体与四肢协调能力获得发展的重要时期。婴儿喜欢扶着家具从一处走到另一处（一边移动手一边抬脚横着走），对房间进行探索。如果爸爸、妈妈扶着婴儿的双手，给予一定的鼓励，婴儿会努力做出交替迈出双腿向前走的动作。

②精细动作发育

• 喜欢推、拉或者扔东西，喜欢开关橱柜的门。

• 手眼的协调有进步，能捏起细小的东西往瓶子里放，但不一定准确。快满周岁时会将硬币投入钱罐的小缝隙中。

• 喜欢将一些物品放到容器中，然后再把它们拿出来。

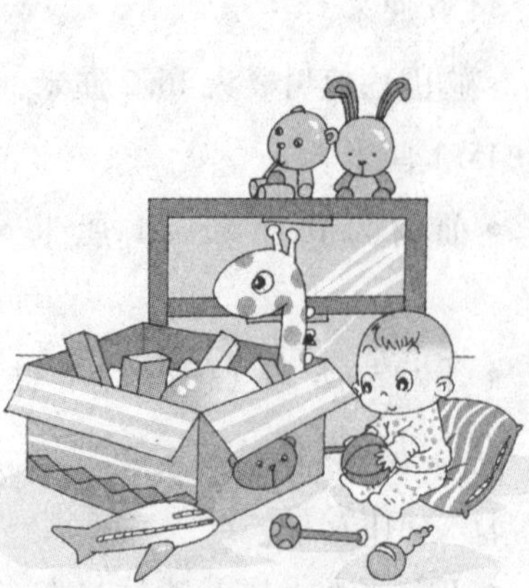

• 会拿蜡笔乱画。

• 会拿勺子吃几口饭。

• 能把两块积木摆放到一起。

婴儿的营养需求

婴儿期是人一生中生长发育最快的时期，也是婴儿完成从子宫内生活到子宫外生活的过渡期。婴儿期良好的营养，是一生体格和智力发育的基础，亦是预防成年慢性疾病如动脉粥样硬化、冠心病等的保证。由于婴儿期的生长极为迅速，对营养素的需要极高，而各器官的发育尚未成熟，对食物的消化吸收能力有限。因此，如何科学喂养确保婴儿的生长发育就显得极为重要。

1. 能量

能量是生命中一切生化过程和生理功能的基础，由三大产能营养素碳水化合物、蛋白质和脂类供给。

婴儿对能量的需要包括以下 5 个方面：

（1）基础代谢

基础代谢（basal metabolism，BM）是指人体维持生命的所有器官所需要的最低能量需要。基础代谢一般以每小时、每平方米体表面积的产热量为单位，以千焦耳/（平方米·小时）表示。单位时间内的基础代谢称为基础代谢率（basal metabolic rate，BMR），一般是以每小时所需要的能量为指标。

在人的一生中，婴幼儿阶段是代谢最活跃的阶段。由于婴幼儿体表面积相对较大，代谢组织所占比例大，故基础代谢率较成人高。婴儿基础代谢率的能量需要约占总能量的60%，以后随着年龄增长而相对减少，7岁时每日需要量与成人相仿。不同器官在基础代谢中所占的比例也随年龄增加而有所不同，如婴幼儿期脑代谢占总基础代谢的1/3，到成人期则减少到1/4；而肌肉消耗的能量在婴幼儿期仅占8%，成人期则占30%。

（2）活动所需

除了基础代谢外，体力活动是人体能量消耗的主要因素。用于肌肉活动所需的能量个体差异极大，不同年龄、同一年龄的不同个体、同一个体在不同的时间内所消耗的能量均不同。好哭多动的婴幼儿比年龄相仿的安静的孩子所需要的能量可高3～4倍。

（3）食物的特殊动力作用

人体摄取食物而引起的机体能量代谢的额外增多，称食物的特殊动力作用。主要表现为摄食后的即刻影响，即胃肠道消化、吸收、胃肠蠕动增强等造成的代谢增加，以及其后食物代谢过程中所产生的热。三大产能营养素中以蛋白质的特殊动力作用最大，可使代谢增加30%，脂肪和碳水化合物分别增加4%和6%。婴儿时期食物中蛋白质含量较高，此项能量约占基础代谢能量的12%～13%，采用混合膳食的幼儿约占总能量5%。

（4）生长所需

这部分能量为儿童所特有，其需要量与儿童的生长速度成正比。1岁以后此项所需约占总能量的30%～40%，至青春期又增高。

（5）排泄的消耗

未经消化吸收的食物排泄至体外所损失的能量通常占总能量的10%以内，当腹泻和消化功能紊乱时可成倍增加。

上述5项能量的总和即是能量需要的总量。应该强调的是，能量需要存在明显的个体差异，疾病状态下能量需要应根据具体病情调整。持续的能量摄入大于机体的消耗，多余部分便以脂肪的形式储存起来；反之则动用储存的脂肪。

正常新生儿每天所需要的能量是

成人的3～4倍，2000年我国营养学会建议新生儿第1周时能量需要约为251千焦耳/（千克/天）；第2周、第3周时约需419千焦耳（千克/天）；第2～6个月时约需461～502千焦耳（千克/天）；6～12月约需419千焦耳（千克/天）。

人体的能量来源是食物中的碳水化合物、脂类和蛋白质。这三类营养素普遍存在于各种食物中。粮谷类和薯类食物含碳水化合物较多，是膳食能量最经济的来源；油料作物富含油脂，能量高；动物性食物一般比植物性食物含有更多的脂肪和蛋白质；但大豆和坚果类例外，它们含丰富的油脂和蛋白质；蔬菜和水果一般含能量较少。

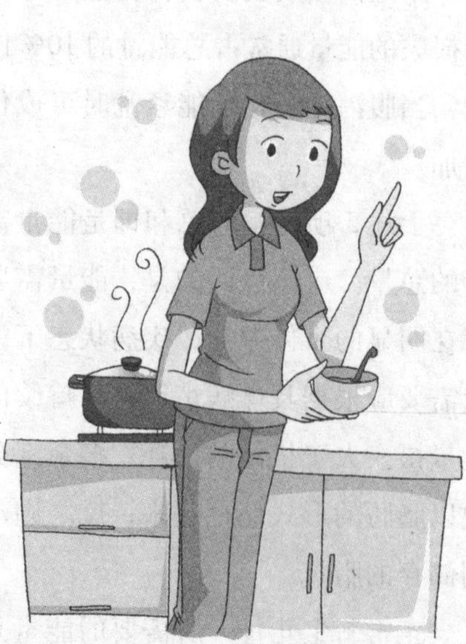

食物中的营养素在消化道内并非100%吸收。一般混合膳食中碳水化合物的吸收率为98%、脂肪95%、蛋白质92%。所以，三种产能营养素在体内实际产生能量则为：

1克碳水化合物：17.15千焦耳×98%＝16.81千焦耳（4.0千卡）

1克脂肪：39.54千焦耳×95%＝37.56千焦耳（9.0千卡）

1克蛋白质：18.2千焦耳×92%＝16.74千焦耳（4.0千卡）

三类产能营养素在体内都有其特殊的生理功能并且彼此相互影响，如碳水化合物与脂肪的相互转化及它们对蛋白质有节约作用。因此，三者在总能量供给中应有一个恰当的比例。根据我国的饮食特点，成人碳水化合物供给的能量约占总能量的55%～65%，脂肪占20%～30%，蛋白质占10%～15%为宜。年龄越小，蛋白质及脂肪供能占的比例越大。

2. 蛋白质

蛋白质是构成人体组织、器官的主要物质，也是生命活动不可或缺的物质，就这一点来说，蛋白质以及核酸是生命存在的基础和主要形式。蛋白质在人体内不仅参与构成各种组织、器官和组成体液，而且是保证生命运行的各类重要生命活性物质的核心成分，如各式各样的酶、激素、免疫物质及运载微量营养素的载体等。人体所含蛋白质总量约占体重的16%，接近人体干物质重量的一半。

蛋白质是由碳、氢、氧、氮等化学元素按照一定模式组成的复杂高分子化合物，在动植物界广泛存在。人体通过食物获得蛋白质，在消化道中蛋白质被胃蛋白酶分解为肽，再经过胰蛋白酶、肠肽酶等作用，分解为游离的氨基酸。

组成蛋白质的氨基酸有20多种，其中只有一部分可以在体内合成，其余的则不能合成或合成速度不够快。不能合成或合成速度不够快的氨基酸必须由食物供给，称为必需氨基酸。迄今，已知人体的必需氨基酸有9种：异亮氨酸，亮氨酸，赖氨酸，蛋氨酸，苯丙氨酸，苏氨酸，色氨酸，缬氨酸，组氨酸。对婴幼儿来说，由于合成氨基酸的功能尚处于发育和完善过程中，必需氨基酸则有10种，即除上述9种外还有精氨酸。另有6～8种随着婴幼儿的成长，功能成熟后可自行合成或部分合成的氨基酸，被称为条件必需氨基酸，包括牛磺酸、酪氨酸、甘氨酸、丝氨酸、脯氨酸、谷氨酰胺、胱氨酸及半胱氨酸等。

（1）蛋白质的生理功能

①构成和修复组织

蛋白质是构成机体组织、器官的重要成分，人体各组织、器官无一不含蛋白质。肌肉组织和心、肝、肾等器官均含有大量蛋白质；骨骼、牙齿乃至手指甲、脚趾甲也含有大量蛋白质；细胞中蛋白质约占细胞内物质的80%。从某种意义上说，身体的生长发育就是蛋白质的不断积累。蛋白质对生长发育期的儿童尤为重要，只有摄入足够的蛋白质方能维持组织的更新。

②调节生理功能

机体生命活动之所以能够有条不紊地进行，有赖于多种生理活性物质的调节。而蛋白质是构成多种重要生理活性物质的成分，参与调节生理功能。如核蛋白构成细胞核并支持细胞功能；酶蛋白具有促进食物消化、吸收和利用的作用；免疫蛋白具有维持机体免疫功能的作用；收缩蛋白，如肌球蛋白具有调节肌肉收缩的功能；血液中的脂蛋白、运铁蛋白、视黄醇结合蛋白具有运送营养素的作用；血红蛋白具有携带、运送氧的功能；白蛋白具有调节渗透压、维持体液平衡的功能；由蛋白质或蛋白质衍生物构成的某些激素，如垂体激素、甲状腺素、胰岛素及肾上腺素等都是机体的重要活性调节物质。

③供给能量

蛋白质是人体能量来源之一。当机体所需能源物质供能不足时，如长期不能进食或消耗量过大时，体内的糖原和贮存脂肪已大量消耗之后，将依靠组织蛋白质分解产生氨基酸来获得能量，以维持必要的生理功能。

（2）需要量及膳食参考摄入量

婴儿生长迅速，不仅蛋白质的需要量按每单位体重计大于成人，而且需要更多的优质蛋白质。婴儿比成人所需必需氨基酸的比例大。6个月的婴儿对必需氨基酸的需要量比成人多5~10倍。除成人需要的8种必需氨基酸外，婴儿早期肝脏功能还不成熟，还需要由食物提供组氨酸、半胱氨酸、酪氨酸以及牛磺酸。人乳中必需氨基酸的比例最适合婴儿生长的需要。对于蛋白质的需要量，人乳喂哺的婴儿每日需要蛋白质2.5克/千克，牛乳喂养儿为3.5克/千克，而大豆或谷类蛋白供应时为4.0克/千克。

（3）蛋白质的食物来源

蛋白质的食物来源可分为植物性蛋白质和动物性蛋白质两大类。食物蛋白质的营养价值取决于所含氨基酸的种类和数量，营养价值不完全相同，一般来说动物蛋白质的营养价值优于植物蛋白质。

植物蛋白质中，谷类含蛋白质10%左右，蛋白质含量不算高，但由于是我国居民的主食，所以仍然是膳食蛋白质的主要来源。豆类含有丰富的蛋白质，特别是大豆含蛋白质高达36%~40%，氨基酸组成也比较合理，在体内的利用率较高，是植物蛋白质中非常好的蛋白质来源。

蛋类含蛋白质11%~14%，是完全蛋白质的重要来源。奶类（牛奶）一般含蛋白质3.0%~3.5%，是婴幼儿蛋白质的最佳来源。肉类包括禽、畜和鱼的肉。新鲜肉含蛋白质15%~22%，营养价值优于植物蛋白质，是人体蛋白质的重要来源。

为改善膳食蛋白质质量，在膳食中应保证有一定数量的优质蛋白质。一般要求动物性蛋白质和大豆蛋白质应占膳食蛋白质总量的30%~50%。

动物性食物、豆类和坚果类食物蛋白质含量高，且质量较好。肉类、鱼类、禽类约含蛋白质15%~22%，鲜奶约含蛋白质3%，配方奶粉约含蛋白质20%~28%；蛋类约含蛋白质11%~14%；干豆类约含蛋白质20%~40%；谷类约含蛋白质6%~10%；坚果类约含蛋白质15%～30%。

（4）蛋白质的消化吸收

蛋白质未经消化不易吸收，有时某些抗原、毒素蛋白可少量通过黏膜细胞进入体内，产生过敏、毒性反应。由于唾液中不含分解蛋白质的酶，所以食物蛋白质的消化从胃开始，主要在小肠。

胃内消化蛋白质的酶是胃蛋白酶（pepsin）。胃蛋白酶对乳中的酪蛋白有凝乳作用，这对婴儿较为重要，因为乳液凝成乳块后在胃中停留时间延长，有利于充分消化。食物在胃内停留时间较短，蛋白质在胃内消化很不完全，消化产物及未被消化的蛋白质在小肠内经胰液及多种蛋白酶及肽酶的共同作用，进一步水解为氨基酸被人体吸收。

食物蛋白质的消化受到蛋白质性质、膳食纤维、多酚类物质和酶反应等因素影响。一般来说，动物性食物的消化率高于植物性食物。如鸡蛋、牛奶蛋白质的消化率分别为97%、95%，而玉米和大米蛋白质的消化率分别为85%和88%。

生物价是反映食物蛋白质消化吸收后，被机体利用程度的一项指标。生物价越高蛋白质被机体利用率越高，即蛋白质的营养价值越高，生物价的最高值为100。

除了人体自身的蛋白质以外，自然界并不存在另一种能完全替代人体蛋白质的化合物。因此，为获得更为接近的理想蛋白质，只有将优质的动物性蛋白和植物性蛋白进行科学搭配才能获得最接近完美的全价蛋白质。在日常膳食中可采用摄食多种多样主副食的方法来达到这一目的，也就是通过营养学上的平衡膳食来满足人体对理想蛋白质的需求。由于人体蛋白质是严格按基因指令要求，由一定种类和数量的氨基酸按自身结构的模式合成的，因而当缺乏其中任何一种氨基酸或其含量不足时，就不能合成所需的足够量的人体蛋白质。为弥补某种必需氨基酸不足带来的营养匮乏，可采用混合食用多种食物蛋白质，以取得各种食物相互补充各自氨基酸不足的效果，达到按人体蛋白质中氨基酸的构成比，重新组建人体蛋白质以提高蛋白质生物利用率的目的，这就是蛋白质的互补作用。这种互补作用在食用植物蛋白（较动物蛋白生物利用率低）时尤为明显。例如，玉米、小米、大豆单独食用时，其生物价分别为60、57、64，如按23%、25%、52%的比例混合食用，生物价可提高到73；如将玉米、面粉、大豆混合食用，蛋白质的生物价也会提高。若在植物性食物的基础上再添加少量动物性食物，蛋白质的生物价还会提高，如面粉、小米、大豆、牛肉单独食用时，其蛋白质的生物价分别为67、57、64、76，若按39%、13%、22%、26%的比例混合食用，其蛋白质的生物价可提高到89，可见动物性蛋白质和植物性蛋白质混合食用比只是植物性食物混合还要好。

烹饪方法对食物中营养素的消化吸收有重要影响，如黄豆的一般吃法是煮、炒等，其中蛋白质的消化吸收率仅为50%～60%，而加工成豆腐后，吸收率可达90%以上。其原理在于加工过程中破坏了黄豆中纤维素的不良作用。

（5）蛋白质的缺乏与过剩

婴幼儿时期发生蛋白质营养性缺乏时，经常伴有营养性能量不足，被称为单纯性蛋白质能量营养不良症（PEM）。其临床表现主要与能量、蛋白质缺乏有关，如怕冷怕热、睡眠不安稳、体力不支，轻则影响生长发育，时间稍长会感到疲乏、力不从心、学习困难、肌肉萎缩、消瘦，出现水肿等。长期严重缺乏蛋白质会出现生长停滞、免疫—抵抗力降低、容易生病、病程迁延、伤口愈合不良等症状，甚至患有一般性疾病也会死亡。如果丢失蛋白质达体内蛋白质的20%就会危及生命，甚至导致死亡。

当蛋白质摄入量长期超过该年龄婴幼儿推荐摄入量时，将可能发生以下情况：

• 继发肝肾功能障碍。特别是婴儿，由于消化系统、肝脏功能尚未发育成熟，难以承担未消化蛋白质在肠道内被细菌分解所产生的毒素及有害物质的解毒工作，而有肝功异常。

专家提示

孩子需要蛋白质，就像盖大楼需要主要的建筑材料一样，蛋白质对孩子的生长发育极为重要。如果经济条件不允许，肉食较少，可以多给孩子吃一些大豆及大豆制品（将大豆制品的量增加到每天50克～75克），也可以保证优质蛋白质的补充。一般说来，我们不主张让孩子吃素食。如果的确没有很好的条件保证充足的动物性食品的供给，那么，保证大豆食品、蛋类食品的供给就是很必要的了。

• 由于肾脏功能的不成熟，不能承受大量蛋白质分解后所产生的含氮物质自肾脏排出，以及被动性排水增加，而继发肾功能衰减。

• 高蛋白引起的血液高渗性和继

发的高张力性脱水。

- 被动性钙丢失。
- 蛋白质的超量摄入常常伴有高能量的摄入，并由此发展成营养性单纯性肥胖症。

3. 脂类

脂类是人体必需营养素之一，它与蛋白质、碳水化合物并称为三大产能营养素，在供给人体能量方面起着重要作用；脂类也是构成人体细胞的重要成分，如细胞膜、神经髓鞘膜都必须有脂类参与构成。

（1）生理功能

①供给能量

一般合理膳食的总能量有20%～30%由脂肪提供。哺乳类动物一般含有两种脂肪组织，一种是白色脂肪组织，另一种是褐色脂肪组织，后者较前者更容易分解供能。初生婴儿上躯干和颈部含褐色脂肪组织较多，故呈褐色。由于婴儿体表面积与体脂之比值较高，体温散失较快，褐色脂肪组织可及时分解生热以补偿体温的散失。在体脂逐渐增加后，白色脂肪组织也随之增多。1克脂肪在体内氧化可产能37.56千焦耳，相当于9千卡的能量。

②构成身体成分

正常人按体重计算含脂类约14%～19%，胖人约含32%，过胖人可高达60%左右。人体内的脂肪绝大部分是以甘油三酯形式储存于脂肪组织内。脂类，特别是磷脂和胆固醇，是所有生物膜的重要组成成分。生物膜按重量计，一般含蛋白质约20%，含磷脂50%～70%，含胆固醇20%～30%。所有生物膜的结构和功能与所含脂类成分有密切关系，膜上许多酶蛋白均与脂类结合而存在并发挥作用。

③供给必需脂肪酸

必需脂肪酸是磷脂的重要成分，而磷脂又是细胞膜的主要结构成分，故必需氨基酸与细胞的结构和功能密切相关。亚油酸是合成前列腺素的前体，前列腺素在体内有多种生理功能。必需脂肪酸缺乏可引起生长迟缓、生殖障碍、皮肤受损（出现皮疹）等；另外，还可引起肝脏、肾脏、神经和视觉等多种疾病。

（2）需要量及膳食参考摄入量

婴幼儿膳食脂肪摄入量与年龄、体重密切相关，通常以摄入脂肪所含能量占总能量的比计算。各年龄段婴幼儿的生长发育相对速度不同，因此以能量计算的脂肪摄入量也不同。0～6个月的婴儿，我国营养学会推荐摄入量为总能量的45% ~50%。6月龄的婴儿按每日摄入人乳800毫升计，可获得脂肪27.7克，占总能量的47%。6个月~2周岁每日推荐摄入量为总能量的35% ~40%。2周岁以后为30% ~35%。

新生儿尤其是早产儿出生时，体内脂肪酸的碳链延长酶及去饱和酶活性较低，自体合成DHA、AA的量不能完全满足生理需要，若生后不采用母乳喂养或不完全用母乳喂养，应在人工喂养的食物中添加DHA及AA。1999年FAO/WHO正式推荐婴幼儿应通过膳食方式摄取必需脂肪酸，其推荐量为：足月婴儿每天每千克体重20毫克DHA、40毫克AA，早产儿每天每千克体重40毫克DHA、60毫克AA。

已添加辅食的婴幼儿则可通过膳食获得必需脂肪酸。补充的量可按每日每千克体重计算，亚油酸为300~600毫克、α-亚麻酸为50~100毫克。由于这两者在体内互有竞争，因此有的国家提出二者在膳食中的相应比例范围，1995年联合国粮农组织（FAO）推荐的成人膳食合理比例为：5:1~10:1。必需脂肪酸的膳食摄入量随婴幼儿配膳中的油脂含量而定，当必需脂肪酸所提供的能量达到日总能量的3%或以上时，即可满足对必需脂肪酸的需求。

胆固醇是人体不可缺少的营养物质，是细胞膜、性激素、皮质醇激素和胆酸的重要成分，对维持免疫细胞的稳定性有着重要的生理作用。婴儿和童年期胆固醇不足甚至缺乏，智力发育就将受到严重影响。目前营养和医学保健学界推荐从食物中摄入的胆固醇量为：每人每天最好维持在250毫克~300毫克范围内，一个蛋黄中就含有约250毫克胆固醇。

（3）脂类的食物来源

天然食物中含的各种脂肪酸，多以甘油三酯的形式存在。一般来说，动物性脂肪如牛油、奶油和猪油比植物性脂肪含饱和脂肪酸多。动物性脂肪一般约含40% ~60%的饱和脂肪酸，30% ~50%的单不饱和脂肪酸，多不饱和脂肪酸含量极少。相反，植物性脂肪约含10% ~20%的饱和脂肪酸和80% ~90%的不饱和脂肪酸，而多数含多不饱和脂肪酸较多，也有少数含单不饱和脂肪酸较多，如茶油和橄榄油中油酸含量达79% ~83%，红花油含亚油酸75%，葵花子油、豆油、玉米油中的亚油酸含量也达50%以上。但一般食用油中亚麻酸的含量很少。

除食用油脂含约100%的脂肪外，

含脂肪丰富的食品为动物性食物和坚果类。动物性食物以畜肉类含脂肪最丰富，且多为饱和脂肪酸，猪肉含脂肪量在30%～89%，仅里脊肉和瘦猪肉脂肪含量在10%以下；牛、羊肉含脂肪量比猪肉低很多，如牛肉（瘦）脂肪含量仅为2%～5%，羊肉（瘦）多数为2%～4%。一般动物内脏除大肠外含脂肪量皆较低，但蛋白质的含量较高。禽肉一般含脂肪量较低，多数10%以下，但北京烤鸭和肉鸡例外，其含量分别为38.4%和35.4%。鱼类脂肪含量基本在10%以下，多数在5%左右，且其脂肪含不饱和脂肪酸多。蛋类以蛋黄含脂肪量高，约为30%，但全蛋仅为10%左右，其组成以单不饱和脂肪酸为多。

除动物性食物外，植物性食物中以坚果类（如花生、核桃、瓜子、榛子、葵花子等）含脂肪量较高，最高可达50%以上，不过其脂肪组成多以亚油酸为主，所以是多不饱和脂肪酸的重要来源。

（4）脂肪的缺乏与过量

缺乏脂肪会引发一些疾病，如湿疹、脂溶性维生素缺乏、婴幼儿生长迟缓。长期缺乏脂肪，成人会出现不育症，授乳母亲乳汁分泌及量均减少。脂肪过多可导致消化缓慢，消化不良。过多脂肪摄入及存贮会导致肥胖，增加发生心血管疾病及糖尿病的潜在危险。

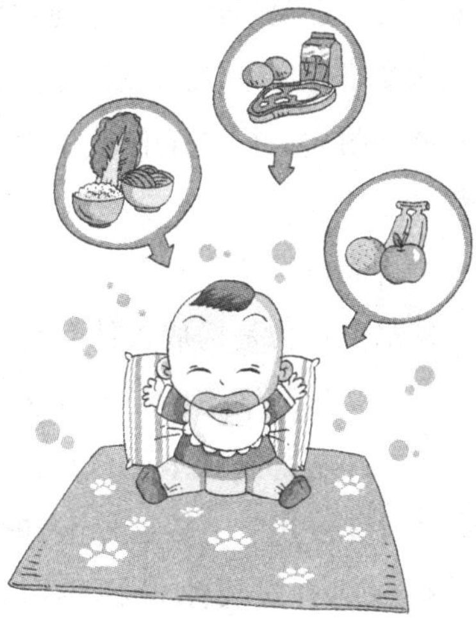

4. 碳水化合物

碳水化合物是生命细胞结构的主要成分及主要供能物质，有调节细胞活动的重要功能。

（1）生理功能

①供给和储存能量

膳食碳水化合物是人类获取能量的最经济和最主要的来源。每克葡萄糖在体内氧化可以产生16.7千焦耳（4千卡）的能量。维持人体健康所需要的能量中，55%～65%是由碳水化合物提供的。糖原是肌肉和肝脏碳水化合物的储存形式，肝脏约储存机体内1/3的糖原。一旦机体需要，肝脏中的糖原即被分解为葡萄糖以提供能量。碳水化合物在体内释放能量较快，供能也快，是神经系统和心肌的主要能源，也是肌肉活动时的主要燃料，对维持神经系统和心脏的正常供能，增强耐力，提高工作效率都有重要意义。

②构成组织及重要生命物质

碳水化合物是构成机体组织的重要物质，并参与细胞的组成和多种活动。每个细胞都有碳水化合物，其含量约为2%～10%。核糖核酸和脱氧核糖核酸两种重要生命物质均含有D—核糖；一些具有重要生理功能的物质，如抗体、酶和激素的组成成分也需要碳水化合物参与。

③节约蛋白质作用

机体需要的能量主要由碳水化合物提供，当膳食中碳水化合物供应不足时，机体为了满足自身对葡萄糖的需要，则动用蛋白质以产生葡萄糖，供给能量；而当摄入足够量的碳水化合物时不需要动用蛋白质来供能，这就是碳水化合物的节约蛋白质作用。

④抗生酮作用

脂肪酸被分解所产生的乙酰基需要与一种叫草酰乙酸的物质结合，才能最终被彻底氧化和分解，产生能量。当膳食中碳水化合物供应不足时，草酰乙酸供应相应减少，体内脂肪或食物脂肪就会被动员并加速分解为脂肪酸来供应能量。这一代谢过程中，由于草酰乙酸不足，脂肪酸不能彻底氧化而产生过多的酮体，酮体不能及时被氧化而在体内蓄积，以致产生酮血症和酮尿症。膳食中充足的碳水化合物可以防止上述现象的发生，因此称为碳水化合物的抗生酮作用。

⑤解毒作用

葡萄糖醛酸是体内一种重要的结合解毒剂，在肝脏中能与许多有害物质，如细菌毒素、酒精、砷等结合，以消除或减轻这些物质的毒性或生物活性，从而起到解毒作用。

⑥增强肠道功能

非淀粉多糖类，如纤维素和果胶、抗性淀粉、功能性低聚糖等抗消化的碳水化合物，虽不能在小肠消化吸收，但可刺激肠道蠕动，增加了结肠内的发酵，发酵产生的短链脂肪酸和肠道菌群增殖，有助于正常消化和增加排便量。

（2）需要量及膳食参考摄入量

食物中碳水化合物的含量与主副食结构、膳食习惯及消费水平等因素有关，因而所摄入的碳水化合物的量可有较大差别。在日常膳食条件下，碳水化合物的摄入以碳水化合物的供给量所产生的能量占当日总能量的百分数值来表示。在以谷物为主食的地区，以成人为例约占其总能量的60%～70%。儿童则与年龄有关，婴儿碳水化合物所提供的能量应占总能量的30%～60%。人乳喂养的婴儿平均每日摄入量约为12克/千克（供能比约37%），人工喂养儿略高（约40%～50%）。4个月以下的婴儿消化淀粉的能力尚未成熟，但乳糖酶的活性比成人高，5个月以后的婴儿能较好地消化淀粉食品。

（3）碳水化合物的缺乏与过剩

婴儿食物中含碳水化合物过多，则碳水化合物在肠内经细菌发酵，产酸、产气并刺激肠蠕动引起腹泻。如果蛋白质供给不足，则引起虚胖和水肿，导致营养不良。

（4）碳水化合物的食物来源

膳食中淀粉的主要来源是粮谷类和薯类食物。粮谷类一般含碳水化合物60%～80%，薯类中含量为15%～20%，豆类中为40%～60%。单糖和双糖的来源主要是蔗糖、糖果、甜食、糕点、甜味水果、含糖饮料和蜂蜜等。

5. 钙

正常人体内含有1000克～1200克的钙，其中99.3%集中于骨、齿组织，以矿物质形式存在。机体内的钙一方面构成骨骼和牙齿，另一方面则参与各种生理功能和代谢过程。

（1）钙的生理功能

钙是构成骨骼和牙齿的重要成分，人体内99%的钙分布于骨骼和牙齿中，对保证骨骼的正常生长发育和维持骨健康起着至关重要的作用。分布在体液和其他组织中的钙，虽然还不到体内总钙量的1%，但在机体内多方面的生理活动和生物化学过程中起着重要的调节作用，可维持神经、

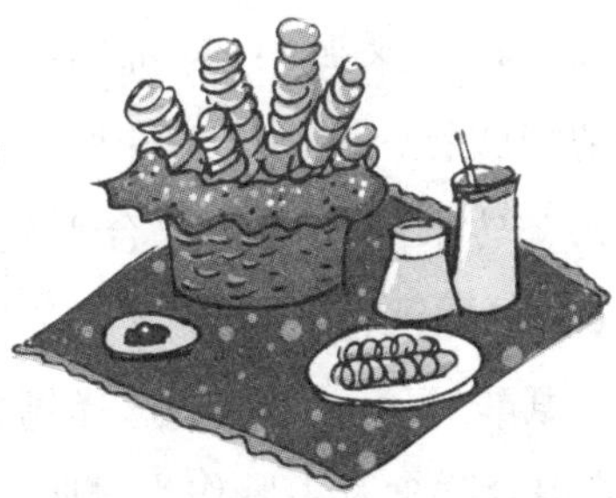

肌肉的兴奋性，完成神经冲动的传导，参与心肌、骨骼肌及平滑肌的收缩及舒张活动，维持细胞膜的通透性，并有镇静、安神的作用。钙可启动和激活血液凝固过程，钙离子被称为凝血因子之一。此外，对多种酶有激活作用。

（2）需要量与膳食参考摄入量

人乳中含钙量约为350毫克/升。以一天800毫升人乳计，能提供300毫克左右的钙。由于人乳中钙吸收率高，出生0～6个月的全母乳喂养的婴儿并无明显的钙不足征象。尽管牛乳中的钙量是母乳的3倍多，但钙磷比例并不适合婴儿需要，因此吸收率低。婴儿钙的适宜摄入量0～6个月为300毫克/天，6月龄后为400毫克/天。

考虑到目前我国儿童实际钙摄入量难于达到适宜摄入量的水平，因此，在膳食外添加钙是一种补充钙摄入不足的适当方法。

食用钙可分为：无机钙盐类（动物来源及矿物来源）；有机钙盐类，如葡萄糖酸钙、乳酸钙、柠檬酸钙、醋酸钙、马来酸钙等；综合型钙盐类，如甘氨酸钙、L－苏糖酸钙、L－天门冬氨酸钙等。为便于选择钙剂，以日常混合膳食及牛乳作为对照，现将常用钙剂的理化性质列表以供参考。

为增加膳食钙的吸收，在添加钙的同时，每天或隔日应补充维生素D 10微克（400IU）。每天要有足够的户外活动及日光照晒时间，夏秋季避免阳光直射性曝晒，冬春季阳光照晒时间要有增加以利于皮肤合成维生素D_3。补钙期间应防止可能发生肾结石；在高钙膳食或过量添加钙剂时，应注意其他阳离子如钾、镁的补充和饮用足够的水分以避免草酸钙肾结石的形成。

专家提示

在膳食外添加钙剂时应注意食物、饮料中钙累计的总量，这一点不可忽略。

（3）有关补钙的四大误区

误区之一：现在各种广告宣传铺天盖地宣传全民缺钙，宝宝补钙就跟着广告走。而实际上，很多宝宝坚持每天喝牛奶，喝酸奶、牛奶的量已经达到相应要求，基本上可以从牛奶中获得足够的钙元素，加上从其他食物中获得的钙，摄钙量已经达标，并非每个宝宝都缺钙。

误区之二：在商场、药店通过仪器的简单测试就能确定是否缺钙。事实上，这些场所摆放的“单光子骨密度测试仪”只能测人体手臂的尺骨和桡骨，同时骨密度测定的干扰因素很多，因此这种测试并不准确。

误区之三：补钙产品卖得越贵，含钙量越高，吸收率就越高，效果也越好。有的补钙品宣称“沉积好、吸收快”，有的宣称“颗粒小”，甚至推出了“原子钙”“纳米钙”，让人们觉得钙越细小越易吸收。实际上人体对钙的吸收利用率和钙产品的颗粒大小无关，要看膳食中钙磷比例是否协调，机体是否有足够的维生素D。

误区之四：补钙首选含维生素D的产品。如果宝宝正在服用鱼肝油，或每天户外活动较多，应慎服大量添加维生素D的补钙剂，服用过量会产生积蓄中毒现象。

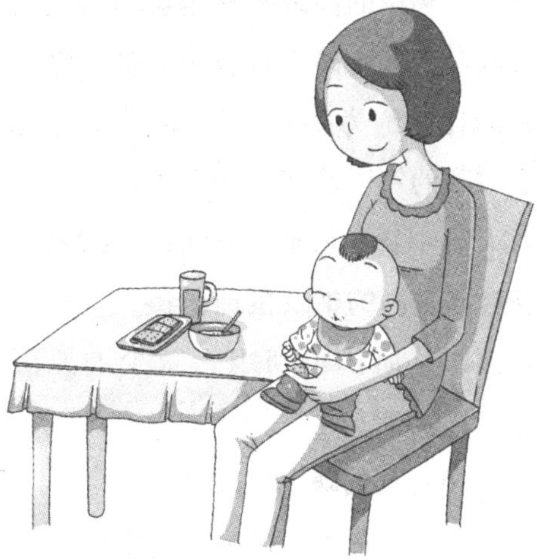

（4）钙的食物来源

在中国传统膳食中钙含量高的食物较少，因此按居民参考摄入量计算，膳食钙摄入量普遍较低，差额一般在30%～50%左右。解决钙摄入不足的办法首推合理选择、搭配食物，人体对一般食物中所含钙的吸收率大致在30%左右。经选择调理食物后仍然不能满足需要时，可在膳食外适量添加钙剂。

在可供选择的日常膳食中，乳类含钙量高，易吸收，发酵乳更有利于吸收，是婴幼儿膳食钙的良好来源。连皮带骨的小虾、小鱼及一些坚果类、豆类、绿色叶菜类也是钙的良好来源。水中的钙源应得到充分利用。

（5）钙的吸收与代谢

首先，钙的吸收与机体的需要程度密切相关，因此，生命周期的各个阶段钙的吸收情况不同。婴儿时期因需要量大，吸收率可高达60%，儿童约为40%。年轻成人保持在25%上下，成年人仅为20%左右。钙吸收率随年龄增加而渐减。

其次，钙的吸收及代谢受甲状旁腺素、降钙素及维生素D的调节。缺乏维生素D的活性代谢物质是儿童患佝偻病的重要原因。户外活动少致使日晒不足，皮肤合成维生素D_3减少，钙的吸收降低。谷类中的植酸会在肠道中形成植酸钙而影响吸收。某些蔬菜如菠菜、苋菜、竹笋中的草酸与钙形成草酸钙亦可影响吸收。膳食纤维中的糖醛酸残基与钙结合而干扰钙吸收。食物中的高磷酸盐也会妨碍钙的吸收。人乳中磷含量较牛乳低，钙与磷的比例约为2:1，是人乳喂养婴儿有较高的钙吸收率的重要原因。婴儿对人乳中钙的吸收率为61% ±22%。膳食中过高的钠及蛋白质摄入促使钙排出，是肌体可利用钙减少的原因之一。

(6) 钙的缺乏与过量

儿童，尤其是快速成长中的婴幼儿，短暂的钙摄入不足或其他原因引起的钙减少，由于急性血钙降低、神经兴奋性增高可引发手足抽搐，甚至惊厥。长期摄食钙过低并伴有维生素D缺乏、日晒较少，可引起生长发育迟缓、软骨结构异常、骨钙化不良而出现佝偻病（多处骨骼变形、牙齿发育不良等）。

钙质摄取过量会造成便秘，并会增加肾脏负担和影响其他矿物质的吸收。高钙摄入能影响以下必需矿物质的生物利用率：

钙可明显抑制铁的吸收，并存在剂量—反应关系，只要增加过量的钙就会对膳食铁的吸收产生很大的抑制作用。

一些代谢显示，高钙膳食对锌的吸收率和锌平衡有影响。认为钙与锌相互有拮抗作用。

有报告提出，膳食的钙/镁克分子比大于3.5（毫克比大于5），会导致镁缺乏。试验表明，高钙摄入时镁吸收低，而尿镁显著增加。

已知醋酸钙和碳酸钙在肠腔中是有效的磷结合剂，高钙可减少膳食中磷的吸收。

6. 铁

铁的主要功能是形成血红蛋白，把氧气带到全身；缺乏铁质最直接的问题就是贫血，且由于血液运送氧气的能力下降，因此会容易疲劳、脸色苍白、指甲断裂上弯，并降低抵抗力。

肝脏、动物血、肉类、紫菜、蛋、全谷类、干果及绿色蔬菜中，都含有丰富的铁质，其中又以肝脏、动物血、肉类等食物的铁质吸收较好。

铁质摄取过量是会中毒的，所以铁质的补充要适量。

足月新生儿体内约有300毫克左右的铁储备，通常可防止出生后4个月内的铁缺乏。早产儿及低出生体重儿的铁储备相对不足，在婴儿期容易出现铁缺乏。人乳1～3个月时的铁含量为0.6毫克/升～0.8毫克/升，

4～6个月时约为0.5毫克/升～0.7毫克/升。牛乳中铁含量约0.45毫克/升，低于人乳，且吸收率亦远低于人乳。婴儿在4～5个月后急需从膳食中补充铁，如强化铁的配方奶、配方米粉、肝泥及蛋黄等。我国6月龄以上婴儿铁的每日适宜摄入量是10毫克。

7. 锌

人体需要锌的量很少，却非常重要。因为人体中的锌，大都是各种酶的主要成分，而体内的各种酶，是人体中许多化学反应的催化剂，严重缺锌新陈代谢就会停摆，生命便无法延续。锌所参与的酶反应，多半和生长发育及细胞分裂有关，缺锌会导致生长迟缓，也会造成皮肤、肠道黏膜、免疫系统的受损等问题，因此皮肤的健康、免疫机能的完整，和锌都脱不了关系。

锌可与维生素C结合，参与体内胶原蛋白的合成，因此缺锌的人，伤口愈合慢。锌并不难从食物中取得，牡蛎、海鲜、蛋、肉类、全谷类、坚果类中锌含量相当丰富。

过量的锌是有毒的，它会妨碍铜等微量矿物质的吸收代谢，每日摄取量如果超过建议量的5～30倍（相当于每日70毫克～450毫克以上），就有可能伤害神经、造血及免疫系统。

足月新生儿体内也有较好的锌储备。人乳中锌含量相对不足，成熟乳约为1.18毫克/升。人乳喂养的婴儿在前几个月内因可以利用体内储存的锌而不会缺乏，但在4～5个月后也需要从膳食中补充。肝泥、蛋黄、婴儿配方食品是较好的锌的来源。我国推荐0～6月龄婴儿锌的膳食参考摄入量为1.5毫克/天，6月龄以上为8毫克/天。

8. 碘

碘是甲状腺素的主要成分。缺碘时，甲状腺会为了使有限碘得到更好的利用而肿大，由于甲状腺素分泌不足，影响新陈代谢，使宝宝发育不良及智能低下，患上呆小症，并可能致命。孕妇的碘不足，则会影响胎儿发育，甚至于造成死胎及流产。海水中有丰富的碘，因此海产类食物的碘含量都很丰富，其中又以海带、海藻等食物为多。

婴儿期碘缺乏可引起以智力低下、体格发育迟缓为主要特征的、不可逆转的智力损害。我国大部分地区天然食品及水中含碘较低，如孕妇和乳母不使用碘强化食品，则新生儿及婴儿较容易出现碘缺乏病。

其他矿物质，如钾、钠、镁、铜、氯、硫等，也为机体生长发育所必需，但人乳及牛乳喂养的健康婴儿均不易缺乏。

9. 磷

磷和钙结合，是骨骼及牙齿中最主要的矿物质，它是磷脂质、细胞膜和 DNA 等物质的成分。一般来说，磷不容易摄取不足，却可能过量；如果磷摄取过量，钙却摄取不足时，就会发生骨质流失的问题。大部分的食物都是磷多于钙的，只有牛奶、绿色蔬菜等食物是钙多于磷的。极少数的人会存在磷缺乏的问题。缺磷会造成骨质流失，也会造成虚弱及无力，并有厌食、抑郁、疼痛等症状。

10. 维生素

维生素分为水溶性和脂溶性两大类。水溶性维生素包括维生素 B 群、烟碱酸、叶酸、维生素 C 等；脂溶性维生素包括维生素 A、维生素 D、维生素 E、维生素 K。

人乳中的维生素，尤其是水溶性维生素含量受乳母的膳食和营养状态的影响。膳食均衡的乳母，其乳汁中的维生素一般能满足婴儿的需要。用非婴儿配方奶喂养婴儿时，则应注意补充各种维生素。

（1）维生素 A

维生素 A 具有保护眼睛、皮肤、鼻腔和喉腔的内膜，以及帮助骨骼和牙齿生长等功用。缺乏维生素 A 时，会皮肤干燥，发育不好，并容易罹患夜盲症、干眼症，以及呼吸器官易受感染等。

维生素 A 在黄绿色蔬菜及水果、动物内脏、蛋黄、牛奶及鱼肝油中最为丰富，但维生素 A 的前质要在人体内转化后，才会发挥作用。

维生素 A 若服用过量，会有头痛、恶心、呕吐及骨骼病变。

婴儿维生素 A 推荐摄入量约 400 微克/天。人乳中含有较丰富的维生素 A，用人乳喂养的婴儿一般不需额外补充。牛乳中的维生素 A 仅为人乳含量的一半。用牛乳喂养的婴儿需要额外补充维生素 A 大约 150 微克/天 ~200 微克/天。用浓缩鱼肝油补充维生素 A 时要适量，过量补充会导致维生素 A、维生素 D 中毒，出现呕吐、昏睡、头痛、骨痛、皮疹等症状。

（2）维生素 D

维生素 D 可促进体内钙和磷的吸收，防止牙齿脱落，使骨骼强健。缺乏维生素D时，容易患佝偻症，其症状有骨骼弯曲、坏牙等。维生素D能协助钙、磷的吸收与运用，是神经、骨骼、肌肉发育所必需的，多存在于鱼肝油、蛋黄、牛奶等食材中。

人乳及牛乳中的维生素D含量均较低，从出生2周到1岁半之内都应添加维生素D。婴儿每天维生素D的参考摄入量为10微克。富含维生素D的食物较少，肝、乳类及蛋含量也不高。因此，给婴儿适量补充富含维生素A、维生素D的鱼肝油或维生素D制剂及适当晒太阳，可以预防维生素D缺乏所致的佝偻病。

维生素D是用来预防和治疗婴儿佝偻病的药物，它可以帮助宝宝体内钙质的吸收，所以，不管是母乳喂养还是奶瓶喂养的宝宝，大都需要补充维生素D。但维生素D也只是滋补药和营养药，长期大剂量服用维生素D或对维生素D过敏者容易导致中毒，所以还是要小心科学服用。

①宝宝补多少维生素D合适

预防量是400～800国际单位，常用的浓缩鱼肝油3滴（约500单位）。如果是治疗佝偻病，需让医生对病情发展监测，切不可盲目随便用药。维生素D中毒多发生在用药后1～3个月，开始时厌食、拒食、体重下降、精神不振、低热恶心、呕吐、出汗、便秘，严重者可出现抽搐，它的中毒症状与缺乏时症状不易区分。

②维生素D缺乏的常见原因

• 阳光照射不足。因此缺乏室外活动的宝宝，接触阳光少，易患本病。

• 食物中含维生素D不足。乳类中含维生素D很少，如单纯乳类喂养不另加维生素D制剂或少晒太阳，可发生维生素D缺乏。

• 某些宝宝生长发育过快，维生素D供不应求。

• 胃肠、肝胆、肾等疾病可影响维生素D和钙、磷的吸收和利用。

• 食物中钙、磷含量不足或比例不适宜（2:1易于吸收），亦可导致佝偻病的发生。

• 过多的谷类食物含有大量植酸，可与小肠中的钙、磷结合形成不溶性物质，人体不易吸收。

③维生素D缺乏的表现

• 早期常烦躁不安，爱哭闹，睡觉易惊醒，汗多，特别是入睡后头部多汗，由于汗的刺激，不舒服，故头常在枕头上摩擦，使脑后枕部半圈秃发，医学上称“枕秃”。

• 以后逐渐出现骨骼改变，如前囟门闭合延迟（正常应在1.5岁前闭合），出牙晚，可晚至1岁才出牙，头较大，呈方形，肋骨下缘外翻，鸡胸、“O”形腿等。

• 到医院做血液化验可发现钙、磷含量偏低，骨碱性磷酸酶增高。

④如果缺乏维生素D怎么办

• 主要治疗是补给维生素D。轻度佝偻病每日口服维生素D 1000～2000单位，中度佝偻病每日口服维生素D 2000～5000单位，重症佝偻病每日口服维生素D 5000～10000单位。具体情况应遵医嘱。

• 如饮食中含钙量不足，可适当口服钙剂。注意不要长期过量服维生素D，以免维生素D中毒，但可服预防量至2～3岁，2～3岁后佝偻病已静止，无须再用鱼肝油预防。每日用维生素D治疗量较大者，不宜用鱼肝油（鱼肝油中含维生素A与D）而要用单纯维生素D制剂，以免发生维生素A中毒。

⑤宝宝如何预防

• 尽量坚持母乳喂养，至少喂到8个月。

• 自宝宝出生后2周起，每日应给宝宝口服维生素D预防量400单位。

• 多吃富含维生素D和钙的食物，如蛋黄、肝类、鱼类、奶类、豆类、虾皮等，不要吃过多的油脂类食物和盐，以免影响钙在体内的吸收。

富含维生素A的食物有：胡萝卜、苋菜、菠菜、南瓜、红黄色水果、动物肝、奶类、肉类、蛋黄等，尤其在鱼肝油中含量最为丰富。1～12个月的母乳喂养宝宝食用适量鱼肝油来补充即可。

• 多带宝宝到户外活动。接受阳光照射，皮肤中的7－脱氢胆固醇经日光照射可转变成维生素D，这是最廉价安全的维生素D来源，每1平方厘米皮肤经照射半小时即可产生20μg维生素D，每日晒1～2小时即可满足需要。

（3）维生素E

维生素E可维持动物生殖机能、促进伤口愈合、抑制皮肤晒伤反应及癌症。维生素E及维生素C合并使用，二者会相辅相成，增强作用。

维生素E在谷类、小麦胚芽油、棉籽油、绿叶蔬菜、蛋黄、坚果类、肉及乳制品中，均有丰富的含量。然如果长期服用维生素E制剂超过安全用量，则会导致静脉炎、肺栓塞、血脂过高等副作用，这点必须注意。

早产儿和低出生体重儿容易发生维生素E缺乏，引起溶血性贫血、血小板增加及硬肿症。我国2000年修订的膳食营养素参考摄入量中婴儿的维生素 E 适宜摄入量为 3 毫克/天。膳食中不饱和脂肪酸增加时，维生素 E 的需要量也增加。人乳初乳维生素 E 含量为 14.8 毫克/升，过渡乳和成熟乳分别含 8.9 毫克/升和 2.6 毫克/升。牛乳中维生素 E 含量远低于人乳，约 0.6 毫克/升。

（4）维生素 K

维生素 K 具维持血液正常凝固的功效，是凝血酶原的必需物质之一。维生素 K 多存在于菠菜、莴苣、蛋黄等食材之中。

新生儿肠道内正常菌群尚未建立，肠道细菌合成维生素 K 较少，容易发生维生素 K 缺乏症（出血）。人乳约含维生素 K 15 微克/升，牛乳及婴儿配方奶约为人乳的 4 倍，人乳喂养的新生儿较牛乳或配方食品喂养者更易出现出血性疾病。因此，对新生儿尤其是早产儿出生初期要注射补充维生素 K。出生 1 个月以后，一般不容易出现维生素 K 缺乏，但应注意晚发性患儿。长期使用抗生素时，则应注意补充维生素 K。

（5）维生素 B 族

维生素 B 族并非单一种物质，而是多种不同的维生素。

维生素 B_1：具增加食欲，预防脚气病、神经炎的功效。存在于胚芽米、麦芽等食物中。

维生素 B_2：可辅助细胞氧化还原，预防眼血管充血及嘴角裂痛。存在于蛋类、牛奶、内脏类等食物中。

维生素 B_6：帮助蛋白质分解及烟酸的形成。存在于肉类、鱼类、蔬菜类等食物中。

维生素 B_{12}：帮助糖类及脂质的代谢，并能预防恶性贫血和恶性的神经系统疾病。存在于肝、肾、蛋、瘦肉等食物中。

烟酸是水溶性维生素之一，它具有帮助糖类的分解、促进皮肤及神经系统的健康等功效，同时也与能量的新陈代谢息息相关，医学上则用它来治疗胆固醇过高症。缺乏烟酸也和缺少维生素 B_1 一样，会阻断细胞热量的供应通路，最后造成神经系统与消化系统短路以及皮肤黏膜受损等状况。然而剂量过高也会有副作用（脸色潮红、并影响肝功能），因此不能过量摄取，对宝宝来说，每天的摄取量应该控制在 3 毫克以下。

烟酸不但可以从食物中取得也可以经由蛋白质中的色氨酸转变而来，例如肝脏、酵母、豆类、芝麻、花生、核桃等食物，都含有丰富的烟酸；此外，牛奶、鸡蛋与各种肉类，也都含有可以转变成烟酸的丰富色氨酸。

（6）维生素C

维生素C可预防坏血病、帮助伤口愈合、预防感冒，并有助于恢复体力。缺乏维生素C时，会容易有关节肿痛、发疹、食欲不振、牙齿脱落、容易骨折等状况发生。维生素C还有美白作用，因为它可以抗炎，所以对于防止晒伤、避免过度日照所留下的后遗症很有用。维生素C存于深绿及黄红色蔬菜、水果中。

人乳喂养的婴儿可从乳汁获得足量的维生素C。牛乳中维生素C的含量仅为人乳的1/4（约11毫克/升），又在煮沸过程中有所损失，因此，纯牛乳喂养儿应及时补充富含维生素C的果汁，如橙子、深绿色叶菜汁或维生素C制剂等。我国2000年制定的婴儿维生素C的推荐摄入量为40毫克/天~50毫克/天。

（7）叶酸

叶酸也是维生素之一。叶酸具有促进红细胞生长的功效，所以能促进宝宝成长；相对地，缺乏叶酸则容易有贫血或神经功能方面的问题。

叶酸本来是默默无闻的，如今却因发现孕妇合理摄取叶酸能防止胎儿畸形而声名大噪。肝、肾、瘦肉与绿色蔬菜等食物中皆含有丰富的叶酸，且大量摄取并无不良作用，因此孕妇和宝宝不妨多吃。

11. 水

儿童水的需要量与代谢有密切关系，正常婴儿对水的需要量大约为每日每公斤体重150毫升~120毫升。儿童水的代谢有以下几个特点：

• 儿童机体所含水分较成人相对为高，如新生儿体液约为体重的80%~75%，1~14岁儿童约为70%~65%，而健康成年男性约60%。

• 儿童体表面积较成人相对大、水分蒸发量大。

• 儿童机体内、外水的交换量大，例如婴儿的水交换量相当于其细胞外液的1/2，而成人的交换量仅为1/7，可见为维护体液的平衡儿童的功能负荷远大于成人，因而更易发生水摄入及排出的失衡，而且年龄越小越严重，任何原因引起的儿童脱水是危及健康的重要信号，不可大意。

对纯母乳喂养的半岁以内婴儿，由于肾脏的溶质负荷仅为牛乳喂养婴儿的1/3~1/4，母乳中的水分已足够肾脏排出代谢产物之用，因而不必另外喂水；而牛乳喂养儿则必须在喂奶外另行喂水以保持水的平衡和有充分的水分以排出体内代谢废物。

婴儿消化器官的特点

周岁内婴儿消化器官（包括牙、唾液腺、胃、肠和肝脏）的发育变化较大，它与婴儿的合理喂养有着密切的关系。

1. 牙的生长

6~7个月的婴儿开始长切（门）牙，最先长出的是下切牙，周岁左右长出8个切牙。有的家长为孩子到6~7个月不长牙而着急，其实，大多数小儿是在8~9个月才长牙。只要喂养合理，牙一定会长出来的。

有的家长会问："出牙会有反应吗?"一般没有反应，但个别的小儿会出现发烧、腹泻、流口水等。因为这些症状并不一定是出牙导致的，所以绝不能忽视其他疾病的存在，在出牙时出现上述症状，应就医诊治。

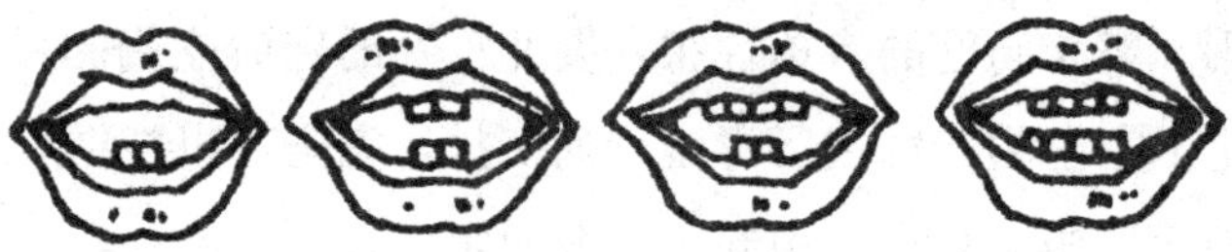

图8　婴儿出牙的顺序

2. 唾液腺的分泌

婴儿最初3个月，唾液分泌很少，这个时期，由于婴儿以液体食物为主，还不需要很多的唾液。从4~5个月起，唾液分泌增多。开始时婴儿不会吞咽唾液，常常出现流口水的现象。随着婴儿迅速生长，除喂母乳外，还需要添加辅食，这时候唾液和辅食调和在一起，有分解淀粉的作用，还有帮助吞咽的作用。

3. 胃

婴儿在头3个月，胃的容量较小，胃的肌肉也很薄弱，胃神经的调节功能不够成熟，又加上贲门部闭锁力薄弱，所以婴儿在吃饱奶后，常常会向口里回奶，这称为溢奶，不是吐奶，对婴儿的营养和生长，并没有影响。婴儿3个月以后，随着胃神经调节功能的加强，溢奶现象也就自行消失。母乳在胃中停留的时间为2~2.5

小时；牛奶在胃中停留的时间比人奶要长些。

4. 肠

婴儿的肠壁肌肉不发达，因而肠腔内很容易胀气。肠的长度是身长的7倍，婴儿每千克所需的营养比成人要多，由于肠道很长，营养也易被吸收。另一方面，由于肠道神经支配功能不完善，消化力差，周岁以内除按时喂奶，并给予适当的辅食外，不宜随便给不适合婴儿消化的食物，否则很易引起腹泻。婴儿肠壁的渗透性很强，因此消化不完全的产物或肠毒素容易通过肠壁而被吸入血液，引起中毒。如患了中毒性消化不良，常常伴有脑、心脏功能不全而出现严重的症状。

5. 肝脏

婴儿的肝脏体积较大，约占全身体积的5%。肝脏的功能十分复杂多样，它在机体物质代谢过程中占有极其重要的地位。胃肠内已经消化了的食物，如蛋白质、糖、脂肪、维生素、激素等，通过肝脏加工合成，转变成为身体所必需的物质。其中若有带毒的物质，就留在肝脏中进行解毒，而后经肾脏排出或随胆汁一起从粪便中排出。所以人们称肝脏是人体内的“化工厂”。

随月龄调整哺乳时间

婴儿出生56天之后可以逐步由3小时喂奶一次，改为4小时哺喂一次，大致是上午8时、12时，下午4时，晚上8时，夜间12时，共喂5次。如果休产假在家或是全职太太，可按早晨6时、上午10时、下午2时、6时及晚上10时为合适。要培养婴儿良好的定时吃奶的习惯，至于如何安排，完全可以根据母亲的具体情况而定。

夜间最好不要再额外哺乳。如果孩子已养成晚上哺乳的习惯，到时候就想吃奶，如果不喂他就啼哭不休，当然只好喂了。所以最好从2～3个月起培养小儿夜间不吃奶，这样父母、孩子都能安静休息。一般5～6个月的孩子就不会在晚上要吃奶了。

母乳不足怎么办

在正常情况下，母乳哺喂到6个月左右，奶量是足够的，但由于各种原因，有的妈妈母乳可能会不足。孩子出生后3个星期如果是个健康的婴

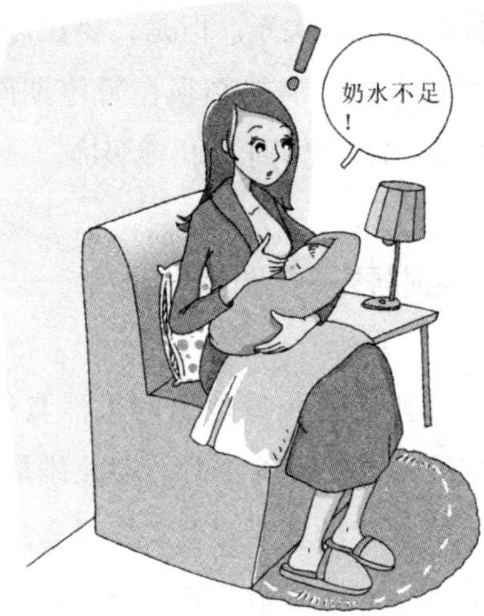

儿，只需要10～15分钟的时间喂奶，他吸吮的乳汁就可以达到他的必需量，如果超过这个时间他还要吸吮，那就是母乳不足的证据。母亲试着把乳头从婴儿口中拔出，假如孩子更用力地吸吮乳头，那表示他还没有吃饱。当母亲奶量不足时，婴儿会出现常常想吃、睡眠不安、好哭、体重减轻、皮下脂肪变少等症状，甚至因饥饿产生腹泻等。

母乳不足的原因有：

• 与乳房的结构有关系。乳汁分泌多少与乳腺组织成分多少有关，而与乳房大小、形态没有直接关系。所以有的母亲乳房外形发育虽好，但主要成分为脂肪组织，而有分泌功能的腺体组织比例不多，故分泌乳汁就少。

• 母亲营养不良，慢性病引起的一般健康差或过度劳累。

• 母亲因恐惧、疼痛等精神因素及精神不愉快，使促进乳汁分泌的激素量减少，引起乳汁分泌不足。

• 母亲吸烟且量较大也可能使乳汁分泌不足。

• 乳头缺陷，如小乳头、深凹乳头、鳞片状乳头等也可引起泌乳不足或无乳。

• 哺乳方法不对，如喂奶次数太少，乳汁排空不够等。

专家提示

婴儿本身对乳汁分泌也有很大影响，如婴儿体弱不能很好吸吮，使乳房内的乳汁经常不能完全排空，最后乳汁分泌也就越来越少。

当发现乳汁过少时，第一要稳定情绪、精神愉快、充分休息，每天要有足够的睡眠和休息，工作不得过于疲劳。第二要注意饮食，多吃营养丰富和易于消化的食物，并多喝汤水，这样奶汁可以增多，质量也好。第三，应用科学哺乳方法，做到让婴儿吸紧乳头和吸空乳房；如有乳头凹陷或乳头破裂，应加以治疗。第四，适当应用一些补气补血、疏肝理气的中药，或针刺乳根、膻中、少泽等穴位，可使乳汁分泌增多。如果采取了上述措施，奶量仍不增加时，就应当考虑按婴儿的月龄和缺奶的情况采用混合喂养或人工喂养。

那么，妈妈怎样知道自己缺多少奶量呢？可以连续几天测量每日的奶量，方法是在每次吃奶前后称一下婴儿的体重，两次体重的差数就是摄入的奶量，把一天几次的摄入量总合起来，就能得到全日平均奶量。例如小儿每日的哺乳量是800毫升，全日所得的热量为800×68/100=544卡，再从小儿的体重推算全日所需要的热量两相比较，就可以知道实际所得的热量与小儿需要的热量相差有多大，然后可按差数加以补充。

只要给孩子补足缺少的奶量或适当添加补充食品，孩子因缺奶而引起的症状会很快消失。

什么情况下不能喂母乳

母亲患有活动性肺结核、严重心脏病、传染病，应避免给婴儿吃母乳。如果母亲患伤风感冒，最好暂停喂奶。一时暂停喂奶，以后再让婴儿吃母乳时，不会有什么麻烦，甚至中断数周也没有关系。但是，要让母乳能够不中断，那就必须在暂停期间，每日2~3次把奶水挤出或吸净。

母乳喂养多长时间合适

母乳是婴儿最理想的天然食物，提倡纯母乳喂养6个月。婴儿添加辅食后可继续母乳喂养至2岁或2岁以上。可以根据母亲的具体情况，如时间、乳汁分泌和工作情况等来决定哺喂的长短，但即使有特殊情况，也最好用自己的奶哺喂4个月，这对孩子的健康有很大好处。

哺乳妈妈应安排好自己的生活

哺乳妈妈要注意生活安静，有秩序，有规律；多睡眠和休息（尤其在月子里）；避免疲劳、剧烈运动，每天可以走走路，做些一般家务劳动等。

哺乳妈妈的营养也很重要，要吃富有营养又易消化的新鲜食品，一般在哺乳期间吃得比以前要多。如果在妊娠期间，每天需要2800千卡热量，现在则需要3000千卡。这是正常的，因为从婴儿出生后第 15 天起，母亲每天要向他提供500 克的乳汁，随着婴儿月龄增加，乳汁量也增加，胃口还会更好。那么，吃多了会发胖吗？其实有些母亲在产后并未喂哺婴儿，也同样地发胖一些，这是内分泌的影响引起的，过几个月或半年后会恢复原状。哺乳母亲同样是这个问题，所以用不着担心。

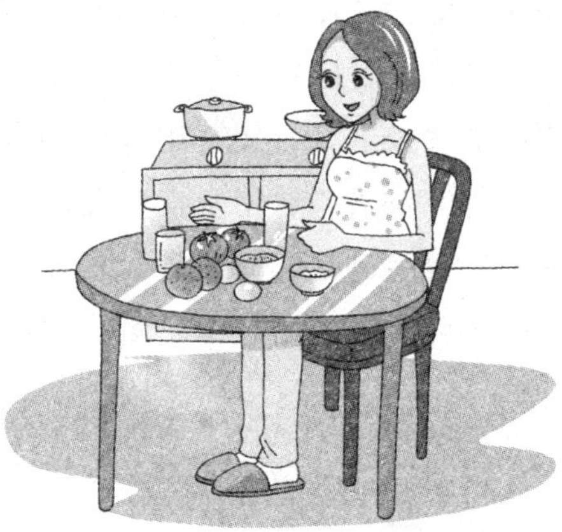

为了能获得足够的热量，母亲的早餐要丰盛，可吃鸡蛋、稀饭和可口的面包或点心，或吃些鲜奶、豆浆等。要吃含钙、磷丰富的食品，还要吃含蛋白质丰富的食品（蛋、鱼、肉、豆制品等），吃含维生素多的水果和含矿物质多的蔬菜。母亲不但需要大量热量，还需要大量的水分，因为喂孩子的奶中 85% ~90% 是水分。如果可能每天增加一定量的流质食品，对增加奶量是有好处的。哺乳妈妈要注意到膳食平衡，荤素搭配，主食要粗细搭配，饮食多样化。

哺乳母亲还应注意以下各点：

- 不吃带有刺激性的食品，如很辣的辣椒、大蒜及洋葱等。
- 不要滥服药物，许多药物不但能影响乳汁分泌，而且均能被吸收到乳汁中去，通过乳汁又会到婴儿体内，如镇静催眠药、镇痛药和激素类药等。
- 对带有刺激性能使人兴奋的饮料、食物，如咖啡、酒、烟等，要有节制，不宜过量，最好不吃。
- 乳母遇便秘时，不宜吃泻剂，否则会影响婴儿的消化功能，可以吃蔬菜、水果或蜂蜜等增进肠蠕动以通便。

哺乳期的乳房保健

1. 保持乳房健美

哺乳可以促使乳母乳腺发达，使乳房变大。哺乳期间，为了使乳房的形态保持美好丰满，仍旧要继续戴乳罩，戴前面可以打开的款式的乳罩比较方便。为了避免乳头受伤，并且保持清洁，最好用纱布或毛巾垫在内侧。同时不穿过紧的内衣或戴太小的乳罩，以免影响乳汁的疏通。

2. 乳房胀痛怎么办

产后刚开始分泌乳汁，由于乳腺分泌过量，乳房血管及淋巴管扩张瘀积，乳房先有膨胀，一般乳房膨胀并不过度，乳汁很容易被排出。喂奶后乳汁很易用手挤出或被吸奶器吸出，乳胀持续1～2天后就自然消退。如果乳房过度充盈、乳汁瘀积，乳房摸起来就很硬，并且有块，碰碰就痛。一般不会发热，即使体温上升，也不太高，这时仍可喂奶。为了减轻乳房过胀引起的疼痛，可以用托带把乳房向上兜起托住，防止胀大的乳房下坠影响血液循环及乳汁的瘀积；还可用面引子（发面）敷乳房，内服散结通乳中药，如中药鹿角粉，每天9克，分3次服，用少量黄酒冲服更好，有助于消胀催乳。如果乳汁瘀积严重，乳管阻塞，乳房严重膨胀，皮肤变厚、水肿，硬而发烫，产妇可感到剧烈的疼痛，并伴有体温升高，称为"乳热"。这时应暂停喂奶直至皮肤水肿消失及乳汁外溢；还可用冷水袋局部间歇冷敷，用木梳背向乳头方向轻轻按摩以疏通乳腺。疼痛难忍时，可在医生指导下适量服用止痛药片。

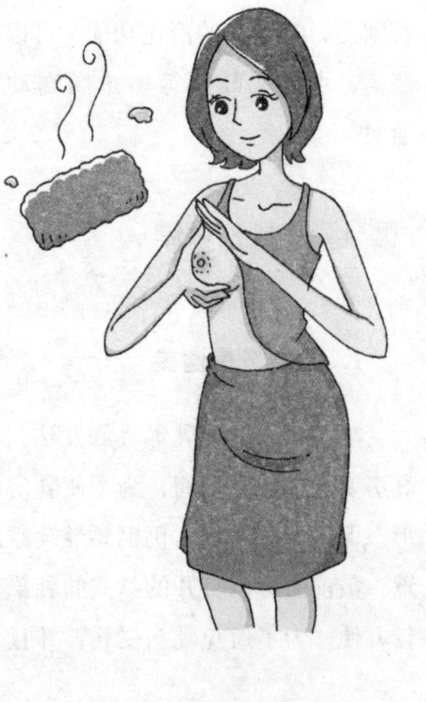

3. 乳头破裂的预防和处理

乳头破裂又叫乳头皲裂。第一次给孩子喂奶的妈妈，乳头破裂多见。一般都要出现一次乳头上的某个部分裂个小口或者擦破点皮，当孩子吸奶时就非常痛。

（1）乳头皲裂的原因

正常的乳头表皮富有韧性，哺乳时无痛感。但是由于在产后对乳头的护理不当，常在喂奶的第一个星期内就发生乳头破裂，所以初产妇乳头破裂多于经产妇。乳头内陷或乳头扁平，在怀孕期间没有很好处理，产后孩子吸吮乳头发生困难，喂奶费力且时间也长，因此乳头就容易发生损伤和破裂，有时候还会出血。乳头破裂后，孩子一吮吸乳头就痛，妈妈必然不敢喂奶，这样乳房经常不被排空，乳汁的分泌将越来越少。由于乳房不能经常被排空造成乳汁瘀积，细菌由裂口进入，可引起乳房感染发炎（急性乳腺炎），甚至可以发生乳房脓肿。

（2）乳头皲裂的预防

为避免喂奶期间发生乳头破裂，准妈妈在怀孕6～7个月以后就应该每天用毛巾蘸肥皂水、热水反复擦洗乳头，或用酒精、烧酒之类涂擦乳头，使乳头表皮增殖、变厚、富于弹性，经得起婴儿吸吮。乳头扁平或凹陷的准妈妈，在擦洗乳头之后，每日牵拉乳头数次，帮助乳头向外突起，以免新生儿吸吮困难。分娩以后注意保持乳头清洁，用植物油或矿物油涂在乳头上，去除乳头上面的积垢和使痂皮变软，然后用肥皂水及温热水洗净。喂奶前后，用温开水清洗，并用干净的乳罩和消毒纱布盖好。开始喂奶之后，应注意乳头的清洁卫生，喂完奶后就把孩子抱开，不让孩子含着乳头睡觉。

（3）乳头皲裂的处理

当已有乳头破裂发生时，更应注意保护和重视局部卫生，以免感染发炎。先用温开水洗净乳头破裂部分，接着涂以10%鱼肝油铋剂，或复方安息香酊，或用中药黄柏、白芷各等份研末，香油或蜂蜜调涂患处，喂奶前要洗净药物。用乳头护罩或消毒纱布保护乳头。如果乳头破裂较为严重，应停止喂奶24～48小时，或用玻璃奶罩间接喂奶，以使孩子不直接接触奶头，或把奶挤出来喂也可以，可直接挤到消毒的干净奶瓶里。如果附近有奶水充足的母亲，其婴儿又吃不完的话，可请她帮帮忙，一天给喂1～2次，否则需加喂牛奶。一待乳头的伤口好了，就可恢复喂奶。

4. 急性乳腺炎的预防和处理

急性乳腺炎，俗称奶疖，中医称乳痈，是产后常见的疾病，几乎都发生在产后哺乳的女性中，其中以初产妇为多见。产后乳房发胀、变硬、触摸有疼痛感，都可能发展为乳腺炎。但产后半个月以内，真正的乳腺炎是很少的，乳房有肿块一碰就痛，多半是乳汁积存过多，即瘀乳引起的。由细菌引起的真正乳腺炎一般发生在产后4~5周以后。

（1）急性乳腺炎的原因

乳腺炎的致病细菌多半来自吃奶孩子的鼻咽腔部位，寄生于鼻咽腔的细菌经喂奶而侵入乳房，如乳头有破裂则极易侵入。细菌侵入乳房的途径有三，即淋巴管、血管和乳腺管。如果乳头皮肤已有破裂或糜烂，而仍不注意保持清洁卫生，细菌就可以通过乳头小破口或裂缝进入，经淋巴管侵入乳腺，引起乳房蜂窝组织炎，这是最常见的一种感染途径；其次是细菌直接由乳腺管侵入，这时往往因产妇乳汁流出不畅，乳汁瘀积，乳汁分解液化的液体是细菌生长和繁殖的最好培养基，如果加上不注意保持乳头的清洁卫生，细菌就可通过乳腺管侵入乳房；如果母亲身体其他部位有炎症感染，细菌也可以通过血液进入到乳房，引起急性乳腺炎。

如何区别单纯瘀乳或患急性乳腺炎呢？如果是单纯乳汁瘀积，一般不发烧，有硬块和疼痛一侧的乳房的腋下淋巴结不肿大，乳房皮肤不发红，经过上托乳房、轻轻按摩疏通乳腺、口服消胀催乳中药，一般约经2~3天乳汁流出通畅后，症状就会消退。由化脓细菌引起的急性乳腺炎，母亲会感到冷，高烧到38℃以上，乳房表面皮肤肿胀、发红和乳房疼痛，腋下淋巴结变肿发硬，用手触摸有疼痛感。如果治疗及时，患者的体温将迅速下降，乳房红肿和硬块会逐渐消退，而疼痛的感觉也将随之消失。

如果治疗不及时，病变就会继续发展，发炎乳房会红肿得更厉害，硬块变大变软而出现波动，这时就形成乳房脓肿。脓肿表浅者可自发地向外穿破皮肤，也可穿入乳腺管，脓液自乳头流出。脓肿也可向后穿破，形成乳房后脓肿。病变范围如果过大过广，乳腺破坏也会越多，由于乳腺破坏化脓，形成疤痕组织，破坏部位的乳腺就失去了分泌乳汁的功能。

（2）急性乳腺炎的预防

从发生急性乳腺炎的原因来看，预防乳腺炎的主要措施应着重于防止乳头破裂和乳汁瘀积。此外，由于急性乳腺炎的发病与婴儿鼻咽部带菌有关，因此还要注意病房、婴儿室的消毒隔离制度。

（3）急性乳腺炎的处理

急性乳腺炎发生后，发炎一侧的乳房就不能喂奶了，为的是防止婴儿吸入化脓细菌。尽量不要用外科手术方法治疗乳腺炎。

急性乳腺炎早期，乳房用阔带托起，抬高乳心可以改善乳房的血液循环，血液循环通畅，局部不充血，肿胀容易消退，炎症也容易控制。如果将来准备继续喂奶者，则定期用吸奶器将患侧乳房内的乳汁吸完。乳房局部可用50%硫酸镁湿热敷，或用芒硝、薄荷各30克煎水湿热敷。药物可用青霉素或氨苄西林肌肉注射，疗效也很好。如果治疗不及时或不恰当，局部形成脓肿，则应尽早切开排脓，以免脓肿扩散。

混合喂养比人工喂养好

混合喂养就是在母乳量不足的情况下，将缺少部分添加其他奶，或添加代乳食品，添加时必须根据婴儿的月龄和母奶量缺少的情况，如2～3个月的婴儿缺少部分可用牛奶加米汤。凡补充牛奶或奶粉时应先喂母乳，因为奶瓶的孔较大易吮出，婴儿往往一下吃了半饱，再换母乳，他可能不愿再吃。对6～7个月的婴儿可以添加辅食，如稀粥、煮挂面、蛋羹、菜泥等。

1. 混合喂养的两种主要方法

（1）补授法

每次先喂母乳，然后再补充一定量的配方奶粉。妈妈应坚持每次让婴儿将乳房吸空，以刺激母乳分泌，不致使母乳量日益减少。补充的乳量要根据婴儿的食欲及母乳量多少而定，在最初的时候，可在母乳喂完后再让婴儿从奶瓶里自由吸奶，直到婴儿感到吃饱和满意为止。这样试几天，如果婴儿一切正常，消化良好，就可以确定每天该补奶多少了。以后随着月龄的增加，补充的奶量也要逐渐增加。若婴儿自由吸乳后有消化不良的表现，应略稀释所补充的奶或减少喂奶量，待其一切正常后再逐渐增加。注意一定不要过多，以免婴儿母乳吃得越来越少，而配方奶却吃得越来越多。

（2）代授法

以配方奶粉代替一次或一次以上的母乳喂养。如果妈妈乳量充足却又因工作不能按时喂奶，最好按时将乳汁挤出或用吸奶器吸空乳房，以保证乳汁分泌不减少。吸出的母乳冷藏保存，温热后仍可喂婴儿。切记不论母乳多少一定不要轻易放弃喂母乳。

2. 选择配方奶粉的技巧

婴幼儿配方奶粉是在牛奶的基础上，尽可能模仿母乳的营养成分，调整蛋白质的构成及其他营养素含量，以满足婴幼儿的营养需要，其营养价值是鲜奶、酸奶或其他配方食品无法比拟的。

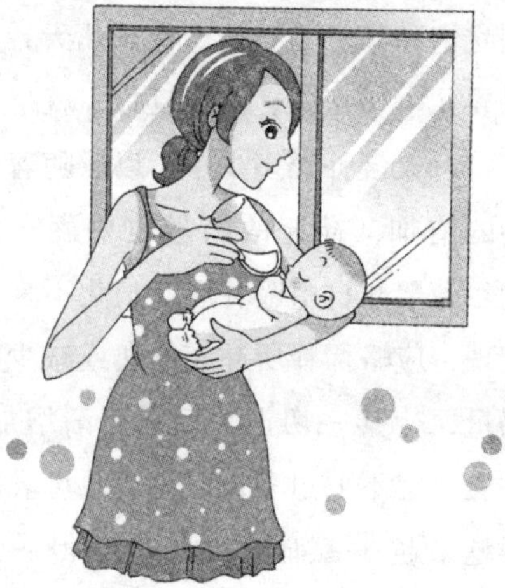

选择配方奶粉，一是要明确适用对象，不同年龄阶段的配方奶粉适用于不同年龄的婴幼儿；不同体质的婴儿所适用的奶粉也是不一样的，比如内热体质的婴儿选择奶粉就要特别考虑到所用奶粉是否会引起便秘、上火。二是要考虑新生儿有无特殊医学需要，如果有就要选择相应品种的配方奶粉。为早产儿、先天性代谢缺陷儿（如苯丙酮酸尿症）设计的配方奶粉，为乳糖不耐受儿设计的无乳糖配方奶粉，为预防和治疗牛奶过敏儿设计的水解蛋白或其他不含牛奶蛋白的配方奶粉等。

要注意产品的口碑，多向有经验的妈妈请教，多收集品牌的相关新闻，看是否曾有过负面新闻。

3. 给奶瓶消毒的正确方法

在对奶瓶进行消毒前，应先用冷水冲掉残留在奶瓶、奶嘴里的剩奶；再把奶瓶、奶嘴放在温水中用奶瓶刷将其内部刷洗干净；然后，使刷毛位于奶瓶口处，旋转刷子，彻底刷洗瓶子内口；再抽出刷子，洗刷瓶口外部螺纹处和奶嘴盖的螺纹部；最后，用毛刷尖部清洗奶嘴上边的狭窄部分。把洗过的奶瓶用清水冲洗干净，放入锅内煮沸5分钟左右备用，奶嘴用开水烫泡一会儿。有条件的家庭可把备用的奶具放在消毒柜中，没有条件的也一定要把干净奶瓶等盖上煮过的干净毛巾或纱布，放在干净、干燥之处。

妈妈无奶或有病可人工喂养

人工喂养是一种不得已的办法。只有妈妈确实无奶或因病（如结核病、急慢性传染病或患严重贫血症等）不能喂奶时，才能采用人工喂养。

1. 婴儿配方奶粉

人工喂养一般通用的代乳品是婴儿配方奶粉。

奶粉多数是用鲜牛奶制备的，有全脂奶粉、脱脂奶粉、加糖奶粉等。近几年来我国对婴儿奶粉的制备，已逐步地采用配方奶粉，即将牛奶经过制备，改良其中蛋白质、脂肪、糖的成分，使其与人乳的成分接近；并加入多种维生素、铁及微量元素，使其更适应婴儿的消化功能及营养需要。如果当地产有奶粉，在包装的口袋或罐上都有其配方、用法、保存期限、出厂日期等的说明，可以按其说明使用。如果没有配方奶粉，可用普通全脂奶粉。奶粉的调配一般是一匙奶粉加4匙水，就和全奶一样。

脱脂奶粉是新鲜牛奶被抽吸掉大部分奶油后再制备而成的，含脂肪很少，在婴儿患腹泻，不宜多进食脂肪时可以食用，但不宜长期食用，否则会导致营养不良。

含糖奶粉为全脂奶粉加入一定比例的糖分而制成，含糖量高，相对其他蛋白质等成分被稀释，故不适宜喂养婴儿，仅能作为成人的营养食品。

2. 人工喂养中几个应注意的问题

（1）注意鲜奶或奶粉的质量

一般鲜奶在奶厂经消毒后才被送到用户手里，尽管如此，取回的奶必须再经煮沸，才便于保存。消毒后的牛奶应放在阴凉处（最好放在冰箱中），防止过热发酵（尤其夏季）。每次喂之前，应先加温，但不宜过热，也不宜过凉。

（2）注意用具的清洁和消毒

所有人工喂养的用具，每天都要洗刷干净后煮沸或放在蒸笼中蒸过一次。每次喂奶应用清洁的奶嘴，喂奶后应将奶嘴取下彻底洗净，然后放入干净的瓶内，再用时用滚开的开水冲烫后取出应用。

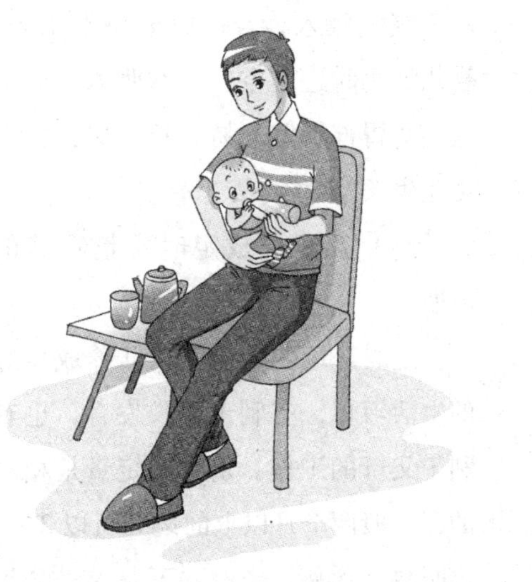

（3）注意奶嘴的孔不宜过大也不宜过小

孔的大小可随婴儿的月龄增长和吸吮能力的强度而定，新生婴儿吸吮的孔不宜过大，一般在15～20分钟左右吸完为合适，因月内的小儿常常吃吃睡睡。随月龄增加乳头孔可以加大一些，小儿4～5个月时每次奶在10～15分钟吸完为合适。保持这样的速度，目的是为使每分钟进入胃内的奶量比较适当，这样，奶与胃液充分调和起来，容易消化。如果孔过小，吸起来很费力，婴儿就不愿意吸奶瓶了；孔过大，容易吃呛，所以奶头孔的大小要合适。

（4）注意喂奶时手持奶瓶的姿势要正确

要让奶头中灌满奶液，这样可以避免空气吸入。若持瓶姿势不正确，婴儿吸奶时连同空气一起吸入，会引起小儿胃部膨胀，易导致溢奶，影响婴儿生长发育。

（5）逐步养成定时定量喂养的习惯

定时定量喂养能使婴儿养成良好的生活习惯，有利于生长发育，也有利于父母的工作。定时和定量是相对的，一般两个月以上的婴儿可以3～4小时喂一次奶，定时并不是差一分钟也不行；定量，虽然在表中对时间和量按月龄列出，这仅供参考，多数婴儿可以这样做，但个体总有差异，量的大小不可能完全一致，还有少数婴儿生长过快或过慢就不能按此而行，还应视具体情况而定。

（6）婴儿的哺乳量和月龄、体重的关系

婴儿在新生的头几周，一日的奶量约等于体重的1/5；2～4个月约等于体重的1/6；6个月约为体重的1/7；7～12个月约为体重的1/8。

（7）哺喂奶粉婴儿的大便和奶粉调配的关系

哺喂奶粉的婴儿的大便较干结，多呈团块条状，色淡黄，有时可夹有不规则的黄白色“皂块”，气味较臭。婴儿的大便正常与否和奶粉的调配有着密切关系，如果奶中的脂肪过多，婴儿不仅大便增多，而且出现不消化的奶瓣；如果奶中蛋白质过多，糖量过少，大便就易干燥或有奶块；如果糖分过多，大便就会发酸而稀，且有泡沫和气体，因此调配奶粉所用的糖要适当。

怎样判断喂养是否合理

“孩子吃饱了吗?”这个问题是初

为人母者普遍要问的，尤其是新生儿啼哭，妈妈往往误认为孩子没有吃饱，因饥饿而哭。孩子究竟有没有吃饱，可以首先看看孩子吃进多少量，同时也要考虑孩子的个体差异，即使是同一年龄同一体重的孩子需要量也很不相同，还与孩子的个子大小有关系。单纯的哭不能判定就是饥饿，因为“哭”仅仅是外在表现，引起的原因是多方面的。尤其新生儿，他只会用哭来表示，尿湿了、肚子痛、发热等都能引起他啼哭。

虽然饥饿了也是哭，但哭声不一样。因饥饿而哭，其啼哭声带有可爱的哀哭声，当有人走近他时，哭声就可变为“哎咳、哎咳”之声。如果想知道孩子是否吃饱了，判断孩子的喂养是否合理，可观察以下几个方面：

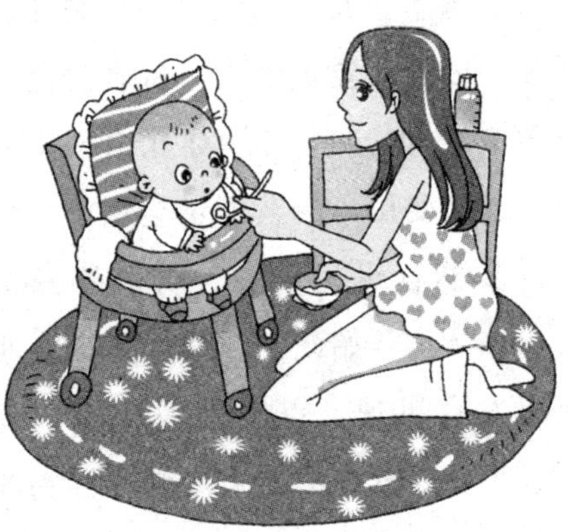

1. 体重是否有规律地增加

婴儿的体重在出生后增加是有规律的，出生后 12 天内，即使吃奶正常，体重也不升或下降，这是因为出生后胎粪的排出、全身水分的减少、吃得较少，消化功能尚差等原因。12 天之后体重回升，一般出生后头 3 个月每天增重 25 克 ~ 30 克，4 ~ 6 个月每天增重 20 克 ~ 25 克，7 ~ 12 个月每天增重 15 克。但必须说明，这个增加的体重是指平均数而言，不是天天如此，也用不着天天去称。一般满月增重为 500 克 ~ 800 克，但有的孩子往往超过了这个数。头 6 个月每月可增重 1000 克。体重增长与否是衡量孩子进食量的合理与否的标志之一。

2. 看大便是否正常

吃母乳的小儿在出生后 40 天内每天大便 3 次左右，同时体重增长良好，即属正常，如果喝配方奶粉大便干燥，一天一次亦属正常。但若是便稀，体重不增，应检查原因，是否因配制的奶品不新鲜、被污染，需找医生诊治。

3. 孩子的脸色和精神状态怎样

如果孩子的脸色和气色都不好，精神状态也差，还哭闹，这就要考虑存在不正常的因素。在正常情况下，孩子的精神、情绪都很好，吃得也好，很少哭闹，睡得很好，睡醒后精神愉快，体重增长也好，这样就可以认为孩子喂养得较好。

4. 观察孩子睡眠、啼哭、大便三者的关系是否异常

当孩子在这三方面出现异常时，往往都是由于不合理的喂养方法所引起的。例如：不按时喂或一哭就喂，而每次都没有喂饱。由于喂奶次数频繁（尤其两个月左右小儿），胃肠道得不到休息而引起消化功能不正常，于是大便次数增多，而孩子本身还常常处于饥饿状态，经常啼哭，影响了正常的睡眠。母亲为了求得安静，就把孩子抱在怀里，拍着、摇着，企图能使孩子入睡，这样即使睡着了，也不能持久。日子一长，就养成一种坏习惯，即不抱、不拍、不摇晃就不睡觉，这样既影响了母亲的休息，奶量也减少了。因此，对孩子必须从新生儿期开始，根据其消化道的特点，耐心地为孩子建立一定的生活秩序，每2~3小时一次，每次喂15~20分钟，第二个月后逐渐地改为3~4小时一次，每次10~15分钟，坚持按时喂奶，从小养成有规律的生活习惯，奶喂饱后就会安静入睡，大便良好，体重也能正常地增长。

怎样添加辅助食品

1. 添加辅食的时机

一般来说，婴儿在4个月以前如果母乳充足，完全可以不添加任何辅食。不用怕母乳营养不够或量不足而给婴儿添喂配方奶、果汁或其他婴儿食品，母乳是最好、最全面的婴儿营养食品。母乳分泌量会随婴儿生长的需要而调整，可以充分满足婴儿所需，不会欠缺。大部分妈妈甚至可以满足双胞胎婴儿或哺喂另一个婴儿的需要，因为需要量增大，母乳分泌也会相应增加。4个月后婴儿由于生长迅速，需要摄入的营养量会增加，而且许多器官迅速发育，功能不断完善，如牙齿开始萌出，面部肌肉及咀嚼肌发育迅速，胃肠道消化吸收流质、半固体食物的能力增强，淀粉酶等酶系统更为成熟，都为吃人生的第一口饭做好了准备。因此，育儿专家

普遍认为婴儿 4 ~ 6 个月添加辅食最理想。但婴儿的成长速度各不相同，机体需求也会有相当的差异，有的婴儿纯母乳喂养到 6 个月时也无须添加辅食。妈妈要注意婴儿的吃奶状况，母乳够喂时就不要太早添加辅食。开始添加的时间应该不早于 4 个月、不晚于 6 个月。

2. 提示添加辅食的信号

宝宝应该在何时添加辅食呢？许多新妈妈都在这个问题上拿不定主意。其实，当婴儿从生理到心理都做好了吃辅食的准备时，他会向妈妈发出许多小信号，只要妈妈细心观察就会发现：

• 婴儿吃母乳或配方奶后还有一种意犹未尽的感觉，婴儿还在哭，似乎没吃饱。《父母必读》杂志曾给出参考数据：母乳喂养的婴儿每天喂 8 ~ 10次，配方奶喂养的婴儿每天的总奶量达到 1000 毫升，仍然表现出没吃饱的样子。

• 婴儿开始对大人吃饭感兴趣，大人咀嚼的时候婴儿会盯着看，有时候小嘴还会发出“吧唧”声，像只小馋猫。

• 婴儿头部已经有一定的控制能力，可以倚东西坐稳了。

• 喜欢将物品放到嘴里，有咀嚼的动作。当你把一小勺泥糊状食物放到他嘴边，他会张开嘴，不再将食物吐出来，而能够顺利地咽下去，不会被呛到。

• 在你带婴儿去做每个月的例行体检时可以向医生咨询，医生会告诉你婴儿的身高、体重增长是否达标，如果婴儿身高、体重增长没达标就应该给婴儿添加辅食了。

3. 添加辅食的基本原则

（1）添加数量要由少到多

所谓“由少到多”是指食物量的控制，因为此前婴儿还没有接受过除奶制品以外的其他食物，最初 1 ~ 2 周内辅食的添加只是尝一尝、试一试。比如添加米粉，最初每次只给 5

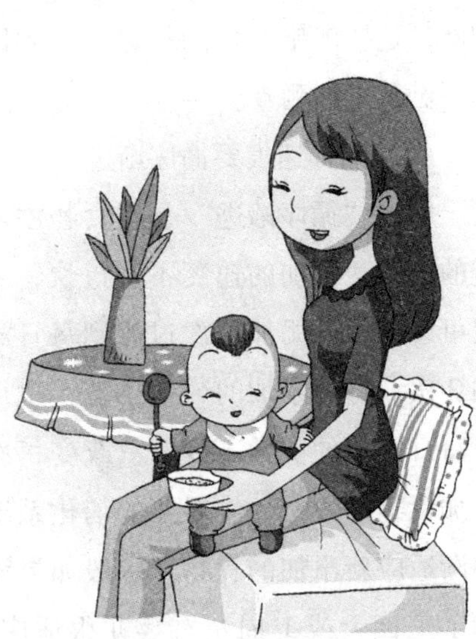

克~10克，稀释后用小勺喂给婴儿吃。如果第一次想给婴儿添加少量鸡蛋黄，一次也只能喂1/8个煮熟的鸡蛋黄，用奶稀释或用温开水稀释后用小勺喂食，每天只添加1次，观察婴儿对新添加食物的反应，能不能消化吸收，大便有无变化，例如，辅食添加后大便次数有没有明显增加；大便中的水分有没有明显增多，甚至出现水样便；大便的颜色有没有明显变化，如大便的颜色由黄色、棕黄色变成绿色、墨绿色，甚至出现许多泡沫。有时婴儿会有腹胀感，屁比较多。以上现象均说明婴儿对添加的食物不太适应，可以减少辅食的量，如果减量后大便仍然不正常，可以在征得医生的同意后暂停添加辅食。也可以参考婴儿身高、体重增长指标进行判断，这些体格发育的指数应该到医院保健科定期测查。

（2）添加速度要循序渐进

所谓“循序渐进”是指食物添加量的进程，添加的速度不宜过快，一般可以从每日添加1次过渡到每日添加2次，每次添加的数量不变；也可以每日添加的次数不变，只改变每次添加食物的数量，使婴儿的消化系统逐渐适应新添加的食物。一般如果添加了三四天或1周左右婴儿很适应，可以考虑添加1种新的辅食。婴儿生病时或天气太热应该延缓添加新的品种。

有的妈妈生怕婴儿营养不足影响了生长，早早开始添加辅食，而且品种多样，使劲喂，结果使婴儿积食不化，连母乳都拒绝了，这样反而会影响婴儿的生长。开始先添加稀释的配方奶，上午、下午各添半奶瓶即可，或者只在晚上入睡前添半奶瓶配方奶，其余时间仍用母乳喂养。如半瓶吃不下可适当减少。

（3）食物性状要由稀到稠

辅食的添加应由流质到半流质，然后再到半固体和固体，辅食中食物的颗粒也要有从细小到逐步增大的一个演变过程，使婴儿逐渐适应。

（4）辅食应该少糖、无盐

中国营养学会妇幼分会编写的《中国孕期、哺乳期妇女和0~6岁儿童膳食指南（2007）》建议，给12个月以内的婴儿制作辅食应少糖、无盐、不加调味品。

“少糖”即在给婴儿制作食物时尽量不加糖，保持食物原有的口味，让婴儿品尝到各种食物的天然味道，同时少选择糖果、糕点等含糖高的食物作为辅食。如果婴儿从加辅食开始就较少吃到过甜的食物，就会自然而然地适应少糖的饮食；反之，如果此时婴儿的食物都加糖，他就会逐渐适应过甜饮食，以后遇到不含糖的食物自然就表现出拒绝，形成挑食的习惯，同时也为日后的肥胖埋下了隐患。吃糖过多不仅会引起肥胖，还会影响婴儿对蛋白质和脂肪的吸收和利用；引起维生素 B_1 的缺乏；还可因血糖浓度长时间维持在高水平而降低孩子的食欲；若不及时刷牙还会增加龋齿的发生。

“无盐”即12个月以内的婴儿辅食中不用添加食盐。因为12个月以内的婴儿肾脏功能还不完善，浓缩功能较差，不能排出血中过量的钠盐，摄入盐过多将增加其肾脏负担，并养成孩子喜食过咸食物的习惯，不愿接受淡味食物，长期下去可能会形成挑食的习惯，甚至会增加成年后患高血压的危险。12个月以内的婴儿每天所需要的盐量还不到1克，母乳、配方奶、一般食物中所含的钠足以满足婴儿的需求。给1岁以上的幼儿制作食物时可以加一点盐，但量一定要适当。因为儿童期常吃过咸的食物易导致成年期高血压发病率增加；吃盐过多还是上呼吸道感染的诱因，因为高盐饮食可能抑制黏膜上皮细胞的增殖，使其丧失抗病能力。患有心脏病、肾炎和呼吸道感染的儿童更应严格控制饮食中的盐摄入量。需要提醒的是，酱油、鸡精等调味品以及买回来的现成食品中都含有盐。所以，如果添加了这类食品或调味品，还要再减少盐量。

（5）最好不添加味精

婴儿的辅食最好不添加味精、香精、酱油、醋、花椒、大料、桂皮、葱、姜、大蒜等调味品。因为辛辣类的调味品对婴儿的胃肠道会产生较强的刺激性，而且有些调味品（如味精）在高温状态下将分解释放出毒素，会损害处于生长发育阶段婴儿的健康。另外，浓厚的调味品味道会妨碍孩子体验食物本身的天然香味，长期食用还可能养成挑食的不良习惯。许多妈妈担心辅食中不加调味品，婴儿会不爱吃，其实母乳或配方奶的味道都比较淡，如果从最初加辅食开始就做到少糖、无盐、不加调味品，婴儿自然会适应清淡的食物口味，因为比起母乳和配方奶，辅食的味道已经丰富多了。如果开始添加的辅食含有盐和调味品，婴儿适应了味重的食物，很可能不愿尝试清淡的食物了。3岁以后，儿童的消化功能已发育成熟，各种消化酶发育完全，肠道吸收功能良好，基本可以耐受各种口味的食物。此时可以给婴儿吃带有调味品的食物了。即便如此，为了婴儿，也为了家庭所有成员的健康，建议仍选择少盐、少糖、适量油的饮食习惯为宜。

(6) 可适量添加植物油

植物油主要供给热量，在烹调蔬菜时加油，不仅使菜肴更加美味，而且有利于蔬菜中脂溶性维生素的溶解和吸收，可酌情、适量添加。一般6~12个月每天5克~10克为宜；1~3岁每天20克~25克；学龄前儿童每天25克~30克。各种植物油的营养特点不一样，植物油中葵花子油、豆油、花生油、玉米油必需脂肪酸的含量较高；橄榄油、茶树油、葵花子油、芝麻油、核桃油不饱和脂肪酸的含量较高，因此，应经常更换种类，食用多种植物油。

4. 不同月龄婴儿的辅食添加

(1) 4~5个月婴儿

该月龄的婴儿舌头只会前后运动，可以把液体或糊状的食物送入喉咙，然后再整个吞下去。因此，这个时期最合适的食物是纯母乳或母乳加少量辅食，辅食一般要加工成糊状。

4~5个月婴儿的辅食添加

谷物类	蔬菜水果类	鱼/肉/蛋类	奶类	辅食添加次数
米粉 米粥/汤 10倍粥到5倍粥	果汁 菜汁 果泥	菜泥蛋黄：1个 鸡肉/猪肉泥	120毫升/次~180毫升/次，每天5~6次	1次

可以将苹果、香蕉、橘子、番茄等洗净，用开水烫一下，去皮后放在榨汁机中榨碎，再将果泥直接喂给婴儿；也可将青菜、菠菜等蔬菜煮熟后捣碎成泥喂给婴儿。如果婴儿对蔬果泥开始不适应，有消化不良情况发生，可以先掺一些开水稀释一下，也可以将水果泥加入粥或其他食物中，一般适应几天婴儿就会接受。

(2) 5~6个月婴儿

①注意补充含铁食物

此时，孕后期储存在婴儿肝脏的铁已接近耗竭，需补充含铁食物。补铁能使婴儿髓磷脂合成加快，促进神经系统发育，促进婴儿的学习和记忆。可以给婴儿加喂一些熟枣泥、动物肝泥、蛋黄、菠菜泥、青菜泥等，可以在上午、下午两次喂奶之间加喂一两勺含铁丰富的食物泥，也可找医生开一些适合婴儿服用的含强化铁的补剂，但两者之间，食补总比药补好，所以应首选食补。

蛋黄含铁量较高，婴儿也较易接受。将鸡蛋煮熟后剥出蛋黄，将蛋黄放在碗里用勺子研碎即可。注意不要直接用蛋黄泥喂婴儿，蛋黄泥太干，容易噎着婴儿，可用温开水或橙汁稀释喂婴儿。4 个月的婴儿先每日 1/4 小勺，如无消化不良或减少奶量等情况发生，2 周后或 1 个月后可适当增加至 1/2 个，婴儿的食量差异很大，尤其是体质较瘦弱的女婴，会比同月龄较胖的男婴食量小很多。所以如是食量大的婴儿可以增加得多一些、早一些，而食量小的婴儿就可少增加或减少一些。蛋黄泥喂得过早会使婴儿胃中积食，出现食欲下降、不想吃奶等症状。一旦给婴儿喂食蛋黄后出现这样的情况，可以先停喂蛋黄；如果婴儿的食欲还是没改善，可以先饿婴儿一天，等他很饿、急于进食时再开始喂奶。

蛋黄不宜与各类辅食及奶类同时吃，以免谷类的植酸及奶中有机物干扰铁的吸收。

除了蛋黄之外，动物肝脏也是很好的补血食物，可以给婴儿吃一些肝泥。将鸡肝或猪肝煮熟后，取一小块放碗里用勺子研碎。最好选择鸡肝，因为鸡肝质地细腻，味道比别的肝类鲜美，婴儿喜欢吃，也容易消化。猪肝相对比较硬，即使捣碎成泥后还会有硬颗粒，吃起来口感不如鸡肝，也容易出现积食。放极少许煮熟的酱油拌匀，用粥汤或牛奶将肝泥调成糊状喂婴儿，也可加入粥中喂婴儿。注意同样不要直接用肝泥喂婴儿，肝泥由于质地较干也易噎着婴儿。喂肝泥后婴儿如果出现与喂蛋黄后一样的积食症状，处理方法同上。

②适合婴儿的粥类辅食

5 个月的婴儿可以喝些粥类辅食。

• 补充热量：二米粥

制作方法：大米加小米或大米加细玉米渣、小米加玉米等，用清水淘洗两遍，煮成粥，用勺喂之。最初每次食用量约一汤勺，婴儿适应后再逐渐加量。

• 补铁美食：枣泥粥

制作方法：先将干品大枣泡软，上锅蒸熟，晾凉后剥去枣皮，去掉枣核，将枣肉用小勺碾成枣泥，再加入已煮好的二米粥或牛奶麦片粥，调匀喂之。

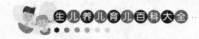

•营养宝库：紫菜粥

制作方法：将上好的干紫菜搓成末，放入已煮好的粥内，一起喂婴儿吃。

营养点评：紫菜营养丰富，其蛋白质含量超过海带；每 100 克紫菜含核黄素 2 毫克 ~3 毫克，居各种蔬菜之冠；对人体有很好保健作用的不饱和脂肪——亚油酸、亚麻酸含量较多；B 族维生素特别是在陆生植物中几乎不存在的维生素 B_{12} 的含量很高，与鱼肉相近；维生素 C 的含量也很高。

（3）6 ~7 个月婴儿

①继续添加含铁食物

6 个月后婴儿可吃 1 个蛋黄做成的泥，肝泥可以吃两勺。动物肝脏和动物血含血色素铁，较蛋黄铁易吸收，吸收率达 22% ~27%，不易受谷物植酸和蔬菜中的草酸干扰。绿色蔬菜、有色水果和黑木耳都含铁，但不如血色素铁容易吸收。每周可以轮流补充动物肝、血各两次。

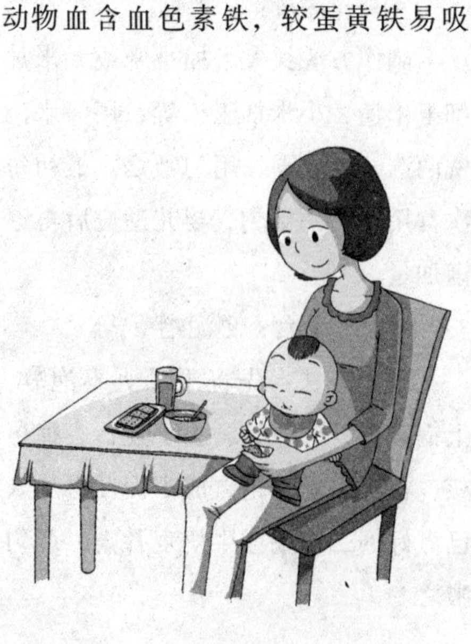

②晚上睡前可加一次米粉

6 个月后可在晚上入睡前喂小半碗稀一些的掺奶的米粉糊或掺半个蛋黄的米粉糊，这样可使婴儿一整个晚上不再因饥饿醒来，尿也会适当减少，有助于母子休息安睡。但初喂米粉糊时要注意观察婴儿是否有较长时间不思母乳的现象，如果有可适当减少米粉糊的喂量或稠度，不要让它影响了母乳的摄入。

（4）7 ~8 个月婴儿

①此阶段婴儿的营养需求和可添加的辅食

这个月婴儿开始学习爬行了，随后活动量日益增大，热量需要明显增加。婴儿能消化的食物种类日益增多，辅食的添加品种可以多一些了，但乳类及乳制品仍是婴儿阶段主要的营养来源。谷物中钙与磷的比例不合适，要重视钙剂的适量补充。应鼓励婴儿自己动手吃，学吃是一个必经的过程。婴儿的食物不可太碎，教他学习咀嚼有利于语言的发育、吞咽功能的训练和舌头灵活性及搅拌功能的完善。

这个阶段的婴儿舌头能够前后、上下运动，可以用舌头把不太硬的颗粒状食物捣碎。此时的食物仍然是以母乳为主、配以辅食。每天的喂奶次数可以减少 1 ~ 2 次，而添加辅食的次数则可以增加 1 ~ 2 次。辅食的种类也更丰富，新添加了烂面条、面包、馒头、豆腐、肝、鱼、虾和全蛋；辅食的性状也发生了变化，从汤粥糊类发展为稠面条、面包、馒头，从菜泥、肉泥变成了菜末、肉末。由于肉末比蛋黄泥、肝泥和鱼泥更不易被婴儿消化，所以最好到婴儿 8 ~ 10 个月后喂给。

7 ~ 8 个月婴儿的辅食添加

谷物类	蔬菜水果类	鱼/肉/蛋类	奶类	辅食添加次数
米粉 米粥 烂面条 馒头、面包	果汁 菜汁 果泥 菜末 豆腐	肝泥：1 ~ 3 次/周肉末：1 次/日 鱼泥/虾泥：2 ~ 3 次/周 蛋黄：1 个/日	120 毫升/次 ~ 210 毫升/次，每天 4 ~ 5 次	2 ~ 3 次/日

7 ~ 9 个月的婴儿肠道上皮发育尚未完全成熟，故此阶段婴儿吃鸡蛋时可以不吃蛋清，以防引起过敏性皮肤疾患，若婴儿已经添加了鸡蛋清，又无引起不适，可以继续吃。这以后要添加的是米糊、软面条、米饭等，以便婴儿逐渐过渡到辅食为主食，1 周岁后与成人一样吃饭。

这个阶段，婴儿见到食物会很兴奋，会有伸手抓东西的欲望。可以给婴儿准备一些手指状的食物（如小饼干等），让婴儿拿着吃。

②主要辅食的制作方法推荐

• 牛奶香蕉糊

做法：将牛奶与煮熟的玉米面混匀，温凉后加入香蕉泥（或苹果泥、鲜樱桃末、鲜草莓末）搅匀食之。

营养点评：牛奶为优质蛋白，玉米面内含有少量锌、铁、铜、钙，新鲜水果内含有类胡萝卜素、核黄素、维生素 C 及铁等。

• 山药枣泥粥

做法：先将煮熟的山药泥铺在小盘子上，约 1 厘米厚，然后把做熟的大枣泥做成花朵样或图形贴在山药泥上即可喂食。

营养点评：山药属食、药两用植物，含皂甙、黏液质、精氨酸、淀粉酶，治脾虚泄泻、可增强免疫功能；大枣含生物碱及多种氨基酸、糖类、铁、钙、磷等。

• 蛋黄豌豆糊

做法：取鲜豌豆蒸熟、去皮，入搅拌器搅成泥状后均匀铺在小瓷盘上，再将熟蛋黄泥做成有趣图形贴在豌豆泥上，即可食之。

营养点评：豌豆含蛋白质及少量脂肪、碳水化合物，亦含少许钙、铁、锌、硒、胡萝卜素及核黄素等；蛋黄中含有蛋白质饱和及不饱和脂肪酸、铁、钙、各种氨基酸和维生素等。

• 芋头粥

做法：先将芋头去皮、切丁，与小米（或玉米、大米、荞麦、麦片等）一起煮成粥喝。

营养点评：此阶段奶制品仍是婴儿的主要营养来源，但粮食对孩子生长发育也特别重要。粮食进入人体后将分解为葡萄糖，而葡萄糖能为婴儿生长发育提供能量，并支持大脑的各项生理活动。

• 鱼泥粥

做法：将熟鱼（最好是海鱼，如黄花鱼、平鱼、带鱼、鳕鱼、鲑鱼等）剔去刺、切碎，放入已经煮好的粥中，再一次将粥煮沸，温凉后喂婴儿吃。

营养点评：鱼肉为优质蛋白质，尤其海鱼中含有少量 DHA 及微量元素锌、铁、钙及碘元素等，上述几种海鱼鱼刺比较少，容易挑干净。

• 香菇鸡肉粥

做法：将香菇洗净、切成小粒，熟鸡肉切成小块，与大米、麦片（或小米、玉米等）一起熬粥，温凉后喂食。

营养点评：香菇中含有多种氨基酸，如异亮氨酸、赖氨酸、苯丙氨酸、蛋氨酸等十余种，还含有钙、铁及 B 族维生素、维生素 D 等。

• 蔬菜蛋羹

做法：取以下蔬菜中的一种：新鲜蔬菜叶、根茎（红薯、土豆、藕）、果实（番茄、南瓜）切碎，加入蛋黄，少许凉白开水，打匀，上锅蒸熟后按需要量给婴儿吃。

营养点评：蔬菜中有许多食物粗纤维和铁、钙等矿物质，吃这种蔬菜蛋羹可从小养成婴儿吃菜的好习惯。

• 肉粒蛋羹

做法：将做熟的瘦肉丁加入蛋黄和凉白开水，打匀，上锅蒸熟后按婴儿需要量给婴儿吃。

营养点评：瘦肉属动物优质蛋白，并含有少量铁、钙、锌；蛋黄中含有饱和脂肪酸、不饱和脂肪酸、多种氨基酸、B 族维生素、维生素 E 和容易被人体吸收的铁等。

● 虾皮、虾粒蛋羹

做法：取上好虾皮少许，用温水浸泡20分钟后将水挤净，放在菜板上用刀剁几刀，捏取少许加入蛋黄中，放适量水打匀，上锅蒸熟后即可喂婴儿吃。虾粒蛋羹是在蛋黄中加一些已做熟的虾丁，加水、打匀、蒸熟即可。

营养点评：虾皮营养丰富，除含有优质蛋白外，还含有磷、钙、铁，但含盐（氯化钠）也高，故在制作时应多浸泡些时间以去除较多盐分。虾肉也是优质蛋白，富含钙、铁、锌等矿物质。

● 肝泥、鱼泥和虾泥的制作方法

选质地细致、肉多刺少的鱼类，如鲫鱼、鲤鱼、鲳鱼等。先将鱼洗净煮熟，去鱼皮，并取鱼刺少肉多的部分去掉鱼刺，将去皮去刺的鱼肉放入碗里用勺捣碎。再将鱼肉放入粥中或米糊中，即可喂婴儿。一般开始时可先每日喂1/4勺试试。

由于鱼泥比蛋黄泥和肝泥更不易被婴儿消化，所以最好等婴儿7个月以后再考虑喂给，过早或过多喂婴儿鱼泥会导致不消化和积食。

（5）8～9个月婴儿

①给婴儿添加肉末

取一小块儿猪里脊肉或羊肉、鸡肉，用刀在案板上剁碎成泥后放碗里，入蒸锅蒸至熟透即可。也可从炖烂的鸡肉或猪肉中取一小块儿，放案板上切碎。将蒸熟的肉末或切碎的熟肉末取一些放入米中煮成肉粥，或将熟肉末加入已煮好的米粥中，用小勺喂婴儿。

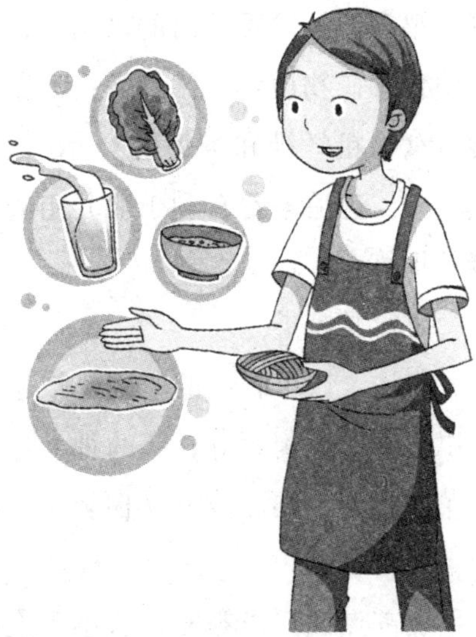

由于肉末比蛋黄泥、肝泥和鱼泥更不易被婴儿消化，所以最好到婴儿8～9个月后喂给。开始喂肉末时妈妈要仔细观察，注意婴儿的大便和食欲情况，看有无不消化或积食现象，有积食可先暂停喂食肉末。

②主食类辅食的制作方法举例

• 肉末软饭

做法：备好肉末（鸡肉或小里脊肉）、熟米饭、油菜叶末。将炒锅内放入植物油，油热后炒香葱末，放入肉末煸热至熟，加入适量的米饭炒匀，再加入油菜末翻炒数分钟，加入一点点食盐，起锅。

营养点评：米饭是婴儿热量的来源，米饭中的淀粉最终转为葡萄糖，为婴儿生长发育和日常运动提供能量；鸡肉仍是优质蛋白的供给者；瘦肉中含有矿物质钙、铁、锌；油菜中含有食物粗纤维和维生素 C、B 族维生素等，这道菜肴有利于婴儿咀嚼功能的训练。

• 家常饺子

做法：饺子制作的原则是饺子馅应以多菜、少肉为好，菜的种类包括叶菜、瓜类、藕、萝卜（白萝卜、胡萝卜）等。

营养点评：培养婴儿从小爱吃蔬菜的习惯；培养均衡饮食的习惯；锻炼婴儿的咀嚼能力；使婴儿获取更多的食物粗纤维，矿物质钙、铁、锌及 B 族维生素、维生素 C 等。

• 摊鸡蛋饼

做法：备好菜末（油菜叶、大白菜、胡萝卜末等）和整个鸡蛋。将鸡蛋打碎在一个瓷碗内，加入菜末，打匀；炒锅内放入极少量油，使薄薄一层油铺在锅底，油热后将鸡蛋液均匀平铺在锅底呈薄饼状，小火将小薄蛋饼烤熟一面，再将小薄鸡蛋饼翻过另一面，烤熟切成（1 厘米 ~2 厘米）×（2 厘米 ~3 厘米）的小条放在小盘内，让婴儿自己用手抓着吃，锻炼手眼协调能力。

专家提示

婴儿自己抓食物吃到嘴里会有一种新奇感，既锻炼了婴儿的手眼、手嘴的协调能力，又可以培养婴儿的自理能力。

（6）9 ~10 个月婴儿

该月婴儿进入断奶过渡期，可逐步给婴儿添加更多的辅食，让他适应更多品种的辅食。适当减少母乳喂养量和次数，以辅食补足量。可通过辅食浓度、稠度的增加而延长间隔时间，争取过渡到一日三餐两点的进餐模式，三餐以辅食为主，中间以母乳或点心作辅助。10 个月后可增加一次米粉糊喂养，并可在米粉糊中加入一些碎肉末、鱼肉末、胡萝卜泥等，也可适当喂小半碗烂面条。配方奶上午、下午可各喂一奶瓶，此时的母乳营养已渐渐不足，可适当减少几次母乳喂养（如上午、下午各减一次），以后随月龄的增加渐次减少母乳喂养次数。当辅食已占据主导地位、婴儿逐渐不再依恋母乳时，也就是在1周岁左右时是断奶的最好时机。

(7) 10~12个月婴儿

①辅食开始变主食

婴儿10个月后牙齿已经萌出，开始学说话，会站立并开始学走，其大脑和身体的发育会更加迅速，身体的免疫力也开始由从母体、母乳中获得转向靠自身逐步建立，母乳所提供的营养已不能满足婴儿生长发育的需要了。而且，此时的母乳营养成分也发生了变化，尤其是钙、磷、铁及各种维生素的含量较低。所以，从10个月开始要逐步从以母乳为主转变到以辅食为主、母乳为辅，每天的喂奶次数可以减少1~2次，而添加辅食的次数则可以增加到3次，到1周岁时完全断掉母乳，以辅食取代母乳。

②10~12个月可以添加的辅食

10个月以后，婴儿的舌头不仅能够前后、上下运动，而且能够左右运动，可以将较大的食物用前牙咬住并推到牙床磨碎。这个阶段35%~40%的营养来自母乳，60%~65%的营养可从其他食物中获取。辅食的种类更丰富，新添加了烂饭、饺子等带馅的食物。辅食的性状也发生了变化，从菜末、肉末变成了碎菜、碎肉。

10~12个月婴儿的辅食添加

谷物类	蔬菜水果类	鱼/肉/蛋类	奶类	辅食添加次数
米粉、米粥、烂面条、烂饭、面包、馒头、饺子等带馅食物	果汁 菜汁 碎菜 水果	肉末、碎肉：1次/日 鱼、虾：2~3次/周 全蛋：1个/日 肝泥：1~3次/周	120毫升/次~240毫升/次，每日3~4次	3次/日

③炒菜类辅食的制作方法举例

• 红烧豆腐

做法：先将北豆腐用开水焯一下，沥去水分；炒锅内放植物油，油热后煸炒豆腐，加少许水焖透，加入用铁强化酱油调配好的水淀粉，大火片刻、炒匀起锅。

营养点评：此道菜也可以加些鸡肉末与豆腐同炒，使之既有动物优质蛋白，又有植物优质蛋白。该道菜肴中虽然没有加盐，但是使用了铁强化酱油，酱油内有盐，同时强化了铁元素，是考虑到该年龄段婴儿易发生缺铁性贫血的情况。

•红烧血豆腐

做法：将鸡血或鸭血（俗称血豆腐）洗净、切成块，放入开水中煮沸20分钟，捞出沥干水分；炒锅中加入植物油，油热放入葱花和姜末，放入血豆腐煸炒片刻，加适量水淀粉至汁浓，加入少许盐起锅。

营养点评：此道菜肴为婴儿补血佳品，血豆腐中的蛋白质易消化吸收、含铁量高，此种铁为与血红素结合的铁，易吸收。

•炒三丁

做法：备好鸡肉丁（或肉末）、茄子丁、豆腐丁，将鸡肉丁（或肉末）用水淀粉抓匀；炒锅内加入植物油，油热后先将鸡肉丁炒熟，加入茄子丁、豆腐丁翻炒片刻，加少许水焖透；滴入几滴铁强化酱油、香菜末，起锅。

营养点评：豆腐为植物性优质蛋白，为婴儿生长发育所必需，豆腐中还含有钙、铁、锌和维生素等营养素。

主要辅食的制作方法

1. 米汤类辅食的制作方法

米汤类辅食主要是给婴儿补充一定量的碳水化合物、矿物质及少量维生素、食物粗纤维。在婴儿适应了单一品种粮食煮的米汤后可以用两种以上粮食一起煮，以充分发挥蛋白质的互补作用。

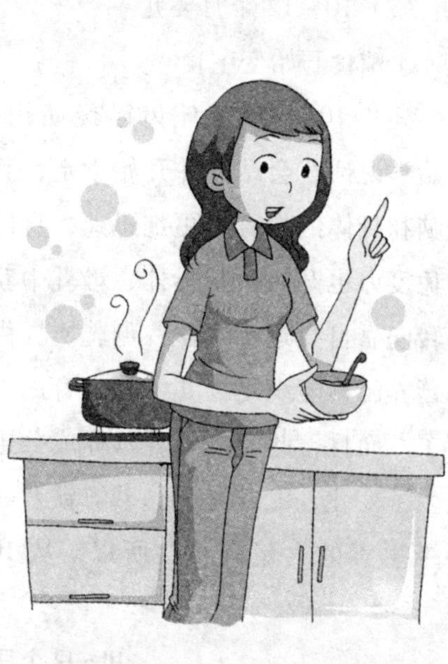

•补脾和胃：大米汤、小米汤

制作方法：取少许大米或小米用清水淘洗两遍，加水煮成稍稠的粥，晾温后取津汤（米粥上的清液）约30毫升~40毫升喂婴儿。

营养点评：大米汤具有补脾、和胃、清肺等功效；小米不需精制，保存了许多的维生素和矿物质，有清热解渴、健胃除湿、和胃安眠等功效。

•增强脑力：小米+玉米汤

制作方法：取小米和细玉米少

许，用清水淘洗两遍，加水煮成粥，晾温后取适量津汤喂婴儿。

营养点评：经测定，每100克玉米能提供近300毫克的钙，几乎与乳制品中所含的钙差不多；多吃玉米还能刺激大脑细胞，增强脑力和记忆力。

• 健脾清肺：小米+薏米汤

制作方法：将薏米提前3小时用温水浸软，然后与小米一同煮成粥，取适量津汤喂婴儿。

营养点评：薏米营养价值很高，其蛋白质、脂肪、维生素 B_1 的含量远远高于大米，具有利水渗湿、健脾胃、清肺热、止泻等作用，但多食易引起大便干燥，婴儿应适量而食。

2. 汤汁类辅食的制作方法

添加汤汁类辅食主要是为了给婴儿补充水分、少量矿物质、维生素和食物粗纤维，让婴儿品尝食物的多种味道，给婴儿多种感知觉的刺激。对于6个月以内的婴儿来说，鲜榨的蔬菜汁和果汁一定要用温开水稀释，否则婴儿不容易消化吸收，易导致胀气或腹泻。另外，每天添加的量不要超过120毫升~180毫升，以免影响奶及其他食物的摄入。

• 清热止渴：番茄汁

制作方法：取一个番茄洗净，去皮，切碎，挤/榨取汁；加入2倍于番茄汁的温水，当作饮品喂食。要强调现吃现挤、榨，以防止维生素过多丢失。

营养点评：据营养学家测定，一个中等大小的番茄维生素C含量与半个柚子相等，维生素A的含量是人体每日所需的1/3，此外还含有钾、磷、镁及钙等微量元素。

• 东方小人参：胡萝卜汁

制作方法：取新鲜胡萝卜洗净、去皮，切成条状或片状；锅内放入清水，水煮开后放入胡萝卜条或片，煮沸5~8分钟，待温饮之，无需额外兑水，现煮现饮。

营养点评：胡萝卜被誉为“东方小人参”，所含的β-胡萝卜素比白萝卜及其他蔬菜高出30~40倍。β-胡萝卜素进入人体后能转化为维生素A，然后被身体吸收利用，具有促进机体生长、防止呼吸道感染与保持视力正常等功能。

• 全科医生：苹果汁

制作方法：可以煮苹果水喝，也可以榨苹果汁，再兑些温水给婴儿喝，应视婴儿的月龄和他们的消化功能而定。取应季新鲜苹果一个，洗净，去皮，切片，放入开水中煮沸5分钟，晾温后即可给婴儿饮用，随饮随煮；取应季的新鲜苹果一个，洗净，去皮，切块放入榨汁机，榨出鲜果汁，兑入2倍于果汁的温水，给婴儿喝，随吃随榨。

营养点评：苹果汁有很强的杀灭传染性病毒的作用，爱吃苹果的人不容易得感冒。多给婴儿吃苹果可改善呼吸系统和肺功能，保护肺部免受污染和烟尘的影响。

3. 泥糊类辅食的制作方法

这类食品主要是补充蛋白质、碳水化合物、脂类、矿物质（铁、钙、钾等）、少许维生素和食物粗纤维，同时有利于婴儿面部肌肉、舌部运动和吞咽功能的训练。另外，此阶段常给婴儿吃些含铁食物可以预防缺铁性贫血的发生。

• 健脑益智：蛋黄泥

制作方法：鸡蛋煮熟后立即剥掉蛋清，按哺喂量取蛋黄（第一次添加取1/8个即可），加入少许母乳或配方奶粉或温开水，碾成糊状，用小勺喂食。

营养点评：每100克蛋黄含蛋白质7克、脂肪15克、钙67毫克、磷266毫克、铁3.5毫克，蛋黄中还含有大量的胆碱、卵磷脂、胆固醇和丰富的维生素以及多种微量元素，这些营养素有助于增进神经系统的功能，所以蛋黄是很好的健脑益智食物。

• 润肺滑肠：香蕉泥

制作方法：取香蕉1/2个，剥开皮，用小勺直接刮取果肉给婴儿吃即可。第一次给婴儿吃要适量，只喂一小勺（大约5克~10克）即可。

营养点评：香蕉富含碳水化合物，并含有维生素A原（胡萝卜素）、维生素B_1、维生素B_2、维生素C等多种维生素。此外，还有人体所需要的钙、磷和铁等矿物质，具有清热、生津止渴、润肺滑肠的功效。

• 补钙补铁：鸡汁豆腐泥

制作方法：取北豆腐一块切成小块，加入鸡肉汤中煮熟，取一块板栗大小的煮熟的豆腐碾碎喂婴儿吃。初次尝试时不宜多吃，且在婴儿月龄满5个月时再吃，以免婴儿出现腹胀。

营养点评：豆腐及豆腐制品的蛋白质含量丰富，丰富的大豆卵磷脂有益于神经、血管、大脑的生长发育；两小块豆腐即可满足一个人一天钙的需要量，对牙齿、骨骼的生长发育颇为有益；还可增加血液中铁的含量。

4. 蛋羹类辅食的制作方法

这类辅食主要是补充优质蛋白、脂类、碳水化合物、矿物质（尤其是其中的有机铁，利于婴儿吸收利用）、少量维生素等营养素。

● 小婴儿的当家菜：家常蛋羹

制作方法：取蛋黄一个，打匀，加入适量凉开水，稍微搅拌一下，上锅蒸 10 ~ 15 分钟，晾温后按应添加量用小勺喂之（其中也可以加几滴香油或葱花，但不加盐）。

● 补充叶酸：薯泥蛋羹

制作方法：取蛋黄一只，打匀，加入适量凉开水，稍微搅拌一下；再加入少许已煮熟的红薯泥、土豆泥、山药泥、芋头泥中的一种，搅匀后上锅蒸 10 ~ 15 分钟，按应食用量喂之。

营养点评：红薯含有多种人体需要的营养物质，一个约 1 两重的小红薯即可满足人体每天所需的维生素 A，一个约 2 两重的小红薯可提供人体每天所需维生素 C 的 1/3 和约 50 微克的叶酸。

● 小婴儿的最爱：水果蛋羹

制作方法：取蛋黄一只，打匀，加入适量凉开水，稍微搅拌一下；加少许应季水果泥，打匀后上锅蒸，按应食用量喂之。或先将蛋黄蛋羹蒸熟后，刮一些新鲜水果的果泥摆放在熟蛋羹的表面上，且可堆成各种图形，甚是诱人！色、香、味、形俱佳，婴儿自然乐于接受。

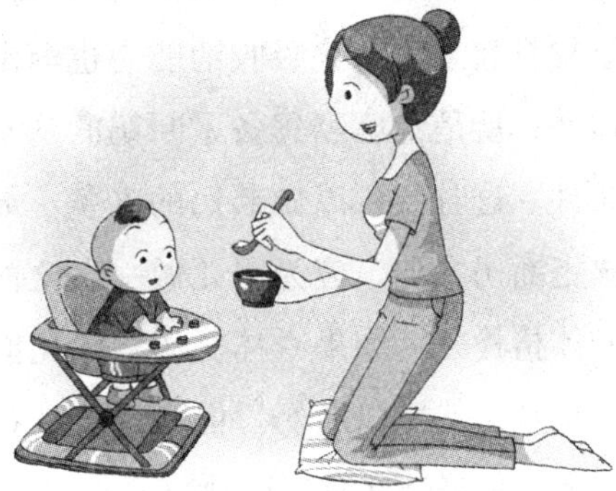

断奶的时机和方法

1. 什么时候断奶好（月龄、季节）

周岁左右，断奶最为适宜。断奶过早，由于婴儿的消化功能不强，过早地将辅食变为主食，会引起消化不良、腹泻或营养不良等后果。断奶过晚的害处就更多了，一方面婴儿奶吃久后，依恋母奶，影响吃其他食品，而母奶在晚期已不能满足婴儿生长发育的需要，会导致小儿消瘦，体弱多病；另一方面晚断奶对母亲的健康也不利，母亲长期喂奶，就会产生睡眠不良，精神不振，食欲减退，体弱无力，甚至引起月经不调，子宫萎缩，影响健康。可见，到一定时候断奶是必须的，这是正常婴儿生活过程中的必然规律。

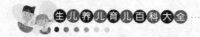

正常情况下，9～10个月的婴儿，已经长出了几个切牙，肠壁的肌肉亦已发育起来，消化吸收的能力也渐渐增强，就是说已经具备了断奶的基本条件。这时候可以做断奶的准备。如决定断奶之前，应为婴儿做一次全面的体格检查，如果身体健康，消化能力正常，就可以断奶。但断奶要选择季节，最好选在春末或秋凉。

2. 断奶方法

断奶要逐步进行。添加辅食可由一种到多种，9个月已逐渐地将辅食代奶，到1岁左右，可完全用辅食作为主食，奶变为辅食。断奶后，每天仍需要吃1～2次牛奶（或奶粉、代乳粉等）。总之婴儿在断奶之后，仍要注意供给富于营养、容易消化的食物，尤其像蛋白质一类的食品。同时，千万要注意母子的感情。有时候有的孩子不吃母乳后，情绪会受到一定影响，所以母亲要更加爱护孩子。另外，母亲对自己的乳房亦要加以保护。

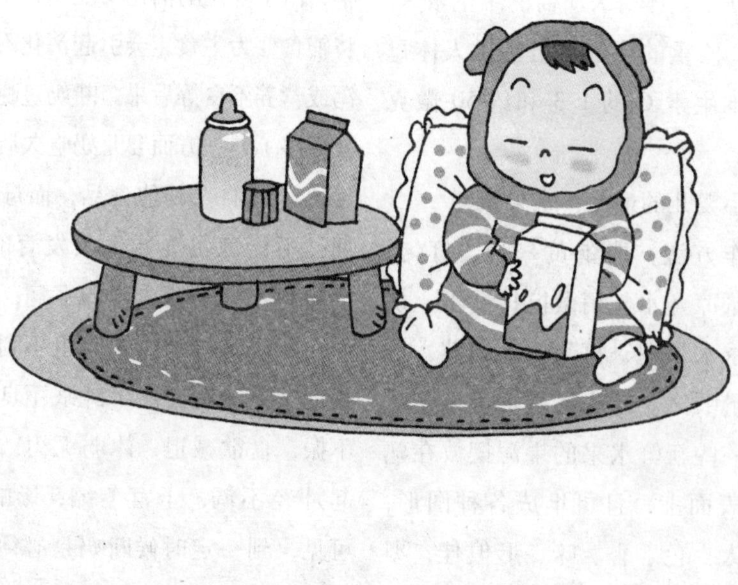

幼儿（1~3岁）的喂养与护理

从周岁到3岁称为幼儿期，这时孩子的生长发育又进入了一个新的阶段，各个方面的发育，与婴儿期都有着明显的差别，不论是体格发育还是智力发育，都需要丰富的营养。这时候孩子与周围环境的接触越来越多，大脑皮层的活动增强，第二信号系统迅速发育，从母体内获得的抗体逐渐消失，自动免疫力逐渐产生，但抗病能力仍较差，必须注意体格锻炼，户外活动。由于孩子年龄的增长，活动量的加大，相对的体力消耗增加，所以必须补充适合于正常生长发育所需的营养，才能补偿消耗。

幼儿的生长发育

1. 体重和身高的增长

虽然孩子到了周岁之后体重的增长渐渐减慢了，但是与其他时期比较，增长还是很快的。从一般规律来看，孩子满周岁时的体重是出生时的3倍，如果出生时体重为3千克，那么到周岁时就增加到9千克；从周岁到两周岁时体重约增加3千克；两岁以后，每年约增加两公斤。幼儿期孩子的身高也比婴儿期增长稍慢了一些。

2. 乳牙生长的关键时期

婴幼儿长牙是为了在断奶之后能将食物嚼烂。乳牙的生长顺序是：一般满周岁的婴儿已有6~8个切牙，接着长出左右4个前磨牙；到18个月时已有12个牙，此后相继长出4个尖牙。父母、保育工作者应当掌握幼儿生长发育过程中的特点和规律给予正确的引导和鼓励，促进幼儿的健康发育。

专家提示

婴儿长到周岁迈步不稳，容易跌倒，父母就应扶着他走或用小推车多练习行走，不能因他走不稳或怕麻烦而不让他学走路，应给孩子一切学习的机会，促进他健康成长。

幼儿的营养需求

在母乳喂养期间，母乳中有足够的孩子所需的各种营养物质，而对于1岁以后的幼儿，我们要强调平衡膳食。要做到平衡膳食，就得先对幼儿所需要的营养素有初步的了解。幼儿需要的营养素包括：蛋白质、脂肪、碳水化合物、元素、维生素、膳食纤维和水。蛋白质、脂肪和碳水化合物在体内代谢后释放能量，我们又称之为产能营养素。能量对幼儿很重要，能维持生命活动、保证生长发育。除了产生能量，蛋白质还有构成组织细胞的主要功能，是生长发育必备的原材料。脂肪的其他生理作用还有保暖、促进大脑发育等重要作用。碳水化合物除提供能量外，还参与许多生理活动。

元素也被称作矿物质或无机盐，根据元素在身体内的含量分为宏量元素和微量元素。顾名思义宏量元素就是含量多的元素，微量元素就是含量少的元素。人体内的宏量级元素有钙、磷、钠、钾、氯等，微量元素有铁、铜、锌、硒、氟等。各种元素都有其重要的生理作用，比如钙是构成骨骼的重要物质，铁参与红细胞的组成等等。

维生素包括维生素A、维生素D、维生素E、B族维生素、维生素C等。维生素A、维生素D、维生素E常常和脂类结合在一起，又被称为脂溶性维生素；B族维生素、维生素C就叫作水溶性维生素。维生素参与许多生命物质的组成和代谢。

膳食纤维在保持肠道的正常运动与功能中发挥着重要作用。水是最为重要的营养素，所有的生理活动都需要水的参与。

各种营养素均由每日的膳食提供，没有哪一种天然的食物能够为人体提供全面的营养素，应将多种食物合理搭配，这是一门很有讲究的学问。孩子处于长身体、长智力的时候，合理、平衡的膳食更为重要。

幼儿的平衡膳食

营养平衡亦称为合理膳食，就是进入人体的膳食所含的营养，是符合儿童生长发育、发展的需要，不但有利于生理上的健康发育，而且还有利于身心功能上的发展。关于健康，世界卫生组织有过这样的定义："健康不但是没有身体上的缺陷和疾病，还要有完整的生理、心理状态和适应社会的能力。”所以营养就是要为健康需要服务。也许有的父母会这样想，只要吃得下，听说什么“好”就给孩子吃什么，于是对孩子采取了种种手段：有的填鸭式地给孩子“填进去”，有的采用威胁方法，使孩子一到饭桌就产生害怕心理。前者因营养过剩而成了肥胖儿，后者产生营养不良，变得消瘦或成豆芽菜型。这二者产生的原因都是因为家长对膳食平衡没有充分的认识。

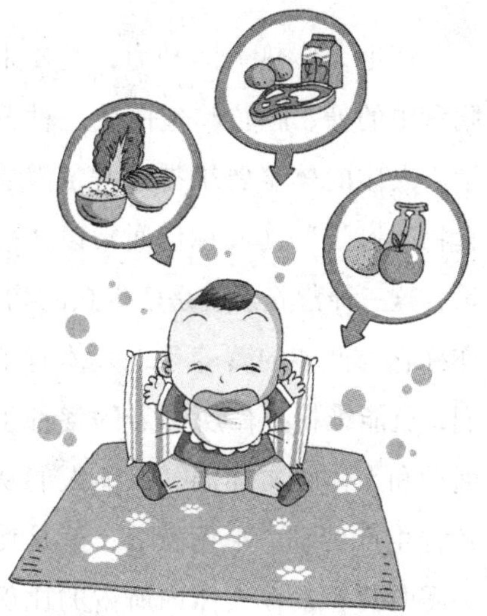

平衡膳食主要包括以下几方面：

1. 热量平衡

每个人每天需要多少热量（或称热卡），才能维持正常人的生理需要呢？年龄不同，需要也不同。但是需要并不是无限度的，而是有一定范围，热卡过高或过低都是造成不健康的因素。

热能（即热卡）是营养素在体内代谢作用的总表现，摄入的膳食能量在人体内的释放和转化，称为人体的能量代谢。当人体利用摄入营养素合成生命所必需的物质时，要吸收能量，当人体从膳食中摄入的能量不能满足人体的消耗时，当人体自身的组织分解超过合成或完全不能合成生命所必需的物质时，人的生命就会告终。

为保持人体的健康，每天所摄入的能量就不能过少，也不宜过多。正常的成年人所吃进的食物应该能补偿每天生活和劳动所消耗的能量，体重能维持在健康不变的水平上，体重的衡定是人体能量平衡的结果。正常的成人维持摄入能量和消耗能量之间的平衡很重要，它是人体健康的基础。而正在生长发育的儿童摄入的能量则应超过消耗的能量，尤其婴幼儿，这样才能维持能量的正平衡，以保证身高和体重按正常速度增长。

2. 产生热卡的物质平衡

产生人体热卡的动力，主要来自膳食中的糖、脂肪和蛋白质三种营养素。人体的体温要维持正常，需要把食物“燃烧”（或称代谢）以产生能量，这三种营养素就是产生热的物质，亦称它为产能的营养素，人体有了它们，就能维持生命所必需的各种生理活动和人体正常体温，保证人们从事各种生产劳动。平衡营养，就是使所必需的营养素在人体内所占的比例合理。在热能中蛋白质供给的能量约占总能量的10%～15%，脂肪占15%～25%，糖为60%～75%，一个人一天需吃的能量是2500大卡左右，那么每天需吃蛋白质60克～90克，脂肪50克～70克，糖360克～450克。要有这些比例的营养素，才能满足一个成年人的需要。而小儿与成人不同，例如蛋白质要占一天热卡总量的多少呢？正常情况下一个儿童每天最好是12%～15%，而成人则需10%～12%就够了。

3. 产热物质要与非产热物质之间保护平衡

我们吃进人体内的物质不都是产热的，像维生素一类物质是非产热的营养素，但是它与产热的糖类保护平衡很重要。例如糖类吃多了，维生素B_1、B_2、B_5要相应增加，因为在体内消化糖需要这些维生素的配合，否则糖的消化和代谢不好，就会影响糖在人体内的消化作用。如果长期处于不平衡状态就会生病，如小儿长期吃糖类食物，缺少了维生素B_1就会得“脚气病”，缺少了B_2就会得口角炎，缺少了B_3就会得癞皮病等。

4. 矿物质之间也要平衡

矿物质是人体组织和生理功能不可缺少的物质，就以钙、铁、碘和锌四种重要元素为例，钙是牙和骨骼的主要成分（但它必须在维生素D的作用下才能沉着于骨骼），对血液凝固、肌肉收缩、神经兴奋和传导都起着重要的作用。铁是造血的主要原料。碘是组成甲状腺的主要成分，甲状腺不能调节新陈代谢。锌是人体内多种酶的成分，与蛋白质，核糖核酸的合成关系密切，并能促进婴幼儿生长发育。这些微量元素在人体内都有一定的比例。就拿钙来说吧，小儿每天摄入60毫克～80毫克的钙就可以了，但在不少地区吃入的钙大大地超过了需要量，有的母亲说：我孩子钙可吃了不少，还是得佝偻病，什么道理？这主要是维生素D不足引起的佝偻病，而不是单纯地大量吃钙就能不得佝偻病，相反由于吃进的钙过多，还会影响其他元素的吸收，如锌的吸收就受到影响。锌元素小儿每天摄入5毫克~10毫克即可，然而许多家长将自己孩子个子长得不高、食欲不振等都归罪于锌，于是将锌糖浆拿给孩子当糖水喝，市场上也出现许多含锌食品，如含锌巧克力、饼干、面包等等，以为吃多了就解决了锌的缺乏。其实锌吃得过多，会影响铁的吸收，这样会发生贫血。这就告诉我们人体中的矿物质各种含量，是按人体的生理需要而定的，并且相互有影响，多了会中毒，少了会得病，只有保护身体内各种微量元素的适当比例，才能达到平衡。

5. 水是维持生命不可缺少的物质

人体中的水约占体重65%，占小儿体重的70%~75%。水的功能是帮助人体内各系统新陈代谢，调节体温，构成全身组织，帮助各种食物吸收、运转及排泄等。人体缺水，代谢就发生障碍。因此，小儿缺了水，就长不壮。

6. 营养物质自身的平衡

每种营养物质内部都存在平衡。因此，营养物质自身的平衡对儿童吸收利用这种物质至关重要。而一些强化食品，往往与小儿生理需要不相符合。例如蛋白质的基本物质是氨基酸，这些氨基酸之间也要按人体需要而比例适当、平衡。有些地区因以大米为主食，大米中的氨基酸不够，就出现了什么食品都加氨基酸的情况，如氨基酸强化饼干、面包、糖丸等，甚至氨基酸强化牛奶，以致闹出笑话，因为牛奶本身就含有较多的氨基酸，再加氨基酸强化会引起反作用，所以并不是每种食品都可以随便强化的。脂肪有脂肪酸的平衡；糖也有砂糖、果糖、淀粉糖类，有它们之间的平衡，如果老吃砂糖，就会引起糖类内部的不平衡。

专家提示

家长要注意让幼儿有全面营养，包括谷类食品、奶类、肉禽蛋类、蔬菜水果类以及油类，每天都要摄入齐全，才能达到膳食平衡。人体需要各种营养，而它们之间是彼此密切联系着的，只有使各种营养比例合适，才能促进儿童健康成长，否则会因比例失调而致病。

怎样做到膳食平衡

幼儿期营养来源主食是米、面、粗粮等的搭配。为什么要粗细搭配呢？因为粗粮的营养比细粮（精白米、面）要好，它所保存的营养较全面，而细粮经过加工，其中所含的维生素及矿物质有许多流失了。除主食外，如果一些含有丰富营养的辅食吃得很少，尤其是食物单调，

就会造成各种营养缺乏症（如锌、铁、维生素A、B族维生素、维生素C、维生素D等）。所以合理调配膳食，保证儿童

能有足够的营养是个重要问题。一方面要满足小儿生长发育的需要，另一方面要补充他们活动量加大的消耗，因而，要根据幼儿发育情况，给予必需的营养，并注意定量定时。

建立幼儿食谱时，必须根据幼儿年龄，安排与其相适应的食品，注意间隔时间，还要根据不同季节蔬菜的特点，进行多样化的搭配。

1. 断奶以后1~2周岁的食谱

早饭：豆浆或牛奶2~3两，单喝或调和在小碗稀饭里，可加点酱油（煮沸过的），鸡蛋一个（或适量的豆腐）。

午饭：蔬菜2两或荤汤加蔬菜、豆腐，肉末或鱼肉半两至1两。

点心：下午3时，牛奶（或豆浆）4两，加饼干或馒头2~3片，此外给水果。

晚饭：稀饭1小碗，鸡蛋（煮或蒸鸡蛋羹）、煮烂的南瓜、马铃薯（土豆）或加馒头片。

2. 饮食要注意的几个问题

• 饮食的花样可根据当地具体条件而定，如南方以大米为主食，可给一些其他食品；北方以面粉和杂粮居多，可以面粉为主食。两岁以上的幼儿，消化力增强，可渐渐地增加杂粮。

• 摄入的食物成分随着季节的改变会有所改变，蔬菜中含有各种维生素，它是促进生长的重要物质，尽可能地要多吃新鲜蔬菜，但北方冬季青菜较少，户外活动也较少，必要时可给小儿补充些维生素A、B族维生素、维生素C。

• 全面搭配，就是将谷类食品、肉禽蛋类、蔬菜水果类及油类等调配，全面营养不能忽视。

• 幼儿也和成人一样，老吃一种东西会影响食欲，故要经常变换花

样，以促进食欲。当发现幼儿食欲不振时，应查明原因，如食欲增加时，也不宜暴饮暴食。如在食物改变花样后仍食欲不振，身体消瘦，精神萎靡，应当进一步查明原因，必要时就医诊治。

●不要养成吃零食和偏食的习惯。吃零食过多，往往是造成食欲不振的主要原因之一。从小应当养成定时吃饭的习惯，并且要一次吃完。有的家长发现小儿不好好吃饭，不但不去注意纠正不良习惯，而是迁就，孩子想吃什么就给什么，甚至想什么时候吃，就什么时候吃。这种坏习惯常常引起消化不良，食欲不振，身体瘦弱多病，甚至发育也受影响。另一种不良习惯是偏食。幼儿常常受父母的影响，对有些食品产生厌恶的情绪，而对另一些食品却特别爱吃，专挑爱吃的食品，这种坏习惯会对幼儿的营养与健康产生不良影响，因此家长要注意从小合理喂养，防止偏食。

讲究饮食卫生

●坚持饭前要洗手的习惯，并且要经常给孩子剪短指甲，手才易洗净。

●幼儿的餐具在使用前，必须烫洗干净，最好单备一套。有传染病（尤其结核病及肝炎）的成人，必须实行严格隔离，不宜和幼儿一起吃饭。

●不吃不新鲜的饭菜，不宜吃过于油腻的东西，因为幼儿对脂肪的消化功能尚不强；过酸或过咸的菜也不宜吃，口味要清淡而香甜可口。如偶尔吃一点儿咸菜、腌鱼、肉或咸鸭蛋，在调剂口味上也是需要的，并可激起食欲。

●注意口腔清洁卫生，这时期幼儿已长有20颗乳牙，早晚要学会漱口，渐渐地学会正确地刷牙。牙刷要选择适合幼儿使用的，等孩子学会刷牙后，可以用点牙膏。口腔保持清洁，不但使牙生长坚固，而且有助于消化。

怎样减少营养素的损失

我们平时大多数能量及营养素都是通过进食得到的。幼儿胃容量小，进食量少，但所需要的营养素相对地比成人要多，以满足成长的需要，这就是个矛盾。因此，讲究烹调方法，最大限度地保存食物中的营养素，减少不必要的损失是很重要的。主要可以从下面几点予以注意：

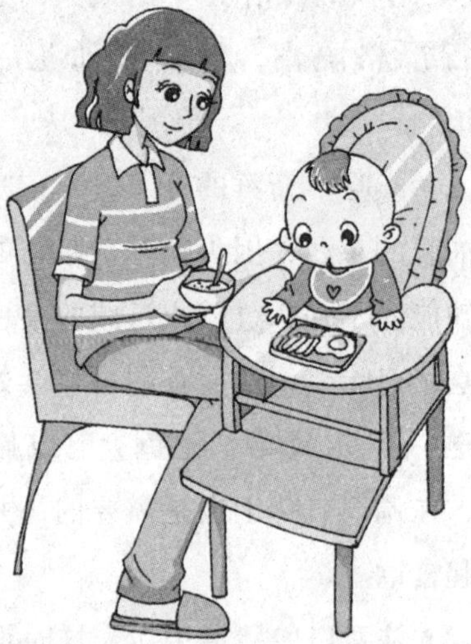

• 蔬菜要先洗后切，以防水溶性维生素溶解在水中，使营养素大大损失。

• 水果要吃时再削皮，不要在空气中暴露时间过长，以防止维生素在空气中的氧化。

• 用容器蒸或焖米饭，和捞米饭相比前者维生素 B_1 和维生素 B_2 保存率高。

• 蔬菜最好旺火急炒或慢火煮，这样维生素 C 的损失少。

• 合理使用调料，如醋可起到保护蔬菜中 B 族维生素和维生素 C 的作用。有人研究，西红柿炒鸡蛋的维生素 C 损失率为 44.03%；糖醋圆白菜的维生素 C 损失率为 14.13%，较前者的损失减少。

• 在做鱼和炖排骨时，加入适量醋，可促使骨骼中的钙质在汤中溶解，有利于人体吸收。

• 食物尽量不要油炸或减少油炸时间，因为高温对维生素有破坏作用。

• 用白菜做馅蒸包子或饺子时，将白菜中压出来的水，加些白水煮开，加入少许盐及香油喝下可防止维生素及矿物质白白丢掉。

强化食品是多多益善吗

人们为了弥补天然食品中某些营养成分的不足，将一种或多种营养素添加到食品中去，这种经过添加营养素的食品叫强化食品。现在市面上有强化维生素 A 和维生素 D 的牛奶、含铁面粉、含钙与维生素面包、含钙饼干以及赖氨酸挂面等，品种繁多，花样万千，我们如何给孩子选购呢？是吃得越多越好吗？

首先，我们主张为孩子提供品种齐全的食品。一般认为应包括粮食类（粗、细粮搭配吃），畜与禽类的肉与内脏、鱼、蛋类、奶类、蔬菜及水果等，而且应按一定的比例搭配，按照符合儿童消化能力的烹调方式，尽量让孩子吃下去。

其次，可以根据孩子的具体情况考虑是否添加强化食品。由于儿童个体之间有较大的差异，如有的孩子生长发育过快，需要的营养素多，有的胃肠道吸收功能较差，会发生营养素缺乏的情况，如缺钙、缺锌、缺铁等。家长应带孩子到医疗保健部门去检查，根据检查结果，如有矿物质或微量元素的缺乏，可在医生的指导下，采用相当的强化食品较为合适。如孩子缺铁，表现为贫血，同时又缺锌，一般可先治疗贫血，也就是服用铁剂或强化铁的食品，待贫血纠正后，再吃强化锌的食品，否则铁和锌的强化食品一起吃，二者之间有一定的拮抗作用。

总之，如孩子平日获得的营养素很全面，生长发育良好，不吃强化食品也可以。即使缺乏某营养素也应在医生指导下，按照合理的添加量及添加方法给孩子食用，不要盲目地多吃，以免产生适得其反的结果。

能用水果代替蔬菜吗

蔬菜和水果是我们日常生活中两种重要食品，特别是蔬菜在膳食中占有更重要的位置。人体所需的各种维生素和纤维素及无机盐，主要来源于蔬菜。维生素是维持人体组织细胞正常功能的重要物质，无机盐对维持人体内酸碱平衡起重要作用，纤维素虽然不能被人体吸收，但可以促进肠蠕动，有利于粪便的排出。水果也是儿童不可缺少的食品。水果中含有人体必需的一些营养，还具有生食方便，儿童爱吃的特点。

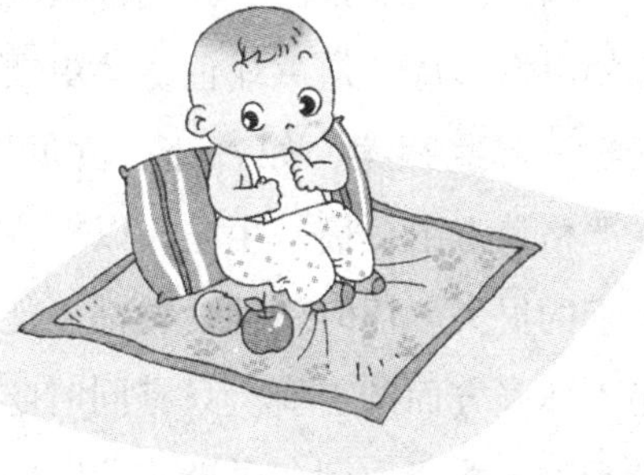

蔬菜和水果比，无论是口感还是口味都远不及水果，因为水果中含有果糖，所以有好吃的甜味，而且果肉细腻又含有汁水，还易于消化吸收。因此，有些妈妈在宝宝不爱吃蔬菜时，就让他多吃点水果，认为这样可以弥补宝宝不吃蔬菜而对身体造成的损失。然而，这种水果与蔬菜互代的做法并不科学。

一方面，只有新鲜的水果才富含维生素，而我们平时吃的水果多是经过长时间贮存的，这种水果维生素损失得很多，特别是维生素 C 损失最多。另一方面，如果经常让宝宝以水果代替蔬菜，水果的摄入量就会增大，因而导致身体摄入过量的果糖，使宝宝的身体缺乏铜元素，影响骨骼的发育导致身材矮小。

蔬菜来源丰富、品种繁多，儿童在一日三餐中，选用不同的蔬菜，就能得到有利于身体发育的各种营养素。因此，应培养孩子养成喜欢吃蔬菜的习惯，特别是黄绿色蔬菜更要天天吃。有些蔬菜，如番茄、黄瓜等，在严格消毒下，最好生吃，以减少维生素的损失。任何一种食物都不能满足人体多方面的需要。只有同时吃多种食物才能摄取到各种营养素，因此既要吃水果，又要吃蔬菜。因此，宝宝不爱吃蔬菜时，妈妈最好不要以水果代替。

如果孩子不爱吃蔬菜，或者不爱吃某些种类的蔬菜，原因有的是不喜欢某种蔬菜的特殊味道；有的是由于蔬菜中含有较多的粗纤维，孩子咀嚼能力差，不容易嚼烂，难以下咽，还有的是由于儿童有挑食的习惯。

在孩子小的时候早一点给孩子吃蔬菜可以避免日后厌食蔬菜。从婴儿期开始，就应该适时地给孩子添加一些蔬菜的辅助食物，刚开始可以给孩子喂一些用蔬菜挤出的汁或用蔬菜煮的水，如西红柿汁、黄瓜汁、胡萝卜汁、绿叶青菜水等，然后可以给孩子喂些蔬菜泥。到了孩子快 1 岁的时候就可以给他们吃碎菜了，可以把各种各样的蔬菜剁碎后放入粥、面条中喂孩子吃。

对于不爱吃蔬菜的孩子，不妨经常给他们吃些带馅食品。饺子、包子等馅食品大多以菜、肉、蛋等做馅，这些带馅食品便于儿童咀嚼吞咽和消化吸收，且味道鲜美，营养也比较全面。

一些有辣味、苦味的蔬菜，不必强求孩子去吃。一些味道有点怪的蔬菜，如茴香、胡萝卜、韭菜等，有孩子不爱吃，可以尽量变些花样，比如做带馅食品时加入一些，使孩子慢慢适应。

怎样预防孩子发胖

预防孩子发胖的措施关键是限制过食和适当地增加运动，这样才能减少热量的摄入增加热量的消耗。主要应从以下四方面入手：

第一，为儿童提供营养丰富的合理膳食具体地说，就是要根据孩子生长发育的要求，提供充足的营养物质，但不可过量，而且蛋白质、脂肪、碳水化合物等三大营养素的供热比例要合适，即每日提供孩子的热量中，蛋白质提供的热量占总热量的10% ~15%；脂肪提供的占一日总热量的15% ~25%；碳水化合物提供的占总热量的50%左右。如果能按该比例为孩子提供营养素，就可以做到各类营养素在体内“各尽所能”，既无营养素的浪费，也无多余的脂肪在体内堆积。

第二，防止孩子过量摄取食物当遇到有儿童非常喜爱的食品时，孩子的克制力是比较差的，他们只会根据自己的欲望无所顾忌地吃与喝，这时就需要成人的帮助。一般4 ~6岁孩子一日的谷类食物量为180克 ~220克左右；肉类60克 ~70克；蛋类50克 ~60克。如果孩子的进食量已远远超出此量，就应限制他的进食。注意限制孩子甜食的摄入量，因为糕点和冷饮里的糖分是比较高的，而这类食物又深受孩子的喜爱，所以要防止甜食的过多摄入，以减少多余的糖类物质转化为脂肪。为使肥胖儿童有饱腹感，减少食量，可在吃饭前先喝些汤类或多吃些水果和蔬菜。

第三，饮食习惯方面要做适当改变婴幼儿进食要定时定量；稍大一些孩子早餐吃得丰富一些，晚餐尽量少而简单。

第四，保证孩子每日有一定的活动量孩子的活动既包括体育锻炼，也包括游戏与玩耍，必要时在父母的带领下，每日参加一些跑步、体操，持之以恒。适当的活动既锻炼了身体、强壮了肌肉，也消耗了体内多余的脂肪。父母自己肥胖的，更应注意防止孩子肥胖。

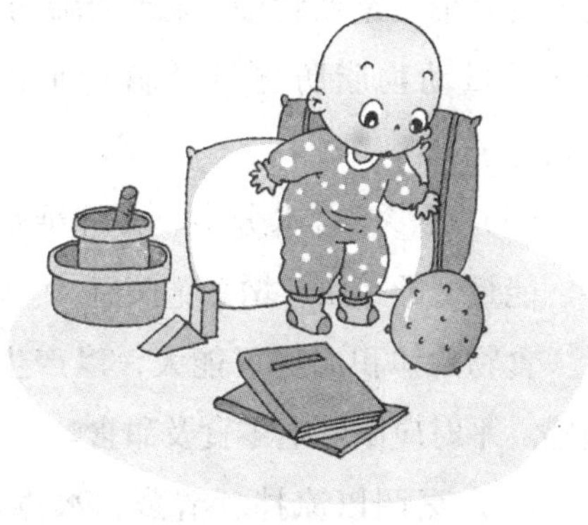

肥胖儿的减肥处方：

1. 饮食处方

(1) 控制饮食。

减少全日摄食量，使摄入的能量低于身体消耗的能量，从而消耗体内积聚的脂肪以达到减肥的目的，但减少食量不能太快，在孩子能接受的情况下进行，循序渐进，长期坚持，才能收到很好的效果。开始每日可减少1/4 ~ 1/5，以后可逐渐减少，让孩子感到不是很饿就可以。

(2) 饮食要合理搭配，主食有粗有细，辅食有荤有素。

注意饮食中蛋白质和维生素、矿物质不能减少，以免影响孩子的正常生长发育，并且不能限制儿童摄入脂肪。从营养学的角度讲，含必需脂肪酸高的脂肪对人体更有益。植物油比动物油必需脂肪酸的含量高得多。但也不要完全拒绝动物油，膳食脂肪中包含适量动物脂肪更符合膳食平衡原则。

(3) 可多吃含水分多、含纤维素多、能量低的蔬菜，增加饱腹感。

食物的体积应尽可能大，以产生饱感。平时应限制吃零食及甜食。

(4) 烹调以凉拌、清蒸、水煮、炖为主，减少油脂摄入量。

(5) 吃饭时要细嚼慢咽。

(6) 晚上要少吃。

生理学研究表明，人的消化吸收功能在一天 24 小时内是不一样的。早上的消化功能比下午强，夜间的消化吸收功能比白天强。如果胖孩子晚餐吃得多吃得好，高蛋白食品较多，就更容易促进物质的消化吸收，摄入过多的热量便转化为脂肪在皮下沉积，造成身体更加肥胖。在保证一天饮食总量不变的情况下，早、中餐所占比例应该加大，晚餐比例应该减少，以素食为主，这样不但有利于减肥，而且对身体发育也有好处。

2. 加强运动

肥胖与缺少运动有一定关系，运动能使能量消耗增多，在控制饮食的基础上辅以运动疗法往往减肥效果更佳。肥胖儿常因运动时气短，动作笨拙而不愿锻炼，所以开始活动量少一些，以后逐渐增加运动量，宜采用一些既促进能量消耗又容易坚持的运动项目，如早晨跑步、散步、踢球等，家长同孩子一起锻炼能增加孩子的信心。运动能促进肌肉的发育，保持充沛体力，改变孩子平时少动的习惯。

3. 心理治疗

对孩子进行教育，让他自己了解肥胖对身体的坏处，使之自觉地控制饮食，参加体育锻炼。要改变孩子因肥胖而产生的孤僻怕羞的心态，让孩子多参加一些集体活动，定期测量体重，体重下降时要给一定的鼓励，激发其信心。

如何科学地对待保健食品

目前市场上有许多名目繁多的保健食品，家长爱子心切，往往认为让孩子吃越多的保健食品就越健康。保健食品对改善食品结构，增强人体健康可以起到一定作用，但必须合理使用，否则，饮食过量反而会破坏体内营养平衡，影响人的健康。对孩子更应注意，必须按不同年龄、不同需要，有针对性地进行选择，缺什么补什么，并要合理地搭配，对症使用，切不可盲目食用。

保健食品可分为滋补性食品与疗效食品两大类。按生产方法可分为：以天然食品为主要原料的天然保健食品，如沙棘、黑加仑、猕猴桃、椰子等，这些食品安全可靠，对人体无副作用；另一类是对食物进行营养强化，加入一定量的氨基酸、维生素及无机盐等，来提高食品的营养水平，如维生素A、维生素D强化牛奶、强化矿物质、强化维生素、强化氨基酸、赖氨酸饼干、魔芋面食等。这些保健食品中强化了一些健康机体必须具备的营养，对于孩子来说，可能具有强壮体魄的作用。然而在自然界的一些天然食物中含量尚不丰富的营养物质，处在正常生长发育中的孩子是否需要加强呢?

对这个问题尚有一些争论。许多专家认为：正常发育的儿童只要不挑食、不偏食，平衡地摄入各种食物，那么他就可以均衡地获得人体所需要的各种营养物质，而无须再补充什么保健食品，某些保健食品确实对机体某些方面有积极作用，但人体只有处在一个各类物质均衡的状态中才能保持健康，单方面地强化某一方面的功能，势必打破机体的平衡，反而对健康不利。如现代生化研究证实，赖氨酸可以增加人体对蛋白质的利用率，对儿童的生长发育有促进作用。为此，导致近几年来世界上赖氨酸产量直线上升。但大量摄入赖氨酸后，人们会食欲减退，体重不增，生长停滞，生殖能力降低，抗病力差，体内还会出现负量平衡。因此不能一味地依赖保健食品。

如果不考虑孩子的实际情况与保健品的成分、功能，盲目给孩子进补，会给孩子的生长发育带来危害：

1. 性早熟

保健品的成分复杂，部分保健品中含有性激素类物质，儿童服用有引起性早熟的危险。

2. 延缓生长发育

保健品服用过多能干扰孩子的消化吸收能力。在儿童营养和热量已经充足时额外增加补品，并不能达到补益的效果。过量营养补品还可能干扰孩子的胃肠功能，降低食欲，有些儿童服保健品的结果是影响了正常的生长和发育。

3. 导致疾病

过量保健品还会引发疾病或危害孩子健康。如近年曾发生儿童因服用维生素过量而中毒的情况，这是因为家长害怕孩子缺乏维生素，长期给孩子大量服用所致。

从广义上讲，平衡摄取的各类食品就是有利于人体健康的保健食品。当然如果一个孩子因长期患病而食欲低下，那么在他病后可以考虑给予一些相应的保健食品，但时间也不宜过长。食用时必须征求医生意见，不能以保健食品代替药物治疗，健康孩子不要吃疗效食品，并需注意食品的质量和出厂日期、保质期限。至于含激素类的保健品，对儿童来说，绝非保健品，不可滥用，否则可导致不良后果。

科学饮食能防止近视吗

我们常常可以看到两三岁的孩子戴着一副精巧的小眼镜，看似可爱，实则值得深忧。近视者的年龄越来越小，许多孩子在还没有明白过来的时候，就已经摘不下眼镜了，这给他们一生都造成了很大不便。提起近视，许多人常将其归咎于不良的用眼习惯，如看书距离不当、光线太暗、持久用眼等。但近年来的医学研究表明，偏食、饮食不当也是诱发青少年近视的重要原因之一。要想防止近视要注意以下几点：

1. 多吃粗粮、蔬菜、水果等

经专家研究表明，体内缺乏微量元素铬与青少年近视的形成有一定的关系。铬元素在人体中与球蛋白结合，为球蛋白的正常代谢所必需。在糖和脂肪的代谢中，铬协助胰岛素发挥重要的生理作用。处于生长发育旺盛时期的青少年，铬的需求量比成年人大，铬主要存在于粗粮、红糖、蔬菜及水果等食物中，有些家长不注意食物搭配，长期给孩子吃一些精细食物，从而造成机体缺铬，引起机体血液渗透压的改变，进而导致眼睛晶状体渗透压的变化。使晶状体变凸，屈光度增加，产生近视。

2. 少吃甜食

孩子多喜欢甜食，吃蛋品过多，而过量的糖在体内食入过多可使血液偏酸。而人体欲保持酸碱平衡，不得不动员大量钙质去中和酸，从而引起血钙不足，减弱眼球壁的弹性，使眼轴伸长，播下近视的隐患。同时，血糖升高，并使晶体复凸而形成近视。

3. 适当吃硬质食物

吃硬质食物时促使面部肌肉运动，包括支配眼球运动的肌肉，就进而有效地发挥调节眼睛晶状体的能力。日本研究人员为此调查近300名学生，凡是喜欢吃硬质食品者均正常，常吃软食者有不同程度下降，故咀嚼被誉为“眼的保健操”，因此，根据儿童的牙齿发育情况，安排如胡萝卜、土豆、黄豆、水果等耐嚼的硬质食品，增加咀嚼的机会，可预防近视眼发生。

4. 补充维生素

根据孩子营养状况，必要时补给一些维生素（如维生素 B_1、维生素 B_{12}、维生素C、鱼肝油等）和矿物质（如锌、铁、钙等）。

5. 多吃具有较高护眼效果的食物

甘薯：可以消除眼睛疲劳，保护视力，具有补中益气；也含有丰富的植物纤维和多种维生素以及色素花青素苷，价廉物美。

秋刀鱼：蛋白质、烟酸和维生素D等营养丰富，有利于调节人体全机能，消除疲劳，提高视力。

枸杞子：宁夏三宝之一，《药性论》中提到它补阴益人；也可做饮料，每日食数粒，可治眼睛疲劳，提高学习效益。

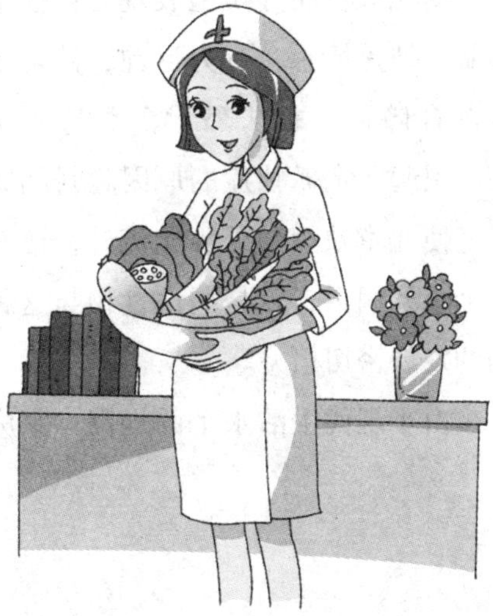

6. 两则食疗方

近视儿童长期服用，能消除眼疲劳症状。

• 黑豆500克，核桃仁500克，牛奶1杯，蜂蜜1匙。制法：黑豆炒熟后待冷，磨成粉。核桃仁炒至微焦，去衣，待冷后捣成泥。取以上两种食品各1匙，冲入1杯煮沸的牛奶，加入蜂蜜1匙，能改善眼部肌肉的调节功能。

• 枸杞子10克，桑葚10克，山药20克，红枣10个。制法：将上述4种材料水煎，分两次饮用，中间间隔3～4小时。

幼儿偏食与孤独症

幼儿孤独症其典型表现为：性情孤僻，缺乏情感，行为迟钝，甚至语言发育障碍，胆怯恐惧，不与人交往。引起儿童孤独症的原因除封闭式住宅使儿童缺少与外界交流外，还有一个重要因素，就是酸性食物与这种病的发展密切相关。

由于现代生活水平的提高，家庭中的高脂肪、高蛋白和高糖类营养品日渐增多，而蔬菜、杂粮、水果和白开水等日趋减少。现代医学研究表明，高脂肪、高蛋白和高糖类食物中所含的磷、硫、氯等在人体内表现为酸性，故被称为“酸性食物”。蔬菜、水果等，因其富含钾、钙、钠和镁等，在人体内表现为碱性，而被称为“碱性食物”。平时幼儿的血液呈弱碱性，若长期大量摄入肉类、高糖类等酸性食物，血液会随之酸化，呈现酸性体质，使机体内环境平衡发生紊乱，从而影响幼儿的心理发育。这种影响对身体正处于快速发育的幼儿尤为明显。轻者表现为手足发凉，易感冒受惊哭闹，皮肤易过敏和出湿疹。重者则因机体缺乏钾、钙、镁、锌等元素，影响大脑的发育及功能，导致记忆力、思维能力减退，甚至思维紊乱，产生轻微精神异常表现。可见“酸性食物”对幼儿孤独症的发生、发展起着重要作用。

为了改变这种状况，我们就要注意使孩子偏重多吃蔬菜、水果等偏碱性食物。

婴幼儿的体格训练

为什么说让婴幼儿进行体格锻炼非常必要

婴儿除了应该得到适宜的护理和喂养外，还应加强体格锻炼，增强体质，提高他们对外界气候变化的适应能力和对疾病的抵抗能力。一个生出来就很健康的婴儿，在成长过程中如果缺乏锻炼，身体会由强变弱。反过来，即使出生时是个体弱的婴儿，在成长中注意锻炼，又可以变弱为强。

有的父母对孩子从小娇生惯养，不仅怕日晒、怕风吹，管得严，穿得多，而且让孩子偏食，结果孩子老生病，冬天感冒、发热，患气管炎、肺炎；夏天腹泻、呕吐，天气一变就不适应，一年四季老得病。父母愈来愈心疼，干脆不让孩子出门，使孩子更是肌肉松弛，弱不禁风，贫血、佝偻病都患上了。对此许多父母只会发愁，却不想想孩子为什么对外界适应能力那么差、动作那么不灵活，性格懦弱胆怯，思想不活跃，在家还老闹脾气，实际上是孩子从小缺少体格锻炼的结果，因为人的生命在于运动。

人的体质情况不是一生下来就固定不变的，强与弱在一定条件下是可以相互转化的。据某幼儿园统计，开展体格锻炼前，小班发病率为15.83%，经过锻炼后，小班的发病率下降为1.6%。可见，正确的锻炼是增强孩子体质的有效手段。

婴幼儿的体格锻炼活动可融入日常生活来进行，如晒太阳、呼吸新鲜空气，进行室外游戏活动，接受一些不同温度的冷热刺激，充分利用日光、空气和水来锻炼身体。事实上，凡是经过锻炼的孩子，佝偻病的发病率会明显下降，呼吸道的疾病也大大减少；同时，婴幼儿会精神焕发，行动活泼，食欲良好，睡眠安静而持久，身体强壮。体格锻炼不仅能使小儿身体强壮，疾病减少，而且可以锻炼孩子的坚强意志。

婴幼儿体格锻炼具体有哪些好处

总的来说，婴幼儿进行体格锻炼极有好处，归纳起来有以下几个方面：

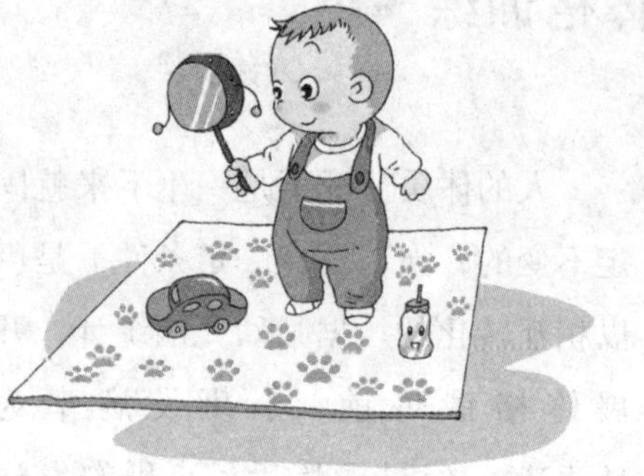

1. 锻炼能使小儿机体的耐力和抵抗力增强

如果在家中或托儿所中就注意让孩子从小少穿衣服，适当户外睡眠，利用日光、空气和水进行锻炼，做儿童体操等，经过锻炼成长的小儿，对外界的一切变化就具有耐受力，体质强壮，可以抵御疾病的侵袭。在日常生活中，父母由于溺爱孩子，生怕孩子生病，让孩子穿得过多，而孩子因过热而出汗，只要接触到一点凉空气或吹一点凉风就会生病，这就表明孩子的抵抗力差，对外界的变化缺乏耐受力。

锻炼为什么能产生耐受力呢？因为锻炼对人体血管张力有调节和加强作用。在进行锻炼活动时，循环血量增多，血液与淋巴液的流动加速，因而会减少在肝、脾脏及皮肤内的瘀滞现象，血液中血红蛋白含量及红细胞数量会增多，白细胞吞噬功能会增强。同时在锻炼的作用下，胸廓及膈肌呼吸运动量增强，肺活量及通气量增大，组织营养得到了改善。因此机体的耐力增强，对外环境的抵抗力也从而提高。

2. 锻炼能改善机体对体温的调节功能

人体的皮肤及黏膜具有调节体温的功能，当它们遇冷时体表血管会收缩，毛孔关闭，血液回流体内，以维持体温；遇热时体表血管会扩张，毛孔会张开以产生散热功能。

在婴幼儿时期，人的体温调节功能尚不完善，对冷热的耐受能力差。如果能从小开始利用冷和热的刺激，使皮肤和呼吸道的黏膜不断受到锻炼，让大脑半球对冷热的刺激形成一定的条件反射，让内脏和皮肤、黏膜建立适应能力，这样，可以达到改善体温调节机制的目的。比如，当人脚的局部受凉时，会引起鼻黏膜的温度下降，出现流涕现象；当寒冷在局部停止后，鼻黏膜的温度会急剧上升。若将这种冷刺激反复多次进行，因寒冷而引起的反应会逐渐减弱，鼻黏膜对这种刺激会逐渐不起反应。

这就表明了锻炼后，机体借助于条件反射性联系，加强了内部体温调节功能，可以增强内脏对外界环境变化的适应性。所以，若能经常对小儿进行体格锻炼他就不易感冒，也不易中暑。

3. 锻炼能使体弱儿和病儿受损功能恢复

体弱儿和病儿的大脑皮层功能较弱，大脑对健康恢复的调节功能易失灵，如果能给予适当的锻炼，就能促进其传导途径和末梢感受器的功能改善，大脑皮层与肌肉、血管、内脏之间各种反射联系也均能加强，从而促进机体内重要系统之间的协调。机体的各组织、器官和各系统都参与对体格锻炼的反应，氧化过程增强，全身代谢也得以改善，对肌肉、骨骼发育亦有良好影响。所以，患有佝偻病、营养不良等病的病儿以及其他体弱儿经过锻炼后，均能较快地恢复健康。

4. 锻炼能使大脑皮层的兴奋和抑制趋于平衡

婴幼儿时期一般大脑皮层兴奋高于抑制。例如孩子希望得到一样东西（糖果或玩具），若不给他，由于他抑制能力差，就会哭叫，而成人遇到这种情况，能抑制自己的行为。如果在儿童时期加以体格锻炼结合适当的教育，那么这种不平衡的现象是可以改善的。外界环境的各种自然因素对儿童时期的各种生理反应的形成，都有着强烈的影响，因此小儿机体与周围环境之间，经常易出现不平衡的状态。如果加强体格锻炼，就可以使这种不平衡得到调整而趋于平衡。

5. 有利于智力发展

人体是一个整体，当体格锻炼之时，机体各系统的协调运动都是在大脑统一控制和调节下进行的。自主神经系统和内分泌系统就像一个自动化工厂的中心控制室，通过电讯号和释放有特殊作用的化学物质——激素，对各个器官的活动进行周密的调节，使器官与器官和运动器官的活动密切协调，运动正常进行就有了保证。因此在体格锻炼的同时，脑神经系统也在经受着锻炼和提高。如对婴儿进行的主、被动体操可以使婴儿早期初步的、无目的的动作，较快地形成和发展为分化的、有目的的、协调的动作，为以后有意识的、有理智的行动作好准备，为思维活动打下基础。在实际生活中，我们常常可以看到，经过锻炼的小儿不仅食欲良好，睡眠安静，而且个个显得活泼、聪慧，接受新鲜事物快，智能也比未经锻炼的小儿高。“用进废退”的生物学原理告诉我们，婴幼儿进行体格锻炼，不仅有利于身体健康，而且有利于智力发展。

6. 锻炼有利于幼儿形成良好的性格意志

锻炼需要人有坚持性，跑步要坚持下去，踢腿需要不怕腿筋酸，跳绳、踢毽需要不断练习才能熟练，有些活动还需与别的孩子协同配合，有些还有竞争性，这些都会有助于培养孩子的耐力、毅力、吃苦精神、与他人的合作精神与对自己的脾性的克制能力，身体健康了，孩子的情绪也会得到改善。

因此，体格锻炼能促进小儿的正常生长发育，能使小儿发育匀称，形体健美；能迅速地适应外界的各种条件，增加耐受性；改善机体的生理反应性，使之对各种疾病的抵抗力增强；提高小儿智能，并易形成良好的意志性格和生活习惯。总之，小儿体格锻炼在培养小儿成为有用人才方面是不可缺少的一个重要方面。

怎样对婴幼儿进行体格锻炼

谈到锻炼，家长应从两个方面来考虑：一是从孩子的衣着、饮食、行为、对自然气候的适应方面来锻炼孩子；二是从身体活动方面来考虑。

1. 衣着方面

中国的许多家长过分娇惯孩子，往往怕把孩子给冻着了，所以平时给穿很多衣服，冬天出门又给戴帽又围围巾，捂得严严实实。其实这对孩子的健康是没有好处的，这样的孩子往往抵抗力很低，一遇天气变化，更易感冒得病。在这一方面，我们的家长应该学习大多数日本母亲的做法，即考虑到孩子的体温高于成人、比成人怕热，应该每天比成人少穿一件衣服、盖稍薄一点的被子，并多让孩子到户外晒太阳、呼吸新鲜空气、经受风寒暑湿的气候变化。孩子的衣服要宽大一些，以利于活动和散热。

2. 饮食方面

幼儿往往易偏食，这主要是不习惯许多食物的味道造成的，这也需要锻炼。大人可一点点让孩子熟悉某类有营养食物的味，想些办法让孩子从不吃到爱吃，比如胡萝卜，许多孩子不喜欢它的特殊味道，大人可把它煮熟了弄成泥，包在饺子里或揉进肉泥里给孩子吃，渐渐地孩子会喜欢上它的味道的。在饮食上，对付偏食的孩子，家长要对孩子说明道理，然后想具体办法让孩子试吃，不要一味娇惯，也不要强迫孩子非吃不可。

3. 行为方面

行为上的锻炼主要是让孩子多活动，不要养成老是赖在沙发上看电视的习惯，也不要娇惯孩子，使他养成怕脏、怕麻烦、怕与别的孩子接触、怕累着的习惯。有的孩子一出门便嚷嚷走不动了，要大人抱或背，而有的孩子从小受到父母的鼓励，出门全要自己走，爬山要争取他在最前面，第一个到达山头。这种父母对待孩子行为不同态度的差别，对孩子今后的发展也有巨大的影响。

4. 身体活动方面

身体活动是锻炼孩子的重要方法。不少体质弱的孩子，由于受到父母鼓励积极进行体育锻炼，经常在户外活动，脸变红润了，身体变厚实强健了，这方面的例子很多。

那么，婴儿期孩子该如何进行体格锻炼呢？在婴儿两个月时，大人便可让他进行体格锻炼。大人有空时，可让婴儿捏起大人的两手指，顺着婴儿手臂、腿脚可自由活动的方向向上、向两侧、向下做伸臂伸腿活动；可在婴儿睡醒后让他趴着，用玩具逗他抬头抬胸；可在婴儿会爬前用滚球、在前面放玩具等方法逗他往前爬，手臂练习摇铃铛；可在抱婴儿时，两手抱住婴儿的肋下，让婴儿练习在床上、大人手掌上站立、轻跳（大人扶着）。当婴儿会扶着站立、行走时多鼓励他站立、扶着东西向前走，也可给孩子买一架步行器让他练习走路、拣玩具、拣球。

孩子会走以后则可以让他进行多种锻炼，如让他到户外跑、与别的孩子一同游戏；让孩子练习抛球、跑来跑去拣球；做幼儿操，练习双腿跳（开始时由于身体协调能力较差，孩子会跳不起来，或一脚跳起一脚不能，多练即会好转）；推婴儿车跑、大人带着游泳等。在家中则可让孩子练习爬凳子桌子、爬到床上，在床上躺着踢腿、伸胳膊、翻身、翻前滚翻。有条件的可在大人看护下练习爬树、爬杆等。

让孩子从小多锻炼，父母就能拥

有一个体格强健、聪明活泼的孩子。

为什么要让婴幼儿多在户外活动

许多家长不太注意让孩子参加户外活动，原因可能是：太忙无空带孩子出去玩；怕户外风吹日晒寒气影响孩子的身体；怕孩子在户外出意外；怕户外活动太脏。

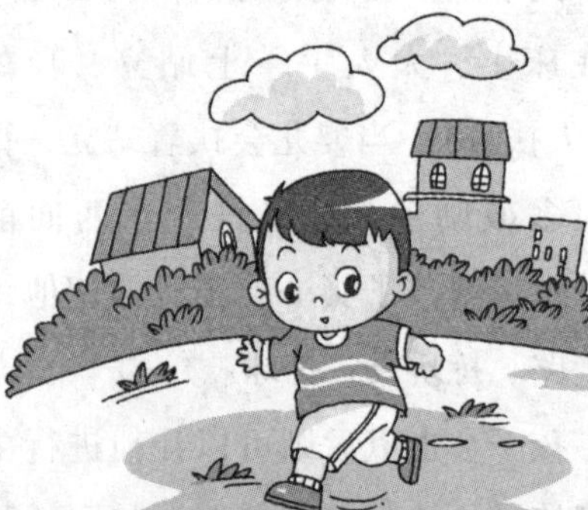

孩子的成长离不开阳光、空气、大自然，不晒太阳的孩子容易得佝偻病，老不吸收新鲜空气的孩子容易得各种疾病，这就足以说明户外活动对孩子健康的意义了。有些孩子年纪轻轻就得了白血病、癌症等可怕的疾病，除了环境污染因素外，恐怕与家庭、本人不注意进行户外活动很有关系。我们中有位专家小时常与一帮孩子一起玩，他们有时会去各个孩子的家里玩。他当时觉得最不想的是去一个小女孩的家里玩，因为那家人家很少开窗户，屋里有很浓的不新鲜味。到上高中时他发现，那户人家的四个孩子中一个得了肝炎，一个得了癌症（后来去世），一个得了胆囊炎，只有一个参军走了，身体还算可以。

幼儿正处于身体迅速成长的关键时期，新鲜空气、阳光和户外活动对他们尤其重要，只有带孩子到户外去，到大自然中去，能利用自然因素来为孩子的健康服务，即常让孩子在日光、新鲜空气和水中活动，孩子才会长得健康。到户外活动要根据不同年龄、不同季节来安排不同的活动。新生儿满月后即可到户外去呼吸新鲜空气，可将婴儿放在小推车里，或母亲抱着散步。一般应根据不同月龄和不同季节的特点，进行各种不同的户外活动，如可以放在院子里的小车、小床上或较大的特制的木床内，给以有趣的玩具，使他们经常能晒到太阳，呼吸到新鲜空气。

优美的环境不但能开阔他们的眼界，而且可以增加他们的机体活力。孩子在夏季出生后 3 ~4 周即可开始户外活动。如身体健康，可以穿好衣服，抱到户外去，每天可 1 ~2 次，每次 15 ~30 分钟。户外活动时间，必须根据孩子的月龄、年龄的增长，逐步增加，幼儿可以放在庭院里活动，让他们自己玩玩具、晒太阳、呼吸新鲜空气；会走路的孩子，可以带到公园或宽敞的户外活动场所去散步或游戏。冬天在户外停留的时间，开始可以30～50分钟；如气候变化很大，户外太冷或太热时，可以暂停或减少户外活动。3岁以上的幼童清晨起床以后，可以到户外做体操。如果是在冷天做体操，要做到使小儿全身有发热感。

另外室内应经常通风换气，保证幼儿经常呼吸到新鲜空气，以维持身体的需要，因为冬季各家门窗紧闭，室内会缺少新鲜空气，尤其是北方，许多人家为防寒装了两层玻璃窗，缝隙处还会用胶条、纸等糊住，有的人家室内生煤炉取暖，不仅室内空气污浊，还常杂有煤气和尘土，这对孩子的健康是十分不利的。因此，即使是在寒冷的冬季，早上起来后也一定要打开窗户通通风、换换空气。当室内进行换气之际，小儿可放在避风处。对于体弱儿，则需要放到另一室。可先把窗子打开，使室温下降到10℃左右，然后把窗子关上，一天可以反复地进行1～2次。总之，保持室内空气新鲜，小儿就会在新鲜空气中健康成长。

婴幼儿如何进行日光、空气和水锻炼

1. 日光锻炼

日光中的红外线照射到人体以后，可以使全身温暖，血管扩张，能增强人体的抵抗力；日光中的紫外线，照射到人体皮肤上，可以促使皮肤里的F－脱氢胆固醇转化成维生素D帮助小儿吸收食物中的钙和磷，调节钙磷代谢，使骨骼长得结实，从而预防和治疗佝偻病。适量的紫外线可使全身功能活跃，血液循环加快，也能刺激骨骼制造红细胞，防止贫血。此外，它还有杀菌消毒作用，所以经常晒太阳，对身体很有好处。

日光锻炼的方法，主要是使儿童全身大部分暴露在日光中。锻炼的时间最好是上午9～12点，下午3～6点。气温以20℃～24℃为宜。开始锻炼时间可不超过3分钟，1～3岁的孩子可以逐渐延长到10～15分钟，3岁以上可锻炼30分钟。在锻炼时，胸背两面交替进行，但夏日必须避免太阳光直射头部，可给孩子戴上白布帽或草帽。

专家提示

会走会跑的孩子，家长不必采用让孩子总待着或坐着不动晒太阳的方法，只要把他们带到室外或公园里让他们在阳光下跑、跳、玩耍就可以了。

2. 空气锻炼

空气中含有氧气，越新鲜的空气含氧气越充足。人体内必须要有充分的氧气，才能使脂肪、蛋白质和碳水化合物充分氧化，供给人体所需要的热量；氧气可以促进人体的新陈代谢，还有杀菌的作用，有些病菌在新鲜空气中就比在浑浊的空气中容易死亡。在空气不新鲜的地方，容易造成传染病的交叉感染，就是这个缘故。此外，经常在低温中进行户外活动、户外睡眠和体操锻炼，可以增强婴幼儿对冷热环境的适应能力，减少呼吸道疾病。

利用空气锻炼，就是使婴幼儿全身大部分的皮肤暴露在空气中，一般有三种形式：

• 婴儿时期可结合婴儿体操进行，在冬季可在室内窗边能晒到阳光的地方进行，室温应保持在 18℃ ~ 20℃。风和日暖的天气，户外温度在20℃以上时，最好在户外进行。

• 幼儿时期可结合室内外的各种活动来进行空气锻炼。夏季，幼儿可在室外结合游戏或儿童体操进行，冬天可在室内进行，使室温保持到12℃ ~15℃。

• 户外睡眠或室内开窗睡眠，也是空气锻炼的一种形式，注意别让孩子睡在当风处即可。

婴幼儿通过户外活动和锻炼以后，可以逐步训练开窗睡眠（先开小气窗，逐渐开一扇窗户），利用冷空气的锻炼，增强体温调节功能。

户外睡眠能使幼童受到阳光、空气和微风的锻炼。这种方法一年四季都可以进行，特别是在冬天。幼童经过冷空气反复锻炼后，就能加强内脏体温调节机能，提高对寒冷刺激的适应性。经受冷空气刺激，还可以使孩子睡得快，睡得熟而且深长。

户外睡眠就是白天在院子里睡觉。在天气温暖的季节里，出生满月以后，就可以开始。睡眠时间和次数要慢慢增加，如果已有开窗睡觉的习惯，每一次在户外睡眠，可以 2 小时左右；三四天后可以再增加一次户外睡眠，即上、下午各一次。

冬季户外睡眠的时间是上午 8 ~

12点，下午1～3点，此时把婴幼儿抱到户外去以前，应当将他们包裹暖和，脸上擦点油，鼻子的呼吸要保持通畅。放到户外的床上后应将被子盖好，被子的厚薄可根据气温的高低而定。户外睡眠用的被褥要与孩子同时抱出去。如果铺早了，被子太冷，孩子不容易睡暖。在睡眠过程中要有成人照顾，随时注意他们睡觉的情况和气温变化。只要婴儿从小养成户外睡眠的习惯，是不会冻病的。训练户外睡眠的习惯，可以从夏天开始，渐渐转入冬季；最好先养成开窗睡眠的习惯，然后移至户外，绝不能在冬季里突然采用这种方法。

3. 水锻炼

水对人体的健康有着与日光和空气同样重要的作用。低温的水可使全身体温调节机能反应加快；经过长期冷水锻炼后，可以有效增强身体对外界冷热气温变化的适应能力。

利用冷水和较强的水流刺激全身或面部皮肤，可促进血液循环和新陈代谢，并增加体温的调节机能。

冷水锻炼有两种方法，第一种方法是用冷水擦身，开始时先用线手套或干毛巾擦全身，几天后改为冷湿毛巾擦身；第二种方法是冷水淋浴。先习惯冷水擦身以后，再改为冷水淋浴或冲淋。

健康的幼童一年四季都可以利用冷水锻炼身体。有的在锻炼过程中，尤其是在开始锻炼或气候变化时，可能出现怕冷、脸色发白或发紫、皮肤出现鸡皮疙瘩等现象。遇到这种情况时，可用干毛巾摩擦皮肤，或立即采取保暖措施。以后应考虑暂时不再降低水温，同时对他们宣传锻炼的好处，去除害怕的心理，待逐渐适应后就不怕冷了；有病的时候，应停止锻炼。冷水锻炼一般安排在午睡以后或晚上睡觉以前。

日光锻炼最好与冷水、空气锻炼同时进行。三者结合进行的好处是，进行日光锻炼时，皮下血管扩张，接着用冷水冲洗，使已扩张的血管再收缩，以后用毛巾擦干皮肤，收缩的血管再行扩张，以后又恢复，就这样用冷热的摩擦方法，使血管扩张、收缩、再扩张、再收缩，这样充分锻炼了血管的收缩和扩张的能力。这样的锻炼可使儿童既能耐热又能耐寒，这对增强儿童体质有着积极作用。日光锻炼和空气锻炼同时进行，也可增强婴儿对环境的适应能力。

在夏季，带3岁以上的幼童到浅水游泳池去学习游泳，这是最好的日光、空气和水三结合的锻炼方法。根据国外报道，不仅幼儿可学习游泳，婴儿也可学，而且还证明，经过游泳锻炼的孩子发病率减少了3/4，并且身体会明显比锻炼前显得强健。

洗澡对婴儿来说是一种锻炼的方法，但学游泳是一种更好的锻炼。孩子从婴儿期起就能学会游泳。因为：

• 婴儿具有本能的漂浮能力，能浮在水面。

• 胎儿在母体内一直至出生前就在羊水中活动，因此，具有先天的游泳能力。

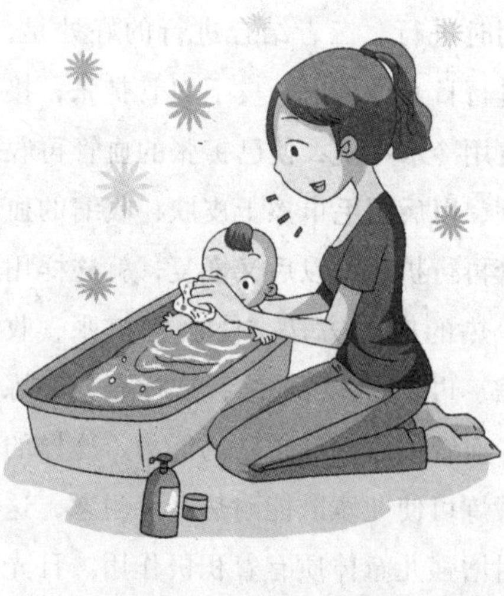

• 婴儿生出后保留了屏气能力，以后渐渐减退，直到3岁半才完全消失。如果对出生一个月的婴儿开始进行游泳锻炼，并继续二三年的系统训练，这种屏气习惯就会延续下去。其次，婴儿生性很喜欢水，出生后，给新生儿洗澡，他会感到舒畅，吃奶有力，睡眠良好。

如果从小给孩子洗澡，他见到水盆就会有高兴地表示，急着要进盆洗澡，而且一到水中就不想出来，如果硬要从水中抱他起来，他就会紧抓盆边表示不愿意起来。然而让婴幼儿学习游泳，就要下水池去，可为什么有的孩子怕水呢？这是因为在出生后，没有让孩子得到继续在水中锻炼的机会，再加上家长对孩子的教育不当，就导致了孩子怕水。

国外研究表明，人在婴儿期就能学会游泳。例如国外有个儿童诊所，设有一个不大的游泳池，那里的医生护士教会了一批吃奶婴儿游泳。在这个小小的游泳池里，一群婴儿时而仰游，时而俯游，还在水中跳着，抓着玩具。在放他们下水时他们都是乐呵呵的，而将他们抱出来时，他们都哭闹起来，这些才出世6~7个月的婴儿，不仅学会了游泳，而且还学会了潜水。这些婴儿长得十分健壮、结实。

专家们发现，在从小培训孩子游泳的托儿所里，基本没有患感冒的孩子。所以许多国家的托儿所、幼儿园，都为孩子们建立了游泳池，孩子在这样的托儿所锻炼，发病率有了明显的下降。

列举另一例，苏联对体弱儿和早产儿进行游泳锻炼取得了良好效果。一个未足月的婴儿名叫塔尼亚，她是个未足月的早产低体重儿。她的父亲毅然把女婴放进大鱼缸中进行锻炼，以后每天到儿童门诊所去学游泳，有时也在家中的浴缸里游泳。结果，塔尼亚的身体一天天地强壮起来，到半岁的时候，她的体重、身长和其他各方面的发育，不仅赶上，而且还超过了同月龄的婴儿。

在我国同样有实例，广州某单位与有关部门协作，曾让21名3～6岁的健康儿童在医生的监督下进行游泳锻炼，并设立了对照组，在每次锻炼前后都测量呼吸、心率、血压、心电图的变化。经过一年的观察证明：游泳可以促进幼儿胸围、肩宽的发育，促使形体健美，体质增强，幼儿机体的防病抗病能力和全身的协调能力也大大加强。实践还证明了3岁幼儿可以在游泳池内进行锻炼，但在锻炼过程中需要幼儿园老师、游泳教练、医生和家庭共同组成监督小组，共同讨论制订循序渐进的适合幼儿特点的游泳锻炼计划。

孩子学游泳，不仅能促进身体健康发育，而且可以培养孩子勇敢的性格，因此，家长和幼儿园的老师，要充分利用孩子先天就有的游泳本能，并加以发展，努力创造条件，尽量尽早教会孩子游泳，以利于孩子的健康成长。

让婴幼儿学游泳该注意什么

让婴幼儿学游泳第一要注意不能空腹游泳，在开始学习时不宜活动量过大。如果上午游泳，早饭要比平时吃得饱一些，质量要好一些，以免在游泳中发生饥饿，导致出现血糖降低的现象，此病严重者可引起休克。

第二点要注意的是下水前要做好准备工作，先活动开筋络，以免发生抽筋等现象。可以让婴儿做颈部活动、肩胛活动、前后屈体和髋部的左右活动，以上活动各5～10次；也可以做些游泳姿势的模仿动作；下水前，先用水把前胸擦湿以便适应水中的温度。如果在夏季，以上的活动可以在凉棚下进行。

三是婴幼儿游泳时在水中时间不宜过长，学游泳要循序渐进，因为有的孩子见水害怕，对于这样的孩子，如果是婴儿要逐步地从洗澡开始使他对水有兴趣，对于幼儿做作好思想工作，耐心地说明进行游泳锻炼的意义和乐趣，让他先看看别的孩子在水中的乐趣，解除孩子“恐水”的心理，孩子就能高兴地参加到学习游泳的行列中去。

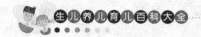

游泳完毕后，要用干毛巾擦干身体，并让孩子适当地晒晒太阳。注意别让孩子待在当风处。

怎样给宝宝做保健体操

婴儿在出生后2个月就可以开始婴儿体操锻炼，它能使婴儿各个部分的肌肉和骨骼的动作增强，能加强血液循环及呼吸功能，促进婴儿身体各部的协调、体格和智力发育。

婴儿体操共分16节，其中8节完全是在成人的帮助下进行的，叫被动操，适用于6个月以内的婴儿；另外8节只需成人稍加帮助，孩子自己就能完成，叫主动操，适用于6个月以上的婴儿。每节体操可做4～8次。

这种体操不论是在家或托儿所都可以进行，时间一般在上午第一次喂奶以后。做体操之前要注意室温，最好是在18℃～20℃，要保持室内空气新鲜，然后在桌上铺好褥子和单子，孩子穿轻便衣服，便于活动（婴儿操具体实施者看一下下面的注意事项）。

婴儿被动运动（8节）

第1节　胸部运动

预备姿势：让婴儿仰卧，大人两手握住婴儿两腕，大拇指放在婴儿掌心里，使婴儿握拳，两臂置体侧〔图9（1）〕。

（1）两臂胸前交叉〔图9（2）〕。

（2）两臂左右分开〔图9（3）〕。

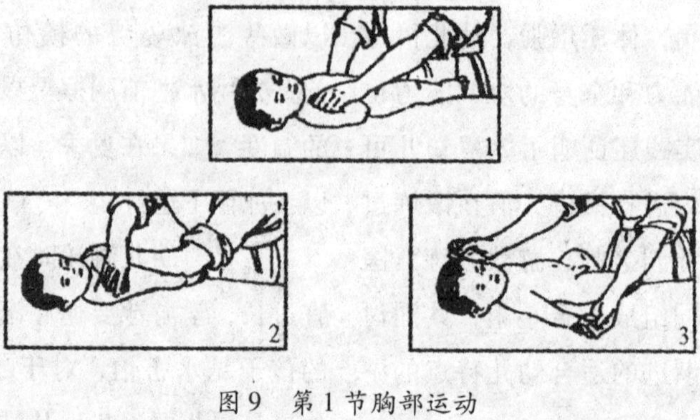

图9　第1节胸部运动

注意事项：婴儿两臂分开时，大人稍用力；婴儿两臂胸前交叉时，大人不要太用力。

第2节　上肢肩部和胸部运动

预备姿势：同图9（1）。

（1）两臂左右分开，掌心向上。

（2）两臂向身体前方平举，掌心相对〔图10（1）〕。

（3）两臂上举，掌心向上〔图10（2）〕。

（4）还原。

注意事项：两臂前举、上举时距离与肩同宽，动作要柔和，用力勿太大。

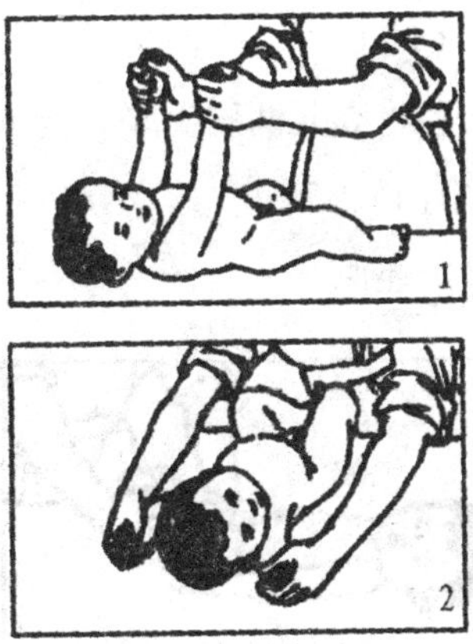

图10　第2节上肢肩部和胸部运动

第3节　上肢伸展运动

预备姿势：同图9（1）。

（1）弯曲婴儿左肘，使左手触肩，还原。

（2）弯曲婴儿右肘，使右手触肩（图11），还原。

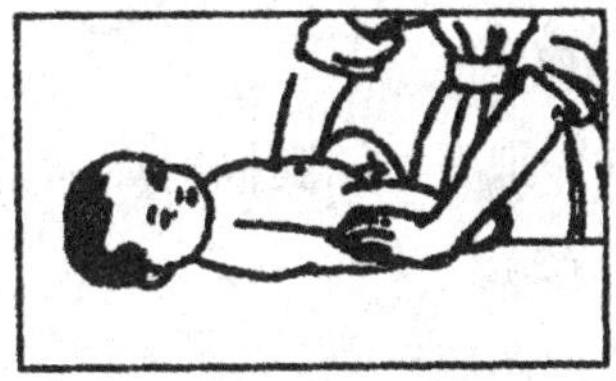

图11　第3节上肢伸展运动

注意事项：婴儿屈肘时，大人稍用力；肘部伸直时大人勿太用力。

第4节　肩部运动

预备姿势：同图9（1）。

（1）把婴儿左臂拉向胸前再向外侧绕环〔图12（1）〕。

（2）把婴儿右臂拉向胸前再向外侧绕环〔图12（2）〕。

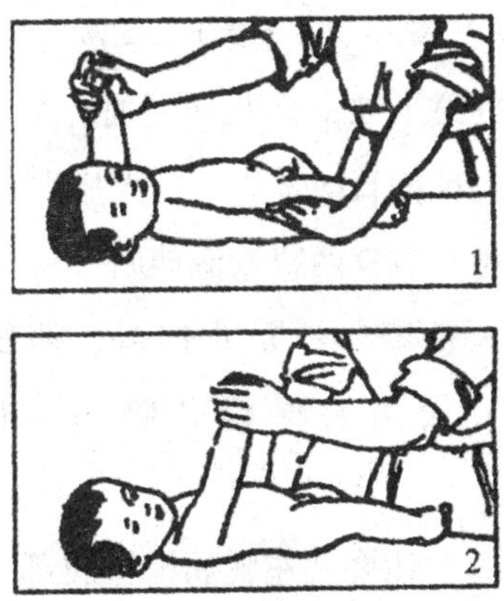

图12　第4节肩部运动

注意事项：手臂回旋时，以肩关节为轴，大人的手不要太用力。

第5节　下肢运动

预备姿势：婴儿仰卧，两腿伸直，大人两手握婴儿脚腕，不要太紧〔图13（1）〕。

（1）把婴儿两腿同时屈缩至腹部〔图13（2）〕。

（2）还原。

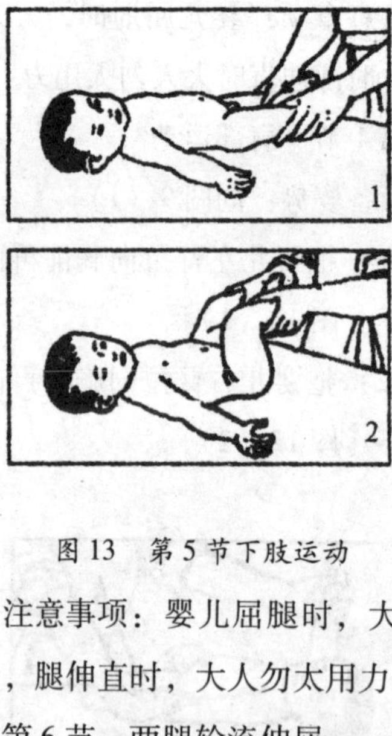

图13　第5节下肢运动

注意事项：婴儿屈腿时，大人稍用力，腿伸直时，大人勿太用力。

第6节　两腿轮流伸屈

预备姿势：婴儿仰卧，两腿伸直，大人两手握婴儿脚腕，不要太紧。

（1）让婴儿左腿屈缩至腹部〔图14（1）〕。

（2）还原。

（3）让婴儿右腿屈缩至腹部〔图14（2）〕。

（4）还原。

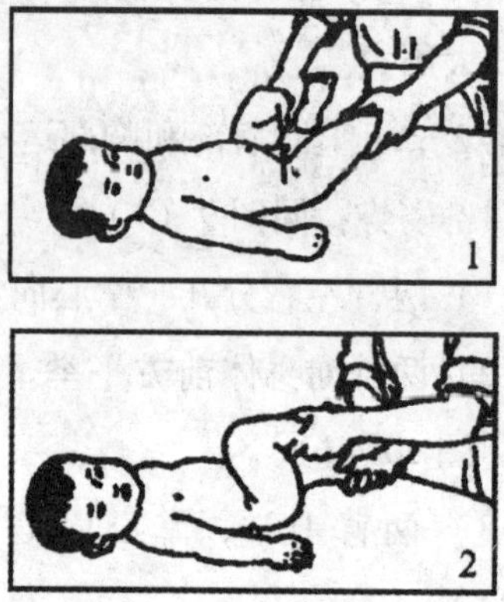

图14　第6节两腿轮流伸屈

注意事项：同第5节。

第7节　两腿直上举

预备姿势：婴儿仰卧，两腿伸直。大人双手握婴儿膝部，勿太紧〔图15（1）〕。

（1）将婴儿两腿上举，与腹部成直角〔图15（2）〕。

（2）还原。

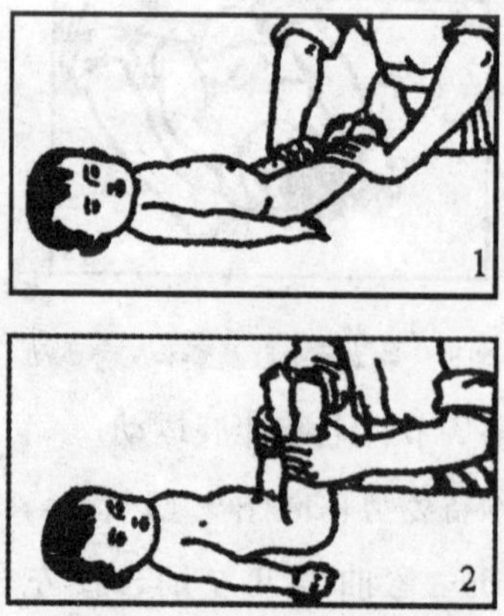

图15　第7节两腿直上举

注意事项：婴儿举腿时，臀部不要离开原位。

第 8 节　股关节运动

预备姿势：同第 5 节预备姿势。

（1）使婴儿左侧大腿与小腿屈缩成直角〔图 16〕。

（2）、（3）再屈缩至腰部后，向身外侧移动。

（4）还原。两腿轮换做。

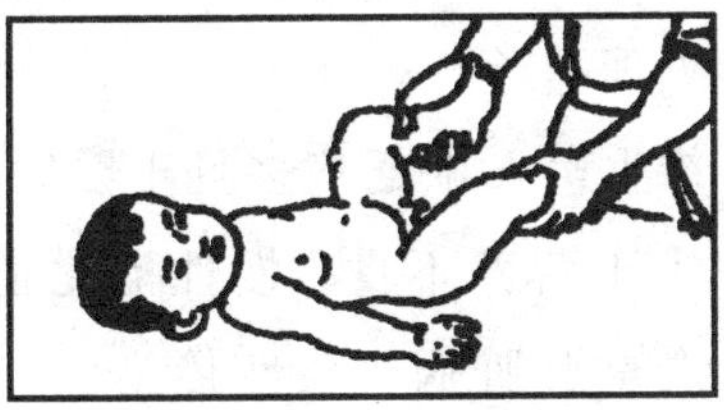

图 16　第 8 节股关节运动

注意事项：婴儿腿回旋时，应以股关节为轴，大人动作要柔和，勿用力。

婴幼儿锻炼过程中需要注意什么

以下五点是在婴幼儿进行任何一种锻炼过程中都要遵守的：

- 做操前，辅导人应洗手，摘掉手表。冬天还应搓手，使之温暖。做操时要轻柔、有节律。切忌手重。一般做的次序是先上肢，再下肢，后躯干。做操时要避免过度的牵拉和负重动作，以免损伤婴儿的骨骼、肌肉和韧带。
- 锻炼要循序渐进，开始时给予冷或热的刺激要小，时间要短，慢慢地加强刺激的程度。一种刺激适应了以后，再给予另一种刺激，尤其是体弱敏感的孩子。例如户外睡眠，首先要让婴幼儿习惯开窗睡眠，再从夏季开始户外睡眠，然后再进入冬季户外睡眠。
- 锻炼要从小开始，并且要坚持不断。让他逐渐养成习惯，并不断地巩固起来。
- 要注意个别婴幼儿的特点。体弱和疾病刚愈的婴儿要少做、轻帮；运动量要逐渐增加，每节动作可由 2～4次慢慢增加到 4～8 次。习惯以后，再增加次数。
- 锻炼要同合理的生活制度、正确的护理、教养和卫生习惯相结合。虽然通过锻炼，可以增强身体的抵抗力、促进发育，但是，如果不注意婴幼儿身体所必需的营养，还是可能得病。另外，要充分发挥婴儿的主观能动性，有些动作，要尽量让孩子自己来完成。做完操后，要让孩子休息 20～30分钟。

婴幼儿常见病的护理和预防

维生素A缺乏病

维生素A的功能有：构成视觉细胞内的感光物质，使人在暗光下保持视觉；保持上皮细胞的完整性和健全；促进骨骼和牙齿的正常生长。维生素A缺乏时，患儿的眼部改变是干眼症和夜盲症，前者多见于婴幼儿，后者多见于年长儿。患干眼症时泪少，眼发干而不适，常眨眼，用手搓揉，畏光。进一步发展出现角膜干燥、浑浊，发生白翳、软化、溃疡、穿孔，甚至失明。此外，皮肤干燥、粗糙，抚摸有鸡皮疙瘩或粗沙样感觉，于四肢伸侧及肩部显著。指甲多纹，无光泽，易折裂。

维生素A的每日需要量，婴幼儿为1500～2000国际单位，儿童为2000～4500国际单位。乳类、肝类、豆类、蛋类、胡萝卜、菠菜、西红柿中含维生素A较多。轻症患儿可服用浓缩鱼肝油，当眼症状减轻后减量，一般经2～3日治疗即可见效。严重眼病者，或同时有腹泻或肝病者，可先肌肉注射维生素AD针0.5毫升～1毫升，每日一次，肌肉注射2～3次后症状明显好转，即可改为口服。眼局部可用抗生素眼药水或眼药膏。重症眼病患儿应住院治疗，以免在家对眼部处理不当。

维生素A缺乏病多见于婴幼儿，多发生于营养不良、慢性消化道疾病、严重肝脏病、急性传染病（麻疹）时，主要表现在眼睛、皮肤及呼吸道、泌尿道的病变。

1. 注意观察眼部症状

维生素A缺乏时，眼部的表现有角膜干燥、角膜软化、角膜溃疡、角膜穿孔，甚至失明。患儿最初的眼部表现是畏光，不敢睁眼。应及时翻开眼皮，观察角膜有无光泽。如有维生素A缺乏的表现应及时处理，局部滴眼药水及涂眼药膏，同时肌肉注射维生素AD。注意眼部清洁卫生，预防继发感染。如有脓性分泌物，应请医生检查，必要时加用抗生素。

2. 预防呼吸道和泌尿道感染

维生素A缺乏时皮肤和黏膜的角质损伤，遇到细菌易发生感染。最常易发生的是呼吸系统和泌尿系统，要注意有无咳嗽等呼吸道感染症状，尿频、尿痛、尿急等泌尿道感染症状，应常规送尿去医院检查，及时发现异常情况。

3. 如有眼部病变应肌肉注射维生素AD

根据病变的轻重决定注射次数，一般1～2次即可，不宜用量太大，以免引起维生素D中毒。如眼部无严重改变，或仅有干眼症状，可口服浓缩鱼肝油即可。饮食中应增加牛奶、蛋黄、肝类及富于胡萝卜素的食物。

维生素C缺乏病

维生素C也叫抗坏血酸，维生素C缺乏病也叫坏血症。维生素C广泛地存在于蔬菜和水果中，加热煮沸时间过久，蔬菜剁压切损、制熟备食菜肴放置过久，均可破坏维生素C。维生素C缺乏病主要见于缺少青菜、水果的地区，也见于人工喂养忽视添加辅食的婴儿。

维生素C缺乏时主要的表现为出血和骨骼的改变，出血表现在皮肤、黏膜、肌肉、骨膜下和关节腔。骨膜下出血多发生在长骨，尤以下肢为明显，患儿因疼痛而两腿外展，小腿内弯如蛙状，不敢活动，呈假性瘫痪，活动时疼痛加剧，见人走近深恐碰动而惊恐哭泣。其他尚见皮肤紫斑、牙龈出血、眼睑或结膜出血。骨骼因成骨作用受抑制，软骨骨化障碍而使骨质脆弱，易发生骨折。维生素C缺乏病患儿的早期表现为食欲减退，软弱，倦怠，体重减轻，面色苍白，呕吐，腹泻等，往往不易引起家长注意。X线骨骼摄片可作出早期诊断。

维生素C的每日需要量：婴儿30毫克～35毫克，幼儿40毫克～50毫克，年长儿50毫克～75毫克。婴儿于第二个月起可以喂鲜橘挤出的汁、西红柿汁、萝卜汁、菠菜水、白菜汤，4～5个月开始喂菜泥。对轻症维生素C缺乏病的患儿可口服维生素C，每日100毫克～300毫克。对重症患儿应用维生素C静脉注射。有牙龈出血时应注意口腔清洁，骨骼改变明显时应安静少动，防止骨折及骨骺脱位。如能积极治疗，即使严重的骨骼改变也能恢复，不致发生畸形。主要注意以下几点：

•改善饮食，新鲜蔬菜及水果中含维生素C较多，鲜橘汁加番茄汁更好。轻症患儿每日口服维生素C100毫克~300毫克1~2周。重症病例应静脉注入维生素C。

•有骨骼病变的患儿，应注意保持安静，护理动作要轻，少搬动，以免增加疼痛。

•有牙龈出血者，应注意口腔清洁，多喂水以达到清洁目的。

•注意观察患儿，如出现呕吐、精神不好、前囟隆起等症状时，应考虑并发颅内出血可能。应按颅内出血的注意事项，送婴儿去医院治疗。

维生素D缺乏病

维生素D缺乏病，即佝偻病，是小儿的常见病，虽然很少直接危及婴儿生命，但可以导致婴儿抵抗力低下，容易并发肺炎、腹泻等严重疾病。佝偻病的患儿血钙和血磷减少，尤以血磷明显，产生这种情况的原因是维生素D缺乏，所以叫维生素D缺乏性佝偻病。简单地认为佝偻病就是缺钙，只是给孩子补充钙剂，这种认识和处理是片面的，对预防和治疗佝偻病起不到好的效果。把佝偻病简单地说成软骨病也是不全面的，因为佝偻病不只是有骨骼方面的改变，还有全身其他系统的变化，特别是早期病例，骨骼改变可以不明显。发病的早期婴儿易激怒、烦躁、夜惊、多汗。骨骼改变以颅骨软化出现最早，按之似乒乓球感，见于3个月后。7~8个月时可见方颅、肋骨串珠、鸡胸、下肢“O”形腿等。其他方面的症状有肌肉松弛、肌张力低下，腹部膨隆等。

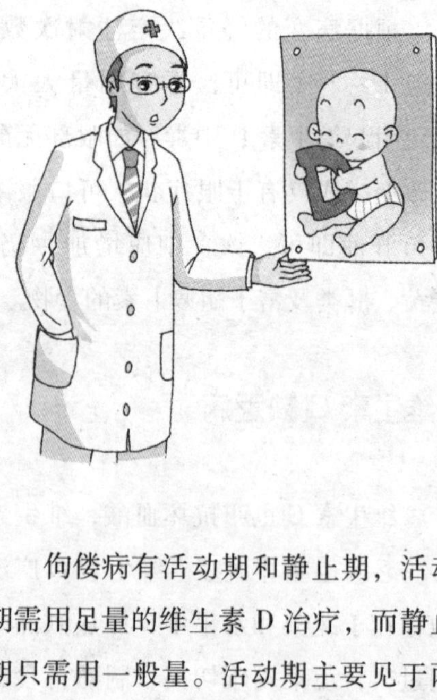

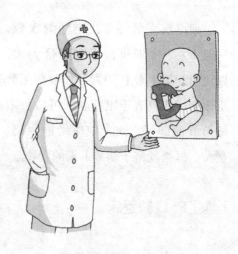

佝偻病有活动期和静止期，活动期需用足量的维生素D治疗，而静止期只需用一般量。活动期主要见于两岁以内未经积极治疗的婴儿，两岁以后已属静止期，即使有骨骼方面的改变，也系后遗症表现，无须再用维生素D治疗，用药也无济于事。判定佝偻病的活动期和静止期，除上述年龄范围外，还可以取血测定血钙、血磷和碱性磷酸酶，特别是血磷减低、碱性磷酸酶增高，是活动性的重要依据；也可以拍 X 线骨骼摄片，作出鉴别。

佝偻病的预防是让婴儿多接触阳光和应用药物。阳光照射皮肤可形成维生素 D，应多让婴儿接受阳光，隔着玻璃窗照射阳光起不了作用，因为紫外线透不过玻璃。另外，婴儿从出生开始，应在医生指导下每天补充维生素 D 400～800 国际单位。正常足月新生儿出生后 6 月内一般不补充钙剂。主要注意以下几点：

• 应多晒太阳，夏季多在户外活动，冬季也应有适当时间进行户外活动，也可开窗晒太阳。

• 口服维生素 D 困难的患儿，可肌肉注射维生素 D_3 15 万～30 万 IU，1～3 个月后开始给予 400IU/d。要在医生指导下进行治疗，不要用药过量，否则会造成维生素 D 中毒。给予维生素 D 的同时补充钙剂 100 毫克/（千克 · 天）。

• 避免患儿过早站立或走路，以防肢体畸形发展。轻度佝偻病及佝偻病静止期时，活动不受限制。

• 因患儿出汗多，要及时擦干，以免内主湿冷着凉。同时要注意皮肤清洁卫生，定期洗澡。

急性上呼吸道感染

急性上呼吸道感染是小儿最常见的疾病，包括急性鼻咽炎（也即感冒）、急性咽炎、急性扁桃体炎等，简称“上感”。引起“上感”的病原体可为细菌和病毒，尤以病毒为多见，占“上感”的 90% 以上。

“上感”的症状可轻可重，年长儿较轻，婴幼儿则较重。轻症仅有流涕、鼻塞、喷嚏、流泪、轻咳等表现。重症则有高热、头痛、全身无力、食欲减退、频咳，年幼儿可因高热而抽风。“上感”时可以影响到邻近器官，引起中耳炎、淋巴结肿大、气管炎、喉炎等。“上感”症状也可为常见呼吸道传染病的早期表现，应加以识别。因为“上感”多由病毒引起，没有必要应用抗生素，可用些清热解表、解毒的中成药。如为细菌引起，或合并细菌感染时，可加用抗生素。值得提出的是，“上感”时滥用抗生素，一旦体温不降，又加用或换用另一种抗生素，这样做不仅无效，反而会造成菌群失调，有利于病菌繁殖。体温在 39℃ 以上时可服用退热剂，也可用凉水浸泡后的毛巾，放在额部，也可起到降温作用。一般讲，“上感”不致引起呼吸困难，高热时可有呼吸急促，如有明显呼吸困难时，可能是有了气管炎或肺炎。

上呼吸道感染在小儿各系统疾病中占首位，其中以病毒引起占多数，治疗主要是对症处理，所以护理起到重要作用。主要注意以下几点：

• 做好隔离。由于引起上感的病原体不同，带有不同病原体的上感患儿相互接触时，可以发生交叉感染，可以使病情加重，病的经过和治疗变得更复杂，所以家中有小儿感冒时，大人应减少与孩子接触，也不要让孩子再外出串门。

• 合理用药。不要随便滥用抗生素。高热时服用退热剂，但没有必要每4小时一次，而应根据热度，两次服药间隔时间不应少于两小时。感染的发热，不能单靠退热剂维持体温正常稳定。要坚持服药，至少要2～3天才能说明药物的效果。

• 因常伴高热，应多喂水，既可补充水分，又可清洗口腔。饮食以流食或半流为宜，患儿食欲减退，应给易消化食物，不要强求孩子过多进食，特别是油腻的“高营养”食物，反而会引起小儿拒食。

• 注意观察病情，如体温持续数日不退，出现呼吸困难症状，精神萎靡不振，有可能发展为气管炎或肺炎，应带孩子去医院检查。

喘息性支气管炎

喘息性支气管炎并非为一个独立性疾病，而是支气管炎的一种临床表现。这种孩子一般属于过敏体质，婴儿期易长湿疹，平时易有荨麻疹或过敏性鼻炎。发病年龄小，多见于1～3岁的幼儿，一般发热不太高，呼吸急促伴喘鸣，呼气延长。经5～7天症状减轻，预后多良好，但易复发，常与感染有关。3～4岁后，孩子的抵抗力增强，发作次数减少而痊愈。发作时按急性支气管炎的原则处理。喘重孩子烦躁不安时，除用止咳平喘药外，也可适用镇静剂，使孩子安静下来。

婴幼儿支气管喘息与支气管哮喘难以区别，常呈发作性出现。部分发病与过敏有关。主要注意以下几点：

• 室内空气应新鲜，阳光充足。发作时应打开窗户，或将婴儿带至室外。同时服镇静止喘药。

• 饮食宜选清淡的半流质食物或软饭，避免食用可诱发哮喘发作的牛奶、鸡蛋、鱼虾等。

• 及早发现发作先兆，如喉头发痒、胸部发闷、干咳心烦等，及时做好处理准备，或带孩子去医院。

• 喘息发作时往往出汗较多，发作缓解后应及时擦干并更换内衣，以免着凉。

• 密切注意引起发作的诱因，寻找过敏原，以便进行病因治疗以及避开过敏原，减少发作。

• 发作缓解期应加强身体锻炼，增强体质，以减少发作。对于年长儿要做好思想工作，解除思想顾虑，坚定治病信心。

细菌性肺炎

和病毒性肺炎一样，引起细菌性肺炎的细菌种类也不少，常见的有肺炎链球菌、流感杆菌、葡萄球菌、链球菌等，其中以肺炎链球菌肺炎最常见，金黄色葡萄球菌性肺炎最严重。肺炎链球菌肺炎多由上呼吸道感染发展而来，金黄色葡萄球菌肺炎多数由败血症引起，是全身败血症的一部分。

细菌性肺炎时咳嗽、喘憋、呼吸困难等表现得早，病初即已存在。体温增加程度不等，持续的时间也不定，与接受治疗的早晚与正确与否有关。轻的肺炎可无明显呼吸困难，从外表看，孩子不像有肺炎，需经医生检查才能确定。有时在肺部也听不到明显改变，则应借助于X线检查。

一般细菌性肺炎及时经抗生素治疗，体温在3～5天即有下降趋势，病情也随之减轻。金黄色葡萄球菌肺炎治疗困难，用一般抗生素治疗，体温不易下降，病情难以减轻，另外还容易引起合并症。其他细菌引起的肺炎，如治疗不及时，用药不适当，也可以发生合并症。细菌性肺炎容易引起的合并症有肺脓肿、脓胸、肺气肿和肺不张等。主要注意以下几点：

• 重症病人应住院治疗，一般病人可在家治疗。要做好隔离工作，预防继发其他细菌或病毒感染。

• 室内保持空气新鲜，定时开窗通气，温度不能太高。为保持合适的湿度，可洒些水或定时拖地，或在火炉上放盆热水，使室内不致太干燥。不要在室内做饭、抽烟，扫地时先洒些水，以防尘土飞扬，刺激咽部引起咳嗽。

• 因发热，呼吸快，失去水分多，需多饮水。但注意不要过多喝糖水，否则可使痰液变稠，难以咯出。饮食原则同上感。

• 要对症处理。高热用退热剂，或物理法降温；烦躁时用镇静剂；呼吸急促时吸取新鲜空气，并取半卧位。

• 按医嘱定时应用抗生素，不要随便短期内换药，如经治疗 2 ~ 3 天病情不见好转，或有加重，应带孩子去医院复查。要仔细观察患儿的精神、神志、面色、脉跳、呼吸、体温等情况，如有恶化，应立即带孩子去医院。

病毒性肺炎

肺炎是儿科的常见病，其病原体很多，主要为病毒性肺炎和细菌性肺炎。病毒性肺炎的病毒种类也不同，其中以腺病毒性肺炎病情最重，多见于婴幼儿。腺病毒性肺炎的特征是在病初以高热、嗜睡、精神不好为主要症状，从病后 3 ~ 5 天起出现咳嗽、喘憋、呼吸困难等呼吸道症状，而且病情日益加重。在病的早期肺部也检查不出肺炎的体征，3 ~ 5 天时出现湿性啰音。如治疗顺利，一般在 7 ~ 10 天体温开始下降，临床症状也减轻。肺部病变完全消失需经 3 ~ 4 周的时间。只要体温正常，一般症状减轻，就可以出院返家护理。病毒性肺炎时查白细胞总数一般是低于正常。如病程超过 10 天，仍持续高热不退；或体温下降后又再次升高；或白细胞总数出现明显增高，应考虑到有合并细菌感染，病情就会加重，治疗起来就更复杂、困难。

专家提示

有些病毒引起的肺炎，病情不像腺病毒性肺炎那样严重，高热可以在病后 2 ~3 天出现，高热持续的时间也不这样长，病初即可有咳喘症状。这些和细菌性肺炎难以区别，但白细胞总数不增高，是鉴别的重要参考。

病毒性肺炎的一般护理原则与细菌性肺炎相同。因目前尚无有效的抗病毒性药物，所以主要是对症处理，以中药治疗为主，不必应用抗生素。有些病毒性肺炎病情严重，最好能让孩子住院治疗。另外更应注意以下几方面：

• 一般病毒性肺炎的病程约 1 周左右，病后 3 ~ 5 天病情加重。如体温高热超过 1 周，或下降后又再次上升，应考虑有继发细菌感染的可能，需要立即去医院检查末梢血象及进行肺部 X 线检查。

• 病毒性肺炎易并发心功能不

全，当患儿出现持续性烦躁、喘憋、面色发灰、脉跳增快时，应立即服用镇静剂，并送孩子去医院检查。

• 病毒性肺炎可并发中毒性脑病，当患儿出现嗜睡、肌张力增高、抽风、昏迷、呼吸不规则时，应立即送孩子去医院。

口炎

口炎是指口腔黏膜的炎症，若病变局限在口腔内某一局部，如舌、齿龈、口角，可称为舌炎、牙龈炎、口角炎。常见于新生儿和婴幼儿的口炎有鹅口疮、疱疹性口炎、溃疡性口炎等。

1. 鹅口疮

该病由白色念珠菌感染口腔黏膜所致。主要表现为患儿口腔黏膜上出现白色乳凝块样物，初起呈点状或小片状，逐渐融合成大片乳白色膜且不易拭。患处无疼痛感，也不影响患儿吃奶，一般无全身症状，偶可表现拒乳。

健康新生儿一般可以自愈，也可用新配置的制霉菌素溶液（10 万～20 万 U/5 毫升～10 毫升）涂口腔，每日 3 次，或者口服制霉菌素 25 万～50 万 U/d，分 2～3 次口服。病变面积较大者，可同时服用维生素 B_2 及维生素 C。

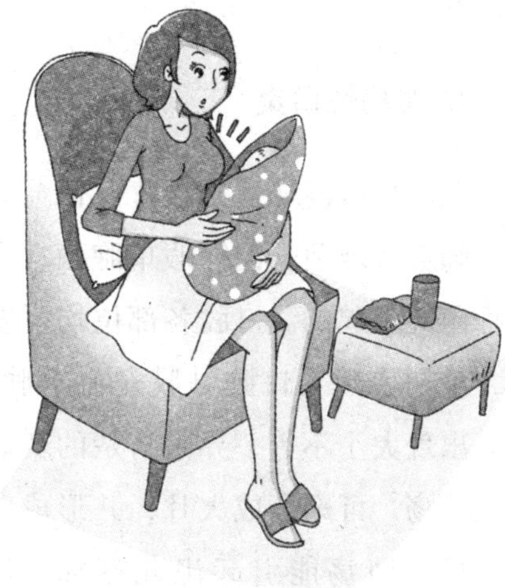

2. 疱疹性口炎

该病是由单纯疱疹病毒感染所致。患儿起病可有高热（38℃～40℃），1～2 天后口腔黏膜出现充血、齿龈肿胀，舌头、唇内、上腭、颊黏膜会出现小水疱，直径约 2 毫米～3 毫米。周围有红晕，疱疹破裂后表面形成溃疡，有白膜覆盖。患儿局部会有疼痛，常拒食。严重者可伴有全身感染、中枢神经系统、皮肤、眼部受损表现。

该疾病有自愈性，轻者不需要抗病毒治疗。主要是加强口腔护理，保持患处清洁，可以涂金霉素甘油或碘苷等，继发细菌感染时应采用抗生素治疗。重症患儿需给予抗病毒药物治疗，例如阿昔洛韦、阿糖腺苷，必须遵医嘱服药。

3. 溃疡性口炎

该病是由链球菌、金黄色葡萄球菌、肺炎链球菌、铜绿假单胞菌、大肠杆菌等引起的。口腔各部位均可发病，最初表现为口腔黏膜充血水肿，继而出现大小不等、界限清楚的糜烂面或溃疡，可融合成大片，并形成白膜。局部溃疡能引起患儿疼痛、流涎、拒乳、局部淋巴结肿大，常伴高热。

治疗主要是采用3%过氧化氢或者0.1%～0.3%依沙吖啶清洗口腔，每日2次，患处局部涂口腔溃疡软膏、冰硼散等。

呕吐

呕吐是小儿的常见症状，可以为唯一症状，也可伴随其他表现。呕吐是由于食管、胃或肠道逆蠕动，伴有腹肌强力痉挛性收缩，迫使食管或胃内容，甚至肠内容从口、鼻腔通过。要区别婴儿漾奶与呕吐的不同，前者不具备呕吐的特点，多数是由于小婴儿贲门松弛，喂养时气体吸入胃内，多在喂奶后少量奶汁倒流到口腔，改进喂奶方法，随年龄的增长，即可纠正或自愈。发生呕吐的原因是多方面的，从有病而言，可能有下列一些病因。

1. 消化道器质性梗阻

可发生在食管、胃部或肠道，使食物不能下行而上吐。小婴儿多见者为先天性消化道畸形，出生后不久即出现呕吐，而且持续存在。后天性梗阻可见于肠扭转、肠套迭、肠梗阻，除呕吐外，尚有腹胀、无大便或便血等表现，经X线检查胃肠道即可确定。

2. 消化道感染性疾病

如胃炎、肠炎时，由于局部炎症的刺激可引起反射性呕吐。患儿常伴腹痛、腹泻、恶心、腹胀等表现。

3. 消化道功能异常

这种情况主要问题不在胃肠道，胃肠道无器质性病变存在，而是消化、吸收、运动方面的功能性改变。多发生在全身各种感染性疾病或代谢紊乱时，如呼吸道感染、泌尿系感染、中耳炎、高血压、尿毒症等，除呕吐外，常伴有发热、食欲减退、恶心、腹痛、腹胀和其他原发病症状。

4. 中枢神经系统疾病

当脑部有病变时，可以因颅压增高或脑膜刺激征而发生呕吐、发生在大脑部位的病变，常有喷射性呕吐，呕吐前不伴恶心，尚见头痛、嗜睡、烦躁、昏迷、惊厥等表现。如病变发生在小脑部位，则有眩晕、步态不稳、共济失调等表现，呕吐多发生在体位变动时。

5. 各种原因引起的中毒

包括药物、食物、毒物、野果等。由于毒物刺激胃肠道或作用于中枢神经系统而引起呕吐。

6. 各年龄段小儿的常见呕吐原因

（1）新生儿呕吐

可以分为内科疾病和外科疾病两部分。在内科疾病方面，常见者有感染性病；消化道感染常伴腹泻，消化道外感染有上呼吸道炎、肺炎、败血病、化脓性脑膜炎等。非感染性疾病有脑出血、脑积水、胎便性便秘（经灌肠排便后呕吐即止）、胃入口处贲门松弛等。在外科方面，包括食道闭锁、肠扭转不良、小肠狭窄或闭锁、无肛门或肛门狭窄、胎便性腹膜炎等，一般出生后即出现呕吐，而且腹胀明显，常无大便。需要外科手术治疗。

在新生儿呕吐中，有两种情况与疾病无关。一种是呕吐羊水，多在生后当天或次日多次呕吐，将羊水污染的胃内容吐净后，即可自行缓解，一般情况良好。这是由于分娩时婴儿吞入了羊水。另一种情况是由于喂养不当，由于吮奶过多，或吞咽过快而吞入了空气，多在喂奶完后不久发生呕吐。

（2）婴儿期呕吐

有些呕吐与新生儿期有联系，由新生儿期持续而来，如巨结肠、先天性肥大性幽门狭窄、幽门痉挛等。多在出生后 2 ~ 3 周即出现呕吐，持续到婴儿期。感染引起的呕吐在婴儿期是最常见的原因，包括中枢神经系统的感染，消化道及消化道外的感染。有一种病叫胃扭转，是婴儿呕吐的主要原因，多与进食有关，多发生在进食后；与体位有关，多发生在平卧时，一般进食后每次均吐，吐奶量多少不一定，一般是喂得多则吐得多。

由于喂养不当引起呕吐，在婴儿期是最常见的原因，如孩子精神食欲好，呕吐后又思进食，无明显感染表现，则首先要考虑喂养方法不当。这里还必须提出，婴儿由于应用高浓度鱼肝油或维生素A或维生素D，以致发生维生素A或维生素D过量或中毒时，均可发生呕吐。

（3）幼儿期呕吐

婴儿期一些消化道病变一般已得到明确和解决，喂养不当所致者也减少，感染引起的呕吐是最为常见的病因。由于服用过多维生素A或维生素D中毒也很常见。另外要注意误食药物引起的呕吐。

在下列一些情况下，小儿应去医院检查：反复、有规律的呕吐，反复呕吐伴腹胀、便秘，频繁呕吐致进食、饮水困难，呕吐伴精神差、食欲不振、呕吐伴发热、感染病变部位不明确，呕吐伴神志改变、意识不清，或易惊、抽风，呕吐伴吐血或便血等。

呕吐是小儿的常见症状，首先要检查其原因，以求从根本上解决问题。在观察中要分清溢乳、普通呕吐和喷射性呕吐；要注意呕吐的时间与进食的关系；要注意呕吐内容物。呕吐严重者要注意有无脱水、电解质紊乱的表现，应及时带孩子去医院诊治。

诊断已明确，无须住院治疗，应在家护理者，要注意喂养方法。如属胃扭转，采取体位喂养法，使食物流入胃体及幽门窦部，使气体留在胃底而易排出，可避免或减轻呕吐。喂奶时将小儿上半身抬高呈半卧位向右侧卧，或右侧前倾位。喂奶后保持上述体位半小时至1小时，才让小儿取平卧位。如系幽门痉挛者，或属幽门狭窄且尚不能立即手术治疗者，采用内科疗法。

胃病引起的呕吐，应减少奶量，使用稠厚乳液，在人乳或牛乳内加入1%糕干粉，使其成稠奶浆，喂后不易吐出。为了保证入量和营养，也可采用少量多餐。

婴幼儿腹泻

腹泻是婴幼儿常见症状，由多种原因引起，从大的方面可分为感染性与非感染性两大类，感染性者又可分为细菌性和病毒性。大肠杆菌肠炎多发生在夏季，所以也称“夏季腹泻”，大便次数多，水分多，呈蛋汤样，有酸臭味。急性痢疾时大便次数多，粪便量少，为黏液脓便或脓血便。6个月以内婴儿还常见鼠伤寒杆菌引起的肠炎，与大肠杆菌肠炎难以区别，需要经大便培养出病菌，才能确诊。病毒性肠炎多见于秋冬季，所以也称“秋季腹泻”。病毒性肠炎时大便性质与致病性大肠杆菌相似，但无腥臭味，呕吐症状更为明显。一般经3～5天即可自然痊愈。感染性腹泻由细菌引起者，应用抗生素治疗，病毒性者用中药治疗。腹泻严重，伴有中度以上脱水者，应住院治疗。

非感染性腹泻系由喂养不当引起，最多见的原因是喂养不定时定量，暴饮暴食，影响了胃肠道的消化吸收功能，以致造成腹泻，也即中医所谓的“伤食泻”。一种是大便次数增加，但水分不太有奶瓣或食物残渣，无明显脱水表现。治疗采取调理脾胃的中药，饮食上要定时定量，开始时量应适当减少些，随大便情况的改善而逐步加量。另一种叫饥饿性腹泻，是由于长期进食量不足，肠蠕动亢进，而使大便次数增加。大便量不多，呈泡沫状，多见于6个月以内婴儿，没有及时添加辅食或辅食添加不足者。通过逐渐添加辅食，腹泻即可改善。还有一种叫生理性腹泻，多见于6个月以内的婴儿。从出生后数周起，大便次数即较多，每天4～5次或6～7次，大便消化尚可或仅有少量奶瓣，水分不多。小儿生长发育正常，精神食欲好，体重身高完全合乎正常，一般在添加辅食后，大便次数即可减少，无须任何治疗。主要注意以下几点：

• 分清病因，合理用药。首先要分清感染性与非感染性腹泻，感染性腹泻又应分清细菌性及病毒性。病毒性及非病毒性者主要为对症处理，非感染性者尤以饮食调理为主。

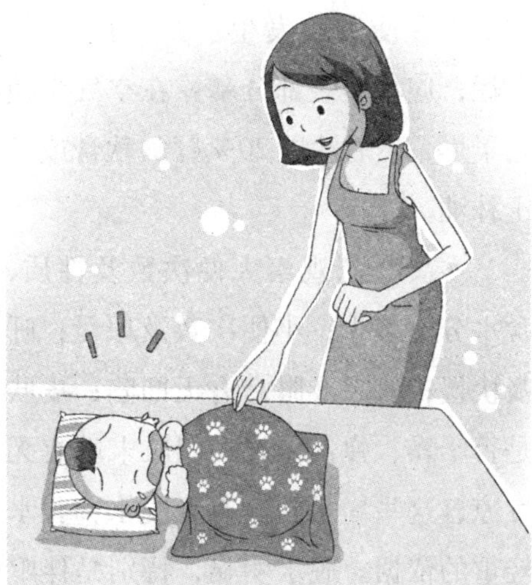

• 腹泻次数较多，大便含水量多者，为使胃肠道得到休息，应禁食8～12小时（即停喂1～2次奶），禁食期间可喂糖盐水（即在糖水中加点食盐）。禁食后喂奶量也应较平时减少。

• 腹泻不严重者，可不禁食，但

奶量应减少。原为母乳喂养者，哺乳时间应缩短。牛奶喂养者，可减少奶量，加水冲稀。原已加辅食者，暂停用辅食。

• 腹泻减轻、进入恢复期者，奶量的添加也应逐渐增加，不能加得太快，以免再次引起腹泻。一般约经5~7天，恢复原来饮食量。如小儿已到该添加辅食的年龄，则应大便正常稳定，恢复原饮食一周后，再添加。

• 每次排便后，应用温开水清洗臀部，预防臀红发生。如已有发红、糜烂，应将糜烂部分暴露在空气中使之干燥，然后涂以20%鞣酸软膏或凡士林油。

• 要注意观察大便次数及性质，含水分的多少；小便次数及尿量；呼吸快慢；前囟及眼窝有无凹陷；皮肤是否干燥、弹性怎样；四肢末端有无发凉，这些均是判定有无脱水，脱水轻重的依据。脱水明显，特别是伴呕吐，经口进食进水有困难者，应去医院静脉输液。

先天性巨结肠

先天性巨结肠是小儿常见的先天性肠道畸形，男婴较女婴多。在结肠的某一部分肠管扩张，肥厚，肠管没有正常的向前推进的蠕动，形成局部性的肠麻痹，以致粪便通过困难。患儿的主要表现为顽固性便秘和腹部膨隆，甚至出现呕吐。排便困难常需通过灌肠，每次排出粪便量多。

扩张的肠管较短，便秘症状较轻，可采用非手术方法，定期采用各种通便措施。严重病例应手术治疗。主要注意以下几点：

• 患儿应用高蛋白，高热量少渣饮食，以保证营养。

• 根据排便情况，决定采用通便办法。如为顽固性便秘，不能自行排便，则每天需用生理盐水或肥皂水清洗灌肠。如仍能自行排便，排便量少者，可试用开塞露通便。

• 痉挛肠段较短，位置较接近于肛门者，可采用非手术治疗，可用扩肛办法。新生儿期可用成人小指戴指套后每天通肠扩肛排便的方法，随月龄增长，用制作的扩张器扩肛，可以达到自动排便的目的。

消化道出血

消化道出血有轻有重，无论轻重均应住院检查，有时经各种检查难以明确病变性质，轻者，只能出院在家观察。主要注意以下几点：

• 注意大便颜色，黑色，柏油样、红果酱样、血水样、鲜红色，可帮助判定出血的部位。

• 急性消化道出血，出血量比较多者，应禁食，有时甚至禁饮水。小量、慢性、间断性出血者，可先用流食，观察出血无加重时，可改为无渣半流质食物。便血不止，应食用软饭，禁用硬食及油腻食物。

• 原因尚未查清的消化道出血，要注意观察再次出血的时间、条件、客观有关因素，以供医生诊断时参考。

• 即使大便颜色从外观看已属正常，仍应做潜血试验检查。为了防止潜血试验出现假阳性，小儿应忌食蔬菜、动物血、肉类，3 天后留大便检查，因这些食品可以造成潜血假阳性。

水痘

水痘属急性呼吸道传染病，可通过飞沫及接触传染。水痘的前驱症状很轻，常常开始即见皮疹。皮疹的特征是向心性，即躯干、头及头皮部、腰部多，四肢稀少。初起皮疹为红色小丘疹，数小时至 1 日后变为椭圆形、浅表的疱疹，大小不等。几天后疱疹变干，内心微凹陷，然后结痂。皮疹成批出现，往往同时可见上述 3 种形态的皮疹并存。痂皮经 1 ~ 3 周脱落，除有继发感染有深的小溃疡者外，一般不遗留疤痕。水痘一般较轻，很少有并发症，预后良好。目前，对水痘感染尚无特效药物治疗，无合并症的患儿不需特殊处理，仅需对症治疗，预防皮疹继发细菌感染。应隔离患儿，加强护理。对重症水痘或水痘肺炎的患儿，可给予抗病毒治疗，常用药物为静脉阿昔洛韦。此外，还要注意以下几点：

• 注意呼吸道隔离。水痘可经呼吸道飞沫及皮肤直接接触传播，患儿应与其他儿童隔离，直至干痂全部脱落为止。

• 保持皮肤清洁干燥。内衣须清洁、柔软、勤换。出疹严重者避免洗澡及擦澡，以免造成痘疹扩散或继发感染。

• 预防感染。皮肤疱疹易破，且疱疹常伴瘙痒，手抓破后易引起继发感染，如局部脓肿、急性淋巴结炎、败血症等。患儿的指甲应剪短，必要时固定其双手。

• 观察病情发展。一般讲水痘的预后是良好的，不致发生多大危险。但也偶尔发生并发症，如肺炎、脑炎等。因此，需观察患儿的体温、呼吸、面色、精神情况，如有异常应带孩子去医院。

• 应用激素的小儿，如再得上水痘，可以使水痘病毒扩散，病情危重，有生命危险，应让孩子住院。出水痘的小儿不能用激素，包括使用激素类软膏。

风疹

风疹是儿科常见的一种较轻的急性传染病。国外已有减毒风疹活疫苗。风疹早期症状，如轻度感冒。病后一天即出现皮疹，皮疹从面部延及躯干和四肢，一天内布满全身。躯干部皮疹稀疏，四肢及面部常融合，手掌及足跖无皮疹。皮疹经3～5天消退，偶见色素沉着。耳后、颈后和枕后淋巴结肿大。很少有并发症，预后良好，无须住院，可服中药。高热者可临时服用退热剂。应注意以下几点：

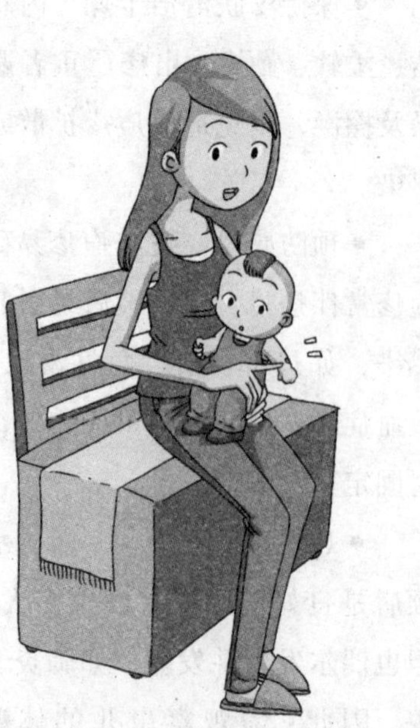

• 呼吸道隔离。风疹一般不需隔离，如有必要可隔离至出疹后5天。要注意风疹患儿不应与早期准妈妈接触，可影响胎儿正常发育。

• 注意患儿的口腔和皮肤清洁。

• 注意眼的保护。若发生结膜炎，可用0.25%氯霉素眼药水点眼，每日2～3次。

• 发热期间应注意休息，偶可并发气管炎或肺炎，应注意呼吸道病症状。一旦出现，根据病因，如为细菌所致应加用抗生素。

麻疹

自从采用麻疹疫苗预防接种后，麻疹的发病率明显降低，但在冬、春季仍有散在发生或小流行。麻疹见于6个月以后的易感儿，早期症状和感冒差不多，有流涕、流泪、轻咳、发热，典型的改变是口腔颊黏膜可以见到中心发白、周缘红晕的斑点，在发病第2天即可出现。3～5天出现皮疹，起自耳后、发际、颈部，继而前额及颊部，然后自上而下，蔓延全身。如经过顺利，出疹后3天体温逐渐下降至正常，其他情况也好转，皮疹消失后可留下色素沉着。如皮疹为出血性或皮疹稀疏色淡，体温高热不降，全身症状严重者，往往有合并症。常见的合并症有肺炎、喉炎、心肌炎、脑炎等。轻症无合并症者，可在家里服用中药治疗，注意皮肤、口腔和眼部的清洁，有合并症者应住院治疗。主要注意以下几点：

• 呼吸道隔离。患儿应隔离至出疹后5天，如有并发症者应延长隔离期至出诊后10天。麻疹也可通过第三者间接传染，因此与麻疹患儿有密切接触者，不要接触易感儿，最好应在室外阳光下照射30分钟。

• 患儿应卧床休息。室内环境要安静，空气要新鲜，温度和湿度要适宜。

• 保证摄入量。供给营养丰富易消化的半流食或流食。多饮水。患儿食欲减低，宜少量多餐。

• 注意观察眼部改变。保持眼部清洁，当眼结膜发炎时分泌物增多，每日用生理盐水擦洗后，点利福平眼药水或0.25%氯霉素药水，每日2~3次，晚上睡前涂金霉素眼膏，防止继发感染。同时要注意眼角膜改变，有无维生素A缺乏的症状。

• 注意口腔护理。由于高热，入量减少，易发生口炎。每日应清洗口腔2~3次。如已有口炎或溃疡，涂以甲紫药水。口唇干裂可涂油脂。

• 注意皮肤清洁。出疹期不洗澡，必要时可用温热水擦身，不用肥皂，动作要轻。疹痒时可涂消毒液体石蜡。

• 密切观察病情。每4小时测体温、脉搏、呼吸，高热时可适量应用退热剂。注意皮疹情况，如皮疹少、色发暗，或刚出一点很快即消失，或皮疹呈出血性，均为病情重，经过不顺利。如同时呼吸加快，频咳，脉搏快，四肢发凉，面色发灰，说明有肺部或心脏并发症。如出现精神萎靡、神志不清、抽风等表现，可能并发了脑炎。应立即送孩子去医院。

猩红热

猩红热由溶血性链球菌引起，是经呼吸道传染，多见于年长儿，发生于冬、春季节。病起均有发热，但增高程度不一样。可有头痛、咽痛，具有特征性的是皮疹，多在病后24小时内出现，呈弥漫性红色点状，有时呈一片红晕，以皮肤皱褶处更为明显，用手指或手掌紧压后，可使皮肤红晕消退，暂显苍白，经十几秒钟又恢复红晕。皮疹满布全身各处，但口周却显苍白，所谓“环口苍白圈”。皮疹经过3~5天消退，可见脱屑，甚至大片脱皮，尤以肢（趾）端明显。猩红热患儿的舌面也有特点，病初舌面有灰白苔，边缘充血水肿，突出的舌刺也带白色，似白草莓。继而舌苔脱落，露出生牛肉样舌面和红肿的舌刺，医学上称“草莓舌”或“杨梅舌”。多数猩红热患儿病情较轻，少数有高热、呕吐、惊厥等中毒症状，则病情严重，甚至发生休克。猩红热易合并心肌炎及肾炎，心肌炎多在急性期出现，而肾炎则在皮疹消退后1~3周内出现，故在此期间，应多次查尿。猩红热主要用青霉素治疗，应用药1周。轻症可在门诊治疗，重症应住院。应注意以下几点：

• 呼吸道隔离。隔离期为7~10天。

• 应用青霉素或红霉素治疗7天。

• 卧床休息。溶血性链球霉素可直接损伤肾、肝等脏器，不注意休息可增加并发症的发生可能。

• 注意口腔护理。每日用朵贝尔氏液或生理盐水漱口2~3次。多饮水保证液量，同时有利于毒素的排出。

• 皮肤护理。皮疹瘙痒，影响患儿休息，抓破后可引起感染，用凡士林或液体石蜡等油脂可解痒。不要穿绒布类的内衣裤，以免增加痒感。大片脱皮后的新生嫩皮，不应洗擦，以免擦伤感染。

• 观察病情变化。重点注意呼吸、脉搏、面色、尿量、尿色变化，及时发现心、肾并发症。病后3周内，应每周送尿检查两次，排除肾炎。如脉搏快，或脉跳不规律，应去医院做心电图检查，排除心肌炎。

百日咳

百日咳是由百日咳杆菌引起，属呼吸道传染病。各年龄期儿童均可得病。典型的症状是阵发性痉挛性咳嗽，表现为成串的、连续十几声至数十声，最后做一次长吸气，并伴有高音调鸡鸣样的声音，称为“回勾”，有时吐出黏痰。进食、气温骤变、尘土吸入、烟熏、情绪激动、周围人员的咳嗽等，均可引起发作。夜间发作次数较白天为多。典型的咳嗽常见于病后第2周开始。3个月内婴儿得百日咳时，往往没有阵发性咳嗽，常表现为阵发性呼吸暂停，出现青紫。百日咳可并发肺炎及脑炎。多数经过治疗，2～3周即可好转，有的迁延较久，但并非百日咳一定要咳到100天。有时小儿得过百日咳后，当有感冒时，可再现百日咳样咳嗽，这并非百日咳复发，而是一种痕迹反应，当感冒痊愈后，此种咳嗽也就消失。如无合并症，患儿不必住院治疗。室内空气新鲜，减少尘土烟熏，可减少咳嗽。因进食后容易呕吐，应少量多餐，咳嗽呕吐完立即就喂，再次咳吐的可能性小。婴儿百日咳应住院治疗。应注意以下几点：

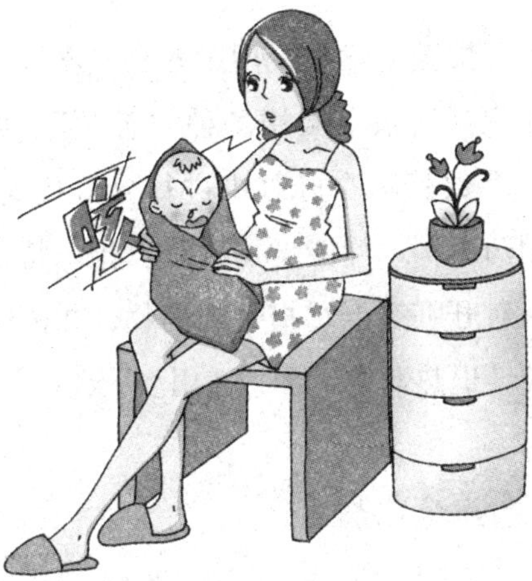

• 呼吸道隔离。从发病开始至40天，或出现痉挛性咳嗽后30天，才可解除隔离。

• 预防痉挛性咳嗽发作。关心患儿，减少情绪波动，安排有趣活动以转移患儿的注意力。避免灰尘、烟、药物气味等不良刺激，以免引起痉咳。

• 营养保证。痉挛性咳嗽后常伴呕吐，影响营养物质的摄取。应喂高热量、高维生素、易消化和稠厚食物，在痉咳后进食为宜，吐后补喂，可少量多次，食后少动。

• 痉咳发作时，让患儿侧卧或坐起，轻拍其背部，促使痰液排出。

• 保证休息。痉咳一般以夜间为重，往往影响睡眠，保证白天的适当睡眠时间，夜间睡前可服用镇静剂。

病毒性肝炎

病毒性肝炎是儿科近年来常见传染病之一，发病率高，对小儿身体健康影响较大。目前已知能引起病毒性肝炎的病毒至少有三种：甲型肝炎病毒、乙型肝炎病毒和非甲非乙型肝炎病毒。

甲型肝炎可通过消化道传播，也可通过输血、血制品、污染的针头传播。甲型肝炎多为无黄疸型，占总病例的50%～90%，儿童可达90%。但很少转为慢性。乙型肝炎可经多种途径传播，主要为注射、输血及密切的生活接触，母亲于妊娠后期患乙肝或为携带者，其婴儿很容易感染乙型肝炎病毒。乙肝易变成慢性活动性肝炎或慢性肝炎，约为10%～15%。目前已有多种抗原抗体，可以协助诊断。

从预后来看，甲型肝炎预后好，无慢性病例。其他两型均有迁延不愈或转为慢性者。慢性活动性肝炎（反复黄疸，转氨酶反复升高）预后差，可发展为肝硬化。急性期患儿应隔离不少于30天。对于乙型肝炎已制成乙型肝炎血源性疫苗，可作预防用，对象为乙型肝炎易感者，注射后90%以上可获得保护性抗体，保护力在3年以上。与甲型肝炎有密切接触的儿童，在接触两周内注射胎盘球蛋白，有防止或减轻甲肝的作用，而对乙肝的预防作用差。对与乙肝有接触者，用乙肝高价免疫球蛋白有一定预防作用。防治病毒性肝炎主要注意以下几点：

1. 胃肠道隔离

自发病日起不少于30天。

2. 适当休息

为了减轻体力消耗和肝脏负担，急性期患儿需卧床休息。恢复期可根据情况动静结合，逐步增加活动量。要注意活动太少对肝脏恢复并无好处。

3. 饮食疗法

饮食的要求为三高（高糖、高蛋白、高维生素）一低（低脂肪）。但急性期患儿往往消化机能紊乱，食欲不振，不能机械地按要求执行，用清淡饮食，以满足患儿喜好为前提。恢复期患儿食欲恢复，胃口增加，但应适当限制食量，因为过食可过分增加胃肠道及肝脏负担，使病情加重，或由于营养过度，脂肪在肝脏中堆积，造成脂肪肝。

4. 合理用药

按医生意见应用中西药，不要自作主张给孩子服用各种“补药”。绝大多数药物在肝脏中进行分解代谢，用药太多，均能增加肝脏负担。特别是对肝脏有严重损害的药物，如磺胺类、退热药等，严禁使用。

细菌性痢疾

本病是小儿常见的肠道传染病。常见症状有发热、腹泻、脓血便、腹痛、里急后重。一般发病急。有时大便外观无脓血，但应做显微镜下检查，是否有白细胞及红细胞。中毒性痢疾见于年长儿，常以高热、嗜睡、循环衰竭、抽风为主要表现，可无腹泻症状，应提高警惕。一般细菌性痢疾不一定住院治疗，体温高、腹泻重者应住院。抗痢疾药物一定要用1 周，以防变成慢性，理想的要求应大便培养两次阴性，才能停药。主要注意以下几点：

• 胃肠道隔离。临床症状消失后1 周，或两次大便培养阴性，即可解除隔离。

• 饮食以易消化的半流食或流食为宜。

• 保持腹部温暖，可减少肠痉挛，以减轻腹痛。

• 保持臀部清洁。大便后用温水清洗后涂油，用柔软手纸或尿布擦肛门。避免坐盆时间过长，以免引起脱肛。

• 注意观察病情，特别是发病最初 24 小时内，有发展成中毒性疾痢的可能。应观察体温、面色、精神反应，如发现烦躁、嗜睡、面色苍白或发灰、四肢末端发凉，应立即送孩子去医院。

流行性腮腺炎

本病是由病毒引起的急性呼吸道传染病，系非化脓性炎症。多见于年长儿，两岁以下婴幼儿少见。腮腺肿痛是本病的特征，先见于一侧肿大，继而另一侧肿大，两侧同时肿大者也不少见。肿大的腮腺以耳垂为中心，向周围蔓延，有轻度压痛，张口或咀嚼时更显著，表面皮肤有热感，但不发红。于两侧颊黏膜处可见腮腺管口红肿。腮腺肿大持续约 4 ~ 5 日，以后逐渐减退。此外尚见发热、乏力、肌肉酸痛、食欲减退等。腮腺炎可并

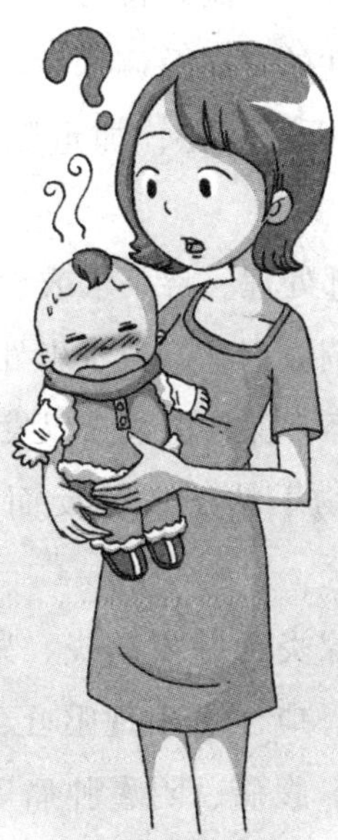

发脑炎，有脑脊液改变者约60%，多在腮腺肿大后2~3周发生，也见发生于腮腺肿大前1~2周及腮腺肿大后2~3周者。其主要表现为头痛、呕吐、嗜睡、颈强直等。腮腺炎脑炎总的后果良好，仅个别病例发生呼吸、循环衰竭致死，或有后遗症。年长儿得腮腺炎可并发睾丸炎或卵巢炎，有下腹疼痛，睾丸肿痛，重者可使睾丸萎缩，双侧者有可能导致不育症。可内服中药煎剂，局部外敷如意金黄散，用醋或茶水调后外涂，每日2~3次。合并脑炎者应住院治疗。主要注意以下几点：

• 保持口腔清洁。每日用生理盐水清洗口腔两次，或饭后漱口。

• 饮食以半流软食为宜，忌食酸辣带刺激性的食品及调味品。因酸辣食品增加唾液分泌，加重腮腺管口肿痛。

• 局部处理。将茶水或食醋与如意金黄散调成糊状，敷于患处，每日多次，能经常保持湿润，以发挥药物效果。药物干粘于皮肤反而会加剧疼痛。

• 腮腺炎可并发脑炎、睾丸炎、胰腺炎等，应注意出现呕吐、头痛、精神不振、腹痛、阴囊肿痛等症状。如有上述并发症的表现，应去医院治疗。

急性肾炎

急性肾炎是小儿的多发病。由于病因不同，发病年龄和临床症状的轻重也有所不同。年长儿多见链球菌感染后肾炎，多发生在皮肤脓疱症及急性扁桃体链球菌感染后。急性肾炎的主要症状是水肿、高血压和血尿，水肿一般是轻度的，见下肢及眼睑水肿；高血压见头痛、头晕、呕吐等表现；血尿程度不等，可为肉眼血尿，即直接可见尿色改变或仅经显微镜检查发现尿中有红细胞。急性肾炎在病后第1周内可发生心力衰竭及高血压脑病，应住院观察为好，如仅见尿的改变，而无严重高血压及心力衰竭，可在家治疗，但应卧床休息。半年后如一切正常，可参加活动。如血压已正常，水肿不明显，仅有尿的改变，饮食中不必限盐。

另外，尚见由病毒引起的急性肾炎，常以血尿为主，无明显水肿及高血压，肉眼血尿很快消失，但显微镜下血尿可持续较久。但总的预后良好。

急性肾炎患儿如无心力衰竭及明显高血压，仅有血尿，可在家治疗护理。一般病例一旦血压下降，尿量增多，也可出院回家休养。主要注意以下几点：

• 限制活动量。在急性期应限制活动，特别是发病最初两周，应卧床休息，因为在此期间最易发生心力衰竭和高血压脑病。一般情况在两周开始排尿量增多，血压下降，心功能恢复正常，发生心力衰竭的可能性减少。此时活动量逐步增加，血尿存在并非限制活动的条件。一般在3周左右肉眼血尿消失，镜检血尿可在半年，甚至更长时间才消失。3个月后可正常活动，上学参加学习，暂不参加体育活动。

• 急性期患儿应给低盐饮食，如血压明显增高，尿量少，水肿明显，应用无盐饮食。血压正常，尿量增多，水肿消退（约2~3周），可用普通饮食。血尿的程度与限盐与否无关。

• 急性期应注意观察患儿的呼吸、脉跳情况，特别是呼吸加速、出现咳喘，说明有心功能不全；若患儿有头痛、呕吐表现，说明血压增高明显，可能会发生中毒性脑病，应立即送孩子去医院诊治。

• 病初两周，每周至少应送尿检查两次，两周后情况好转，可每周一次，一个月后每两周一次。

• 恢复期要预防感染，即使很轻的呼吸道感染，往往可以使尿的变化加重。感染控制后，多数情况尿的变化能见好。

肾病综合征

肾病综合征多见于学龄期前儿童，主要有四方面的表现，即大量蛋白尿、水肿、低蛋白血症和高胆固醇血症。水肿是最易引起人们注意的症状，与急性肾炎比较，水肿要明显得多，全身高度水肿、眼睑水肿睁不开眼，阴囊水肿呈气球，常见腹水、胸水。蛋白尿从尿色外观无法肯定，需要化验检查才能发现。出现水肿后尿量减少。由于蛋白从尿中大量丢失，故血浆蛋白减少。

肾病综合征有两种类型，以上述四种表现为主，而无血尿及高血压者，叫单纯性肾病或类脂性肾病。另一种类型除上述四种表现外，尚有血尿或高血压者，叫肾炎肾病。前者多见于年幼儿，后者多见于年长儿。单纯性肾病应用激素治疗效果良好，但须治疗得早，病后两个月内开始用药者，较晚用药者好；用药的时间要长，不少于一年，有些病例在停药后

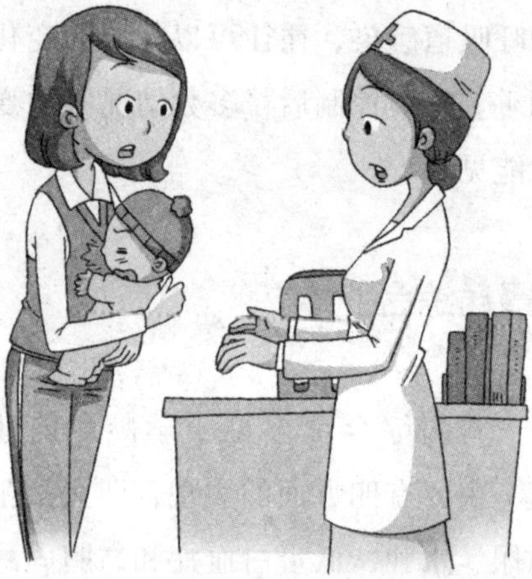

一年内易复发。这样的病例最好同时应用环磷酰胺，可减少复发的可能。肾炎肾病对用上述药物治疗的效果不如单纯性肾病好。从总的预后来看，单纯性肾病很少发展为慢性肾衰竭，而肾炎性肾病可发展为肾衰竭。

小儿患肾综合征时，均应住院治疗，家庭护理主要是在住院治疗病情已缓解的基础上，继续治疗，巩固疗效，防止反复。主要注意以下几点：

• 坚持治疗。目前治疗肾病综合征主要用激素，大剂量一个月后，逐渐减量，总的时间不少于6～8个月，有时需达一年。用药期间应每月去医院复查一次，医生根据尿、血的化验情况，决定激素是否减量。

• 如尿量正常，尿常规检查基本正常，无水肿时，可用普通饮食，不必限盐限水。

• 继续服药期间，除限制剧烈活动外，一般活动不必受限。

• 应注意观察尿量是否减少，是否出现水肿，必要时可送尿去医院检查，是否又出现蛋白尿，或尿蛋白量又增加。如是，即应带孩子去医院检查，是否病情有反复。

• 预防感染。感染可使病情加重，尿蛋白增加。另外在用激素期间，容易继发感染。一旦有感染症状，就应积极治疗，尽快控制感染。感染控制后，如尿蛋白量未见减少，则应多次查尿，如尿蛋白含量均较感染前为多，即应取血检查是否此病又复发。

• 停药后一年内是最易发生复发的时间，因此在停药后仍应经常注意是否又出现水肿，尿量是否又减少。必要时须留尿检查，如尿有改变，还应验血。如最后证实为复发，则仍应再次住院，重新开始治疗。

单纯性蛋白尿

单纯性蛋白尿即尿液以蛋白为主，无其他异常，原因尚不清楚，找不到具体疾病所在。一般无须住院，可在家观察。主要注意以下几点：

• 为补充由尿液中排出的蛋白，饮食中应富于蛋白质，其他内容可不受限制，可用普通饮食。一般不出现低蛋白性水肿，可不限盐。

• 活动不必严格限制，免剧烈体育活动。

• 要注意尿液变化，特别是尿外观及尿量。出现血尿或尿量明显减少，应送尿做常规检查。还应注意全身其他系统病症的出现，以便及时发现可能系某种全身性疾病引起的蛋白尿。如一般情况正常，可每月查尿常规一次，每3个月取血查肾功能。

• 预防感染，特别是呼吸道感染，往往可使蛋白尿加重。

单纯性血尿

单纯性血尿，包括肉眼血尿和镜检血尿，尿中除有红细胞外，无其他异常所见。经过各方面检查，未发现其他异常病变。病史较长者，往往考虑为良性血尿。应注意以下几点：

• 在镜检血尿的情况下，不必限制活动量。如出现肉眼血尿，应避免剧烈活动。

• 饮食无特殊要求，可用普通饮食。即使有肉眼血尿，而尿量无减少、无水肿现象，可不限盐。

• 每月查尿常规一次，每3个月取血查肾功能一次。

• 在观察期间要注意新的症状的出现，特别是皮肤、关节、心脏、血压等方面。因为一些结缔组织病可以以血尿为首发症状，经过相当长的时间，才出现其他方面的症状。

• 预防感染，及时控制感染。

泌尿系感染

泌尿系包括肾脏、输尿管、膀胱和尿道，有时感染的部位难以判定，统称为泌尿系感染。小儿泌尿系感染主要发生在肾脏内，即肾盂肾炎。泌尿系感染多见于婴幼儿，女孩多见于男孩。细菌多由尿道口进入而上行，也可经血液到达肾脏，属败血症的一部分。婴儿期泌尿系感染，尤其是男婴，应注意有无先天性泌尿系统畸形，由于畸形的存在，细菌容易停留而感染。

小儿泌尿系感染多为急性发病，常有发热、呕吐、哭闹、婴儿期尿频，尿急症状不明显，年长儿则常有尿频、尿急、尿痛表现。遇有不明原因的发热，应检查尿常规，如在显微镜下能见到较多的白细胞，诊断即可成立。有时一次尿检查可能变化不多，应多次检查。肯定为泌尿系感染后，还应做尿培养，找出致病菌，这样可以合理地选用抗生素。但是从尿液中培养出来的细菌，并不能肯定就是引起这次泌尿系感染的病菌，因为在正常的尿道中也可以有数量不多的杂菌，因而对于培养出的细菌的数量有一定的要求。尿培养菌落计数 $>10^5$/毫升表示感染，可确认；$10^4\sim10^5$/毫升为可疑；$<10^4$/毫升多为污染。

泌尿系感染的治疗，用药时间要长，不能看到尿常规正常即停药，总的疗程一般需要2～4周。如病情迁延6个月以上，即应考虑为慢性，症状可轻重不等，如不彻底治疗，可导致肾衰竭。慢性泌尿系感染在儿科比较少见。急性泌尿系感染早期，小儿应住院治疗。体温下降，一般情况好转，可返家继续服药，定期送尿去医院检查。

急性发病，伴有热症状者，应住院治疗。如仅有低热，一般情况不重，可在家治疗。需要注意以下几点：

•坚持服药，按医生要求进行，不要擅自停用。停药需根据尿常规检查和尿培养结果而定。一切均正常后，尚需继续服用两周，以防复发，或转为慢性。

•一般泌尿系感染时，血压正常，无水肿，所以饮食无特殊需要。急性期应适当限制活动。多饮水，以促使脓液更快地从尿液排出。

•注意阴部清洁卫生，婴幼儿要勤换尿布，大便后用温水冲洗。会阴部有炎症者，可用呋喃西林稀释液坐浴，然后涂以抗生素软膏。

•尿液正常后，半年内仍应每月送尿检查一次。当有发热、尿痛、尿频等现象时，均应留尿做常规检查，特别是伴有发热时。

肾衰竭

肾衰竭可分为急性和慢性。急性肾衰竭可由多种原因引起，如血容量急剧减少（如脱水、失血、烧伤、休克、急性溶血）、肾小球肾炎、溶血尿毒症综合征、毒物和药物对肾脏的直接损伤、先天性泌尿道畸形、尿路梗阻等。急性肾衰竭的主要表现为少尿或无尿、重度水肿、心力衰竭、肺水肿、脑水肿、水及电解质紊乱等。急性肾衰竭属危重症，预后严重，死亡率高，取决于原发病和肾病变的轻重及可复性。

慢性肾衰竭发生较缓慢，多由肾脏病及泌尿道的畸形、梗阻等引起。病初小儿多无明显症状，不易被发现。多饮、多尿，夜尿多有时为最早的症状，此外尚有乏力、失眠、头痛、贫血、呕吐、恶心、腹泻、出血倾向等。取血查肾功能可见尿素氮及非蛋白氮等代谢废物增高。血液中白细胞、红细胞、血小板均减少，类似再生障碍性贫血。慢性肾衰竭的治疗比较复杂，首先要解决病因，有的须手术处理。保证正常肾功能是不可能的，只能通过人工肾等办法来代替肾脏排出废物，保持身体的代谢平衡，延长生命。

各种原因所致的慢性肾脏改变，随着肾脏病变的加剧，逐渐丧失排泄和分泌功能，最终导致水和电解质紊乱，蛋白质代谢产物氮质在体内滞留，出现一系列临床表现，即为慢性肾衰竭，也称氮质血症。儿童慢性肾炎与慢性肾衰竭有时界限难分，护理上的要求基本相似，并在一起介绍。应注意以下几点：

• 合理安排好生活，要注意休息，但并非绝对卧床，而是动静结合。保证午睡及晚上足够睡眠时间。白天有定时的室外散步活动。年长儿可安排一定的学习时间。

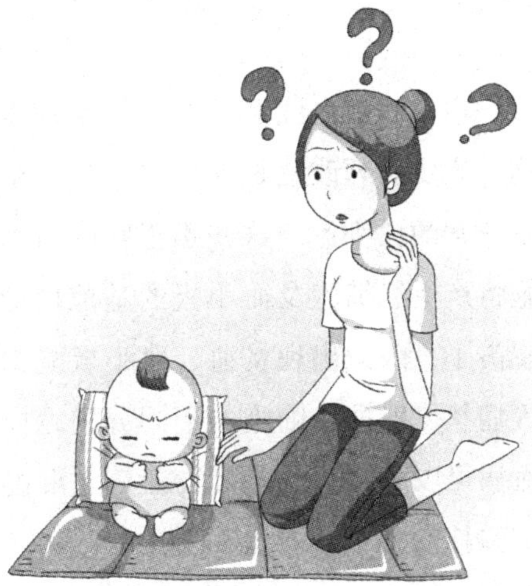

• 由于体内有氮质增加，因此饮食中应限制蛋白（即低蛋白饮食），而应是高热量、高脂肪、高维生素。盐量应适当减少，具体要求根据水肿情况而定。

• 注意观察尿排出量，精神状态、面色、水肿、出血倾向，有无恶心、呕吐、头痛等。以上均反映肾功能情况的变化，如有异常出现，说明肾衰竭加重，应带孩子去医院。

• 预防感染，特别注意保持皮肤清洁，避免抓破损伤，经常洗澡，但要避免着凉。

• 每 3 ~6 个月去医院验血查肾功能一次，了解肾脏功能情况，做到心中有数。

白血病

白血病是血液系统恶性增殖性疾病，主要病理改变是骨髓中大量产生不正常的白细胞，这些不正常的白细胞将产生红细胞及血小板的基地也给侵占了，因而出现贫血、血小板减少等症状。根据白细胞的不同分类，白血病可以分为粒细胞性白血病、淋巴细胞性白血病、单核细胞白血病等。根据病情的发展经过可分为急性、亚急性、慢性白血病。引起白血病的真正原因尚不十分清楚，可能性因素有病毒感染、化学剂作用、放射线物质影响、遗传因素。

白血病患儿共有症状为发热、贫血和出血。症状的轻重与发病类型有关，急性白血病明显，慢性白血病略轻，尤其是发热和出血是这样。急性白血病中以淋巴细胞白血病最多见，慢性白血病以粒细胞白血病最多见。除上述三个症状外，尚见神经系统症状，所谓“脑白血病”，主要见于急性白血病，特别是在治疗过程中出现昏迷、抽风。尚见淋巴结、肝脾肿大，以慢性白血病尤为明显。

诊断白血病主要应检查血象和骨髓象，在末梢血象中出现较多的不该出现的幼稚的细胞，即应考虑白血病，其他尚见红细胞及血小板减少，白细胞总数在急性白血病时减少，慢性白血病时增高。有时单靠末梢血象改变，尚不足以肯定为白血病，还应进一步做骨穿，观察骨髓液的变化。

从目前情况看，若能有合适的配型，进行造血干细胞移植是最好的治疗方案，此外，治疗效果较好是急性淋巴性白血病，有50%～60%的病例获得5年生存，少数生存超过10年。而急性非淋巴性白血病，经治疗完全缓解达两年或两年以上者分别为50%或20%左右。慢性白血病的治疗效果较差。

白血病患儿在急性期应住院治疗，缓解后继续在门诊治疗，并应定期复查。应注意以下几点：

- 根据血小板数量，出血情况，合理安排活动强度，原则与血小板减少症相同。
- 按医生安排，定期去医院复查及接受治疗。要按时服药，绝对不能随便中断用药。停药后可使病情恶化，给再次治疗带来困难，效果也不如第一次，很可能前功尽弃。
- 在病的缓解期，要注意脑白血病的表现，并要注意脑出血。如有头痛、呕吐、烦躁不安、脑神经障碍，应立即带孩子去医院诊治。

• 局部出血与护理血小板减少症相同。

• 预防感染。

血小板减少性紫癜

血小板是防止出血的主要因素，正常数值为每立方毫米 10 万～30 万，新生儿血小板较低，至 3 个月时达到正常水平。每立方毫米血小板低于 10 万为血小板减少，低于 5 万即可出现自发性出血。每立方毫米血小板高于 40 万～50 万称血小板增多，特别高时易发生血栓，也可引起出血。当有血管病变时，即使每立方毫米血小板不低于 5 万，也可引起出血。

血小板减少症可见于各年龄期儿童，可分为急性及慢性两型，小儿以急性型多见。尤以婴儿期发病数高，春季发病多。出血症状多在某种感染后不久或同时出现，也见于预防接种后。慢性型多见于学龄前及学龄期儿童，多数发病，潜隐，出血症状轻。血小板减少性紫癜出血的特点是皮肤、黏膜广泛出血，多为散在针头大小的皮内或皮下出血点，四肢为多，也可呈紫斑，鼻出血及齿龈出血也为常见，少数可见消化道出血，个别可发生颅内出血。

本病不经特殊治疗可以自愈，一般急性型在病后第 2 周出血症状可减轻，2～3 周后出血可消失。但血小板数的上升较慢，经数周至数月，约 90% 病儿在一年内痊愈。部分急性型病例可转为慢性。慢性病病程长达数年至十余年，常反复发作出血，迁延不愈。目前常用的治疗药物为激素，一般在 3～4 周见效，无效且反复出血的病例，可做脾切除手术。应注意以下几点：

• 急性期出血明显时，患儿应住院治疗。

• 疑有胃肠道出血者，应禁食或用冷流食。

• 避免剧烈活动，血小板数在 5 万/立方毫米以上者，无活动性出血时可下地活动。婴幼儿床头栏杆内侧可用棉被围好、避免头部碰伤。

• 口腔黏膜无破损时，年长儿可用软牙刷漱口，口腔黏膜有破损渗血时，用棉签代替牙刷漱口，饭后用 0.1% 雷弗奴尔液漱口。口腔黏膜破损有继发感染时，用 3% 双氧水洗口腔，涂以抗生素药膏或药粉。

• 即使无出血倾向，一般情况下，应每 2～3 个月复查血小板一次，以了解血小板数值，做到心中有数，预防出血的可能。

过敏性紫癜

过敏性紫癜是因各种致敏因素作用于小血管，使血管壁的完整性受到损伤，渗透性增加，血液从血管内溢出到皮肤或黏膜下，皮肤见紫癜。紫癜大小不一，由出血点至出血斑，开始时皮肤颜色发红，继而呈暗红发紫。紫癜以四肢为多，下肢较上肢明显。紫癜发生在关节附近时，关节肿痛。特别要注意腹痛症状，说明肠道黏膜也有紫癜，可发生出血，出现血便，往往便血量多。在发病过程中，甚至紫癜消失后，也应定期检查尿液，因为本病易并发肾炎。本病容易复发。

仅有皮肤紫癜者，可以在家服药，主要用中药治疗。但应注意有无腹痛及便血，饮食应以半流食为主，多用无渣的副食品，不应吃鸡蛋、鱼虾等易致敏的食物，如伴有腹痛或便血应住院治疗，采用禁食，静脉输液，加用激素治疗。如并发肾炎，可在家或住院治疗，激素对肾炎的效果不理想，应用价值不大。部分病例可出现慢性肾衰竭，后果不良，但多数病例预后良好。应注意以下几点：

• 有消化道出血症状者应住院治疗，应禁食，静脉输液补充营养及液量。其他类型者也可在家治疗。饮食以半流食或软食，免动物蛋白（以免引起过敏），吃纤维素少的副食品。

• 伴关节肿痛者应限制活动，单纯皮肤紫癜者，活动可适当放宽。但应避免剧烈活动。

• 如患儿出现腹痛，应注意大便情况，有无便血。同时饮食应为半流食或流食，并继续观察，一旦出现便血，应立即禁食，送患儿去医院治疗。

• 过敏性紫癜易并发肾炎，应注意尿色改变，并应每周查尿一次，即使皮肤紫癜已开始消退，也应继续检查，因在恢复期时也可并发肾炎。

• 过敏性紫癜易再发，要注意再次发病的诱因，以便今后做好预防。

湿疹

湿疹是一种常见的与变态反应有关的疾病，有家族性过敏体质的婴幼儿易患。婴幼儿湿疹的病因复杂，主要是婴幼儿由消化道摄入含有变态反应原的食物，如牛奶、鱼、虾、牛羊肉、鸡蛋等致敏因素。大多在出生后1～3个月起病，6个月后渐减轻，

1岁半后大多自愈，部分小儿可延长至幼儿期或儿童期。皮疹多见于头面部，如额部、双颊、头顶部，以后蔓延至颏、颈、肩、臀、四肢，甚至全身。急性期皮肤表现为多数小红丘疹及红斑，很快变成丘疱疹及小水疱，疱破后糜烂，有黄色渗出液及黄白色浆液性痂，外周有散在小丘疹。面部皮肤潮红、肿胀，腋下、鼠蹊部、肛门周围、阴囊部也有糜烂。亚急性期时渗出、红肿、结痂逐渐减轻，皮肤以小丘疹为主，有时见白色鳞屑或少许丘疱疹及糜烂。慢性期表现为反复发作，多见于周岁以上的婴幼儿，皮疹变为色素沉着，皮肤变粗厚，分布于四肢。治疗上应纠正诱发因素，注意饮食管理；如疑为牛奶过敏，可煮沸时间长些，使其蛋白变性，可减少致敏性。也可改用豆浆代替，单给蛋黄，不给用蛋清。局部可根据不同病期湿疹表现，使用洗剂及软膏。

年长儿童湿疹大多为干性，可发生于儿童期，或由婴湿疹迁延而来。慢性扁桃体炎、龋齿及寄生虫病为常见诱发原因。皮肤见较隆起的棕红色丘疹和粗糙带皮屑的棕褐色苔藓，前者多见于四肢伸侧，后者好发于肘窝、腘窝、颈两侧及腕、背等处。治疗主要在消除致敏原。

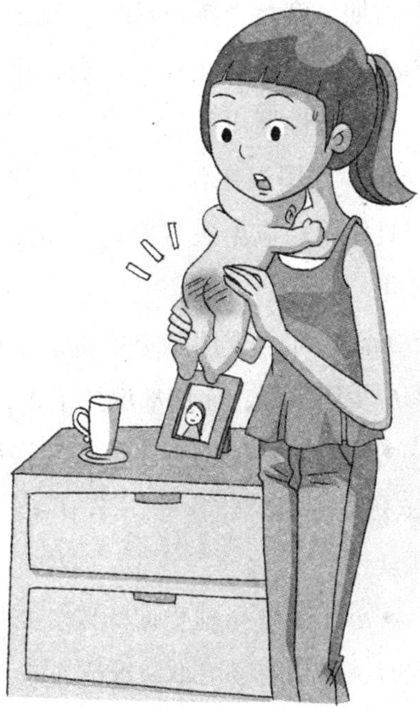

主要注意以下几方面：

• 去除过敏因素。湿疹属过敏性疾病。因此，婴儿与乳类喂养有关，增加辅食，减少奶类往往可以减轻或自愈。用糕干粉或米粉喂养，常可减轻。食物中适当减少动物蛋白，忌食鱼虾、辛辣等食品。避免过多的阳光照射。少接触丝织品及人造纤维。有些外用药可使湿疹加重。穿着要适宜，过热、受寒均有影响。

• 主要是局部用药，应根据湿疹的不同表现和不同期应用不同药物。

急性期常有糜烂、渗出、结痂，应用制配好的药水湿敷，然后涂以软膏。亚急性期，糜烂、渗出减轻，以小丘疹为主，应用洗液止痒、消炎，再外涂软膏。慢性期皮肤见色素沉着、变厚变粗，可用温水洗后，涂以药膏。至于具体用药应由医生决定，不要随便乱用。

• 湿疹部位少用肥皂水洗。湿性湿疹应少用水洗，使局部保持干燥。

• 预防继发性感染。孩子的指甲要修短，手上戴手套，不让孩子手抓。

• 小儿因瘙痒难受而烦躁，影响睡眠时，可睡前服用小剂量镇静药。

糖尿病

糖尿病是由于体内缺乏胰岛素而引起的糖代谢紊乱，同时脂肪、蛋白质和水、电解质也发生紊乱。胰岛素是由胰脏分泌的，胰脏功能减退的原因尚不十分清楚。

糖尿病患儿有“三多”表现，即吃得多、尿得多、喝得多。胰岛素可降低血糖，胰岛素缺乏时血糖增高，尿中排糖多，因而尿增多。由于排尿量多，故而烦渴喜饮，喝水多。特别要注意夜尿多，原来不尿床的孩子，出现遗尿。虽然吃得多，但患儿仍较消瘦。留尿检查有尿糖，取血测定血糖增高即可确诊。但有时早期糖尿病血糖并不增高，可以做“葡萄糖耐量试验”，以发现隐性糖尿病。有时糖尿病患儿“三多”症状并不明显，最先出现的是脱水、酸中毒，特别是对于无明显腹泻、呕吐而出现脱水、酸中毒表现者，应注意糖尿病的可能。

糖尿病患儿如治疗不正规，病情控制得不好，病程较久可影响生长发育，身矮、智能落后，发生白内障、视力障碍，甚至失明。发生肾脏病变，出现蛋白尿、高血压、肾衰竭，最终可导致死亡。如能按正常治疗，可正常生长发育，延长寿命。治疗终身不能中断，儿童期应注射胰岛素，口服降糖药往往控制不理想，影响小儿生长发育。胰岛素的用量一般要根据尿糖的多少而定，而且治疗主要在家里进行，所以家长要学会测尿糖，会打针。因每天要注射 2 ~ 3 次，为避免注射在同一部位，应有计划、有顺序地成排列轮换注射，每针间隔 2 厘米，1 个月内不要在同一部位注射两次。饮食方面，碳水化合物的量应加适当限制，供给每天所需热卡的一半，其余一半由蛋白质和脂肪来供给，要避免肥肉和动物油脂。

在应用胰岛素过程中要注意发生低血糖。一般应在注射后立即进食。胰岛素用量大，或患儿有病，进食减少，均易发生低血糖。低血糖的表现有面色苍白、出汗、精神萎靡、昏睡、昏迷、抽风。紧急措施，立即给孩子喝糖水，情况即可好转。为防止糖尿病患儿在途中发生低血糖，应在孩子口袋中放几块软糖，一张卡片，卡片上写孩子的姓名、年龄、“有糖尿病，请将糖块放在孩子嘴里”这句话、父母姓名、工作地点、电话、家庭住址等，可以让别人帮忙处理。

主要注意以下几方面：

• 严格执行饮食疗法。饮食应有定量，避免过食，以免加重胰脏负担，但进食过少，保证不了生长发育需要。碳水化合物、脂肪、蛋白质应按比例，按每公斤体重每日的需要量各为 9 克 ~ 10.2 克、3 克 ~ 5 克、2 克 ~ 3 克。原则是限制过多的碳水化合物（即主食应限量）。脂肪可适当增加，以保证较高的热量，同时供应足够的多种维生素。

• 小儿时期应坚持用胰岛素治疗。家长应掌握测定尿糖及注射技术，每餐前留尿测尿糖，然后注射胰岛素。注意，注射胰岛素后应立即进餐，否则可发生低血糖。注射胰岛素前必须核对好用量。胰岛素不能随便中断，要注意糖尿病酸中毒症状。

• 预防感染，特别是注意皮肤清洁卫生。皮肤感染是糖尿病患儿常见的并发症。当发热、感染时，易发生酸中毒，胰岛素用量要增加（当然仍应根据尿糖的多少而定）。

• 注意观察糖尿病酸中毒与低血糖的表现，并能加以鉴别。

• 加强对孩子的教育和管理，因孩子限制饮食后常感到饥饿，患儿往往不能自控而瞒着大人找东西吃，这就会影响疗效和加大胰岛素的用量。

• 患儿应随身带有糖块及卡片，写有姓名、住址、病名、父母姓名、工作单位及电话。

脊柱裂

脊柱裂可发生在脊柱任何部位，以腰骶椎为多见。患处有脊膜呈囊状膨出，囊内可含有或无神经成分。隐性脊柱裂无囊性膨出物，缺损部位皮肤上常有些异常现象，如一撮毛、小窝、痣、皮下脂肪增厚、色素沉着等，可通过 X 线摄片确诊，无须治疗。脊柱裂伴有囊性膨出者如无脊髓神经组织者称脑脊膜膨出，下肢活动不受影响，可在出生后6个月后做囊肿切除手术。如囊肿中含有脊髓神经组织者称脊髓脑脊膜膨出，可有下肢瘫痪，尿便失禁等症状。手术解决不了肢体麻痹现象。在手术前，要注意保护囊肿，表面皮肤清洁，不要造成破裂或继发感染，以免引起颅内感染。

1. 隐性脊柱裂

只有脊椎管缺损，脊髓本身正常，无神经系统症状，不影响健康。护理上无特殊要求。

2. 脊柱裂伴脑脊膜膨出

多在腰骶部，肿物呈圆形，里面有脑脊膜和脑脊液，没有脊髓中枢的神经组织，所以一般无瘫痪或其他神经系统症状。护理上要注意的是保护肿块，免受感染。如肿物外有正常皮肤包盖，感染可能性小。如囊壁很薄，易破裂而继发感染。特别注意防止大小便的污染。

3. 脊柱裂伴脊髓脑脊膜膨出

与脑脊膜膨出不同的地方是在肿块中尚有神经组织，所以患儿伴下肢瘫痪和大小便失禁，在护理上的要求与瘫痪病人相同。易发生泌尿系感染，应经常送尿检查。一般囊肿壁薄，常易破裂而感染，所以要保护好肿块的完整性。

儿童手足口病

儿童手足口病一年四季均可见到，以夏秋季较多。发病初期先有发热、咳嗽、流涕和流口水等像上呼吸道感染，有的孩子可能有恶心、呕吐等症状。以后手、足的指及趾背部出现椭圆形或梭形的水疱，疱的周围有红晕，水疱的液体清亮，水疱的长轴与皮纹是一致的。然后水疱的中心凹陷、变黄、干燥、脱掉（脱屑）。另外指、趾端有散在的比较坚硬的淡红色丘疹或者疱疹。同时，在口腔里，如嘴唇、舌、口腔黏膜、齿龈上也有散在的水疱，但口腔里的水疱很快破溃而形成灰白色的小点或灰白色的一层膜，其周围有红晕，在灰白色的膜下可以见到点状或片状的糜烂面。手足口病是由病毒感染引起的，感染源为疱疹液、咽喉分泌物、粪便污染的手、玩具、食具等。它的潜伏期是3~8日。目前此病没有较有效的治疗方法，但可以采取以下措施缓解：

●服用抗病毒的药物，如阿昔洛韦、伐昔洛韦等。

●保持局部清洁，避免细菌的继发感染。

●口腔因有糜烂导致小儿吃东西困难时，可以给予易消化的流食，饭后漱口。

●局部可以涂金霉素鱼肝油，以减轻疼痛和促使糜烂面早日愈合。

●可以口服B族维生素，如维生素B_2等。

●若伴有发热时，可以用一些清热解毒的中药。

该病一般1～2周可以自愈，不会留下后遗症，但它也不是终身免疫，即以后还可以感染发病。在预防方面，应注意在夏季此病流行时，尽可能少带孩子到公共场所，平日教育小儿要养成良好的卫生习惯，做到饭前、便后洗手；对玩具、餐具要定期消毒。做到早发现、早治疗、早隔离，若此病在托儿所或幼儿园内流行时，首先应将患儿与健康儿童隔离，将玩具用消毒液消毒；健康儿童可以口服板蓝根冲剂以预防。

儿童多动症

儿童多动症是一种常见的儿童行为、学习障碍。儿童多动症是“儿童注意缺陷多动障碍”的简称，又叫“轻微脑功能障碍综合征”。它是指发生于儿童时期，表现出明显的注意力不能集中、活动过多、任性冲动和学习困难为主要特征的一种综合征。儿童多动症是儿童时期最常见的一种行为异常，一般在6岁前起病，男孩多于女孩，男女比例约为5：1，发病率在10%以上，并且有逐年上升的趋势。它严重影响患儿的身心健康及学习，多动症儿童活动的主要特点为缺乏自控能力，并不是“机器”运转得太快，而是“刹”不灵。患儿虽然智力正常或接近正常，但因注意力不集中、活动多、情绪不稳，甚至任性、冲动、冒失、课堂搞小动作、逃学、说谎，以致学习困难，成绩下降，使家长及教师很烦恼。儿童多动症的诊断应全面分析，慎下诊断。家长可参照以下10条予以自测，若具备4条以上，请带孩子到儿童心理卫生门诊检查，以免贻误。

●需要其静坐的场合难于静坐，常常动个不停。

●容易兴奋和冲动，好哭闹、不安静、难以满足要求。

●常常干扰其他儿童的活动。

●做事粗心大意，常常有始

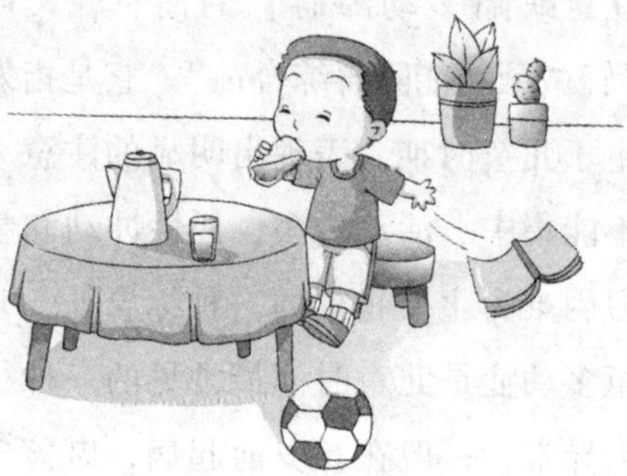

无终。

• 很难集中思想听课、做作业或其他需要持久注意的事情。

• 要求必须立即得到满足，否则就产生情绪反应。

• 在家里乱翻东西，对课本、文具、玩具、图书、闹钟等用品毫不爱惜，任意拆散丢失。

• 难以遵守集体活动的秩序和纪律。经常多话，好插话或喧闹。

• 学习困难，成绩差，但不是由智能障碍引起的。

• 不是由于精神发育迟滞，儿童期精神病，焦虑状态，品行障碍或神经系统疾病所引起。

诊断儿童多动症首先应排除正常的顽皮儿童。因为儿童顽皮测试也是阳性，并非是多动症，但他的多动的行为是可以理解的，而多动症患儿的行为则是比较唐突，容易冲动，破坏性大，令人讨厌，自我不能控制。不仅活动量大于正常儿童，更重要的是质的差异。在主动注意力方面，多动症儿童注意力测试半数以上有异常，精力不集中，作业潦草，边做边玩，拖拉时间，学习成绩日渐下降；6 岁以前发病，病程持续半年以上。体格检查动作不协调，如翻手、对指、指鼻试验为阳性。而正常顽皮儿童虽然有时注意力不集中，但大部分时间能集中，为了贪玩，常常草率迅速完成作业，并不拖拉，随着年龄的增长，学习成绩日趋上升。

诊断儿童多动症其次必须排除其他神经、精神障碍性疾病。因为多动症患儿主要依靠家长、教师的病情介绍和观察孩子的症状表现来进行诊断，部分软性神经体征、注意力测试也不具有特异性，因此疑有多动症儿童的家长和教师必须带患儿到专科医院，请医生详细检查，排除其他神经、精神疾病，至少要和以下几种疾病鉴别：抽动—秽语综合征、小舞蹈症、癫痫、儿童精神分裂症、孤独症、儿童过度焦虑、大脑发育不全、亚急性脑炎、听觉障碍、头小畸形等。因为这些疾病均有其本身的特点和诊断标准，可以让医生检查排除。

儿童多动症的形成有以下原因：

遗传因素；患儿母亲产前营养不良、服药、X线照射、精神创伤。产时新生儿早产、难产、剖宫产、窒息、颅内出血，产后的颅脑外伤、高热惊厥、感染、中毒等造成的轻微脑损伤；微量元素缺乏；铅中毒；家庭和学校教育方式方法失当；社会环境因素等。

如何正确认识多动症及其危害性呢？多动症是一种病态心理，是一种疾病，而且是一个长期、慢性的病理过程。要求家庭、学校、社会多方面进行长期帮助，尽早识别。多动症不会完全自愈，但又是可以治愈的疾病，疗效可达90%以上。治疗要因人而异，对病情轻的进行心理治疗和行为矫正；对病情较重的进行药物治疗，根据个体差异，从小剂量开始，逐渐增加到显效量，但不能超过允许量，服药要维持半年以上。如不治疗，任其发展，危害是很大的，不但会出现打架、偷盗等行为，甚至会发展到青少年犯罪的程度。我国有10%以上儿童多动症的发生率，青少年犯罪多与多动症有一定联系，到成年后也会有性格障碍，在社会人际关系及工作上都会不适应。所以对儿童多动症一定要加强认识，及时诊断，及早治疗。

综合目前国内外对多动症的治疗，主要有以下三个方面：

1. 行为教育

一般认为学龄前儿童虽已有多动症的征兆，但只是适当的引导和行为训练，培养他们养成良好的学习和生活习惯，大多不需要药物治疗。家长和教师负有重要责任。所谓“三分药物，七分教育”就是这个意思。对此类儿童，不论父母、教师和医务人员都应本着关心、爱护的原则，耐心、细致地进行治疗教育和管理，不应厌烦、责骂或体罚。事实证明，体罚、责骂有害无益，即使对有不良行为者，也应进行正面教育，不应施加压力。这方面包括心理治疗、行为疗法和家庭疗法等。儿童上学后多动症状逐渐显露出来，存在注意力不集中、学习成绩不稳定、学习困难及行为障碍时，应及时给予药物治疗。

家庭疗法具体做法是要注意安排好休息时间，适当安排好文娱活动，要注意培养儿童注意力和独立活动能力，逐步培养他们能静坐下来，集中精力学习的习惯。要建立家庭奖励制度和处罚规定，对孩子有一点进步都要予以鼓励，对完成规定学习任务和表现良好的行为要及时给予奖励；对不服从管理要给予适当批评或处罚(如扣去已得的奖品或暂停某种娱乐)，要以表扬为主，不能嘲笑、歧视和打骂，要发现孩子的特长和爱好，正面引导，发挥特长。同时要加强父母自身的修养，给孩子做出榜样，并和医生保持经常性的联系。

教师配合包括课堂管理，课前要与患儿谈话，讲清道理，促使其专心听课，安排在前排或老师容易看到的位置，不断改进教学方法，多用电化、幻灯等形式吸引学生的注意力，要以鼓励为主。课外行为管理包括教师要和家长多联系，共同关心、鼓励和监督，管理好课外活动，不要歧视。还要有特殊教育安排及建立行为登记卡，做作业时间要适当缩短，重点突出学习内容，布置作业要明确，减少不必要的内容。建立行为登记卡，如上课注意力集中情况，完成作业情况，不与同学争斗等均应登记，老师签字并与家长取得联系。

2. 西医疗法

药物主要以利他林、匹莫林、咖啡因等中枢神经兴奋剂为主。药物剂量因人而异，从小剂量开始，达到最佳效果，这些都要在医生指导下用药，不能自己随便用药、停药。药物疗程一般要持续半年，服药时禁用苯巴比妥钠或各种含有此药的补液，少食辣椒。有的家长担心药物治疗会使孩子变呆变傻，这种担心是多余的。因医疗法用的是精神兴奋剂，能促使神经递质传递，用药后能使儿童的注意力高度集中，专心听课，不易分心，思维敏捷，思路清晰，学习进步，成绩提高。可以与无多动症的儿童一样成为学习优秀的儿童，从某种意义上说，服药后不但不会变傻，反而会变得更聪明。

3. 中医疗法

近年来，中医对儿童多动症治疗也积累了不少经验，方法也不少，主要以滋阴潜阳、温肾养心、宁神益智、健脾化湿等基本原则进行论治，制成中成药应用。

儿童铅中毒

铅中毒已经成为危害孩子的一大公害，但是许多家长仍然对此缺乏认识。如果孩子出现学习困难、多动症状、注意力不集中、成绩突然下降，那么很有可能就是铅中毒惹的祸。还有些孩子整天坐不住，老是想踢东西，根本管不住自己，也可能是铅中毒的前兆。铅中毒兴奋，睡眠差，食欲不振，尿频遗尿，脾气急躁，喜怒无常，精神不易集中，甚至听觉和语言表达力差，学习能力欠佳等。由于铅是具有神经毒性的重金属元素，而儿童的神经系统正在快速发育中，对于外界毒性物质的抵抗能力最为脆弱，所以后果也尤为严重。

有研究表明，儿童对铅的吸收率较成人高50%。儿童血铅水平每上升100微克/升，其智商要下降到6～8分。此外，高血铅儿童的身材往往低于正常儿童，还可能导致贫血。

那么，怎样预防铅中毒呢？

首先，注意饮食，谨防“铅从口入”。小孩子一般比较喜欢吃爆米花之类的膨化食品，可是街头自制的爆米花机是用含铅量很高的生铁制成，由于铅的熔点较低，因此在密闭加热时极易挥发并渗入到爆米花中，造成铅中毒。此外，有研究表明儿童饮用罐装饮料越多，其血铅水平越高。同时，小孩子喜欢吸吮手指和咬东西，所以包括铅笔、蜡笔、油笔棒等用品的含铅量超标同样容易导致铅中毒。

其次，一定要坚持勤洗。由于一般的儿童铅中毒并没有什么特别不适，也没有父母、医生看得见的临床表现，所以很多人并没有引起重视。这也是儿童铅中毒在国外被称为“隐匿杀手”的原因。对此，有关专家表示，即使生活在普通环境中的儿童，玩耍一天后手上容易沉积一定量的铅，所以要注意勤洗手。此外，还要经常清洗儿童玩具和其他有可能被孩子放在口中的物品，因为上面常常黏附铅尘。有些木质玩具表面的油漆层中也含有铅，不宜选用作为儿童的玩具。

过敏性皮疹

过敏性皮疹是婴儿常见的过敏性皮肤病，从临床表现来看，多数过敏性皮疹与婴儿自身的过敏体质有关系，有些可伴有家族遗传倾向。由于许多种因素均可导致过敏，所以，临床往往难以确定是哪一种单一的过敏因素引起的皮疹。

过敏性皮疹的临床表现多种多样，即包括充血性的斑疹、丘疹风团等，也包括出血性的斑点、瘀斑等，其特点均为突发性的皮疹，除去过敏因素后多数会自行好转，且愈后一般不留痕迹。

婴儿期最常见的过敏性皮疹是婴儿湿疹，其表现形式也是多种多样的。湿疹的原因一般认为和孩子的体质特点有关。但其发生也存在一定的外界干扰因素。

既然与过敏有关，也就有相应的引起过敏的物质，即致敏原。常见的有鱼、虾、蛋类等异性大分子蛋白，很容易导致过敏，并引起小儿消化不良。另外，孩子皮肤娇嫩，直接接触异物刺激也可能出现湿疹，如化纤衣物或某些护肤品等。气候以及外界的温度和湿度变化，可以引发婴儿湿疹或使原有的湿疹加重。

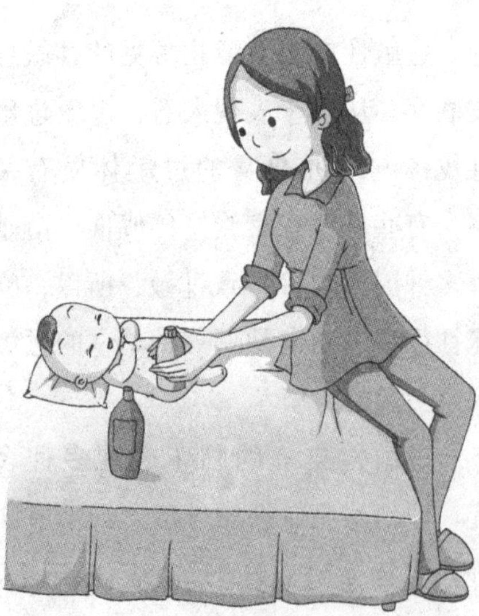

婴儿湿疹一般于1~3个月起即可在面部及头皮上看到皮疹。多数为散在的小充血疹。有些较重的皮疹可以连成片状甚至可以变成带水疱的疱疹。如果水疱破溃渗出液体，可在湿疹表面形成黄色痂皮。因为湿疹很痒，孩子会表现哭闹、烦躁，甚至影响到睡眠及食欲。这种病的特点是时轻时重，有时表现与消化功能有关。消化好的时候症状会减轻，消化不良时又会加重。

湿疹的治疗多数为局部用药。较轻的湿疹可用一些中性护肤品涂抹，就可减轻症状。也可买婴儿湿疹膏涂于患处。有破溃的湿疹要保持创面清洁，可用生理盐水清洗或湿敷。为避免孩子用手抓患处引起继发感染，最好给孩子戴上纱布手套，并在睡觉时设法固定婴儿肘部。根据饮食和大便情况，还可以适当给些调节消化功能的药物。对个别湿疹较重又明确与牛奶过敏有关的婴儿，可考虑改变饮食。比如调换一下其他品牌的配方奶粉，也可以改用低敏奶。

另一种常见过敏性皮疹是荨麻疹。荨麻疹俗称“风疙瘩”，它可因不同过敏原刺激而发生，表现以风团为特征的一种血管反应性皮肤病。常见过敏因素包括：花粉、灰尘等呼吸道吸入；鱼虾牛奶等食物；疫苗、输血等药物；呼吸道病毒、寄生虫感染；蚊虫、动物叮咬；化纤衣物、化妆品接触；病程伴发；紧张、运动和精神因素；自身体质遗传等。

荨麻疹的典型表现是突发的局限性大小不等的红色或浅红色风团，边界清楚，高出皮肤表面。持续半小时或数小时，可自然消退不留痕迹，也可能一天内反复发作。小孩常常发生于眼睑、鼻、耳垂、外阴等皮下组织较疏松的部位。但是，如果发生在胃肠道可有恶心呕吐、腹痛，发生在喉头可致呼吸困难，甚至危及生命。

婴儿荨麻疹的治疗首先应追查病因，最常见的是食物及衣物过敏和各种感染因素。除去病因后，一般荨麻疹就可痊愈。对荨麻疹目前还没有特效药，一般均为对症治疗。可分为全身疗法和局部治疗。由于荨麻疹的病理改变主要是血管神经性水肿，全身治疗可用一些抗过敏类药物，如氯苯那敏、氯雷他定等，较严重的可用维生素 C 和钙剂，对组织细胞的通透性有调节作用。荨麻疹一般无须局部处理，因为风团的特点是此起彼伏。瘙痒严重的可外用止痒药水，并要注意给孩子戴手套避免抓破皮肤。

婴儿脐疝

脐疝是新生儿时期的常见病。小儿脐疝并非少见，发病率约 2.6%，女孩多于男孩，1 岁以下的婴儿多见。在出生后不久即可见到脐部有鼓起的圆形小肿块，小的像樱桃，大的像核桃，安静或躺着时小肿块可消失。坐着、立着、咳嗽、哭闹时小肿块又会鼓起来，有时可鼓得大而紧张。若用手轻轻一压就能压回去，同时还可听到“咕嘟”一声响，感到有一股气把小肿块挤回肚子里去了，这就是脐疝。

有时孩子哭闹不安，解开衣服看到脐疝突出来了，家长就以为是脐疝引起的哭闹。其实患脐疝的孩子一般并无痛苦，个别可因局部膨胀而有不适感。很少有孩子因为肿块过度膨胀而出现腹痛、呕吐等症状。

发生脐疝的主要原因是，新生儿时期腹肌相对地没有肠道肌肉发育得好，所以孩子的肚子老是鼓鼓的。尤其由于脐孔两边的腹直肌还没有能相互合拢，脐疝只由一层薄弱的瘢痕性皮肤覆盖，当腹部压力增高时，腹腔内的肠子就从脐孔内顶出形成脐疝。

新生儿期的脐疝不必处理，但与脐部接触的内衣要柔软。较小的脐疝，如直径小于 1.5 厘米，随着年龄的增长，腹肌逐渐发达，一般在 1～2 岁，迟者在 3～5 岁，疝孔可渐缩小到闭合。鉴于婴儿脐疝很少发生嵌顿，可先予非手术治疗，用胶布贴敷疗法，即取宽条胶布将腹壁两侧向腹中线拉拢贴敷固定以防疝块突出，并使脐部处于无张力状态，而脐孔得以逐渐愈合闭锁。每周更换胶布1次，如有胶布皮炎，可改用腹带适当加压包扎。

如患儿已逾两岁而脐疝仍未自愈，应手术治疗。

先天性斜颈

先天性斜颈是一种婴儿期多见的畸形，主要是由胸锁乳突肌发育不对称引起的。造成原因可能与先天遗传、胎位不正、产伤出血有关。一般在婴儿出生时无异常表现，出生后半个月左右，可在颈部肩胛提肌或胸锁乳突肌中下段有质地较硬的肿块隆起，呈椭圆形，可以推动，按压时则引起婴儿哭闹。头经常歪向有肿块侧，约2～3个月后肿块逐渐缩小，半岁后肿块可消失。但触诊时仍然可以感到有肿块侧面的胸锁乳突肌较健康一侧硬，使颈部活动受限，孩子头仍然歪向有肿块的一侧，下颌转向健康的一侧。严重者逐渐还可出现脸部不对称、颈椎侧弯等。

先天性斜颈无疼痛，一般当轻度活动受限时，并不影响小孩玩耍，除头稍歪以外并无其他症状表现。所以有些家长可能到4～5个月后才会发现。

先天性斜颈的治疗多由家长进行按摩，可用手按摩增大的肌肉索条，每次5分钟，做轻度按摩后再用手按住患儿肩部，另一只手按住孩子头项，使其下颌转向患侧，而头部倒向健康一侧，起到牵拉患侧的紧缩肌肉的作用。反复牵拉，每日尽量多做几次，坚持半年以上，80%的患儿都可以达到很好的治疗效果。倘若一年后还未见好转，头颈歪斜明显，可以用手术治疗。先天性斜颈手术比较简单，没有什么危险，切断患侧部分挛缩的肌肉以及周围软组织，就可达到永久性改善的效果。

牙齿畸形

随着人们生活水平的提高和口腔保健意识的增强，人人都希望有一副健康美观的牙齿，对于牙病，应预防重于治疗。越来越多的孩子到口腔正畸科进行牙齿矫正，许多人不禁问：现在矫正牙齿的孩子怎么这么多?

让我们先来看一看牙齿错合畸形的原因有哪些。牙齿错合畸形的原因有很多，大体可以归纳为两类：遗传因素和环境因素。根据临床统计，错合畸形的病因中遗传因素占29%，环境因素占71%。在环境因素中后天的因素又起着很大的作用，其中咀嚼功能退化是主要原因之一。

在人类进化过程中，食物由生到熟、由粗到细、由硬到软，咀嚼器官功能日益减弱，而咀嚼器官退化、减少，出现不平衡现象。即肌肉居先，颌骨减少而牙齿的数量没有减少，因而颌骨容纳不下所有的牙齿，导致出现牙齿拥挤等畸形。现在幼儿的食品越来越精细，比如大量的奶制品、面包、膨化食品，致使孩子的咀嚼功能越来越弱，同时，孩子也越来越懒得咀嚼硬东西，这使得孩子的牙齿和口腔内外的肌肉得不到应有的锻炼，导致肌肉无力、萎缩，进而颌骨也不能很好地发育，而牙齿的数量没有减少，所以现在幼儿牙齿错合畸形的发病率越来越高了。另一方面，精细的食物还容易引起牙齿龋坏造成牙齿缺损，致使乳齿过早丢失，引起恒牙萌出的间隙不足，进而造成牙齿排列不齐。因此，预防幼儿牙齿畸形应该从小做起，注意以下几个问题：

• 加强幼儿咀嚼功能训练，充分锻炼口腔肌肉功能，进而有效刺激下颌骨的生长发育，减少牙病。日常生活中有目的地给孩子多吃一些坚硬耐磨的食品，如排骨、牛肉干、锅巴、干馒头、苹果以及蔬菜等粗纤维食物等。教育孩子不偏食，不单侧咀嚼，不咬手指与铅笔。

• 孩子出生后两岁左右，乳牙基本完全萌出，此时应定期到医院口腔科检查，最好3～6个月检查一次。留下纵向的记录，做到及时发现问题及时治疗。

• 儿童长到2～3岁时，就可在家长或老师指导下开始刷牙，养成良好的卫生习惯。正确的刷牙方法为上下旋转刷牙，上牙从上往下刷，下牙从下往上刷，轻轻地不必用力过猛；牙齿的各个面均要刷。每次刷3分钟。选用头小毛软的保健牙刷，牙刷使用后应将牙刷头向上放置任其吹干，以备下次使用。因牙刷易有细菌生长，一般牙刷用1个月后应调换新的牙刷。

• 儿童到6～7岁，乳牙开始脱落，恒牙相继萌出，此时：要观察好乳牙与恒牙的正常交替。第一恒磨牙在6岁左右长出，终身不换，很多家长误以为是乳牙而不加重视，千万要注意。发现龋病，要早期治疗。要注意牙齿的咬合关系与排列是否正常，因为这会影响儿童的咀嚼功能与美观。牙列不齐需在14～15岁以前矫正，如超过此年龄，就较难达到预期疗效。

脑瘫

脑瘫是出生前到出生后一个月以内各种原因所致的非进行性脑损伤。主要表现为中枢性运动障碍及姿势异常，症状在婴儿时期出现，有时可伴有智力低下、癫痫、行为异常或感知觉障碍。发病率大约为1.5/1000～5/1000。

近30年来，随着围产医学及新生儿重症状技术的发展，新生儿死亡率有逐年下降的趋势，但脑瘫儿的发生率并不随之下降。一些低体重儿虽抢救成活，但缺血缺氧所致的脑损伤仍可造成脑性瘫痪。所以脑瘫的早期发现非常重要。

什么原因可导致脑性瘫痪呢？出生前有脑发育畸形、先天性脑积水，母婴早期严重营养缺乏、感染、损伤、中毒及放射线照射等。围产期主要因素为缺氧、早产、颅内出血及高胆红素血症。

引起脑缺氧原因很多，如胎盘功能不良，胎盘早剥，脐带扭转，脐带绕颈及其他原因及各种因素所致的宫内（或新生儿）窒息。颅内出血往往与难产、产伤有关。出生后的因素为各种感染、外伤、血管意外、重症窒息等，均能引起脑性瘫痪。

脑性瘫痪临床表现多种多样。由于类型、受损部位不同而表现各异。即使同一个病人，在不同年龄阶段表现也不尽相同。早期往往有以下表现，家长可密切注意，及早发现：

- 过度易激惹，持续哭叫，入睡困难。
- 喂养困难，吸吮及吞咽不协调，护理困难，频繁吐沫。
- 非常敏感或激动。
- 对噪声或体位改变“敏感”，似惊吓状。
- 护理困难。

婴幼儿意外与急救

认识生命垂危的迹象

当宝宝得了危重急症时，病情是瞬息万变的。孩子既不像大人那样能诉说清楚，病情轻重也难以从其表情确切体现出来，这就需要从几个最基本的方面来了解，并依此判断病情的轻重，而不致耽误病情。

最垂危的迹象，应该表现在呼吸和心跳这两个最基本的生命活动上。同时，在检查判断中，也要注意是否有明显的因素在影响呼吸、心跳，造成病情的进一步恶化，如果可能，在此同时要采取一些急救措施。

观察孩子病情垂危与否，可以从以下几个方面给予注意：

1. 注意总体情况

人体的总体情况，或称之为一般情况，能反映其病情轻重的概况。病情很重，神志一般处于昏迷、半昏迷状态，尤其是儿童神经系统发育还不够健全、完善，对外界或内部的恶性刺激难以“抵挡”，所以昏迷等容易发生。此外，病儿情况一般表现为衰弱、精神萎靡不振。在病儿的一般状况中，有些情况是显而易见的，如脸色苍白，大汗淋漓，多预示在发生休克。

2. 观察呼吸运动

正常的呼吸运动是规则有节律的，垂危病儿的呼吸会加快变浅，不规则，或呈叹气样。临死前，呼吸缓慢，不规则，直至停止。

一般通过观察病儿的胸廓起伏，就可以判断呼吸存在与否及呼吸深浅。如呼吸微弱时，则胸廓起伏不显著，此时，可用棉丝或薄纸片贴其鼻孔旁，观察棉丝或薄纸是否随呼吸规则飘动，或不规则飘动，或不飘动。

3. 检查心脏功能

心脏功能的基本表现是规则有节律地跳动，维持血液循环。心跳及血液在血管中的流动反映在动脉管壁上的即是脉搏。当心跳发生变化，跳动加快、力量减弱，或跳动变慢及跳动不规则，都说明心脏功能有不同程度的变化。垂危时，心跳多明显地加快，力量很弱，所以反映在脉搏上，摸脉（手腕的桡动脉处）感到脉速细弱，以致触及不到脉跳。这时，也可把耳朵直接贴在左胸廓上听取有无心跳。

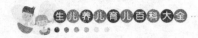

4. 观察瞳孔变化

俗话说，眼睛是心灵的窗户。眼睛瞳孔的变化能反映垂危病人的情况。病儿有严重胸外伤、某些急性中毒、病情恶化者，两侧瞳孔就不再像平常那样等大等圆，而是或大或小，甚而小至针尖。正常时，瞳孔遇到光线迅速缩小，而此时，对光反射（可用手电筒光线照两侧瞳孔）不再敏锐而是迟钝甚至反射消失。病儿临死前，瞳孔一般逐渐散大，对光反射逐渐消失，最后，两侧瞳孔完全散大，对光反射消失，陷入死亡。

专家提示

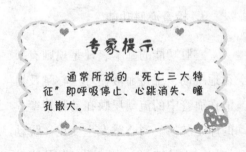

通常所说的“死亡三大特征”即呼吸停止、心跳消失、瞳孔散大。

重新恢复呼吸——口对口吹气

呼吸是生命活动的重要标志，也是维持生命所不可缺少的生理活动。人几天不吃不喝不至于迅速危及生命，但几分钟不呼吸，生命就岌岌可危。

呼吸是将氧气吸入体内，同时将体内的废气二氧化碳排至体外。从鼻腔开始，经咽、喉、气管到支气管构成了呼吸的通路，称为呼吸道。支气管往下进入肺脏，肺脏内遍及的约140亿个肺泡，是气体交换的“广阔天地”，其表面面积达50平方米～100平方米。所以，呼吸道和肺脏构成了呼吸系统。呼吸道容易发生阻塞，使气体出入困难，会引起窒息。肺脏严重的炎症为肺炎，也会造成呼吸困难。

肺部有一个地方专门指挥人的呼吸活动称为呼吸中枢。呼吸中枢如果受到损害，如触电、小儿麻痹等，也会迅速使人丧失呼吸功能。

人工呼吸是指当发生严重疾病或意外事故时，人失去了呼吸功能，为了不致中断呼吸，挽救生命所采取的一种紧急救护措施。

1. 人工呼吸的准备

在进行人工呼吸前，必须将患儿放在空气流通、温暖的地方。要迅速地清理其口鼻内的污泥痰涕、呕吐物，避免误入气管，阻塞呼吸道。如果穿着紧裹的衣服等，应立即解开，以免妨碍呼吸运动。

如果患儿处在危险地区，如塌方或其他灾情处，煤气中毒或其他有毒气体环境中，或在水中淹溺，应尽快离开险区到附近安全地带。

2. 口对口吹气的实施

口对口吹气式的人工呼吸法，操作简便有效，最值得大力提倡。患儿取仰卧位，即脸朝上，并使其头部充分后仰，这样可使呼吸道处于最通畅位置。救护人吸一口气，对准患儿之口，两口要紧紧接触，做到“严丝合缝”，将气吹入患儿之口内。为使空气不从鼻孔漏出，可用一手捏其鼻孔。同时，也为尽量减少吹气从食道进到胃内，吹气时也可用一手压住患儿颈部环状软骨处。吹气完毕，救护人的嘴离开，捏鼻的手放松，并用一手轻轻压其胸部以助呼气，然后再吹气。如此有节律地反复进行，每分钟做15~18次。如果是10岁以上儿童，则每分钟做12~15次。

吹气时的“吹”力大小，要依据病儿的年龄及体质。年龄越小、吹力要小，年龄较大、吹力略大。一般以吹气后患儿的胸部略有隆起为度。因为吹气力量太大，会将肺泡吹破；而吹气力量太小，则不足以达到气体交换的目的。有时因为不宜采用对口吹气，则对鼻吹气，也起到同样的作用。

心脏按压启动心脏复跳

婴儿的心脏像个球形，到了12岁时，男孩的心脏像只小鸭梨，女孩的心脏像个鸭蛋。心脏本身的重量也随着年龄的增长而加大，婴儿的心脏只有16克~17克，1岁时是其3倍，5岁时是其4倍，16岁时是其11倍，成年人的心脏重约250克~260克。

心脏担负着“血泵”重任，所以一旦心脏骤停，血液循环也随即中断。体内没有“氧仓库”，循环停止后，心脏内的剩氧只够它收缩几次，胸内的剩氧仅够维持10秒钟。因此，必须不失时机地在现场立即进行急救——恢复心脏功能，用人为的力量按压心脏，将血液压出去，使得血液循环仍能继续。这种方法，被称为心脏按压。

开胸后对心脏的直接按压叫胸内按压，适用于医院。实用价值最大，应用最广的是在胸外间接按压，被称为胸外心脏按压，也即是通常说的心脏按压。

1. 心脏按压的原理

心脏深处胸廓中央，四周骨骼肌肉围成铁壁铜墙，在胸廓外施加压力，怎么能达到压迫心脏的目的呢?

事实上，心脏虽处在胸廓内，但它的前面正中处是胸骨，后面是脊椎。胸骨连着肋软骨，当胸骨受到外界压力时可下陷；同时，肋骨和椎肋软骨韧带仍能有少许被动运动。所以，如病儿背部紧靠硬处，在胸骨施加足够的压力，胸骨下陷能直接按压心脏，使其排空；当挤压力量解除，胸骨又回复到原来的位置，胸内负压增加，此时能促进静脉血回流至心脏。如此反复挤压，循环得以维持，血液能周流全身。

2. 心脏按压的准备

病儿必须要仰卧于硬处，如木板床、平整的地板上或其他硬处，决不能卧在软床（包括棕床）、帆布担架、沙发等处，如果“背靠软处”，则尽管着力于胸骨加压，但背后却下陷，起不到挤压心脏的目的。

救护人站在病儿左侧，按压部位应是胸骨下 1/2 处，也就是两乳头连线正中处。由于患儿年龄大小不同，因此挤压时极需注意涉及范围不能过大，用手掌之掌根处着力为宜。

3. 心脏按压的实施

按压的具体操作方法首先须根据患儿年龄的大小，分别采用双手挤压、单手挤压及拇指挤压三种方法。

（1）双手按压

一般对年龄较大、体质较好的 10 岁以上的儿童采用。救护人一手放于胸骨处，掌根即用力之部位在胸骨下 1/2 处，另一手压在该手背上，凭借救护人体重力量，传至臂、手掌，用力适度、有节奏带冲击性地按压。

每次按压后，随即放松，使胸部复位但手掌不必离开，心脏得以舒张。按压与放松时间大致相等。

（2）单手按压

对年幼儿童可采用。因为小孩胸壁较薄，单手按压足可达到使胸骨下陷压迫心脏的目的。具体方法是单手，手掌根着力于胸骨处 1/2 处，有节奏带冲击性地按压。

（3）拇指按压

对婴儿可用此法。将拇指放于胸

骨下 1/2 处进行按压。

专家提示

对儿童的婴幼儿实行心脏按压频率至少 100 次/分，但不超过 120 次/分。按压深度婴幼儿约为 4 厘米，儿童约为 5 厘米。当心脏按压有效时，可以在患儿颈部动脉处触到脉搏，脸色渐转红润，瞳孔可逐渐缩小。

按压时用力一定要适度，范围一定要局限，粗暴的动作和过大的范围，容易引起婴幼儿肋骨骨折甚至肝破裂。挤压部位过低，挤压了上腹部，易将食物从胃中挤出，逆流吸入气管，引起呼吸道梗阻。有些人片面理解心脏在胸部左侧位置，于是在做心脏挤压时，就将双手重叠放在左胸乳旁部位，使劲地挤压，不仅毫无作用，耽误抢救成活最宝贵的时机，而且会造成左胸廓处肋骨的广泛骨折。

4. 按压、吹气协调进行

呼吸、心跳两者息息相关，缺一不可。当进行口对口吹气，使患儿肺内充满了含氧气体时，如果没有血液循环，将肺内氧气运到全身各处，那么，吹气是无济于事的。同样，如果挤压维持了血液循环，但没有吹气，则循环着的血液不能携送氧气也成“无水之源”。所以，在抢救开始，口对口吹气和心脏挤压必须密切配合进行。规定按压与通气比例，儿童为 30:2，新生儿建议为 3:1。

紧急止血

一个人的血液约占全身体重的 8%，如成年人的体重 50 千克，则有 4000 毫升的血液。

外伤一般多有出血，尤其是较大的动脉血管损伤会引起大出血。失血的速度和数量是危及生命与否的重要因素。几分钟内失血 1000 毫升，就会危及生命，而几小时或十几小时失血 2000 毫升，不一定会造成死亡。一般失血达到总血量的 20% 以上，会出现明显的失血症状，病儿脸色苍白、冷汗淋漓、手脚发凉、呼吸急迫、心慌气短，一般情况迅速恶化。此时，脉搏加快变细变弱，血压急剧下降以至休克。失血超过总量的 40% ~50% 就会有生命危险。所以，及时地在现场止血，对于挽救病儿的生命有十分重要的意义。而儿童由于生性好动，各种外伤出血又容易发生，紧急止血就显得更为重要了。

由于身体内有三种血管，所以外伤出血也分为动脉出血、静脉出血及毛细血管出血。

动脉出血尤其是较大的动脉出血危险性最大，这是因为血管内压力较高，所以出血随心脏跳动的频率从伤口向外喷射，或一股股冒出，血液呈鲜红色，流出不止，故可在短时间内造成大量出血。

静脉出血其危险性低于动脉出血，但大静脉出血也有危险。血液徐缓均匀外流，呈紫红色，大静脉出血往往随呼吸运动而断续，吸气时流出较缓，呼气时流出较快。

毛细血管出血危险性小，因为血管十分微细，血液像水珠样地流出，血液呈红色，多能自己凝固止血。

1. 一般止血法

小而浅的伤口出血，出血量小，可用一般止血法。即用凉开水冲洗局部，清洁伤口后，涂上红汞药水，然后盖上消毒的纱布块，用绷带较紧地缠绕局部，包扎即成。

如头部或其他毛发较多的部位受伤，则应先剃去毛发、清洗、消毒局部，再依照上述方法包扎。

伤口较大出血较多，则可在上述方法基础上加压包扎，即加压包扎止血法，适用于全身各部位。具体方法是用纱布、棉花等做成软垫，放在伤口上，再进行包扎，以增强压力达到止血的目的。由于加垫是直接放在伤口上，因此，要注意垫子的清洁、消毒，以免引起创面感染；加垫在肢体的弯处，如放在肘窝、腘窝处，然后用绷带把肢体弯曲起来，使用8字形绷带缠起。

2. 指压止血法

一般在动脉出血等紧急情况下采用指压止血法，其原理也是局部加压，压迫住出血血管的近心端，以阻断血流达到止血的目的。与此同时，准备材料换用其他止血方法。采用此法，救护人必须熟悉各部位血管出血的压点。

（1）面部出血

用拇指压迫下颌骨角，可以止住面部的大出血，往往需要两侧都压住才能止血。若伤在颊部、唇部，则可将拇指伸入其口内，其余四指紧捏面颊，压迫伤口下方之动脉干。

（2）颈部出血

在颈根部、血管外侧、摸到跳动的血管就是颈动脉，将大拇指放在跳动处向后向内压下。

（3）后头部出血

在耳后突起下面稍向外侧，摸到

跳动的血管就是枕动脉，用大拇指压住。

（4）腑窝、肩部出血

在锁骨下凹处向下、向后摸到跳动处即锁骨下动脉，用大拇指压住。

（5）前臂出血

在肘窝处可以摸到跳动处，用拇指压迫住肘窝的动脉，在上臂肱二头肌内侧压迫住肱动脉也能止住前臂出血。

（6）手掌、手背的出血

在腕关节内，即我们通常摸脉搏的地方，摸到跳动的桡动脉压住。

（7）手指出血

用大拇指放在手掌里，其余四指紧紧压迫，最好把自己手指屈入掌内形成握掌姿势。

（8）大腿出血

屈起病儿大腿，在大腿根部腹股沟中点可摸到股动脉，用大拇指按住股动脉之压点，用力向后压。为增强压力，另一手之拇指可重压于上。

（9）脚部止血

在踝关节下侧、足背跳动的地方用手指紧紧地压住。

3. 止血带止血法

止血带是一种橡皮管，主要用于较大的四肢动脉血管破裂，用其他止血方法不能奏效时可采用本法。但是不在“万不得已”的情况下尽量不要采用本法，因为用了止血带，完全阻断了受伤肢体的血流，时间太久，伤肢容易发生坏死。

上止血带前，先要将伤肢抬高，尽量使静脉回流。在上止血带的部位即上肢于上臂上 1/3 处，下肢于大腿的中部，先用敷料或毛巾等软织物垫好，将止血带适当拉长，缠绕肢体两周，

在外侧打结固定，靠止血带的弹性压迫血管，达到止血的目的。止血带的松紧要适当，以使出血止住为度。上止血带处要用明显的标志，标明何时上的止血带。在转运交接时可以知道何时何处上了止血带。一般每 40 分钟要放松一次止血带，使血流通过 2 ~ 3 分钟，然后再结住。

专家提示

严禁用电线、铁丝、绳索来代替止血带。

保护断骨必须固定

人的全身大大小小的骨头构成了

人体的架子，维持了人的外形，保护着体内的心脏、肺腑、大血管等，骨骼对人实在是太重要了。骨骼是坚硬的，在通常情况下不足以引起骨折。因为骨头里有石灰质和胶质，使得骨头既坚硬又有韧性。年幼儿童的骨骼，胶质含量高、石灰质含量低，所以儿童骨头不如成人那样坚硬但富有韧性，有时会发生“绿枝骨折”。即像拿一根嫩绿的柳枝，常常是折而不断。

依外伤情况，通常将骨折分为闭合性骨折和开放性骨折。闭合性骨折又称单纯骨折，骨折处的皮肤组织没有损伤，折断的骨头在皮肤组织内不与外界相通，即在外边看不到断骨。开放性骨折又称复杂性骨折，骨折局部皮肤破裂损伤，折断的骨头与外界相通，能见到断骨。

1. 骨折的一般症状

由于不同的骨骼具有不同的功能，骨折症状各有特点，但通常都具有下列症状：

（1）疼痛

骨头断裂，骨折的尖端将其周围组织的血管、神经损伤，故病儿疼痛，尤在刚发生骨折或活动时疼痛加剧。在检查时，骨折处的压痛最明显。

（2）功能障碍

骨头各负其责，当折断后，其正常功能难以发挥。如下肢的骨骼有支撑重量、站立行走的作用，当骨头断裂，它正常的功能丧失，人不能直立更无法行走，这就是所谓的功能障碍。

（3）畸形

骨骼是人的支架，维持着身体一定的形状。当骨头断裂，其附近肌肉的附着点及外力失去了原来的位置，而造成不同程度的畸形，并常常出现异常的活动。

2. 骨折急救的一般原则

一旦发生骨折，尤其是较大骨骼的折断，外伤多为严重，往往伴有其他的损伤。所以，首先要注意病儿的全身情况，是否有创伤出血，或内出血，昏迷与否，呼吸道是否有阻塞等。然后，对局部再进行处理。

（1）限制活动

限制患处的活动，就能避免因运动而使骨折残损的尖端刺伤周围组织。同时，也不致因活动使骨折继续加重。

限制活动的方法是使用夹板将骨折固定住。现场若无夹板，也可以就地取材，如选用木棒、竹竿、竹片、手杖等。使用夹板前，在患肢处应垫上手巾等软织物。绑时，应将骨折处的上下两个关节都固定位。上肢要弯着固定即屈肘位，下肢要直着绑即伸直位，这是维持上下肢平时的正常功能位置。

（2）开放性骨折的处理

在固定前，局部要清洗干净，敷盖消毒的纱布，保护创面，以免感染。对已经暴露在外边的骨头决不要还纳回组织里。

（3）转运

经初步处理后，在保证伤肢固定安稳情况下转到医院，做进一步的治疗。

3. 头部骨折的固定

人的颅骨形成一个“铜墙铁壁”，脑组织安稳地待在里面，这对保护人体健康至关重要。当强大的外力作用于头部，如孩子从楼梯或假山上摔下来，头先着地，可引起头部骨折，常伴有颅内出血、脑组织的损伤，病儿多有昏迷、耳鼻出血等体征。

头部骨折时，固定的方法是头部稍抬高，在其两侧放上较大而硬实的枕头，或放置沙袋，将头部“夹住”即固定位，保持局部的稳定，这样，在转运中不会随路途的颠簸摇晃而加重骨折。

在转运时，不要乱搬动病儿，救护人员中要有专人扶托住病儿头部，避免加重伤情。

4. 上肢骨折的固定

肱骨骨折时，要使伤儿的患肢屈肘。一块夹板放在臂的内侧，夹板长度是上端顶到腑窝，下端伸过肘窝；另一块夹板放在臂的外侧，其长度是上端伸过肩外，下端也应伸至肘外。然后用绷带缠绕固定，并且悬臂带吊起即成。

前臂骨骨折，患肢屈肘位。一块夹板放于前臂内侧，一端要超过手心，另一端超过肘关节少许，另一块夹板放于前臂外侧，长度加长，然后用绷带缠绕固定，并用悬臂带吊起即成。

5. 下肢骨折的固定

大腿股骨骨折时，将伤肢轻轻向外牵引伸直，一块夹板放在大腿外侧，上从腑窝处，下过脚跟少许，然后用绷带或三角巾将夹板固定住。

小腿骨折时，固定方法同大腿股骨骨折，只是固定在小腿外侧的夹板长度，上端只需过膝关节少许。

足骨骨折时，夹住足关节，轻轻脱去或剪去鞋靴，然后用稍大足底的夹板放于足底，用绷带或三角巾缠绕即成。

6. 脊柱、骨盆骨折的固定

脊柱骨折的固定十分重要，凡重物压砸头、胸、背、腰部等处，怀疑发生有脊柱骨折时，绝对不能让伤儿自己行走，也不能扶持其行走，应立即就地安稳躺下，保持脊柱处免受震动。

因为脊柱内藏有脊髓神经，局部活动会加重脊髓神经的损伤，可引起终生截瘫之不幸！正确的处理方法是，严禁乱加搬动，轻巧平稳地在保证脊柱稳定的状况下，移至硬板或长木凳上（绝不能放在帆布担架、绳索担架上!）用三角巾固定后及早转运。

由于脊柱骨折，伤情多为严重，还应密切注意全身情况。

骨盆骨折时，将伤儿轻巧平稳地移在木板上，两腿微弯，骨盆处可垫少许棉布，然后用三角巾或衣服将骨盆部包扎固定在木板上转运。

伤口包扎谨防感染

各种外伤对身体防线的第一道突破口，就是皮肤以至更深层的组织损伤，形成的伤口，破坏了“天衣无缝”的皮肤黏膜的天然屏障，为细菌侵入人体开了方便之门。

伤口被细菌污染可引起化脓或并发败血症、气性坏疽、破伤风，严重损害健康，甚至危及生命，尤其儿童抵抗力较弱，就更应引起注意。对伤口清洁处理后，要进行包扎，然后送到医院做进一步的处理。

1. 伤口处理原则

- 对伤口首先要清洗干净，可用清水、自来水或生理盐水将创面及周围的泥土、污物等充分地冲洗干净。冲洗时不要将脏物冲到伤口内。
- 进行消毒。表浅的伤口，可涂红汞药水于伤面上；伤口周围可用酒精涂擦，以达到消毒目的，然后用纱布覆盖。
- 大的伤口不要涂红药水等，也不要撒消炎粉或什么油膏，以免给下一步处理增加困难。局部只需用消毒纱布覆盖，以保护伤口，避免再次感染。
- 伤口内如有大而易取的异物，可酌情取出。深而小又不易取的异物不要勉强取出，以免把细菌带入伤口和增加出血。刺入体腔或血管附近的异物如钉、条等要保留原处，不可轻率地拔出，以免损伤血管或内脏，要尽快将伤儿送到医院。

• 有出血的伤口，要予以止血。

• 初步处理后，有条件和可能的要做好包扎。包扎，可以使伤口少出血，减少污染机会。

• 对怀疑有特殊感染的伤口要特别注意。所谓特殊感染即指破伤风和气性坏疽。

破伤风是由厌氧的破伤风杆菌引起的一种疾病，病儿发病后会有全身性的阵发性强直性的抽风。破伤风杆菌大量地存在于泥土中，牲口粪便中更多。所以，孩子玩土，伤口很脏；或脚底扎上铁钉，伤口小而深，要及时清洗伤口，送医院处理，注射破伤风抗毒素。

气性坏疽是由一组厌氧梭状芽孢杆菌引起的急性感染。在创伤严重，如地震伤时，发生粉碎性骨折与关节破裂，尤其是软组织撕裂很重又很脏，肌肉大块损伤，病变常常在一条或一组肌肉中进行，产生大量的气体。这种感染后果多很严重。

凡在脏土上受到创伤，创伤又很严重，怀疑有气性坏疽时，伤要及早做清洁处理，然后尽快送医院。

2. 伤口包扎材料

伤口初步处理后，在现场应做包扎。妥善的包扎能达到压迫止血、减少感染、保护伤口、减轻疼痛、固定敷料和夹板的目的。包扎时，动作要轻巧、迅速、准确，做到包住伤口，严密牢固，松紧适宜。

包扎通常使用下述材料。

（1）卷轴绷带

用途最广，几乎家庭中都备有。它是用纱布卷成，卷轴绷带又可分单头卷轴带，即我们日常所用的绷带，有一个起头。还有是两头带，实际上也是单头卷轴带，是一轴绷带从两头卷起，或用两个单头卷轴带联结起来。

（2）多头绷带

是一条宽度较大的带子，两头各剪成四尾以上，包扎面积较大，松紧也适宜，用于包扎胸腹部。

（3）丁字带

一条带子联在另一条横带中间，带子呈“丁”字形，用于头部、会阴部等处。

（4）三角巾

一块正方形的布，对角剪开即成两块三角巾，用于全身各部位的包扎。

如无上述材料，可就地用毛巾、手绢、被单等代替。

3. 常用包扎法

（1）环形法

这是绷带包扎法中最基本最常使用的，适用于颈部、头部、腕部以及胸腹等处。

基本操作是将绷带做环形的重叠缠绕。通常是，第一圈环绕稍做斜状，第二、三圈依环形，并将第一圈之斜出一角压于环形圈内，这样固定更牢靠些。最后，用粘膏将带尾固定，或将带尾剪成两头，打结。

（2）蛇形法

多用于夹板固定。先将绷带按环形法缠绕数圈，然后按绷带之宽度做间隔斜着上缠或下缠。

（3）螺旋形法

多用于肢体粗细相同处。先按环形法缠绕数圈，上缠每圈盖住前圈1/3或2/3，即呈螺旋形。

（4）三角巾头部包扎法

把三角巾底边折叠，放于前额，两头拉到脑后，相交后先做一半结，然后绕至前额打结。

（5）三角巾风帽式头部包扎

三角巾之顶角和底边中央各打一结成风帽式。将顶角放于额前，底边结放在后脑勺下方，包住头部，两角往面部拉紧向外反折包绕下颌，拉到枕后打结。

（6）三角巾胸部包扎

将三角巾顶角向上贴于局部，如系右胸受伤，顶角放在右肩上，底边扯到背后，在后面打结；再将右角拉到肩部与顶角打结即成。

（7）三角巾背部包扎

与胸部包扎同，位置相反，结打于胸部。

（8）三角巾蝴蝶式胸背部包扎法

将两块三角巾的顶角连接成蝴蝶巾。取蝴蝶巾两角放于伤侧腋下及肋部，围胸打结；然后将另外两角上提到伤肩打结。

口服中毒及早清洗

急性中毒通常是指食入（由消化道）、吸入（由呼吸道）及皮肤黏膜沾染毒物三种途径引起的一种急性疾病。由于儿童缺乏常识，容易误食一些不该吃的东西，所以口服的急性中毒最易发生。

由于毒物种类繁多，有些毒物与非毒物界限又不甚明显，例如少量的镇静安眠药有治疗作用，但过量即可致急性中毒，大量可致死。家庭中的消毒防腐药如来苏水，外用于消毒，内服即是毒药。还有一些果仁，如杏仁，有甜苦两种，甜杏仁无毒，苦杏仁有毒，混掺一起，容易发生中毒。

因此，当发现孩子不明原因地突然发生了呕吐、腹痛以及其他症状，而通常又不伴有高热时，家长头脑中应该想到“是否有可能误食毒物”，可注意呕吐物中有无特殊的气味，特殊的东西，如植物的种子残渣，还要注意同食者的情况等。

如果知道孩子是误食毒物，在立即去请医生前来急救的同时，应先做一些简单的急救处理。

1. 催吐

刚刚误食下去的东西，如尽早采用催吐，有较好的排除毒物的作用。

一般可用筷子、匙柄、压舌板或手指，来刺激患儿的咽喉部，从而兴奋迷走神经引起呕吐。催吐后，再行洗胃。

2. 洗胃

洗胃即是清洗进入胃内的毒物，然后通过呕吐动作将毒物排出。

洗胃液通常是用自来水、温开水、淡肥皂水、淡盐水、茶水、淡高锰酸钾液（用于洗胃的浓度应低，为1:2000～1:4000，此时液体呈淡红色），总之，以当时家庭或现场最易取得的液体为宜。洗胃液的温度一定要适宜，勿过热过凉，最好用温水。温水不仅对健康无害，而且适宜的温热刺激可以促使呕吐动作的产生。

在发生某些中毒时，如确知是喝了对食道、胃黏膜腐蚀性强的毒物如来苏水等，则可把稠米汤、面糊、豆浆、蛋清等保护剂服下，既有洗胃作用，也能保护食道、胃的黏膜。通常对确知是误食腐蚀性强的毒物到体内，在家庭中着重使用上述黏膜保护剂，轻轻地稍做催吐后即快速送往医院。因过于频繁的催吐动作，会造成黏膜损伤加重，有穿孔之危险。

在服下洗胃液后，再予以催吐。吐出后，再服洗胃液，如此反复，以达到清洗出胃内毒物的目的。

交通事故的急救

儿童上街容易发生交通故事，这是家长最为牵肠挂肚的事情。“初生牛犊不怕虎”，年幼的孩子不知道什么是危险，更不了解交通规则，无人照看的孩子就会发生意外。稍大一点的孩子，由于在马路上追逐玩耍，不遵守交通规则，被车撞受伤也屡见不鲜。

常见的伤害大致有以下几类：

1. 头部受伤

车祸对人体伤害最为常见而且后果最严重的是头部的各种伤害。轻者头部外伤为脑震荡，重者发生脑挫裂伤、脑干损伤。

脑震荡是闭合性的颅脑损伤中最轻微的一种。由于车撞的强大外力，虽经颅腔起到了显著的缓冲作用，但外力还是有部分作用于中枢神经系统，使它受到了一定程度的“震荡”，但脑组织本身并未受到明显的损伤。

发生脑震荡的孩子表现为一时性的神志恍惚或昏迷，大约持续几分钟、十几分钟，能较快地清醒。清醒后，还要迟钝一个短时间，对于受伤过程不能回忆，称为“逆行性健忘”。受伤当日、次日或数天内有头晕、头痛等症状，但逐渐减轻。大多数患儿有轻度的呕吐，但很快消失。

对于脑震荡一般无须特殊治疗，经过短时间的休息，必要时适当用一些镇静、止痛药物很快恢复，不留后遗症，也不会影响智力。所以家长不必为此过于着急。

剧烈的撞击，当外力过于强大时，颅骨也可发生骨折。开放的颅骨骨折，局部可见已有断骨，鲜血外流；闭合的颅骨骨折，局部凹陷或呈线形。有些被车撞倒的患儿，局部虽未见明显的骨折症状，但有血液或清凉微黄色的液体自鼻孔或耳道流出，这表明已发生了颅底骨折。

颅底骨折发生通常比较严重，脑组织可能受到不同程度的压迫。患儿伤后，可有数分钟、数小时乃至数天的昏迷，伴有明显的头痛、头晕、呕吐等症状，严重的脑挫裂伤可在短时间内死亡。此外，还有一类严重的脑干损伤。患儿均有严重的昏迷，数周甚至数年或更久。

对上述严重的脑组织损伤，只要患儿有较长时间的昏迷，都要及时送医院进一步诊治。凡遇到头部外伤，在转送医院前，必须做好相应准备，尽量选择颠簸小的车船，将患儿取平卧位或头部稍垫高。如是开放性颅骨损伤，要用干净的纱布保护好局部，避免加重污染。由于不少脑外伤需要及早手术，而且有些手术效果很好，因此，在转运时要注意送到对此有手术能力和条件的医院。

2. 胸、腹部损伤

如机动车直接撞击了患儿的胸、背部，强大的外力可引起损伤性窒息。因为胸腔的压力突然增高，心脏受到强大刺激，以致心脏力量减弱，造成胸部血液回流困难；同时，由于胸膜的敏感性很强，加速了休克的发生。所以，患儿剧烈疼痛，面色苍白、冷汗淋漓、四肢发凉、休克。

对此类患儿，在转送时可取半卧位，以减少肺内充血，有助于呼吸。有条件时，酌用止痛剂。

肋骨骨折在车祸中也常发生，以第5~9根肋骨为最多见。发生肋骨骨折时，胸膜、肺脏有时也被累及受到损伤。患儿表现胸部疼痛、骨折处外观（尤其是瘦弱的儿童）可见到胸部有明显的凹陷或突出，局部有血肿，呼吸运动显著受到限制，幅度变小。如果检查者挤压骨折处，则疼痛加剧并可听到骨擦音。在深呼吸、咳嗽、大声说话时，均使胸部疼痛加剧。肋骨骨折刺破肺脏而引起气胸、血胸时，则上述症状更重，出现呼吸困难，咳嗽有血痰。

凡有肋骨骨折，尤其怀疑发生了血气胸时，应尽快送医院，有条件者给予止痛剂，取半卧位，尽量做表浅呼吸。

被车撞后，如果患儿感到上腹部持续疼痛并不断加剧，咳嗽、深呼吸时疼痛更重。手压腹部，局部肌肉紧张呈“木板样”，且压痛更剧，应想到是否内脏破裂，发生了肝、脾出血。如果患儿脸色逐渐苍白、冷汗淋漓、脉细而弱，说明内出血已十分严重，应速送医院。

3. 各种骨折

车祸时，四肢骨折以及脊柱、骨盆骨折发生也实属常见。四肢骨折容易发现，但脊柱骨折不易发现，有时还竟扶着孩子行走，试试是否发生骨折，这是十分危险的。

对于四肢骨折，应该固定伤肢；对脊柱骨折或可疑脊柱骨折应用硬板担架速送医院处理。

游泳淹溺的急救

游泳的环境是在水中，如果没有学校的组织、家长的带领，孩子们自己去游“野”泳，不识水性到很远很深、水流湍急处，或在饥饿疲劳的情况下游泳，以及游前未做充分的准备运动即跳入水中，发生脚抽筋（脚或小腿肌肉的痉挛），由于疼痛剧烈不能游泳而致沉。患有严重的心脏病，患有羊角风（癫痫）的孩子在水中发作时，也会引起溺水。

有些孩子虽游泳水性较好，却在潜泳中发生了溺水。这是由于潜泳前做过多的深呼气，使体内的二氧化碳大量排出，以致在入水潜泳时，虽已迫切需要氧气，也就是说，应该浮出水面来呼吸时，但由于体内二氧化碳仍未积聚到再刺激再呼吸的程度，孩子仍不能呼吸，从而在无特殊感觉的情况下，陷入昏迷，造成溺水。

1. 溺水致死的原因

溺水就是人淹没在水中，致使气管内吸入大量的水分妨碍呼吸，造成呼吸困难而窒息死亡。

有的孩子溺水时并未吸入很多水分，而是因突然落水，惊慌、恐惧、寒冷等恶性刺激，引起喉头痉挛，呼吸通道发生了阻塞，窒息而死。还有的是在跳水时，头撞硬物，在水中发生了脑外伤，昏迷而被淹死。

淹入水中后，孩子往往狂喊求救，手足挣扎乱动，头露出水面，口鼻吐气泡，不久，即沉人水中，时而又复出，如此数次即沉落。

2. 救出水面的方法

救出水面可采取自救与互救。

家长在平时教孩子游泳时，要告诉孩子一些自救方法。自救时不要惊慌，采取仰向位，头部向后，这样口鼻可露出水面继续呼吸，呼气宜浅、吸气要深。因为深吸气时，人体的比重为 0.967，比水略轻；在呼气后，比重为 1.057，比水略重。此时不可胡乱挣扎，将手上举乱扑，反而会使身体下沉更快。会游泳者，若因小腿肌肉痉挛，此时应保持镇静呼人援救，自已将拇趾屈伸，并采取仰面位，浮于水面。若手腕部肌肉痉挛，自已将手指上下屈伸，采取仰面，以两足游泳，靠向岸边。

他救时，陆上的人闻声呼救，如会游泳者，尽可能脱去外衣、裤，如时间很紧，至少要脱去鞋、靴，以免妨碍下水后游动。迅速游到落水者附近，从其后方去救。不要被溺水者紧抱住不放，以免使援救人无法游动，双双下沉。不会游泳的人闻呼救声，可投下木板、门板、小板凳、救生圈、轮胎等；与此同时，再呼叫会游泳的人下水抢救。

3. 医疗急救

将孩子救上来后，应将其口鼻内的污泥乱草、呕吐物迅速清理干净，以尽量保持呼吸道通畅，然后，进行控水处理。

所谓控水处理，就是利用溺者的体位，尽可能地将吸入肺内的水分倒控出来，以维持呼吸道通畅。具体做法是，救护人一脚跪地，一脚屈起，使溺者呈俯卧位。屈起之膝垫溺者的腹部，这样，溺者头朝下，救护人压其背部，借此体位使其体内水分由气管、口腔倒控出来。

控水效果有时并不理想，此时，不必再继续控水延误时间，应立即做人工呼吸，进行口对口吹气和心脏按压等抢救。与此同时，速请医生前来抢救。

在转送医院途中，抢救不可中断。

高温中暑的急救

无论在炎炎夏日，还是在冰封雪天，正常人的体温总是保持在37℃，上下不超过半度。人的体温能保持恒定，保证了体内各种复杂的生理活动能够正常地进行。人的体温之所以能够保持恒定，是由一个“体温调节中枢”来控制管理的。我们每天从饮食中摄取的糖、蛋白质、脂肪等营养物质在体内产生热能，供给人体维持生命活动。在产热的同时，也一定要散热，所散失的热与所产生的热相等。如果只有产热而没有散热，那么，只需数小时人就会热死。

在一般情况下，体温调节中枢能够予以调节。但是，当环境温度太高，如产妇生孩子时民间风俗“不能见风”，门窗密不通风，尤其婴幼儿体温调节中枢的功能还不十分完善，体内散热困难，又给小孩衣服捂得严实，就会发生中暑。夏天到野外玩耍，长途跋涉，烈日当空，又不能喝上充足的饮料，就会引起中暑。

1. 中暑的症状

患儿精神萎靡不振或有气无力地啼哭，面色潮红，脉搏细弱快速。能够自述的症状是，头痛、头晕、恶心、口渴，有的因过热突然晕倒在地，陷入昏睡、体温升高。

由于大量出汗，随汗液体内丢失了大量的水分和盐类，这种以丢失体内无机盐引起的中暑，主要表现为“热痉挛”。轻的是小腿肌肉抽筋；重者则除四肢肌肉抽筋外，还发生全身肌肉的抽筋。

2. 中暑的急救

中暑发生的根本原因在于高温所致，因此，可尽快将孩子移到阴凉通风的地方，解开衣服，让其平卧安静休息。同时，用冷水毛巾敷头部，扇扇，或用电风扇吹。神志清醒者，先给其吃冰棍、雪糕、冰镇汽水等清凉饮料。与此同时，准备含盐的清凉饮料。因为汗水是发咸味的，汗液中含有无机盐（氯化钠），大量出汗，仅仅补充水分不补充盐分显然是远远不够的。还可给孩子服人丹、十滴水等。一般轻型的中暑，经过上述处理多能较快恢复，无须送医院。

中暑较重的，则要在现场采取更多的降温措施。用冷水、井水或冰水，重点在头部、腋窝、股窝（大腿根）等处擦洗，或用冰袋敷在这些地方。刚一开始时，可先不用冰水，以免过低的水温作用于体表毛细血管，使血管骤然收缩，体内余热的散失更加困难。有时也因过于寒冷的刺激，使身体造成虚脱。

为使体内余热更快地散失，在用冷水降温同时，可用电扇吹风，以增加空气对流。

如果孩子是因为中暑引起的体温增高，有的人片面地理解为是用退烧药来“降温”是不正确的。医院里应用药物来作为辅助，也不是使用常用的退烧药，而且降温仍然要以物理方法为主。

专家提示

在进行上述降温方法效果不显著时，应尽早送医院处理。

狗咬伤的急救

目前驯养狗的家庭越来越多，早晨和晚间时常有人牵着狗在公共场所活动，幼小的孩子喜欢宠物，增加了被狗咬伤的机会。咬伤不仅造成伤口引起局部损伤等一系列症状，其最大的危害是患有狂犬病的狗可以互相传染，孩子被咬后，易受传染得病。

1. 狂犬病的病原

狂犬病病原是病毒。这种病毒主要侵犯神经系统。被狗咬伤后，唾液中大量的病毒进入人体的伤口，沿神经传至大脑，在大脑处繁殖，引起严重的症状。

患病的狗一般有明显的症状，狗的性情突然改变，狂躁易怒，狂吠，感情反复无常，暴躁时咬人。也有病狗安静不暴躁，但不食、逐渐消瘦，最后肌肉麻痹瘫痪而死。

2. 病人的症状

狗咬伤局部与一般动物咬伤的伤口相同，多不规则，深浅不一，流血。凡是被咬的伤口离头部愈近、伤口愈深，则发病愈快而重。所以，头部的咬伤最为危险。如果被疯狗咬伤，狂犬病病毒进入人体后并不立即发病，当时也不易觉察，发病潜伏期长短不一，短者十数日，长者可达半年、一年甚至更久。

病人症状主要表现是烦躁、惶恐不安、牙关紧闭、抽风、不敢饮水，所以有人又称它为“恐水病”，病人甚至瘫痪致最后呼吸麻痹而死亡。

3. 处理方法

由于狂犬病是一种严重的疾病，所以早期处理不可忽视，处理得当，可以大大减轻危害。首先，要尽量弄清咬人的狗是否患有狂犬病，一般疯狗咬人以6、7、8月为多见，故此季节遇到狗咬伤应想到有狂犬病发生的可能。当然，最主要的是了解咬人的狗的情况，有无患狂犬病的可能。如将狗逮住，则需观察10天，10天后狗仍健在即非狂犬。如咬人之狗已被击毙，应送医院检查。

在处理上，要结合以上特点，如怀疑是狂犬，则应：

- 将伤口上下方用止血带紧紧勒住；然后将伤口稍做扩大，吸吮出局部血液，并用高锰酸钾液或过氧化氢溶液、肥皂水冲洗，也可用醋冲洗伤口。
- 用浓的硝酸或浓的苯酸、碘酒烧灼伤口，然后送医院处理。
- 报告当地公安机关捕捉此狗进行检查，若系狂犬则应注射狂犬预防疫苗。

猫咬伤的急救

猫是家庭中常驯养的小动物，但有时性情发作时，偶可咬人，猫有时也可能染上狂犬病，但极罕见。一般被猫咬伤，不必为狂犬病多虑。

猫口中存在一种螺旋细菌，被咬伤后，除局部出现红肿疼痛外，严重时累及淋巴管、淋巴结，引起炎症或蜂窝组织炎。

被咬伤局部，用生理盐水或凉开水充分冲洗干净，然后用5%苯酸或硝酸局部腐蚀。对咬伤严重的儿童，应该请医生处理，使用抗生素等治疗。

烧烫伤的急救

儿童容易发生烧烫伤。玩火、热粥或热水瓶打翻等，都会引起不同部位，不同程度的烧烫伤。由于孩子发育尚未完善，因此当发生严重烧烫伤时，身体的抵抗能力比成人差，所以需要及时正确的救治。

1. 烧烫伤面积及部位

烧烫伤的面积大小和深浅，以及损伤部位的不同，是决定轻重的主要因素。

对于小儿烧烫伤面积的计算，常采用手掌法。即以患儿五指并拢的手的面积为全身的1%，如开水烫伤了孩子的手和前胸，那么手的烫伤面积为1%，前胸烫伤面积如有三个手掌大，则为3%，总计为4%。

烧烫伤的深浅分一度、二度、三度。一度最浅，仅是表皮受损，局部发红，无水泡，疼痛；二度是真皮受损，皮肤红或苍白，起水泡，疼痛剧烈；三度最重，不仅全层皮肤受损，连皮下组织甚至肌肉骨骼也被伤及。

烧烫伤的面积和深浅度大致可以说明受伤的严重程度。如上提及的手、前胸烫伤面积为4%，而局部皮肤发红、水泡、有剧烈疼痛，可判为二度，那么，这个孩子是4%的二度烫伤。

但是有时仅根据面积及深浅也不足以确切表达受伤的严重程度，如头面部的烧烫伤就比四肢要重得多，因为头面部烧伤易引起脑水肿；颈部环匝状烧伤可压迫气管影响呼吸；呼吸道烧伤会发生窒息；手烧伤日后易引起畸形；会阴处烧伤则因大小便之故易发生感染。所以，如上所述部位的烧烫伤就较为严重。此外，年龄愈小，烧伤的反应也愈重。

2. 现场急救原则

无论是何种原因的烧烫伤，只要范围较大、较严重者，在现场均可采取如下步骤：

一灭 如果孩子身上着火还未熄灭，应尽快灭火以免继续烧伤。冬天所着衣服，有时明火虽灭，暗火仍燃，都要及时灭掉。热粥、热菜洒在身上时，也要尽快地揩去，但动作一定要轻柔，以免擦伤皮肤加重损伤。

二查 然后赶紧检查孩子。先注意全身总的情况，是否有休克、昏迷，有无严重的合并症如脑外伤、内脏破裂、骨折、煤气中毒（火灾现场易发生），还要查看烧烫伤的部位、面积、深度。这样，做到“心中有数”。

三防 在烧烫伤刚发生时，特别要预防出现危及生命的休克和窒息。如有条件，可应用止痛剂，以免剧痛引起休克；对于烦躁口渴者，可少量分次给一些淡盐水饮用。头面颈部的烧烫伤易发生呼吸困难，所以要及时治理痰涕、呕吐物，保持呼吸道通畅，必要时做口对口吹气。

四包 对烧烫伤局部不要乱涂药物、油类，要保持创面的清洁，选用干净的毛巾、单子等覆盖包裹。

五送 经上述初步处理后，尽快送往医院。

3. 小面积烧烫伤的家庭处理

在日常生活中，最常见的还是小面积的烧烫伤，并不需要送医院处理。所以，家庭给予正确处理，能使创面尽早愈合。

首先，要清洁创面预防感染。可以用生理盐水（1 升开水加 9 克盐冷却即成）冲洗创面。对发生在四肢和躯干上的创面进行包扎，可用一层消毒的油纱布贴敷在创面局部，上面盖几层消毒纱布包扎。一般 10 ~ 14 天打开，观察创面情况，必要时，可采用上法重复一次，一般均可愈合。如果孩子局部疼痛加剧，流脓、发热，说明已有感染发炎，应即请医生处理。

对于头、颈、臀、会阴部的烧烫伤，经过第一步的清洁处理后，可以不贴油纱布包扎，而采用暴露疗法，使创面直接暴露于空气中不予包扎。对创面的分泌物，要经常清洗，以保持干燥。面积较大或较深的，应请医生指导进行家庭处理，如局部也可适当用一些消炎收敛的药粉或溶液。

眼外伤的急救

眼睛，是人类观察外部世界最重要的器官。儿童生性好动，玩耍游戏，伤及眼睛的事故屡屡发生，严重者致残失明，实应引为警惕！

1. 眼的解剖

眼球分为球壁和内容两部分。眼球壁由三层膜性组织构成。最外层为纤维膜，中层为葡萄膜（又称色素膜或血管膜），里层为视网膜。纤维膜前 1/6 叫角膜，后 5/6 叫巩膜；葡萄前部是虹膜，中间一孔即是瞳孔。眼球内容有房水、晶状体和玻璃体。

眼球外有眼睑，分上、下眼睑起

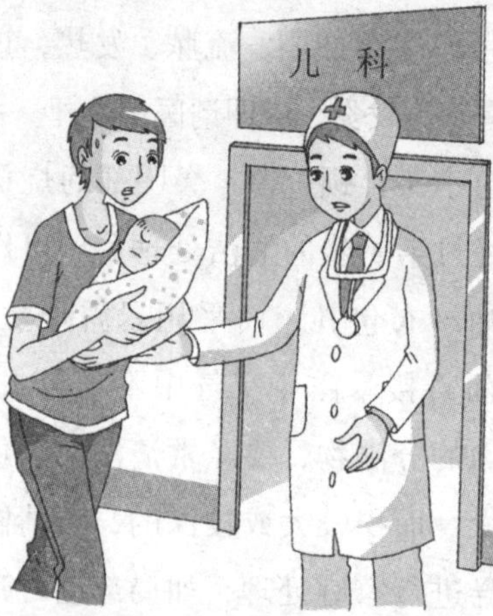

到保护眼球的作用，像两扇门可以随时开关。眼睑由皮肤、皮下组织、肌肉层、睑板和结膜五层组织组成。

眼结膜分睑结膜、球结膜和两者之间的松弛部的穹窿结膜三种。细小异物进入眼内时，常停留在上睑结膜板下沟中。结膜经常分泌黏液，使眼球湿润，与泪腺分泌的泪液共同起清洁结膜囊和灭菌的作用。

2. 眼球穿透伤

小孩玩弹弓或玩打仗，被竹尖、木刺、刀剪、玻璃尖等锐器直接刺伤，或子弹、雷管爆炸等，造成角膜、巩膜穿孔，晶状体损伤，甚而虹膜、睫状体、玻璃体等眼内组织脱出。

此时，孩子眼部剧痛、怕光、流泪、视力减退。检查时，在角膜或结膜下巩膜处可见到伤口。有时伤口处能见到脱出虹膜、玻璃体，局部也可能存在异物如断刺等。

处理原则是尽快送医院。如转运路途较远，而当地又有条件者，应注射抗破伤风毒素及其他抗生素。眼上可滴入抗菌眼药，然后用消毒纱布敷盖包扎。

3. 结膜、角膜异物

俗话说，“眼里揉不下沙子”。灰尘、屑料等异物进入眼睛可嵌入角膜或结膜内，必须及时清除，切忌用手使劲揉擦，以免造成角膜擦伤，甚而引起感染时可发展至角膜溃疡，影响视力。

处理原则是：粘于结膜、角膜表面的异物，宜用干净的手绢或棉签轻轻拭去。如嵌入睑结膜内的异物，则需翻转眼睑后才能发现，予以清除。翻转眼睑即所谓翻眼皮的方法，日常生活中经常应用，具体做法是，用拇指、食指捏住上眼皮（即所需翻的上眼睑），嘱其向下看，手趁势轻轻向上翻转。

已嵌入角膜组织内的异物或异物虽位于角膜表面轻拭不出时，应即送医院处理。

4. 眼球挫伤

常因石块或玩打仗时钝器打击眼部致眼球挫伤。轻者，仅有眼睑皮下、结膜瘀血，角膜上皮剥脱等，一般不影响视力；严重挫伤，可引起眼睑气肿、眶骨骨折，虹膜撕裂、眼内出血、晶状体和视网膜损伤，甚而发生眼球破裂。

处理原则是：对眼睑皮下或结膜瘀血者，早期1～2天冷敷，以制止出血，后改用热敷，以促进出血的吸收。对眼内出血者，如较轻，可嘱其休息；对眼胀、疼痛者请医生处理，酌服止血药物。怀疑有颅骨骨折者，速请医生诊治。

5. 眼部化学物品烧伤

常见石灰、氨水以及其他强酸、强碱液体溅入眼内。酸烧伤后，立即使组织蛋白凝固，不向周围或深部组织扩散。碱烧伤后，引起组织内的脂肪皂化作用和组织内的蛋白溶解，使组织软化、溶解，因而使碱深入组织，造成更大的破坏。

对此烧伤，在家中要不失分秒地立即进行正确急救，这对孩子一生至关重要！

应就地以最快速度，将孩子的上下眼睑翻开，暴露眼球，然后用大量清水充分地清洗伤眼，连续清洗不应少于5分钟。也可以充分冲洗后，用一盆清水，将面部贴近水面，让受伤眼球在水里来回转动，或用手翻开眼睑，使其充分清洗。对石灰烧伤者要注意的是，先应尽快除去石灰颗粒，再用水冲洗。

用清水冲洗完毕后。如有条件（不必强求）可用中和剂，如石灰烧伤用0.5%～2%依地酸钠，酸性烧伤用2%～3%小苏打水，碱性烧伤用稀释醋或1%醋酸或2%硼酸冲洗。然后对伤眼滴入1%阿托品，以及用抗菌眼药水或眼膏，然后迅速送往医院。

6. 电光性眼炎

孩子爱瞧热闹，当见到有人在进行电焊、气焊时，就在旁不停地看，由于受到紫外线的损伤，引起电光性眼炎。

电光性眼炎多在6～8小时内发病，所以往往在晚上或睡觉时感到眼内有异物感和刺痛，随之有充满沙粒样疼痛、怕光、流泪、眼睑痉挛。这时，可见到眼睑有水肿、睑结膜充血，球结膜有混合充血和水肿，角膜混浊。

处理原则是：如有潘安卡因或丁卡因液，可滴入眼内，有较好的止痛作用；也可滴入人奶。

为预防感染，局部可上抗生素眼药水或软膏。

鼻出血的急救

鼻出血十分常见。普通情况下，并不因外伤、疾病所致，往往因气候干燥，致鼻黏膜丰富的毛细血管破裂出血，一般出血量大。但是，当鼻部受到外伤，或患有血液病时引起的鼻腔出血，如出血量大，出血不止者在家中就要进行处理。

处理原则是：首先要安慰孩子，因为越紧张，出血就越多。少量出血，可用手捏住鼻子，额部敷冷水毛巾，一般几分钟后出血即止。

出血较多时，用上法达不到止血目的，可用脱脂棉卷成条状，沿鼻底塞入鼻腔，注意要塞得紧以尽量达到压迫止血的目的。不要用普通的纸卷塞入鼻腔，以免损伤黏膜血管加重出血或引起鼻腔的感染。

在有条件时，棉花上滴1%麻黄碱或0.1%肾上腺素溶液，以起到收缩血管的作用，加强止血效果。对出血不止者，可服云南白药或三七粉，也可将药粉洒在填塞的棉花上。

由于大量出血，还需注意引起出血性休克，故嘱其平卧。初步处理后，血仍不止者，速送医院。

气管异物的急救

气管内坠入花生米、玉米、黄豆等，从而堵塞呼吸道，引起呼吸困难以至“憋死”的情况，在一两岁以上的幼儿颇为常见。幼儿有时将弹丸、徽章等误吃到肚子里，也令人忧心忡忡。这就是所谓气管异物和食道异物，尤其前者，常常构成紧张突兀的场面，是一场生死搏斗。

气管是呼吸的通道，喉部是气管上端的大门。在正常情况下，这段道路是通行无阻的，空气进、出十分方便。在咽喉处，是气管和食道的交叉路口，气体和食物在这里就“分道扬镳”，各走各的路。食物之所以在平时不会误入气管，是因为喉本身具有生理的防卫作用。当吞咽食物时，喉的一部分肌肉收缩，使声门关闭，而后会厌软骨移盖在喉的入口处，使食物进入食道而不会进入气管。如果外界有异物接触喉部，由于喉黏膜非常敏感，立即产生强烈的咳嗽，将异物消除掉。

气管向下分成左右两支即左支气管和右支气管，分别伸入左肺和右肺。右支气管粗而短，几乎陡直地从气管分出来，恰似一个倒垂的“y”字，其中长的一笔即是气管和右支气管。这个解剖学上的特点，使气管异物进入气管者，多数都是发生在右支气管。

由于小儿年幼无知，在进食花生米、玉米、黄豆时，牙齿尚未发育健全，咀嚼能力较差，喉头的防护作用不如成人，这时如果大哭大笑或体位不当（躺在床上吃东西），使得会厌软骨疲于奔命，时而盖住食道，时而松开食道，稍一不慎，会厌软骨未闭，加上哭笑同时产生一种深吸气动作，于是把花生米等误坠入气管。

异物体积如果较大，不能进到支气管，而堵塞住气管，使空气无法出入。所以刚发生时，引起强烈的刺激性的咳嗽，身体的一种保护性反应借此企图把异物消除掉，但无能为力，随之憋气。如果呼吸道完全堵塞，迅速引起窒息就会很快死亡。

异物如果较小，从气管往下，堵塞了支气管，孩子立即出现呛咳和憋气，但由于一侧支气管尚能容空气出入，因此表现呼吸困难，一侧肺部呼吸消失。

目前认为在家庭中较好的急救方法是：家长站在孩子的背后，搂住其腰，双手按腹部，迅速用右手大拇指的背部顶住上腹部，左手重叠于右手之上以加重压力，间断地向孩子的胸腹部上、后方用力冲击性地推压，以促使气管异物被造成的气流冲击。

如果孩子已因缺氧昏迷，无法站立，也可采取仰卧体位，用上述方法，尤其胸腹部上进行冲击性推压。如果尝试数次后，异物仍不能排出，应迅速送至附近医院。医生在气管镜的帮助下，将异物取走，孩子呼吸即刻通畅。

咽喉异物的急救

最常见的是鱼刺刺在扁桃体、舌根处。此时，嘱孩子张大嘴，用筷子将舌头压住，暴露出舌根、扁桃体、悬雍垂等处。如见到鱼刺即可用镊子取出。

食道异物的急救

孩子不懂事把弹子、钱币、纽扣等吞下。遇到这种情况不要着急，因为这些东西比较光滑，一般都会随着食物到肠，最后会从大便里排出来。

有些尖锐有刺的东西如大头针、缝衣针、纪念章（章上的别针开着）吞下去，有可能会刺破消化道，因此要速送医院。

在用口试体温表时，如果孩子将表咬断，咽下了玻璃碴、水银（汞），一般认为，对咽下少量的玻璃碴不必紧张，可让孩子吞吃一些馒头、面包类食物，使玻璃碴尽快随食物进到胃里，以后随大便排出。对吞下的水银，由于金属汞不溶解于胃肠液，它的比重大，到胃里后容易经肠道而随粪便排出，故不易造成中毒。体温表中的水银量很少，目前尚未见此造成中毒。但要经常注意观察孩子大便以及其他生理情况，如长时间未排出，容易形成有毒化合物，应请医生处理。

呼吸困难的急救

儿童期间，发生呼吸困难的情况甚为多见，它本身是一个症状，不少疾病可以表现为呼吸困难，而这个症状也大多严重，需要及时予以解除，否则会危及生命。

解除呼吸困难的方法，首先要尽可能地消除口鼻内的痰、鼻涕、黏液以及其他分泌物。注意室内的空气清新流通。即使在送孩子上医院的途中，在做好保暖的前提下，不要把孩子的口鼻捂得太严实，车内也要注意通风。清新的空气，对于缓解孩子的呼吸困难，常有意想不到的良好作用。

各种呼吸道感染如肺炎等致的呼吸困难，要根据病因，应用抗生素等，予以积极治疗。对于支气管喘息病儿，可能情况下寻找出原因，以对因治疗。在发生哮喘时，针灸有一定功效。

当孩子由于呼吸困难陷入窒息状态时，应该立即进行口对口吹气。应该指出的是，孩子出现呼吸困难的情况是多见的，表现也很严重，但只要处理及时，如清理呼吸道、口对口吹气，所收到的疗效，往往要比成人明显得多。

抽风的急救

抽风又称惊厥，在儿科急症中十分常见，做母亲的几乎在所难免地会碰上一次孩子抽风的紧张场面。总的说来，日常生活中以高热抽风为最常见，其次是神经系统疾病，再次是低钙或其他代谢障碍或营养缺乏，癫痫

（羊角风）也易引起抽风，而且比其他原因的抽风更为严重。

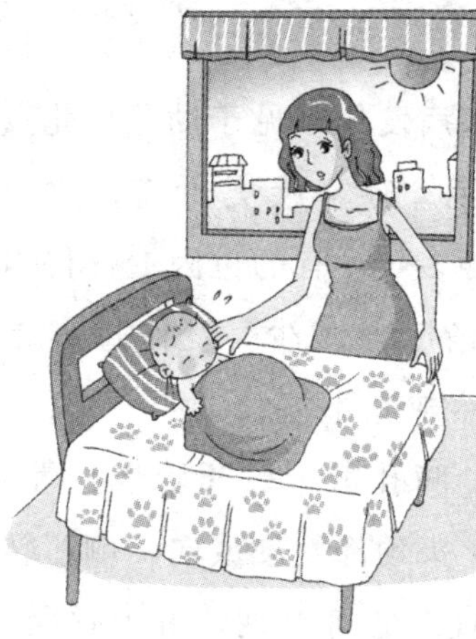

1. 高烧抽风

最常见于6个月～4岁的幼儿。孩子急起高热，于高热的几小时内突发抽风，多为全身痉挛，神志不清，抽后很快入睡。一般在初起发热过程中只抽1～2次，以后即使体温不下降也不再发作。发作超过3次者极少见。

处理原则是：及时使用退热药，最好再服适量的镇静药苯巴比妥，则退烧止抽效果更佳。头部可敷以冷水毛巾，用白酒或酒精给孩子擦身以退热，也可以用冰袋注入冷水置于腋下、大腿等大血管处，以助降温。

抽风时容易咬破舌头，故要用缠上布条的筷子或薄木片塞在上下牙齿间。对口鼻内的分泌物要及时清除。在抽风时，要防止孩子从床上掉下。然后送医院诊治。

2. 低钙抽风

血液中钙过低易引起抽风，这种低钙性的抽风，医学上称为“婴儿手足搐搦症”，多发生在6个月以内的婴儿期。

这种抽风的特点是无热性抽风，即婴儿不发热，抽风前无任何表现。突然间，两眼上翻，面肌抽搐，四肢强直，意识丧失，经几秒钟至几分钟自行缓解。发作后，恢复如常。但严重的抽风，也可致呼吸不规则、缺氧青紫；偶见发生喉痉挛，突然一声吸气喉鸣后发生窒息。

处理原则是：要请医生治疗，应用钙剂、维生素D，以纠正钙过低。对于突然喉痉挛致呼吸困难者，应行口对口吹气人工呼吸。

3. 癫痫抽风

癫痫俗称羊角风。这种抽风来势急骤凶猛。癫痫大发作有三个特点，一是突然地发作，或在发作前瞬间有一点预兆，如眼前闪光；二是反复性，每间隔一定时间复发一次；三是短时间的，每次发作多为几分钟后自行停止。

癫痫病发作多见于幼儿、儿童、少年时期，有家族史可查，此后，往往伴随多年，有的也因治疗得当，发作逐渐明显减少。发作过程是，病儿突然神志不清，尖叫一声，摔倒在地，瞳孔散大，开始全身性肌肉抽动。头颈部发硬或向一侧扭转，两腿挺直，足向内翻。由于呼吸肌的痉挛，可使呼吸暂时停止，脸色由苍白、充血转为青紫。大约5～30秒后，转为全身性肌肉有节奏地抽动，呼吸恢复，吐白沫。如咬破了舌头，则吐出血沫。有的此时大小便失禁。发作一般经过1～3分钟停止，随后呼吸恢复正常，脸色也转红润，由昏迷转为昏睡，再转为意识模糊，大约经历20～120分钟，完全清醒。

由于此种抽风无前兆，可在任何场合下发作，如在马路、河旁等，所以十分危险。

处理原则是：首先要将病儿移至安全地带，避免再受到其他伤害，迅速在上下牙齿间垫物，以免再咬破舌头，清理口鼻内分泌物，保持呼吸道通畅。然后送往医院。

吐血的急救

当孩子突然大口吐血时，首先要分清是咯血还是呕血，因为两者属于两个不同系统的疾病，在症状和治疗上也有所不同。

1. 咯血和呕血的区别

尽管吐血是从嘴内大口地吐出血来，但实际上是分为咯血和呕血两类。

一般说，咯血是呼吸道疾病所引起的，它是指喉部、气管、支气管和肺腔这些部位的出血。所以，一般是通过咳嗽动作咳出来的。咯血时，往往是有喉部发痒，血液呈鲜红色，带有泡沫，有时也混有痰。

呕血是消化道疾病引起的，它是指食道、胃、肠、肝等部位的出血。呕血时，一般先有心口部发热、恶心或上腹部疼痛，所呕出的血液颜色多为暗红色，有时伴以食物，并常拉黑大便。当大量呕血时，由于血液在胃内几乎不存留，未被酸化，故血色也可为鲜红色。

2. 咯血急救

肺结核及风湿性心脏病等在儿童

生长发育过程中容易罹患，不论何种原因，当大口咯血时，首先要让孩子镇静，不要紧张，并立即要孩子安静休息不要活动。在一般情况下，对大咯血的孩子可取半卧位，这种体位能减少四肢和腹腔内血液的回流，便于肺血管的收缩，对肺结核引起的咯血效果较好。孩子如果体质很弱或神志不清，由于咳嗽减弱，以致不能把已经出的血及时咳出，为了避免发生肺不张或窒息，应当采取平卧或头低脚高的体位，并使头偏向一侧，以利于孩子呼吸道的通畅。

家中如有镇静药物，可以酌量服用；对于剧咳不止者，可用镇咳剂。

要特别提出的是，要保持病儿呼吸道的通畅。有咳嗽时，嘱其轻轻咳嗽，把血、痰咳出，不要强忍，不要将咯至口内的血咳咽下。真正因为大口咯血而致死者并不多，而由于不能通畅地将已经出血的血咳出来，引起窒息死亡的却不少见。因为，当遇到大咯血或有发生窒息的迹象时，必须立即使病儿取头低足高位，并帮助他翻身，使身体成侧位，尽量维持呼吸道的通畅。在一旦发生窒息的紧急情况时，要毫不迟疑地用嘴对着孩子的嘴，口对口地吸出堵在呼吸道上的血、痰，以维持呼吸道通畅，抢救生命。

经初步处理，咯血稳定后，送医院治疗。

3. 呕血处理

一般成人在胃内积血达400毫升时，便产生恶心呕吐的动作，从而出现呕血。儿童对此的耐受力更差。如胃内积血达400毫升，一般已陷入休克状态。

当发生呕血时，要使其镇静，酌服镇静药物，保持安定，尽量减少搬动。出血量较多、病儿取头低脚高位，并把头偏向一侧，以防止呕出的血液被吸到气管里而造成窒息。家中如有云南白药、三七粉等，可以适量服用。待病情稳定后，送医院处理。

心脏性急症的急救

这里所谈的心脏性急症，并非指成人发生的心绞痛、心肌梗死等急症。儿童时期的心脏性急症，主要是指风湿性心脏病、急性左心衰竭、心肌炎，以及婴幼儿易发的心动过速。

1. 急性左心衰竭

儿童期间易患风湿性心脏病，由此易致急性左心衰竭，发作时，病儿突然感到胸闷气憋，睡不平，于是坐起来喘气，即医学上称为“端坐呼吸”，嘴唇黏膜发紫，咳嗽，并咳出大量粉红色血沫样痰。

急救原则是：让患儿取半卧位或坐位或将两腿垂下。此种体位可减少静脉血液的回流，有减轻心脏负担的作用，家中如备有氧气袋，可给患儿吸氧，屋中空气要清新流通。与此同时，请医生前来急救，一般使用快速洋地黄制剂。在搬动时，一定要平稳，以减少病人的活动，因为心脏负担已经很重，在搬动中如不注意势必更加重心脏负担。

2. 急性心肌炎

多种原因的心肌炎也是儿童期间容易发生的疾病。病儿主要表现心前区隐痛、心慌气短、不能平卧等症状，严重时出现休克。

处理原则是：让病儿卧床休息，减少活动，当出现休克时，立即使其取头低足高位，速请医生急救。

3. 婴儿心动过速

儿童阵发性心动过速比成人少见。严重的阵发性心动过速多见于4岁以下的男婴。婴儿并无先天性心脏病，突然出现面色苍白或青紫、恶心、呕吐、烦躁不安、哭闹不停，心率显著加快，每分钟可达到200～300次。由于心率过快，如果持续时间较久，势必加重心脏负担，以致出现心力衰竭，病情继续加重，使婴儿呼吸困难，处理不及可导致死亡。

处理原则是：当儿童出现阵发性心动过速时，嘱其深吸气后屏住，然后用力做呼气运动；也可以用筷子刺激孩子的咽喉部，以引起其恶心呕吐动作。上述两种方法是刺激兴奋迷走神经，以反射性地使心跳减慢，有使心动过速终止的作用。如果采用上述方法无效，对于年龄较大的儿童可采用压迫颈动脉。方法是，用手指在儿童颈部甲状软骨上缘同水平的右侧，摸到明显的颈动脉搏动后，以手指向着颈椎方向压迫。手法是按摩为主，一次时间不超过5秒钟，间隔数秒后再重复按摩，这样不致使颈动脉血流中断过久。在压迫颈动脉时，家长另一手可同时按着孩子的脉搏，当脉搏减慢即应停止。压迫程序是，先右后左。即先压右侧颈动脉，一般效果较好，决不可两侧同时进行，以造成血液供应障碍。

经过处理后，如果心动过速仍没有控制，应及时送医院处理。

专家提示

婴儿心动过速时使用针灸也有一定作用，可针刺内关、神门、心俞等穴位。

突然人事不知的急救

孩子突然呼唤不答，对外界暂时毫无反应，即为“人事不知”。引起原因很多，通常是晕厥、休克、昏迷三个方面的原因。

1. 晕厥

晕厥即通常所说的突然晕倒。事实上并非所有晕厥的人都会晕倒。它主要是由于短时间的大脑供血不足，使人暂时失去知觉，这样就很容易晕倒在地。晕厥虽与休克有相似之处，但不像休克那样有明显的病因或突然的创伤等，而出现严重的全身反应。

晕厥（此处不讨论心源性晕厥）是因为血管舒缩发生障碍，根据发病的特点可分为普通晕厥、体位性低血压晕厥和排尿晕厥三种。通常是害怕打针、见到出血引起精神高度紧张；晕针；空气不流通、闷热；站立时间过久尤其在烈日下；以及平卧或在大便时突然站起等原因，通过神经反射使体内特别是外周的小血管扩张，或因重力关系使下肢静脉蓄积血液过多，回流到心脏的血流减少，排出量也少，因而使血压下降，脑组织暂时缺血而晕倒。

发作前，孩子突然脸色苍白，眼冒“金星”、眼前发黑，然后摔倒在地。一般数秒钟到半分多钟即能清醒。

处理原则是：立即让孩子平卧，头略放低，以借此体位使一时性的脑贫血得以改善。解开衣领、腰带，使其呼吸通畅，一般较快好转，有条件者给其喝一些浓茶、糖水或半匙葡萄酒，脸色很快转红，头晕症状消失。如果经休息后仍无明显好转，可用缝衣针或大头针消毒后，针刺手指尖放几滴血，能很快清醒。

2. 休克

休克所致的人事不知要比普通晕厥严重得多。休克时，病儿血压明显下降、心跳快速、脉搏细弱、面色苍白、冷汗淋漓、手脚冰凉。休克在早期并不发生人事不知，而是逐渐陷入。

引起休克原因很多，所以处理十

分复杂。在家庭中对休克处理原则是：让孩子平卧，头部略放低，注意保暖但也勿过热，可给病儿喝一些浓茶、姜糖水等，速请医生前来急救。

3. 昏迷

昏迷是一类复杂的疾病。处理原则是，由于昏迷时间大多较久，不像晕厥是短时的，休克是逐渐陷入，昏迷则是呼叫音响和光线刺激都不能使其清醒。因此，在家中，要使孩子的呼吸道通畅，预防病儿呕吐物被吸入到气管中，以免堵塞呼吸道造成窒息死亡。要让患儿的头偏向一侧，尽快请医生处理。家长详细地将孩子昏迷前后情况告诉医生，并尽可能注意昏迷后孩子的呕吐物、大便，有些毒性物中毒的昏迷，可在孩子的呕吐物中见到植物的残渣、种子，以供分析判断。

误服外用消毒药的急救

家庭中容易被孩子误服的多是消毒药，常见的有碘酒、来苏水、高锰酸钾等。一般外用药多有较强的腐蚀性，外用于消毒，误作内服则会造成急性中毒。

1. 碘酒

碘酒医学上称为碘酊，复方碘溶液（即卢戈氏液，含碘5%，碘化钾10%）及碘结晶中毒与碘酊相同。

最易误将碘酒当作咳嗽糖浆服下。喝下后，孩子即感到咽喉、食道处有剧烈的烧灼疼痛，口腔黏膜呈棕色，并发出一股金属碘味。嘴内开始大量流涎，恶心呕吐，随之腹痛、腹泻。误服当时，如刚喝完粥或面糊等富含淀粉性食物，吐出的东西似蓝墨水样。中毒严重者，因碘对肾脏的损害引起蛋白尿，甚至尿闭，最后可陷入昏迷。

急救原则是：立即用富含淀粉性的液体灌入，如稠米汤、面糊等，以使其与碘结合，然后吐出，为此反复多次。洗胃毕，再嘱其内服淀粉或藕粉、烂米粥、蛋清等以保护食道、胃黏膜。腹痛剧烈者，酌服止痛药物。

初步处理后速送医院。

2. 来苏水

来苏水是甲基酚的肥皂溶液，家庭常用作消毒剂，也有市售苯酸（酚）溶液。

来苏水的毒性主要是酚的作用，酚有特殊气味，易溶于醚、酒精及水中。所以，通常用3%的溶液洗手消毒，家中有肠道传染病的用具也用此或更调换浓度消毒。放置不当，孩子有可能会误服中毒。

酚是一种原浆毒，对局部的作用是能使细胞蛋白质沉淀或凝固，并能向深层组织发展；酚吸收后，能造成对中枢神经系统的损害，尤其是呼吸中枢、血管运动中枢这两个对生命最重要的地方受到抑制。酚对肾脏也有很大的毒性。

由于酚对黏膜的刺激腐蚀性很强，所以服后口、舌、咽喉、食道、胃有强烈的腐蚀烧灼，疼痛剧烈，局部组织被腐蚀呈灰白色，恶心呕吐，吐出物有药水肥皂臭味。腹部疼痛，并有腹泻。随着毒物被吸收，孩子头痛、耳鸣、兴奋以致烦躁，很快陷入昏迷，血压下降，口唇青紫。肾脏受损，尿中也有药水肥皂气味。中毒严重者，如不及时有效救治，很快会造成死亡。

急救原则是：用温水或植物油（如有条件用橄榄油），动作轻柔地让孩子喝下或灌下，然后轻轻催吐，如此反复数次。在灌洗中间，要随时灌入一些蛋清、稠米汤、牛奶、豆浆之类液体以保护胃黏膜。如果对黏膜保护不好，孩子痊愈后，食道等处会因被腐蚀形成瘢痕收缩，管腔狭小，造成一生的饮食不便和痛苦。

初救后，迅速送医院。

3. 高锰酸钾

高锰酸钾在家庭中常用于消毒瓜果，用途十分广泛。高锰酸钾又称过猛酸钾，俗称锰强灰、灰锰氧，是一种强氧化剂，呈深紫色，结晶小颗粒，易溶于水。

很多人不甚明了高锰酸钾液的使用浓度，而且也不甚清楚何种比例时液体呈什么颜色，所以往往使用浓度过高，往往配成1%甚至10%的浓度，误饮后易致中毒。一般消毒水果等，常用0.1% ~0.2%浓度，呈紫红色，几个颗粒即可兑很多水。

误服高浓度的高锰酸钾溶液后，口腔牙龈呈紫黑色，恶心呕吐，腹痛。如果量大。在2克以上，出现严重中毒，口唇、舌、咽喉黏膜发生水肿，血压下降，循环衰竭。

急救原则是：用大量清水反复地洗胃，洗胃毕，再灌下米汤、蛋清、牛奶等保护剂。

初步处理后送往医院。

药物中毒的急救

药物种类极多，这里所谈的所谓药物中毒往往是吃错或吃多药物而造成。因为药物本身的用量和用法恰当才有治疗作用，用量过大、用法不当则成为毒物。

1. 驱虫药

苄酚宁又称酚乙胺或灭虫宁，它是一种广谱驱虫药，对钩虫、蛔虫、蛲虫病均有效。目前主要用于驱除十二指肠钩虫，该药物会使虫体的肌肉发生麻痹。

大量服用可引起中毒。病儿表现恶心呕吐、腹痛腹泻，并有头痛头晕、下肢麻木，引起癫痫病样抽风。发现中毒，应及早洗胃催吐，送医院处理。

山道年为菊科植物山道年草花蕾中的结晶性内酯，它有良好的驱蛔虫效果。过量服用可致中毒。山道年毒性较大，大量吸收后可损害中枢神经系统、肾、肝，大剂量引起心脏传导阻滞。据报道，山道年的致死量为10克，曾有0.3克山道年，使10岁以下的儿童引起严重中毒以致死亡的例子。

中毒后，孩子感到头晕头痛，甚至精神错乱，并有色觉的变化，如黄视现象，听觉、味觉等也可能发生变化，消化道症状有恶心呕吐、腹痛腹泻等；有时可有血尿甚至尿闭；可使心率减慢，出现心脏传导阻滞现象。严重中毒，可发生抽风、昏迷，最后引起呼吸中枢麻痹而死亡。

急救原则是尽快洗胃催吐，如有抽风应予镇静剂，呼吸困难甚至麻痹时则口对口吹气，迅速送往医院。

2. 退热药

小儿使用退热药极普遍，其中以阿司匹林为最多。口服阿司匹林作用缓和，在胃中分解慢，到肠才全部分解被吸收，具有解热止痛等功效。药品较安全，只有大量服用才会中毒，尤其是幼儿可严重中毒。患儿中毒时，头痛头晕、恶心呕吐、听力减低、视力模糊、全身疲乏。严重者情绪不安、抽风以致陷入昏迷，个别也有出血现象。

处理原则是及早洗胃催吐，对出现呼吸深而快、一般情况衰竭的酸中毒者，要用碱性药物。由于大量的水杨酸类药物进入胃内，故也可服碳酸氢钠，有加速水杨酸类排泄作用。对个别有出血现象的病儿，医生可应用维生素等止血剂。

食物中毒的急救

常食的蔬菜豆类在正常食用时并不会中毒，只是由于种种其他原因，有时可致中毒，需引起注意。

1. 发芽马铃薯

马铃薯又名土豆、山药蛋、洋山芋。它在一般情况下是容易贮存的，作为常吃的蔬菜，在春季贮存时好长芽，发了芽的马铃薯，在其芽眼及胚胎处含有一种物质称为龙葵素或叫马铃薯素，对人有毒。

吃了发芽的马铃薯，一般食后数小时出现恶心呕吐、腹痛、腹泻等症状。个别严重病人，体温升高、意识丧失，甚至抽风。

早期可用茶水等洗胃催吐。中毒较重者送医院处理。

发芽较少的马铃薯，充分地挖去芽眼及皮肉变紫部分，加高热后可以食用。发芽多者应弃去不食。

2. 扁豆

扁豆又称菜豆、芸豆、刀豆、四季豆。我国南北方普遍栽种，营养丰富，人们喜食。扁豆既可焖炒，也可做馅吃。中毒原因是加热时间不够，如做凉菜时稍在开水中烫一下，食后易引起中毒。

扁豆中毒的确切毒理目前尚不清楚，现认为扁豆中含有一种毒蛋白——凝集素，外面的皮中含有溶血素，是造成中毒的原因。一般在食后一至数小时内发病，先有恶心，随之出现频繁的呕吐、腹痛等不适。

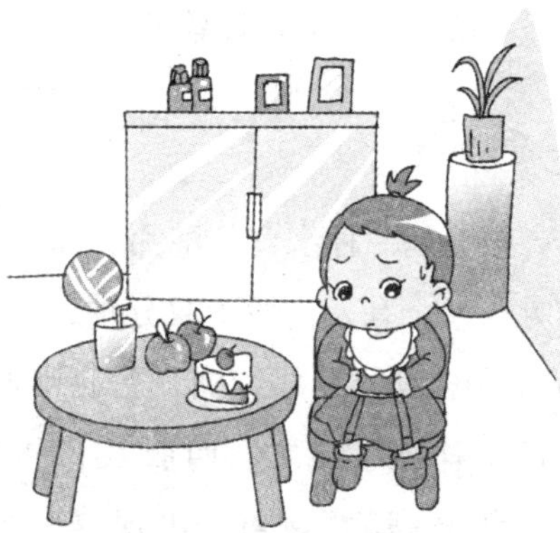

处理原则主要是对症处理。呕吐剧烈者，可用镇吐剂，并补充丢失的水分和盐类。

3. 蚕豆

在广东等南方农村，每当蚕豆成熟的季节，有时能见到人吃蚕豆后，尿的颜色呈酱油色。检查血，红细胞被大量破坏，造成急性溶血性贫血。

人们称之为蚕豆病。

从吃蚕豆到出现症状，最短仅两小时，一般为 1 ~ 2 天，个别也可长达 7 天。孩子除有头晕、头痛、口渴、腹痛等一般症状外，主要有发烧、黄疸、血红蛋白尿，并有恶心呕吐、精神疲乏、食欲减退。严重者肝脾肿大、贫血，可陷入昏迷。

处理原则是送往医院。由于该病主要表现为急性溶血性贫血，所以对患儿有条件者及时给予输血，效果很好。一般情况下，可以输液。

4. 菠萝

菠萝是一种多汁、酸甜、味美的南方水果。有人食后十数分钟，会突然出现剧烈的腹部绞痛，恶心呕吐，拉稀水样便，随之，四肢及口舌发麻、出汗、脸色潮红、出现荨麻疹。个别严重者，血压急剧下降，脉细而弱，面色苍白，口唇青紫。

以上症状是对菠萝过敏而造成的。严重者应速请医生急救。一般过敏者，可应用苯海拉明或氯苯那敏等脱敏药物。

中毒症状多在食后一小时内出现，先有恶心呕吐、腹痛腹泻等胃肠道症状，随之病儿烦躁不安、胸闷心慌、脉搏慢弱、呼吸急促。突出的表现是心率减慢，每分钟 50 余次或更少，严重时仅 30 多次。

急救原则是中毒早期予以洗胃催吐，然后请医生诊治。

细菌性食物中毒

细菌性食物中毒是由于细菌污染食物而引起的一种以急性胃肠炎为主要表现的疾病。由于夏秋季气温高，食物被细菌污染的机会多，如不注意饮食卫生，容易造成食物中毒。

1. 中毒原因及中毒食物

细菌性食物中毒可分为两大类。一类由细菌在食物中大量繁殖而引起，如沙门氏菌、嗜盐菌、变形杆菌及大肠杆菌等；另一类是由细菌产生的毒素所引起。

沙门氏菌类常存在于动物的肠腔内，动物的大肠、小肠、胃等内脏含菌最多，所以肉类是中毒的主要食品；细菌污染剩饭、剩菜等食物，也可引起中毒。

葡萄球菌引起的食物中毒多是些乳制品、糖果糕点等，如牛奶、乳酪、蛋糕、冰激凌、冰棍以及其他糖果糕点。

嗜盐菌引起的食物中毒，多是些

海产品，如梭子蟹、沙丁鱼，带鱼等。肉禽类如鹅肉等。

肉毒杆菌引起的食物中毒，多为罐头食品，由于肉毒杆菌分解食品时产生酸和气，腐败的罐头食品常常是膨胀的，发出酸性气味。

2. 中毒症状

主要中毒症状是一家人吃相同的食物后，几乎“不约而同”地出现恶心呕吐和腹痛腹泻。由于剧烈的呕吐和腹泻，使身体丢失大量水分和盐类，严重者可因脱水、血压下降而引起休克。

嗜盐菌引起的食物中毒，大便还带脓血和黏液。

肉毒杆菌引起的食物中毒少见，一旦发生也很严重，它除有通常的呕吐、腹泻外，还由于毒素损害神经系统，病儿感到吞咽困难，说话发音受到影响，严重者甚至可以失语。由于视觉的损害，可出现复视。病情继续发展，吞咽、呼吸逐渐受到抑制，严重者可于1～2日内死亡。

3. 急救原则

早期可行洗胃催吐。但因最常发生的沙门氏细菌性食物中毒后，多有剧烈的呕吐，故根据情况也可不必进行催吐。对于吐泻剧烈者，鼓励其大量喝些淡盐水。对剧烈吐泻不止者，可酌用阿托品等药物，也可酌用抗生素。一般细菌性食物中毒，尽管来势凶猛，但只要处理及时得当，恢复也较快。

肉毒杆菌的食物中毒多为严重，如病儿有吞咽困难、失语等症状，就应想到此类中毒，急速送往医院，及时应用抗肉毒血清注射。

煤气中毒的急救

北方不少人家冬天使用煤炉取暖，如果不注意屋内的通风，煤炉所装烟筒不符合要求，出现漏气现象，极易发生煤气中毒事故。

1. 中毒原因

煤在燃烧不完全时产生一种不安定的混合性气体叫煤气，其主要成分是一氧化碳。除煤外，木柴或其他东西燃烧时也会产生煤气，所以在失火现场有人晕倒，往往也是一氧化碳中毒所致。

中毒时，人先感到头晕、头痛、耳鸣、眼花、精神不振、四肢无力。随之，上述症状加重，并有恶心呕吐，随着一氧化碳在血液中含量增高，它与血液中的血红蛋白结合，形成碳氧血红蛋白，排挤了正常情况下氧与血红蛋白结合的生理过程，这样，没有携氧、送氧能力的碳氧血红蛋白充斥于血液之中，身体就发生缺氧。随着中毒加深，时间延长，血液中碳氧血红蛋白越来越多，人体缺氧愈严重，人因缺氧陷入昏迷窒息，最后，呼吸循环衰竭而死亡。

2. 急救

尽快将门窗打开，把煤炉抬出，把病人放在温暖、通风良好无煤气的屋内，盖好被子。由于一氧化碳与血红蛋白的结合并非“牢固不破”，当氧含量增高时，氧可驱走一氧化碳，从而使氧本身与血红蛋白结合形成为人体所需的氧合血红蛋白。一般中毒病人，只要不再吸入一氧化碳，而呼吸新鲜空气，一小时后，血中就有一半的一氧化碳血红蛋白被离解，而成为氧合血红蛋白。

对中毒较重的病人，有条件的给予氧气吸入，中毒严重者要在注意通风保暖情况下迅速送往医院。

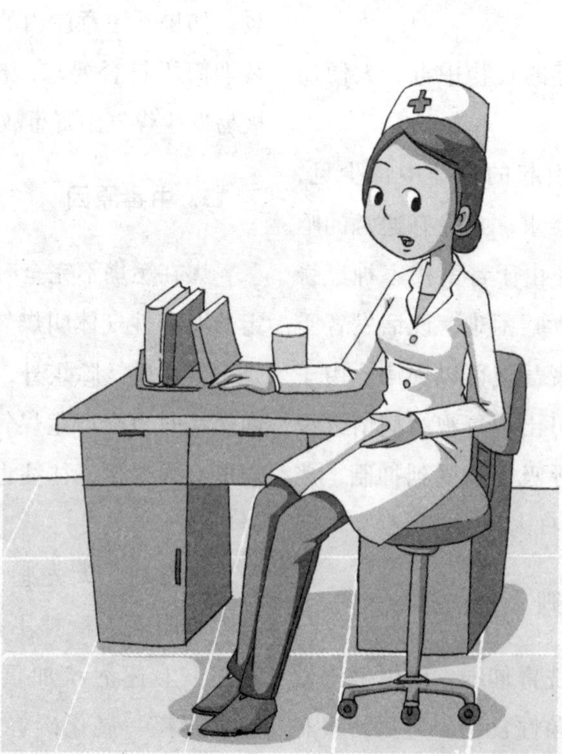

育儿篇

婴幼儿早教启蒙意义重大

早教启蒙从新生儿开始

胎教提示了我们，凡经过胎教的婴儿降生后，朦胧期缩短，听到胎教的音乐时就会露出微笑……这都证明了胎教所以能起作用，是因为胎儿在大脑发育过程中已具备了听觉、触觉，并有了记忆。如出生后继续进行早期教育（简称早教），就能使婴儿的动作、语言发展更顺利，精神、神经发展水平更高。所以进行胎教的婴儿在出生后一定要继续进行早教，才能更好地发展其智能。

美国学者 L·萨克的研究表明，新生儿出生后 24 小时内不论做什么事情对他都有极其重要的意义，在他出生后 24 小时内，母子接触，母亲左右手抱孩子的行为，将会成一种令人吃惊的“烙印”的生理机制而起作用。如果能实行出生后早期开奶（即生后 2 小时），母亲自己抱着孩子，面对面地喂奶，温柔地哼点歌或对他说些温情的话，对新生儿心理的发展有很大好处。因此也可以说婴儿期的早教应从新生儿开始。

婴儿期大脑发育是关键

1. 婴儿期大脑发育与智力的发展

从出生 28 天到周岁，称婴儿期或乳儿期。这时期是人的一生中发育最快，变化最大的时期。婴儿在不断地与成人的交往中，中枢神经系统——大脑发育迅速，条件反射不断形成，体格发育快，随之学会了很多东西。婴儿之所以智力能很迅速地发展，据研究，是因为婴儿在极早期，就存在对外界刺激进行反应的“储存器”，他对外界（尤其新生儿期）虽然是一副漠然的样子，却做好了接受的准备。显然，胎儿脑的发展同外界各式各样的刺激密切相关。

研究发现，孩子在婴儿期时是经常独自躺着无人搭理，还是总有人温柔地关注他、爱抚他，对他的需求及时作出反应，这对孩子的智力情感成长影响极大。这就为婴儿开发智力打下了基础。

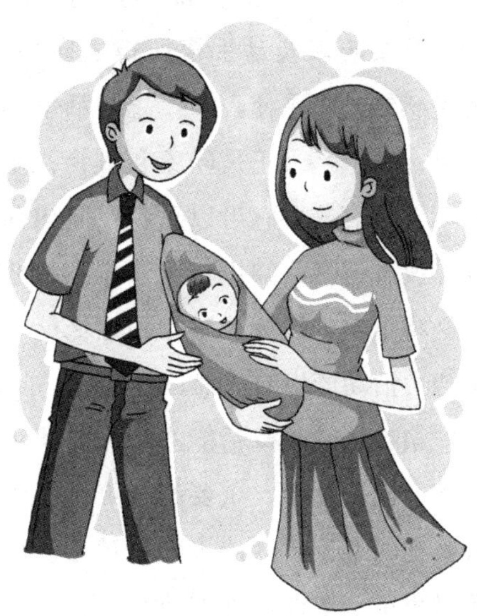

近20多年来，国内外专家在婴儿智力发展方面做了很多研究，并且做了规模较大的追踪观察，如对狼孩的纪实，对名人传记的分析，加上早期教育的实验等等，专家们一致认为，从母胎到出生后的头几年内的智力发展在整个人的一生中影响深远。因此，早教极为重要。

婴儿出生后一年内，其智力是一生中发展最快的。但是，这种速度依赖于后天所给予的刺激（教育）。若出生后只喂不教，那么大脑发育会受阻，或者会迟钝起来。只有加强早期教育才能挖掘婴儿期的智力潜力，使孩子聪明、健康、活泼。

那么，怎样才能使一个婴儿从出生的新生儿至周岁受到良好教育呢？我们需从以下几方面来认识：

婴儿大脑的发育是如何进行的？人人皆知，智力产生的场地是大脑。从胎儿期开始，大脑的生长一路领先，这为婴儿出生后智力的迅速发展，奠定了物质基础。

就大脑的重量而言，一个新生婴儿脑重量平均300克左右，而当他长到5个月的时候，已是他出生时的2倍了，为600多克，到1岁时就有900克。拿婴儿脑的重量与成人相比，1岁时已有成人的60%，4～5岁时升至80%，6～7岁时已为成人的90%，这说明了脑生长最迅速的时期为婴儿时期。

大脑这样飞速地生长，自然和智力的发展是相一致的。智力的发展与脑的生长发育是相辅相成的。有这样的对比，如果一个人的智力水平长到17岁时为100%，那么，一般当一个孩子长到3～4岁时已有50%的智力，长到8岁时已有80%，真是迅猛上升。

智力是什么呢？智力就是聪明才智，说得再具体一点，就是认识问题、解决问题的能力。从心理学角度说，智力就是观察、注意记忆和思维能力的总和，包括以下三个方面：

第一是感知记忆能力。用眼睛看、耳朵听以及动手摸所得的印象，就是感知，它是使人产生思维活动的源泉；而记忆，正是印象和事物在脑内刻下的痕迹，它可以重新在脑内浮现。没有记忆，知识将无法积累，错误必将重演，因此，感知和记忆能力是智力活动产生的基础。

第二是抽象概括能力。人要认识自然、认识社会，重要的一点，是了解事物的本质、弄清事物的核心。抽象过程正是掌握这种本质与核心的大脑思维活动。如果把事物经过分析比较、提炼、综合之后，明白了它的属性，再把各种属性联结、推广应用，这类思维活动，就是概括。有了抽象和概括，思维才能进一步展开想象的翅膀，把智力活动推向高级，因此抽象和概括是智力的核心部分。

第三是创造力。把想象变成现实，中间经过无数的脑力活动，其结果体现了大脑的创造力。所以说创造力是智力的高级表现。

人类的这三类大脑活动，都是逐步发展的。婴儿时期，以感知记忆力为主，以后渐渐出现抽象概括能力，直到出现创造力。这是一个漫长的过程。但是，心理学家发现，智力的发展和脑的发育生长，都有个关键性的年龄，就是4岁以前。如果能在这一年龄段进行早期教育，给以有益的刺激（教育），并重视脑发育所需的营养，就是抓住人脑发展的最佳时期，给孩子以发展潜在智能的机会，为孩子一生的发展打下良好的基础。

2. 婴儿大脑发育与早期营养关系密切

要使大脑发育良好，就必须重视营养，尤其是早期营养。早期营养是指妊娠期，特别是妊娠中期和后期到出生后头6个月内的营养。因为这时期是大脑生长发育的关键时期，必须加以重视，才能保证孩子大脑的健康发育。

营养对大脑发育的作用是有许多事实可以证明的。美国学者对产前三个月（即妊娠后期）和胎儿出生后一个短时期营养不良的孩子进行调查发现，当这些孩子长到学龄期时，其中有30%有神经或智能上的问题。另一位美国学者，曾在巴西某地进行调查，发现有20万母亲，在童年时期因蛋白质不足，成人后的智力水平还不到一个12岁的正常儿童，并且影响了她们下一代的智力。

又如在我国陕西省柞水县某地调

查发现智力低下的儿童中，有10.86%的儿童是智力发育迟滞（简称智迟），其中多数是由于生活在偏僻的山区，缺少教育所致。这一类通过改变环境，加强教育是可以纠正的，但其中有3.84%的明显智迟小儿，并不是因为近亲结婚或是克汀病所致，而主要是因为在胎儿期和婴儿期营养不良。还有6名儿童有器质性智力低下，查明所致原因主要是在他们脑发育的关键时刻患有严重的营养不良，因生后母亲无奶，有的用糖水代奶，之后添加玉米面；还有的直接喂了玉米面。蛋白质的缺乏，造成了严重的不良后果。

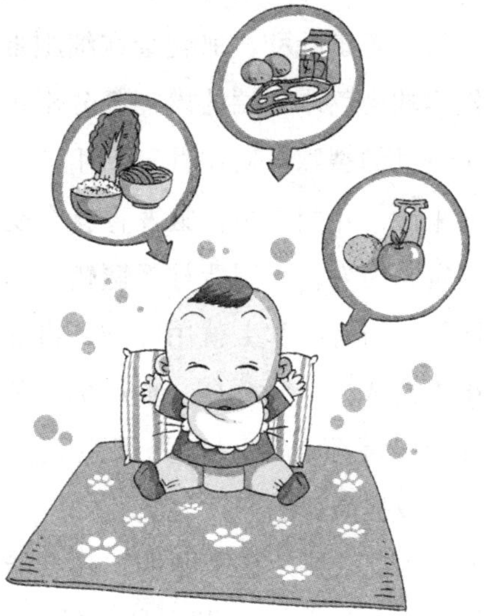

我国著名神经生理学家张香桐在他的研究中发现：过去教科书中所说的人类的大脑细胞一生下来就是多少多少，以后只减不增，是不正确的。近几年的研究证明，实际上脑内的神经细胞数目在出生后6个月内还在继续增加。他还指出，细胞繁殖有一个必要条件，就是必须有蛋白质和核酸的充分供应。因此，胎儿或6个月内的婴儿，如果营养不良，其脑细胞数目就必然会减少，就会影响其聪明才智。

大脑细胞需要哪些必需的营养素呢？

蛋白质　是构成大脑细胞的主要物质，当然不可缺少。含蛋白质丰富的食物有鱼、肉、蛋、奶、大豆等。母亲时常吃这些食物，奶水中就会富含蛋白质。

脂肪　是神经髓鞘的原料。髓鞘，仿佛是裹在电线外面的橡胶，起着绝缘和传递信息的作用。母亲的初乳中含有较高的脂肪，作用不可小看。

碳水化合物　是神经细胞活动的能源。没有它，大脑细胞的工作就会停顿。

矿物质　尤其是微量元素，它对脑发育有很大关系，缺乏了，会智力低下。

各类蔬菜水果、干果中都含有丰

富的矿物质。

叶酸 英国学者莱琼发现，人体如果缺乏了叶酸，那就会在细胞带有缺陷的染色体末端的模糊部分出现一个可见的裂隙。对胎儿、新生儿、婴儿来说，叶酸不足，脑发育就会受到损害，因为它是制造神经髓鞘的重要原料。当前医学上就用叶酸，再加上维生素 A、维生素 C、维生素 D 和多种微量元素，来治疗先天愚型的病儿，以提高智能。

因此，要使孩子聪明，具有能开发智力的基地——发育良好的大脑，就要给予良好的营养，尤其是早期营养。

中国民间认为鱼肉、核桃仁等食品含有补脑的物质，是有一定道理的，母亲多吃些，恐怕不会无补。现在由于生活水平提高了，讲究了，有的准妈妈在产前竟会吃二三十斤核桃仁，这就有点太过了，太过的结果如何我们目前还没法确认，但可以确定的是身体是个化学物质的大平衡，太多不见得就好。

训练婴儿的条件反射

1. 利用条件反射来培养婴儿良好的生活习惯

婴儿出生后 10 ~ 15 天条件反射开始形成，这是生活实践中多次重复训练的结果。例如，母亲每次将婴儿抱在怀里，他的嘴就会出现吸吮动作，这并非因奶头接触他的嘴所引起的，仅仅是由于贴胸的姿势与喂奶动作多次结合训练所形成的。

当第一次条件反射形成以后，通过婴儿的视、听、触等感觉器官，各种条件反射相继形成。例如在一两个月以后由于多次反复地按时喂奶，因此只要一到喂奶的时候，婴儿就会觉醒或啼哭；每日如能定时喂奶，婴儿就会到时醒来，吃奶渐渐变得有规律；如果每次睡前总是摇晃小床，以后不摇晃就不睡觉。因此最好一开始就不要摇晃。

婴儿月龄越大，周围环境对他的影响也越大，条件反射也越复杂。我们要利用条件反射的规律，使婴儿从小养成各种良好的习惯，例如不需要摇晃就能入睡；一个月左右可试把把婴儿的屎尿，一段时间后他就会产生条件反射，把他便会开始尿或拉屎；8 个月孩子已能够自己坐着，这时可以渐渐地培养他坐盆大便的习惯。只要家长或托儿所保育工作者能耐心地反复地教养，孩子就会从小形成良好的生活习惯。这就是利用条件反射对婴儿进行教育的一种有效方法。

2. 婴儿早期条件反射能力的训练

早期教育是指对婴幼儿进行最初期的训育，包括感知训练、语言训练和良好的行为习惯、品德的培养。出生1个月以内的婴儿，既不会说话，也不会走动，如何对他进行早期教育呢？

新生儿有自己的身心特点。他的神经系统不太健全，脑沟、脑回仍未完全形成，大脑皮层兴奋性低，所以每昼夜觉醒时间仅2～3小时。但具有觅食、吸吮、伸舌、吞咽、恶心、拥抱、握持等条件反射。视觉：出生后他的双眼运动会不很协调，有短暂性的斜视，见了光亮会眨眼、闭眼和皱眉，并逐渐能对视野内的物体产生短暂的注视，目光可跟随近距离的物体移动，但视觉不清。婴儿初生时听觉迟钝，3～7天后增强，听到声音时能安静下来，停止啼哭，对较大声音能引起像是“吓了一跳”似的拥抱反射；味觉已经发育良好，尝到酸、甜、苦、辣、咸的味道时能以展眼舒眉、伸舌或挣扎、做苦脸等表情来表示喜欢、厌恶或拒绝，如尝到甜味时会出现吸吮动作；嗅觉较弱，但强烈刺激性气味能引起反应，温度觉和触觉也较灵敏，痛觉比较迟钝。

以上这些特点，说明外界的许多事情已经能被新生儿所感知。新生儿的早期教育正是要从训练五官感觉、培养敏锐的感觉力入手，以促使其潜能和其他能力的尽早发展。例如，为了发展孩子的视力，可以在他睡醒时引导他注意你，或让他跟踪移动、发亮、颜色鲜艳的物体；为了发展听力，可以经常用音响玩具，或播放轻柔的音乐节目来启蒙他，还可以由妈妈在哺乳时经常性地与宝宝交谈，不要怕他听不懂，讲话本身就是最好的听力和语言训练；为了帮助他了解物体的特性，可以拿一件小东西让他摸、捏，让孩子能体验到冷、热、硬、软等不同的感觉；为了锻炼婴儿的运动能力，可以经常为他做一些上下肢的被动运动……诸如此类，对于孩子今后的成长都是非常有益处的。

玩具能促进婴儿的生理、心理发展

婴儿的大脑发育和智力发展主要靠两方面促进，一方面是充足的营养，另一方面就是外界环境不断地给以有助于智力发展的新鲜刺激，而玩具是促进婴儿智力发展的新鲜刺激的最好教辅工具，在婴儿的生长发育和智力发展中具有十分重要的作用。

婴儿的生活除了吃、喝、拉、撒、睡，就是玩耍，所以玩具是婴儿生活必不可少的伴侣和快乐的源泉。孩子若缺少了玩具，就会感到寂寞，没有事干，精神无所寄托，于是，有的就吃手指头，有的甚至胡闹；如果没有玩具，没有任何外界的刺激，孩子的智力还会迟钝起来。因此，我们应该满足婴儿玩玩具的要求，并给予指导，使玩具成为婴儿早期教育的工具。

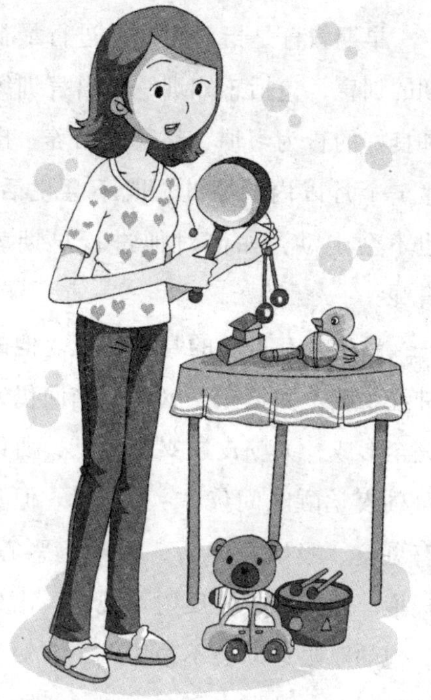

父母在选择玩具时必须结合婴儿的年龄特点。一般新生儿的视力在满月至 2 个月时已能较好地集中视线，看清一种物体。这个时期，他们能安静地听周围的声音，但色觉差。有位心理学家曾用红、绿、蓝三色对 1 ~3 个月的婴儿进行试验，结果表明，他们对红、绿都有感受，而对蓝色没有反应。所以，这时候，父母要给他们选择色泽鲜艳、体积较大、最好带有好听的音响的玩具，并挂在适当的高度，使婴儿容易看到，小手便于抓到或碰到。玩具动了，铃声响了，婴儿会显得四肢活跃、表情喜悦，还能促使他再去抓、碰玩具。

3 ~4 个月的婴儿，视线可以随着色彩鲜艳的东西转动。他们的听觉和视觉有了初步的协调，能安静地倾听周围的声音，并能转头寻找发出声音的方向。

5 ~7 个月时，婴儿随意运动和不随意运动正在开始形成，眼睛和手的协调逐步发展，凡是东西摆动，婴儿就伸手想拿。这个时期需要用玩具有目的地来增加他全身和四肢的活动，所以玩具可以挂得靠近些，一般挂在距婴儿 30 厘米 ~40 厘米的地方。然后婴儿开始偶然去碰（不随意运动），以后有意识地去碰（随意运动），并且将玩具抓住后放到嘴里去探索，有时还拿着玩具看，用手使劲拉。所以这个时期要给孩子以色彩鲜艳、带有声响的玩具，可在小床上、摇篮上挂一些色彩鲜艳的能发出音响的玩具来发展他们的视觉和听觉。对 6～7 个月的婴儿还需要有响声的跳动玩具，如能蹦的青蛙、会啄米的小鸡等，孩子看得高兴，总想抓住它，这样便能促使他们随着蹦跳的玩具舞动四肢甚至学习爬行。

8～12 个月的婴儿，听觉和色觉又有了进一步的加强，这时要选择能促进感官发育的玩具，最好能是婴儿看到过的真正动物和物品的模仿物：如公鸡、小猫、小狗、灯泡等，同时结合动物的名称、叫声及其特征给以指点。当孩子看到类似这些动物的玩具时，往往会发出“喔喔”“汪汪”的模仿声音，指出这是公鸡，那是小狗。当问孩子亮亮在哪里时，他就会指指灯。婴儿还可以通过玩具模仿更多的动作。如，学鸭子“呷呷”叫和鸭子摇摆走路的姿势，学小猫“喵喵”叫和小猫洗脸等动作。为了使婴儿的智力得到更好的发展，还应当尽可能地给他们创造能自由活动的场地，条件好的家庭可为孩子专设一间或一角铺有地板的活动场地，里面多放一些玩具，让婴儿可自由地坐、爬、翻滚、站立或沿着栏杆走。

总之，父母要充分利用玩具，促进孩子的生理和心理的发展。

游戏能促进婴儿的成长

婴儿最初是在活动中、游戏中学习知识、认识世界的。游戏不仅使婴儿的身体得到锻炼，也使婴儿的各类能力得到一步步的锻炼，信息一点点从中获取并得以积累，所以游戏对婴儿成长的意义千万不可忽视。

婴儿最初是通过耳听、鼻闻、眼看，机体皮肤碰触、嘴尝等触觉来感知周围世界的，如果他觉得舒服，他便会有愉悦感，而愉悦感可以促进婴儿机体的新陈代谢，促进婴儿大脑细胞的发展，所以成人要充分理解这一特点，在婴儿期尽量多逗孩子，多让孩子感觉美妙的声音、音乐、大自然的芬芳，给其机体以温柔关爱的触摸，婴儿高兴时会手舞足蹈，这对其身体成长是很有好处的。

孩子两个月时便有色彩感，此时大人可在婴儿床上挂一些彩球或能发出清脆声响的彩色玩具，婴儿醒来时拍动彩球、摇响玩具，会由此感到高兴；也可一边用食指轻挠婴儿的下巴、胳肢窝、肋部，一边用语言逗他

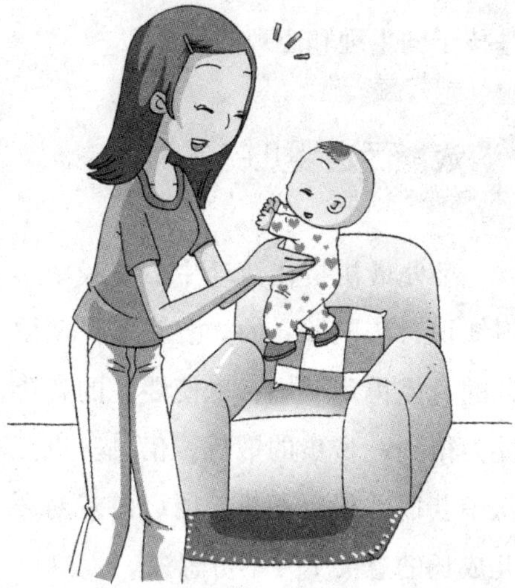

发笑；孩子会爬时可逗他向前爬着去拿玩具或打击挂在前面的彩球；孩子会坐时可与婴儿对坐着往对方方向推球或在澡盆中玩水；孩子能走时，则可与孩子玩滚球、抢球、举气球、打电话、拍打桌面、移动凳子、推婴儿车、对拍手唱儿歌等游戏。

总之，能让孩子在活泼的游戏气氛中成长，其身体、大脑都会变得活跃、健康。

肢体锻炼促进婴儿的智力发育

为了使婴儿身体各部分肌肉能够得到充分的发育，必须使身体各部分有经常运动的机会。婴儿周岁以内需要成人帮助运动和加以适当的训练。

婴儿从两个月开始，就能在俯卧位时抬起头来，但支持力很差，需要训练。在喂奶以前，可以先让婴儿俯卧几分钟，然后用玩具逗他促使他抬头抬眼，以后可以逐渐延长俯卧抬头的锻炼时间。

3个月的婴儿活动能力增强，稍加帮助就能翻身、俯卧、自行抬头。

5~6个月的婴儿已会自行翻身，从俯卧到仰卧或侧卧，有的已会坐起。

7~8个月就会坐、会爬，但需要成人的帮助和训练。当他看到前面有鲜艳的玩具时，就会由坐的姿势变为爬，努力地向着玩具方向爬行，要把玩具拿过来。所以，这个月龄的婴儿，必须给予较大的活动地方；玩具最好是圆球，容易滚动，刚抓着，球又滚开了，促使他又向着球的方向爬行。这样反复多次以后，他就得到了锻炼，能够独立地向前爬了。

8~9个月可以训练他扶着栏杆站起来。

10个月婴儿逐渐地学会了蹲下又站起来，并且能够扶着栏杆走来走去。

1岁左右不仅能够独立站起来，而且能迈步前进。

婴儿学会坐、爬、站、走的过

程，就是锻炼全身运动的过程，也是精神、神经发育的过程，这个过程必须由成人有意识地引导他。研究表明，婴儿活动少、肢体协调能力就弱，他的大脑思维能力也会相应减弱，智力就会受影响，这也就是为什么国外有的学习障碍孩子训练中心能通过加强孩子的肢体运动、体能训练来提高孩子的智力的原因。

要提升孩子的智力和能力，早期对婴儿进行一些四肢操，用玩具、音乐促使婴儿多活动，多让婴儿锻炼坐、爬、扶杆站立等动作，对婴儿全身心的发展都极有好处。

当婴儿会爬以后，其运动的能力就大大加强，接着，动作会越来越多，甚至会从别人手中拿过玩具来。这时必须开始对婴儿进行团结友爱的教育，不使发展到相互抢夺玩具，在托儿所里尤其要注意这一点。

婴儿的语言发展和训练

1. 婴儿语言发展的特点

新生儿已经具备了一套完整的发音器官，所以一出生就会大声啼哭。语言的发展和婴儿的运动发展有着密切的关系。在生后3个月时，婴儿的哭声对成人已有第二信号的意义，表达了他的感觉和要求。生后半年以内，婴儿和成人交往，只能用表情或动作等方式来进行。随着月龄的增长，这种简单的交往形式已不能满足婴儿智力发展的需要，这个矛盾就推动着语言的发生。

婴儿动作的发展、各种精神活动的发展、认识范围的扩大及认识能力的提高，为语言的发生准备了条件；高级神经活动的发展和语言器官的成熟，为语言的发生具备了生理基础。在正常的保育条件下，生后六七个月是语言开始逐渐发生的时期。婴儿语言的发生，首先表现在开始注意别人所说的词，以后自己就学会说出最简单的词。

新生儿最初只会用“哭”声来表达自身需求和对环境作出反应。

2~3个月时，如果成人和他用“呃！啊！”之音谈笑，他就会和成人“呃，啊”起来，表现很愉快。但这种声音还不是语言。

4~5个月时婴儿会发出声音来引人注意，似乎想用声音来和成人谈话。

6~7个月时会发出不同的声音表示不同的需求和意思，如饥饿、疼痛、不满等，但是音节不够清楚。这时，他已经能够理解成人对他的态度和语言，如果骂他，他会不高兴或是放声哭起来。如果给他快乐的表情，他会表现得很活跃，同时会模仿他人的动作，例如做拍手、再见、伸手要抱等动作，这些动作表示必须要与语言同时出现，使婴儿能够渐渐地将语言和动作联系起来。

7~8个月时当成人和他说话时，他会做回答性的动作，开始会重复某一音节。这时候要很好地引导他，要将语言和实物联系起来。例如指着电灯说：这是“电灯”，以后你问他电灯在哪里？他就会转向电灯的方向，并用手指着，同时发出声音。这种发音，虽然还不是语言，但是它为锻炼发音器官、模仿成人的语言打下了基础。

9~10个月时婴儿对成人语言的理解力越来越加强，但还不成音节，少数已能发出单音节。

婴儿一般一岁左右会叫“妈妈”，因为“ma”这个音最容易发出，同时妈妈是最亲近的人，所以，这个词在婴儿与大人交往过程中重复的次数最多。此后大约能说出20~30个单音词来，这些词已能按词意起作用。

语言的发展使婴儿的高级神经活动进入了一个质变的阶段，经一年不会说话的婴儿，对外界物体只能认识它外在的性质，如大小、形状等，待他逐渐会说话的时候，就能认识物体的基本性质（如铁、木等）了。由此可见1岁的婴儿，已经开始掌握了词，并已开始用语言形式和人们交往。从这个过程中可以看到婴儿的语言发展，是随着月龄增长和与成人交往过程中学来的。如果婴儿生长过程中和成人的交往很少，每天只见面而不说话，那么，在这种环境中成长的孩子，他的语言器官发展很慢，语言能力发展相对滞后，思维因此会受影响，因为思维需靠语言来进行，孩子的思维能力发展受阻，情绪也就不会很好，健康也可能受到影响。

总之，婴儿和成人接触的过程，就是学习的过程，成人和婴儿的接触也就是孩子受教育提高能力的过程。只要将动作和语言统一起来，就能使婴儿的听觉器官不断地发展，随着各种东西对视觉和听力器官的不断刺激，眼界也会不断扩大，婴儿的语言就会获得正常的发展。

2. 婴儿的早期语言训练

对婴儿的语言训练从婴儿一出生即可开始，在婴儿睡醒时，母亲或其他养育者可在给哺喂、换尿布、洗澡或婴儿醒躺着、大人抱着时，用温和的语言逗他，最初只用“喂”“哎”等简单的词逗他即可，注意让声音变得柔和、充满爱意一些，眼睛最好也是充满爱意地看着婴儿的眼睛。

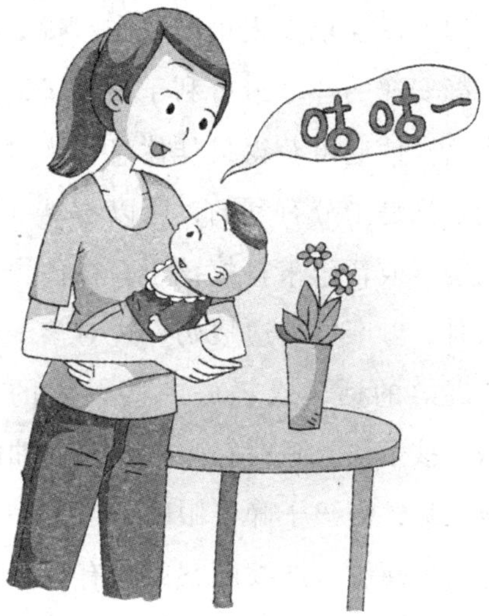

2个月后的婴儿已会微笑，此时可逗他笑，说些：“宝宝，你好”“宝宝吃得真好”，或拿着小铃铛说：“宝宝，呤呤呤”、拿着能按响的小猫玩具说“小猫，喵喵喵”之类的话。婴儿两三个月时已能用“呃、啊”反应大人对他的说话，此时只要用简单的声词多与他进行交流、多给他语言的刺激就可以了。

4~5个月婴儿能主动发声以引起大人的注意，此时大人要多回应孩子，他发“呃、啊”你也要回应“呃、啊”，通过这一交流来增强他与人交流的欲望，增加他的交流愉悦感。同时可适当增加语词刺激，比如说：“呃，你好”“呃，宝宝”“呃，妈妈在身旁”，孩子此时虽不能模仿说出这么多词，但他在不断的语词刺激下，已能渐渐领会“妈妈”“宝宝”“你好”指的是什么，这对他思维能力的尽早形成，对尽早学会发音说话都是极有好处的。

6~8个月孩子会坐、爬时，可用“坐坐，宝宝”来回应他坐起来的动作，“爬爬，宝宝”回应或促使他向前爬，这样他会把声音与动作联系起来理解。当孩子会根据发音，能模仿做出大人说的比如“拍手”“摇摇头”“笑一笑”等动作时，大人要经常训练他，并常指着如猫之类的东西说：“猫猫”，指着月亮说“亮亮”，然后渐渐可问他“猫猫在哪里?”“亮亮呢?”让他指认寻找。

10~12个月孩子应该已能发出“妈妈”“爸爸”“猫猫”等最易发的单音词，可有意识地促使他多说，比如“宝宝，来，说妈—妈”让他模仿。此时还可以用录音机给他放一些儿歌，这可促使他耳朵的辨音能力、口腔肌肉发声活动、对声音的理解能力的发展。

婴儿的早期智力启蒙

一个孩子政策使父母对婴儿的早期智力开发越来越关注，一个孩子使他们有经济能力和精力、体力对孩子进行更多的投入。目前国际上对这方面的研究也越来越深入，育儿知识随着信息技术的发展而越来越普及，这是我们对婴幼儿进行早期教育的有利条件，我们的孩子因此也一代比一代更聪明、更具有知识了。对婴幼儿的早期教育主要在智力启蒙、语言能力、自理能力、身体协调能力的培养，以及情感志向品格培养等几个方面。

这个问题需要考虑的是四个方面：智力启蒙最早该从什么时候开始？如何进行？有哪些有效的方法？该注意些什么问题？

现在世界各国都已开始注意胎教，既然胎儿就可接受教育进行启蒙，这说明婴儿从一出生起就可以接受启蒙教育了。专家们的跟踪研究也表明：对初出茅庐的婴儿进行含情的语言、轻柔优美的音乐刺激，尤其是母亲含情的声音和目光的刺激，他们会变得更加安定平和，日后也更容易以积极的态度来接受周围世界的一切，包括各种知识。所以关注对婴儿尽早进行智力启蒙的父母，可以在婴儿出生不久便开始着手进行。

那么早期的智力启蒙该如何进行呢？刚出生的婴儿一天要睡18～20个小时，他们醒来的原因只是为了吃和尿湿不适要求大人给换尿布，睡梦时宁静安逸的环境最有利于孩子了，因为这样他们可获得最佳休息，这对他们成长是十分有利的，所以不要拿什么语言或音乐来打扰孩子。在孩子醒来时，母亲可一边喂奶一边对孩子说些温柔的话，或轻放一些柔美的音乐，孩子快入睡时轻哼一些摇篮曲哄他入睡；当孩子睁开眼时，可拿一些有简单横纹、波纹图案或绘有母亲父亲脸的纸片给孩子看，以培养他的注意力。10天内新生儿的注意时间一般在6～10秒钟，注意时间长孩子以后的智商便较高；另外新生儿一般只会注意黑白图。父母也可转动自己的脸促使孩子的目光跟着走以提高孩子的注意力。

如婴儿醒的时间稍长，父母可开始对孩子逗乐，用语言或轻轻挠挠孩子的下巴、胳肢窝以刺激孩子，这不仅会使孩子感到愉悦，也能促使孩子尽早出现笑容，其实人的聪明便是建立在能对外界刺激敏感、能作出适当的反应之上的。此时抱起孩子来让他迈迈步、把大人的手指或其他圆棍形东西塞到孩子手心让他握一握，都是很好的锻炼，有助于孩子尽早接受周围世界的积极刺激。

关爱婴儿也是早教启蒙

婴儿一天中睡眠所占的时间很长，醒来多为吃奶和换尿布的需要，因此许多父母会以为此时的养护内容主要是满足他的这两个要求，其余不用多费心。其实不然，国外育婴专家经过多年研究发现，婴儿期婴儿身边的养护者对婴儿是温柔关爱还是漠然，对婴儿的哭叫是否能作出及时而开朗温和的反应，对婴儿的生理需求是否能给予充分的和舒适的满足；还有婴儿在夜间独处时，亲人远去陌生人在身边时会有恐惧感，对此养育人是否能细心关注到并给予慰抚或消除，对婴儿的智力、身体和感情的健康都会产生不小的影响。婴儿如能得到细心的关爱和护理，他的生理、心理需要能得到及时的满足，他身边的环境总是温暖的，他总能感受到亲人的爱意，便能成长为一位心理健康、智力有潜力的孩子。

所以此时要注意夜间别让孩子独处太长时间，别老是给孩子换保姆或与陌生人在一起：对孩子的哭叫要及时作出爱抚的反应。比如他在哭叫而你正在给他热奶时，可说几句“哦，宝宝，妈妈这就来了”“来了来了，宝宝别哭了”之类的安抚话；及时地满足他的需求，如他饿哭时别长时间不理他，或粗粗地给送上太烫、太凉的奶，尿湿时别长时间不给换尿布等；最亲的父母最好总能在身边给予关爱，因为孩子有辨别自己亲人的能力，有亲人在身边他会安心得多。

婴儿期的孩子既有吃喝拉撒睡的生理需要，也有很强的情感需要和安全感、依附感能得到满足的需要。国外育儿专家经过长期的观察和儿童成长跟踪研究发现，婴儿期能得到成人细致周到的护养和关爱，能有充分的安全感和依附感，能时时体验到亲子之情的孩子长大后易成为自信、安泰、性格积极、脾气稳定的人；相反，婴儿期各种需要受到漠视、经常被放在床上独处、晚上独处一屋没人搭理、体会不到大人亲情和关爱的孩子，长大后易形成孤僻、易惊恐、脾气不稳定甚至暴躁易怒、人生态度消极、有反社会倾向的人格。

所以成人需十分关注婴儿期家庭内的亲子氛围、关注与婴儿的情感交流，并对孩子的成长倾注充分的关爱。

那么如何进行与婴儿的亲子交流呢？成人可在哺喂、抱起婴儿或给婴儿洗澡、换尿布时，用温柔的、充满爱意的语调对孩子多说些简单的话，如："宝宝吃奶了""宝宝换尿布啦""咱们洗澡了"，如能用轻柔曲调来哼这些话则更好。这会给孩子带来安全感，激起孩子的愉悦感，这两种心态对孩子的身心都是极有好处的。

孩子睡醒时，可多用动听的语调逗逗孩子；可能的话，逗他时尽量用温柔的目光看着他，并且脸上要永远带着灿烂的或关爱的笑容。孩子想睡觉时，则可对他哼一些摇篮曲，拍拍他的屁股或用摇篮摇摇他。

孩子哭闹通常是在表达想吃或希望给换尿布、希望与亲近的人在一起的意思，和晚上独处没有安全感希望大人过来等需要，大人要及时给予满足。此时还需注意不要带着漠然的表情，或一边干着大人自己的活儿，甚至带着不耐烦、恶狠狠的表情和态度来照看孩子，因这对孩子的情感发育和心理发育，都会造成不良影响，对其身体发育也会不利。有研究表明，从小受冷落、受恶意对待、缺乏安全感的孩子，易脸色苍白灰暗、机体营养不良、僵瘦、大脑不活跃。

3个月后孩子已能对成人的关爱作出明显的反应。你用温柔的、充满爱意的语调与他说话、逗他，及时满足他的需要，孩子脸上便会有十分灿烂、明亮的笑容，会"咯咯咯"大笑，会以明亮的眼睛盯着你等你说出下一句话、唱出下一句歌词。再大一点他会用"吧，吧"等声音来回应你，表示自己懂了、很高兴。此时成人要增加对孩子说话、唱歌的时间和内容，因为多说多唱可以增进孩子的大脑信息量，也会增进成人与孩子间的亲子感情，这对孩子成长成一个有健康心态、机体的人是极有利的。

6个月后的婴儿已能坐起来，会爬，会模仿大人的一些动作，成人此时可多与孩子一起进行一些游戏，如拿起玩具电话给孩子打电话，孩子也会模仿这个动作；孩子洗澡时拍几下水，孩子爬时让他拿到自己喜欢的玩具，然后与孩子一同哈哈大笑；给孩子放欢快的儿歌的录音带或光盘，捏着他的手随音乐舞蹈；微笑着给孩子背读一些儿歌——拿更多的信息和欢乐刺激感染孩子。

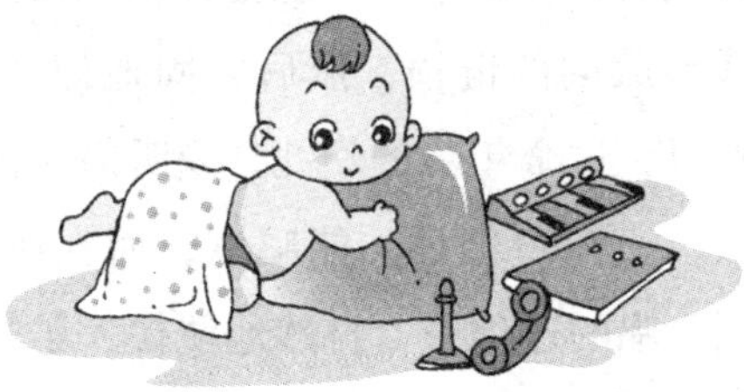

10个月后的孩子已能开始模仿大人的发声来练习说话，大人更要抽时间多与孩子相处，相处时尽可能用语言、关爱和兴趣给孩子创造一个愉快、幸福、有趣、玩要的空间，在这样的空间里成长的孩子，长大后情感不会出现偏颇，性格会显得健全，也容易抵御外界的各种不健康影响。

幼儿期是人生的关键时期

幼儿期是一个变化的复杂过程，这一阶段孩子的生理和智力发育都很迅速，从不会说话到能说出很长的句子，从不会行走到完全独立行走，从不会思考到能有较好的思维联想判断能力。所以这是人生的一个十分关键的时期，俗话说“3岁看到老”，说明人一生的许多东西在3岁前都已形成并固定模式了。幼儿期的特点也很明显，家长只有了解了幼儿期的变化过程，懂得幼儿的生理和心理特点，才能给孩子以正确的教育，使孩子达到现代的健康标准，即不仅生长发育正常、体格强健，而且具有正常的完整的心理状态和适应社会的能力。

幼儿期孩子的智力发展和早期启蒙

1. 幼儿期孩子的智力发展特点

幼儿对客观事物的认识，是通过幼儿的眼、耳、鼻、舌、皮肤5个感官反应逐渐形成的，客观世界不断地给予新鲜刺激，会促进他脑神经系统的发育并逐步走向完善，使他的认识能力不断深入发展。

幼儿期不仅是感觉、知觉、注意力、记忆力发展较快的阶段，也是思维和想象力等各类能力发生的时期。

1岁半以前，视觉占主要地位。2~3岁时，幼儿已有相当辨别能力和记忆力，已能识别物体的大小、距离、方向和位置；在户外散步时，也能认识回家的道路；能观察画中的人物，对周围出现的不同事物能引起注意，并且开始注意成人的语言。

随着幼儿动作的不断发展，特别是词的概括功能的形成，这时候会出现深一步的思维的形式，并对事物有了概括的认识，如会把女性叫作“阿姨”，把男性叫作“叔叔”。有的孩子还可通过“剥橘子”这一概念，把“剥”这个词运用到打开瓶子、打开火柴盒、打开抽屉、打开玩具盒等。此时幼儿思维的基本特点是直观性的，即只有直接接触具体事物，才能进行思维活动。幼儿的思维只有在活动过程中才能产生。他不会想好了去做，只能边做边想。

在概括力形成发展的同时，幼儿的判断能力也随着发展起来，例如当他看到爸爸的鞋时，就会指着鞋说：“这是爸爸的。”渐渐地能判断数量、类属，并会找出物体相同的和不同的特征。实际活动和学习语言，在幼儿的思维形成过程中起着极其重要的作用。所以为了发展幼儿的思维，必须使幼儿参加有意义的实际活动，并且在实际活动中给他提出任务，使他在完成任务的过程中，能够逐渐学会各种动作。例如说“欢迎”时，教他用鼓掌来表示。让具体的动作与相应的词相结合，能够使他的思维得到更好的发展。

幼儿的想象能力在2岁左右出现，随着幼儿大脑皮层的发育，想象能力会获得进一步的发展。两岁时，说话用的词一般已达500个左右；3岁时可达1000个左右，已能将词连接成有秩序的语言，能把许多词接通或形成词的链锁，然后牢固地记住。所以，这个年龄的幼儿，爱听简短的故事、学习朗诵，能唱歌，而在听、诵、唱的过程中，自然地便掺入了想象活动。因此，对这个年龄的幼儿，可以讲各种有意思的故事。

情感的发展、情绪的饱满与否，在幼儿的健康、生理以及智力、能力的发展中起着十分重要的作用，所以在日常活动中，应使幼儿保持积极和愉快的情绪。周围人或事物的影响，会促使幼儿的情感日益复杂化。给1岁的婴儿以愉快的表情，他也会很高兴；对他生气，他也会生气，这是一种直接的情绪反应。2～3岁时幼儿的感情逐渐变得复杂化。应注意培养好思想、好风格，例如让他知道帮助别人，关心别人等。这种比较复杂的情感是在成人的教育下产生的，在道德品质的形成中起着很重要的作用。所以在这一时期中，应当注意培养发展幼儿好的积极的情绪，防止不良的消极的情绪。不正确的教育会使幼儿胆小怕事、爱发脾气，过分娇惯会使幼儿变得自私，应当引起重视。

这个年龄也是意志将要产生的阶段。最初幼儿是按照成人的语言来调节自己的行动的，以后能逐渐用自己的意志来调节自己的行动。根据幼儿期注意力容易分散的特点，在教育工作中要注意培养幼儿的意志，使他注意力集中。意志是能够培养和提高的。特别是让幼儿处于集体环境中，并且能够正确地诱导，对幼儿意志的发展是很有益的。

当我们了解了幼儿期的这么多特点以后，就应当给孩子多讲故事、多与之交流、多让他游戏并参加各类活动、多接触大自然，使其获得更好的发展。

2. 幼儿期孩子的智力启蒙

美国儿童专家经研究发现，婴儿在出生后第一年内记忆力增长的速度并不快，但1岁以后记忆力发展极为迅速，脑容量迅猛增长，这表明1~3岁是幼儿智力发展的一个相当关键的时期。所以家长和育婴者要十分关注这一时期的幼儿的智力开发，千万别错过了最佳时期。

婴幼儿是通过感觉来认知世界的，通过感官感受体验周围世界，逐步积累知识并提高认识，以此为基础培养成自己的判断力、概括力，从中再发展出想象力。

所以幼儿早期的智力带有直观性的特点，这就要求我们必须通过看、听、摸、尝、碰来让孩子认识事物。具体方法是多让孩子看色彩鲜艳的图画和家中实物、多带孩子到室外看天、云、月亮、太阳、花草、树木、河流、小猫、小狗和汽车、房子等，边看边对他说名称，让他通过接触而对这些东西产生概念、认识特征，并与对应的语词发音联系起来。能不断地把名称、发音、概念和实物联系起来，孩子的认知便会一点点地进步了。

一岁半后孩子已有一定的认知积累和判断力，此时可开始对他讲故事，到书店选一些带彩图的低幼读物，最好是讲动物、月亮、太阳之类

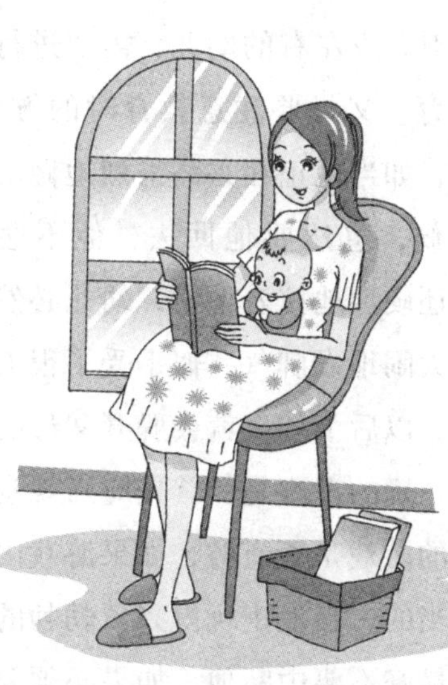

孩子知道的、易引起孩子兴趣的事物的故事。要用浅显的语言对孩子讲解，必须是讲解，因为此时孩子的理解力还有限，有的概念需浅显化。父母如能每日坚持给孩子讲，对孩子智力的提高、知识的增加都会大有好处。

此期的智力开发要点是让孩子多看、多听、多说，需要大人多花时间陪他教他，接触得多、体验得多，孩子的知识经验积累得就多，他的智力也就会提升迅速。

后面我们还将从对幼儿的音乐、绘画、舞蹈启蒙等方面来具体谈早期智力开发。

幼儿期孩子的行为塑造

对3岁左右的幼儿，需要进行说服教育。父母要注意教育时的方式、语气，如当他正在兴高采烈地做游戏的时候，忽然要他回去，他不愿意走，还硬性地拉着他走，幼儿必然会大吵大闹地发脾气，似乎受了很大的打击，以后干什么就会躲开父母的视线。正确的态度是，首先应当观察他进行的游戏是否有益，如果游戏内容是正当的，当他正玩得兴致勃勃的时候，最好不要中断他。如果必须要他结束的话，应当允许他告一段落再放下，或用道理来劝他回去一会儿，再继续来玩。

父母处事及说话的方式对幼儿影响也会很大，父母如动不动发脾气没耐心，孩子也会动不动发脾气没耐心；父母如专用骂人的话，孩子也会如法炮制，所以应千万注意成人自己的形象和榜样作用。

幼儿另一个特点是好胜心强。有好胜心是进取心理的表现，但对此必须正确引导，否则孩子会遇到一点不满意就闹。对幼儿哭闹要分析原因，是因为没有满足要求，还是因病，如果是前者而不是后者，那么，父母要态度一致地帮助孩子，耐心地向他讲道理。

如果坏习惯已经形成，就不是一下子能纠正的了，此时成人要更加耐心地进行教育、说理，关键时要采取不予支持、不予理睬，坚持说“不”的不迁就态度，孩子的坏习惯才能慢慢地改掉。每当发现他有一点改进时，都要给予鼓励，使之巩固，并继续耐心地给予帮助，不能操之过急，否则会使孩子产生抵触等消极情绪。

总之，幼儿时期是行为、习惯和道德品质开始形成的阶段。在这一阶段中父母和保教工作者的一切言行，对儿童都有着直接的影响，并且这种影响会很深远。因此，成人一定要注意给孩子以好的影响。

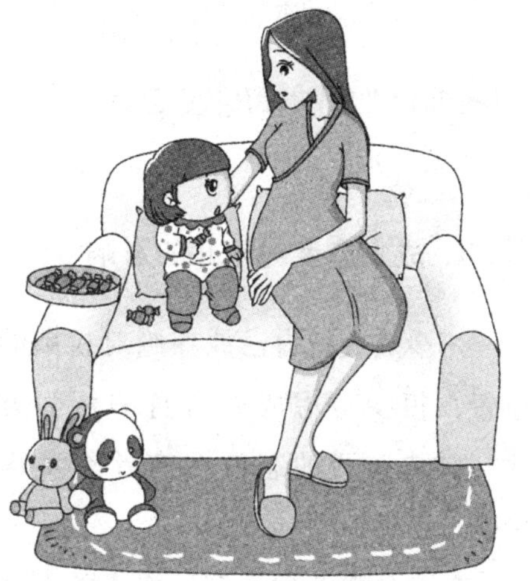

有些父亲以自己的话作命令，孩子稍有违反，就要打骂孩子，结果不是使孩子胆小畏缩，就是养成其撒谎、不敢讲真话的习惯。

教育家马卡连柯认为，“对孩子的教育应该是尽可能多地尊重孩子”，以防挫伤孩子的自尊心，使其失去自信和自制，甚至形成自暴自弃的消极态度。鲁迅先生说：“长者须是指导者协商者，而不该是命令者。”我们伟大的革命导师马克思是怎样对待孩子的呢？当他叫孩子去做什么的时候，他总是用各种方法去启发、诱导、鼓励他们，或者以平等的态度和孩子们商量研究，充分发挥他们的主动性和积极性。马克思常常给孩子读童话、讲故事、念小说、朗诵诗歌，有时还给孩子折叠小纸船，然后在欢呼声中把纸船又烧掉。可见，对待孩子要以平等的态度，千万别摆出“严父”的架子来训斥。

家长听到孩子所提出的问题，要以循循善诱的态度，尽力地满足孩子的希望。面临复杂的社会和奇异的大自然，他们会感到处处都新鲜、迷惑不解；旺盛的求知欲，会促使他们提出许多问题。家长不一定一下子都能作回答，有时需要查查资料再回答，这样孩子会通情达理地接受。实际上回答孩子的提问具有教学相互促进的作用 。如答不出孩子的提问，家长也要如实告诉孩子：“对不起，妈妈回答不了这个问题，咱们去查查书或问问别人吧。”这样有助于培养孩子的求实态度。

有些家长因自身工作、学习很忙，对孩子的提问会表现出不耐烦，甚至推开孩子说：“去、去、去！我没有空！”或者说：“你哪来那么多的问题?”这无异于给孩子当头一棒。如果多次给孩子这种冷遇，他以后就不愿再提问了，这样就堵住了孩子智力发展的触角。

为幼儿创造健康的成长环境

1. 成人态度对幼儿的影响

不少成人把自己放在绝对权威的位置，很少考虑成人自身的行为方式、对待孩子的态度会有什么负面影响。

其实从婴儿出生起，成人的态度便已开始影响婴儿的情绪、个性，不注意会影响婴儿以后的成长乃至一生。如婴儿期哭闹往往是在表达希望成人喂食、给换尿布、给予关怀，成人离开后有恐惧感需要抚慰，如果成人对此不予关注，漠然对待，或恶声恶气地抱怨着、谩骂着来处理对待孩子的需求，孩子便有可能形成恐惧感，进而放弃向成人提要求，形成孤僻、漠然的性格，严重的成长后还会出现反社会、冷漠、仇视人际关系的倾向。所以尽管是婴儿，成人对此不可不予重视。

幼儿的行为和情绪，也很大程度取决于周围环境和成人对他的态度。成人的一举一动，都是幼儿学习的榜样。所以，不论是在家庭或托儿机构中，成人都要以正确的态度对待幼儿，说话、行事都要处处注意，否则，就会影响到他们的语言、行动和思想意识。过于放纵不管，幼儿会自由散漫；过于娇惯，幼儿会任性；管束过于严厉，又会使幼儿沉默呆板，这都是没有正确地教养的结果。

所以要教好孩子，父母自己首先要学会理性地对待一切，学会克制自己的脾气。

2. 如何给幼儿创造有益的成长环境

幼儿是否能从自己成长的环境中获益，是其人格成长、智力发展过程中的一个不可忽视的问题。

人的智力有高低之分。影响智力高低的有两大因素，一是环境影响，二是遗传影响。

遗传是指先天因素，上代的智力因素可以直接传给孩子，所以使孩子的智力发育有一定限度。而环境影响却与遗传不同，它属于后天因素。如果大脑已具备了良好的发育基础却缺乏后天的适当教育（即环境刺激），智力也难以发展，特别是婴幼儿时期影响更大。所谓环境是指就家庭、学校、社会以及大自然而言，内容包括周围人的生活、人际关系及其处事方式、态度，幼儿自己的生活习惯，以及与幼儿成长直接有关的游戏、画图、手工、讲故事以及电影、电视、录像、录音等条件。只要能很好地利用这些环境条件，就能使孩子的智力发展加快步伐，并达到较好的水平。

在20世纪40年代，美国学者丹尼士曾惨无人道地从孤儿院挑选了几名发育良好的婴儿，把他们放在暗室中喂养，几乎隔绝了与外界的任何接触，使他们从小得不到一点来自外界的刺激。这些婴儿的智力发展渐渐地出现了停滞，甚至到了白痴的程度。20世纪60年代国外有位心理学家对伊朗德黑兰一个孤儿院的婴儿进行了观察和研究，发现那儿的婴儿由于缺乏正常的环境刺激，约一半的孩子到2岁才能坐起，85%的孩子长到4岁仍不会独立行走。这时，如果立即改变环境，给以适当的刺激，情况就会大为改善。还有，许多父母经常吵架，或打麻将、扑克，不顾孩子，从这种不顾孩子的家庭出来的孩子，往往容易犯孤僻症，对人冷漠，易有反社会倾向。这说明了环境对孩子的情智发展起着多么巨大的作用。

环境为何会有这么大的影响，理由也不难明白。大脑是个接受、分析、综合、贮存和发布各种信息的装置，它所接受的信息越多、越好，大脑锻炼的机会也就越多，它反馈出来的一切也就越优秀。所以说，脑子愈用愈灵，而且近朱者赤，近墨者黑。一些有益的游戏、玩具，正常的学习与教育，本质上都是良好的信息刺激，因此，家长要给孩子创造良好的生活、成长环境，使孩子能从中吸收各类有益的信息，从而使身心得到充分的健全的发展。

具体的做法是：一是父母及其他成人要相敬相爱，宽厚互助，这不仅能为孩子树立好的榜样，也给孩子创造了充满友爱亲情的温暖的生活环境；二是对孩子要关爱周到，但不过分娇惯，使孩子从小就有良好的心态；三是尽可能学会科学育儿的方法，给孩子进行游戏、画画、做手工创造条件，多给孩子讲故事、听音乐；四是有条件的话给孩子创设一个小天地，有明亮的光线，通风良好，允许他放自己的玩具；五是有选择地给孩子看有童趣、内容健康向上的电视节目，但不要时间过长，不要多看充斥打杀、暴力、色情和靡靡之音内容的节目。

让孩子多到大自然中、公园中去游玩，也是扩大孩子有益环境、有利于孩子健康成长的好方法。尤其城市里的父母在周末要多带孩子到野外去，扩大孩子的视野，让孩子呼吸新鲜空气，让孩子认识大自然，并喜欢上大自然。喜欢大自然的孩子不会变坏是绝对有道理的。

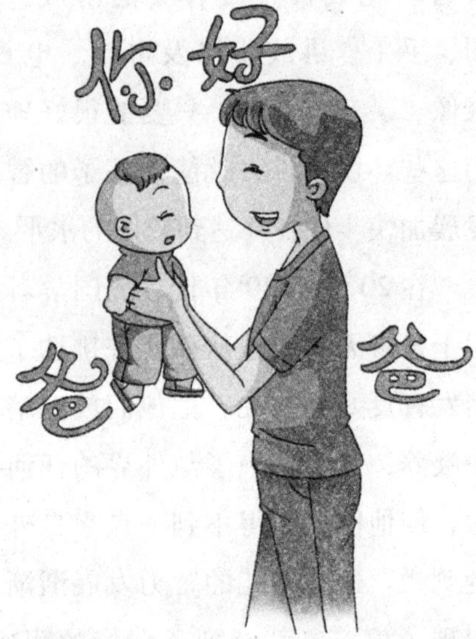

幼儿的语言训练

1～3岁是幼儿语言飞速发展的时期，幼儿从会发简单的单音节词渐渐发展到会说出整个短语、整句简单句子，进而到复杂句子，这使幼儿有了与成人、与周围世界交往沟通的工具；随着语词、概念在脑中的日益积累，幼儿的思维能力也由此迅速提高，他的知识和生活经验积累由此也迅猛提高。语言能力的发展与知识经验的积累会相互促进，更促使幼儿的智力迅猛发展。所以说，此时是人一生的一个相当关键的时期，父母应特别予以关注，不仅要注意尽可能地教孩子认识事物，还要尽可能地关注孩子的语言训练，以给孩子打好智力发展的基础。此时的一分努力可以抵上日后的百分努力。

此时的语言训练可从以下几个方面进行：

一是大人多对孩子讲话、多教孩子说话、多问孩子问题。孩子已会说并理解句子，所以大人可随时根据生活事件教孩子说话，比如早晨爸爸出门去上班时，可教他说："爸爸再见，早点回来抱宝宝。"妈妈洗脸时可告诉孩子："妈妈洗脸，洗完脸干净。""干净"之类的词有点抽象，孩子一时还理解不了，对他多说几遍，并在孩子弄脏小手时告诉他"脏脏"、替他洗干净手后教他说"干净"，这样有了对比，孩子就会渐渐理解"干净"的意思。

大人带孩子出门时，可指着沿路的一切不时地教孩子说话，比如："这是树，大树。""这是花，红花。""这是在天上的云，白云。""这是汽车，这是大卡车。”一段时间后孩子会记住这一切，并很快学会这一切的发音。以后再见到时父母可以向他们发问：“这是什么呀？”让孩子自己回答，答对了，要给予赞赏：“对了，宝宝真聪明。”受到鼓励，孩子对学说话、对主动认知事物会更有兴趣，有时看到一样东西他会主动对大人说：“妈妈，大卡车！”随着语言能力的不断增加，孩子的问题会越来越多，“妈妈，这是什么呀？”“妈妈，那是什么呀？”让大人答不暇接。

其实这是好事，这样不仅使孩子练习了发音、吐字、说句子，还使孩子较早认识并记住了较多的事物。有些人对这一切没有认识，自己不爱说话，还烦孩子问问题，动不动对孩子说：“你有完没完？”“你怎么这么烦人！”这对孩子的打击是很大的，不仅不利于孩子的语言能力和智力的发展，还会对孩子的心理造成极有害的影响。

此时的孩子已能听懂大人讲的故事，也非常喜欢听故事，尤其喜欢妈妈拿着有彩图的故事书对他讲故事。所以父母有时间时要多对孩子讲，这既是培养孩子语言能力的好机会，也是让孩子长知识、学人生道理、经受最初文学熏陶的好方法。

有位母亲天天睡觉前给孩子讲三个图书故事，一连讲了7年，孩子上学后口头表达和作文在班上总是显得很优秀。那位母亲记得孩子两三岁时，每天晚上一洗完脸和脚便会立即自己脱了衣服爬到床上，拿好三本图画小书等着妈妈来讲故事，刚开始时孩子还不会表达“三个”，只会对妈妈说：“妈妈讲完一个、再讲完一个、再讲完一个就不讲了。”那种兴奋很难用语言来形容。讲完故事后，还可根据故事内容问孩子一些简单的问题，或耐心回答孩子提出的问题，以培养孩子的语言表达能力。

训练孩子的语言能力，用儿歌也是一个好方法。儿歌不仅朗朗上口、有节奏、内容有趣，易引起孩子的兴趣，还有利于锻炼孩子的口腔肌肉，所以家长可去书店选一些带彩图的儿歌书，教孩子背一些。最好是在孩子游戏时，教他结合游戏的节奏和内容来背，这样孩子会更有兴趣诵唱。有的家长在孩子很小、语言能力还很弱时便教孩子背唐诗，其实对孩子的语言发展并无多大好处，因为唐诗对这个年龄段的幼儿来说，在发音和理解方面难度还是太大，不易引起孩子的学习兴趣，而诵读儿歌就较唐诗要适合幼儿的特性多了。

语言是孩子进行思维的必备工具，所以在这个关键的阶段，父母一定要重视孩子的语言训练。

是否该让孩子多玩

答案是肯定的，国内外儿童专家都一致认为玩是儿童的天性，在玩中学是孩子学习的最好方法。俄国作家高尔基说过："游戏是儿童认识世界和改造世界的途径。"德国教育家格鲁斯也说过："儿童得在游戏中练习本能，为其今后的生存作准备。"但中国的许多父母向来较关心孩子的知识学习，较少认识孩子玩的好处，这是很偏颇的，因为玩对孩子智力、体力、心理的发展起着极为重要的影响。

要知道光让孩子静坐着学知识，孩子的体质就会变弱，而智力是与人的体力、精力密切相关的，人要靠智力去做大事，更需要体力、精力的支撑。所以一个人如光有知识，没有调动这些知识来做大事的智力、精力和心理承受力，这个人还是个废人，而智力、精力以及心理承受力大多得从孩子的玩、活动中得到锻炼！家长抱着孩子静坐着教孩子学习的时间最好别太长，让孩子学知识最好通过游戏和活动来进行。

玩时幼儿的兴趣会处在很高的状态，这会使孩子的大脑处在非常灵敏的状态，眼、耳、鼻等感官获得的信息会迅速传递到大脑，而处于极度兴奋状态的大脑会以更高的效率接受、处理加工、综合这些信息，并调动以往的经验，所以大脑的功能能得到最有效的训练，这便是为什么会玩的孩子聪明的道理。家长们很少去注意同样学习好的孩子中，长大后有成就、有出息的往往是那些小时爱玩贪玩、长大后也喜欢体育活动的孩子，这些孩子脑力强，脑子灵活。

玩还能增强孩子的体质，使其体力、精力都得到强化。毛泽东主席曾号召要"发展体育运动，增强人民体质。"这是很有前瞻性的考虑，静态的、老坐着学习的形式对孩子尤其不利，不仅会弱化孩子的体质，还会弱化孩子的脑力，许多三代后的知识分子家庭出生的孩子体质较弱就是这个道理。体质过弱是会影响到智力的，这不是危言耸听。

玩还有利于培养孩子与他人协调、合作的意识，这在我们的独生子女教育中尤其显得必要。

独生子女大多过于娇气、傲慢，易有孤僻倾向，不懂得让人，不易与他人合作，如能与其他孩子一块玩，则许多毛病都会渐渐去掉。有个4岁的独生男孩，平时在家是小皇帝，吃的、玩的东西只要一进家门便统统都是他的，谁也不能动，更不能拿走。后来在育儿专家的指导下，父母常让他与别的孩子一块玩，发现他好几次都主动拿出自己最爱吃的巧克力派与其他孩子分享，玩使他懂得了克制自己的欲望，与他人分享、与他人合作。

玩也有利于增强孩子的毅力和耐力。为了想到园子的一个角落玩，孩子们会把一大堆玩具一件件搬过去，有的还很重，但他们会坚持到底；有时为了显示自己能或不比别的孩子差，孩子会竭尽全力爬上一棵树，或翻上一个小单杠；为了赶上别的孩子，孩子会一遍遍地练骑小车，直到会骑并能骑快；为了把一个东西做好，比如把水倒进瓶子、把沙子装入小碗、把娃娃的衣服做好，孩子得学会耐心、有自控力，得坚持到完成，所以玩无形中会培养孩子不少的素质。

玩同时是培养孩子创造力的最好途径。玩时孩子老得动脑子想下一步怎么玩才有意思，是把水倒进瓶中还是倒入小碗更适合假装的“吃饭”？

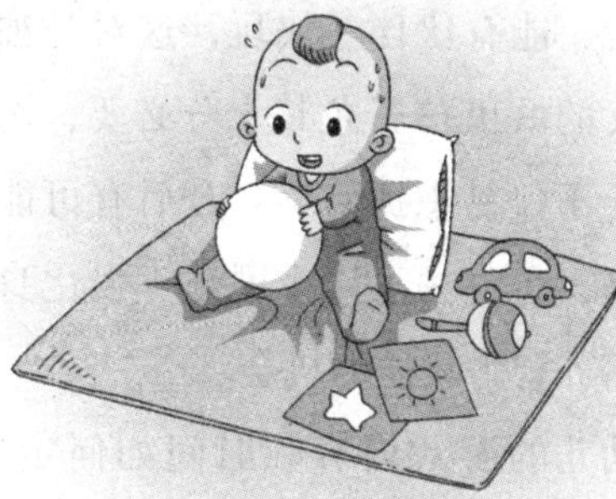

怎么做才能做出适合娃娃穿的衣服？“吃完饭”是否该让娃娃睡觉、怎么睡？假装的坏蛋怎么躲起来了，怎么消灭他？……孩子的脑子此时处于极灵活、极富想象力和创造力的状态，这么锻炼大脑难道不比让他被动学知识强？

玩由此也强化了孩子的进取心和学习效果，这比家长一遍遍教、一遍遍训练效果要好得多。

所以一定要注意让孩子在玩中学，父母静抱着孩子看图书的时间不宜过长，边玩边学的游戏最好能多进行。

目前城里有不少父母为怕孩子弄脏了衣服而不让孩子在室外玩，或怕孩子沾染了别的孩子的不怕脏等“不良”习惯而不让孩子与邻居的孩子一同玩，这是很不明智的，也是对孩子有害无益的。其实孩子脏一点不要紧，关键的是让孩子能奔放地、活泼泼地玩，能有伙伴一块玩，这对是独生子女的城里孩子尤其十分必要，否则孩子不仅易患孤僻症，今后有可能会多病，还失去了许多锻炼、强化身体、培养智力素质的机会。

幼儿的游戏内容和时间如何定？儿童游戏的内容，离不开他们周围的现实生活和成人的实践活动。他们常常对此加以模仿，借助于想象，以游戏的形式，用语言、动作创造性地加以反映。例如幼儿上街看见了行驶的公共汽车，回家后他就会用板凳当作汽车开动起来；看了电视也会进行模仿；想到凳子有腿有脚，孩子还会给凳子脚穿上袜子。家长要鼓励孩子玩游戏，给他们创造玩的地方并提供方便，同时有时间加入进去引导，使孩子玩得更有内容、更有创意性，从而促使他们的各种能力在游戏中得到锻炼。

幼儿早上醒得较早，中午一定要让他们睡一个午觉，为了晚上能睡好、睡整夜，傍晚时最好不要让他们再睡觉。除了睡觉，幼儿的一天大多会在游戏中度过，有的家长由此认为游戏时间太长，是否该抽出一点时间来教孩子学知识？其实即使是学知识，也最好是让孩子在活动中、游戏中学，这个年龄段游戏和活动对他们的身体发育极有好处。当然不同年龄段，孩子的游戏也是要有所不同才好。

培养孩子的自理能力

幼儿的自理能力要靠大人的有意培养才能形成。研究表明，这种能力是予以培养还是不予培养、任其自然，结果很不一样。有意培养的，不到1岁幼儿便能屎尿有规律、识把，甚至有屎尿便会表示，而不经锻炼的幼儿有的到两岁还处在屎尿随意状态，总弄得一塌糊涂。

锻炼幼儿的自理能力最初是锻炼他屎尿规律化，专家认为可早在婴儿十几天、晚在婴儿一个月时便开始把尿，因为此时婴儿已有条件反射能力，给他练一种屎尿的方式，渐渐地他便会在这种方式出现时有屎尿的反应，这样可使婴儿很早便会屎尿规律化。父母在操作前先注意一下孩子每次屎尿的大致间隔时间，然后每日按一定的时间对孩子进行把屎尿，双手托住婴儿的腿根对着尿盆把，嘴里发一些“嘘、嘘”声以促使婴儿尿尿，发“嗯、嗯”声以促使婴儿拉屎，每日有规律地进行，婴儿很快便会对此形成条件反射，屎尿变得有规律。

幼儿1岁左右会走时，大人便可有意地培养孩子自己如厕的能力。可先给孩子准备一个不易倒的尿盆，教孩子有屎尿时先告诉大人，大人要控制自己抱起孩子给他脱裤子把屎尿的老习惯，而是鼓励孩子自己走到尿盆边，教他自己脱下或撩开裤子坐下来拉。孩子成功地这样做了一次后，要赶紧给予赞许或鼓励："宝宝太能干了，会自己尿尿拉屎了，真棒!""宝宝真能干，自己尿尿，是个了不起的大孩子了。"孩子受到鼓励会很兴奋，想独立自理的欲望会由此增强。过一段时间大人便会发现，孩子每次如厕或干别的事时，会出现不要大人帮忙、想自理的要求，会一个劲地说："我自己!""我自己!"

幼儿在1岁左右已有想自己拿起杯子喝水、自己拿起勺子吃饭的要求，大人可适当给予练习的机会。此时的孩子当然还拿不稳杯子，身体各部协调能力也不强，杯子里的水很可能会洒得满身，勺子里的饭很可能会吃不到嘴里而掉在衣服上，此时的幼儿拍双手往往会两手合不拢、对不准。大人可在杯子里少倒些水，孩子喝完了可再加，孩子喝着了要给予赞许和鼓励。勺子里可少放些饭。不管成功与否，幼儿的这种自我锻炼是非常有好处的，大人一定要给予鼓励并不时给孩子创造练习的机会，因为这不仅有利于培养孩子的自理能力，有利于增强孩子的独立意识，还有助于促进孩子身体各部的协调能力。

20个月左右的幼儿会脱去大人已替其脱去一只袖子的衣服，此时大人可让孩子多练习脱衣服；23个月左右的幼儿会自己穿上袜子、鞋子，也能自己吃饭了，此时可能孩子自己穿的袜子是底朝上的，可能鞋子的左右没分清，这都不要紧，关键是让孩子得到锻炼。吃饭也会吃得不干净、掉很多，大人要教导孩子吃干净碗里的饭、争取少掉饭粒，可先在碗里少放些饭，渐渐增加。这方面大人要克服追求完美、孩子做不好就不让孩子自己做、大人全力包办的欲望。有的家长孩子5岁了还在到处追赶着给孩子喂饭，实在是自找苦吃又不利孩子成长的非理性做法。

在幼儿能自己套上袜子后，最好大人能天天让孩子锻炼自己穿脱袜子。孩子在25个月左右会拿筷子、30个月左右能自己穿无扣上衣和裤衩、自己洗脚甚至学洗澡，大人也要给机会让他天天能练习用筷子吃饭、自己穿脱衣裤、洗脚，甚至洗澡，宁愿孩子完成后你给他处理一下没洗干净的地方、没穿好的地方，也不要因为孩子做得不到位而不让孩子自己干。过两三个月后可让幼儿练习扣衣服纽扣、系鞋带、上完厕所自己用纸擦屁股，学会后要坚持让孩子自己穿衣、穿鞋、用筷子吃饭、脱穿裤子、如厕，这样当孩子满三岁上幼儿园时，他的自理能力便不会有问题了。

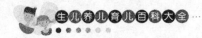

能及早自理的孩子今后在学习、与家人朋友关系上、社会工作上都会比什么都不会、处处得依赖大人的孩子更有责任心的。

培养孩子的注意力

幼儿期的孩子注意力能集中的时间因人而异，有的可集中一两个小时玩一种玩具，有的却显得多动，连十分钟都不能坚持。一般来说此时幼儿的注意力还是不容易集中的。做事耐心也不够。而往往注意力能集中较长时间的孩子智力发展明显加快，今后的学习成绩也明显突出。

注意力是一个人基本素质中非常关键的一个因素，因为许多智力因素的发展都有赖于此，没有注意力人的学习和思考就不会有效率，学习和思

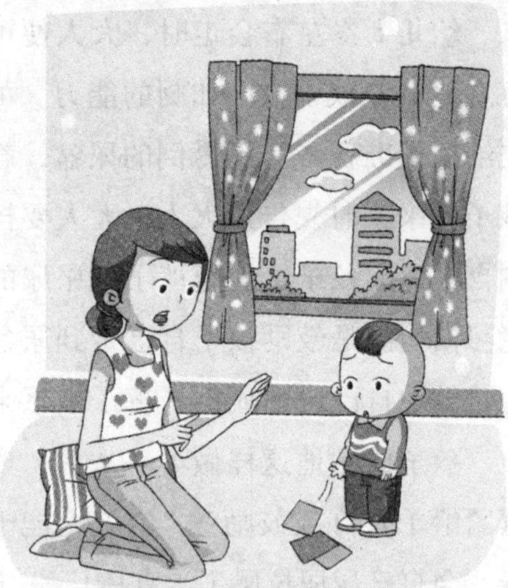

考无效，人的智力就不可能得到发展，创造力、感悟力、理解力、想象力没了基础也就无从谈起。俄国著名心理学家巴甫洛夫便认为它是决定一个人是否优秀的最关键素质，所以他在自己的实验室墙上写了三个“注意力、注意力、注意力”，以时时提醒自己保持注意力。

有的父母不理解这方面的道理，把自己孩子玩时十分专注于手头的事，连身旁父母的喊叫也听不见当作是孩子故意，怒不可遏，甚至想上前揍他。其实孩子有这方面特点是好事，这类孩子有较好的注意力，今后做事较易成功，父母应对这一点予以保护和引导，使孩子的注意力转移到

有用的方面来。

注意力的强与弱有先天的因素，也是后天可以适当加以培养和训练的，它需要的是父母在孩子的幼儿期加以细心的关注，因为这是个培养注意力的关键时期。

幼儿注意力的培养可从婴儿期开始，孩子醒来睁开眼时，父母多用易引起幼儿注意兴趣的图片和带响声的玩具逗引孩子，一步步延长孩子的兴趣时间；幼儿七八个月时，可锻炼幼儿用指头拿豆，让他试放入瓶中，以这种方法反复训练孩子的注意力；1~3岁时可用给孩子讲故事、问问题、教画画、用手平举着放着乒乓球的球拍走路、端平一碗水走路等方法训练孩子的注意力。另外，孩子的身体素质也会影响到他的注意力，身体弱的孩子往往注意力也会不及人，所以要加强幼儿的体育锻炼，多给他活动游戏的时间。

注意力的培养还与孩子的兴趣培养密切相关，大人在训练孩子注意力时一定要注意先得引起孩子的兴趣。

培养孩子适应环境的能力

在过去，一般家庭中都有几个兄弟姊妹，哥哥姐姐总是为弟弟妹妹做着榜样，因为孩子与孩子在一起接触多，所以兄弟姐妹相互间的影响也大。今天，各家各户以独生子女为多，住宅式样变化大，高楼层一门一户为多，小家庭化，互不往来，3岁以内的小儿在家常常处在孤独的生活环境之中，久而久之，会渐渐形成孤僻性格，变得不易与人相处，不能离开父母家人，不能适应有其他人在场的或集体的生活。

然而孩子一天天地长大，他总会想找到小朋友与他一起玩。再长大一些，他会感到总在父母的保护下生活太单调。因为人也和其他动物一样，在婴儿时期，通过与年龄相仿的婴儿接触，会渐渐地意识到除自己以外还有其他的东西存在。日本学者河合雅雄教授说：即使猴子等动物也是存在依赖和被依赖两种界限分明的状态的，只有在小猴集合成群以后，它们才开始进入脱离依赖的反抗期，萌发一种想离开父母的独立性。

这位教授又对孩子做了实验。他将孩子分为两组：一组是依靠父母教育的小组，另一组是集体生活的小组，将两组加以比较后认为，在集体中教育出来的孩子组各方面要少依赖性，更独立自主些。他还指出，由相仿年龄的小儿组成的集体会对幼儿发展更有利。这就是说相仿年龄的小儿在一起更有共同语言，更能进行有趣味的玩耍和说话。因此，扩大孩子的交往，让孩子和年龄相仿的同伴一起玩耍，能更快地促进孩子的智力发展，也有助于孩子养成独立性和对社会群体的适应能力。

考虑到这一点，父母应多让孩子到室外与同龄孩子玩，同时适龄时应及早送孩子进幼儿园过集体生活。孩子长到 2 ~ 3 岁，身心都还处在迅速发展的阶段，这时候走路也稳当起来了，并可用语言同他人交往，已具备进入幼儿园的条件了。这时送孩子去幼儿园过集体生活，有利于孩子身心各方面的发展。

然而，有些父母却不为孩子进幼儿园做积极准备，而是顾虑重重，认为 3 岁太小，生活能力差，到幼儿园去，一个老师要管 20 来个小孩，舍不得。甚至有时会在孩子找厌烦时说："你调皮，不听话，送你去幼儿园。"以这样的话来吓唬孩子，使孩子不理解去幼儿园会有什么好处，就会对幼儿园产生惧怕心理。有的母亲送孩子到幼儿园后，舍不得离开，孩子也依赖母亲不让走，结果两人相对流泪，这种现象在各幼儿园都可见到。

孩子通常是受了父母不良教育的影响，才会过分依恋他们熟悉的家庭环境，不愿离开亲人到陌生环境中去的。有的家长为独生子创设了许多优越条件，使孩子变得不爱劳动、自私、任性，什么都是他的、怕困难、不合群、偏食、多病等，这样的孩子到哪儿都会不适应。应当说孩子的这些弱点是从父母或家长那儿形成的，是可改变的，唯一的办法，是让他们融入集体生活中去。可在孩子上幼儿园前让他多出门与别的孩子一块玩耍，在孩子 2 岁起就要为进幼儿园做好一切准备，让他自己动手吃饭、穿衣、系鞋带等，记住溺爱对孩子的智力发展是有害的。

进入集体生活将会使幼儿体格得到锻炼，并能丰富他们的知识，扩大他们的眼界，更好地发展他们的智力。

培养孩子的社会交往能力

幼儿时期是人的社会态度与社会交往能力形成的重要时期。在这一时期父母亲要注意培养孩子与同龄伙伴的交往能力。常常看到有的父母怕自己孩子在外面学野了或者受欺侮，整天把孩子关在家中画画、看书，不让接触别的孩子。他们还认为通过这样管教的孩子听话、守规矩。殊不知，这是很不利孩子成长的。因为，长期没有交往机会的孩子，会在身体、智力发育及心理和性格发展上出现障碍。这类孩子，婴儿期常常哭泣，年龄稍长就变得性情孤僻，到入学年龄时会不愿上学，习惯性地想逃避集体生活，与所有的人，包括自己的父母感情都不易融洽。

人是社会的实体，正是在与人交往的社会活动中，人才能扩大知识面、增强自身活动能力、了解自己、认识别人，才能有正确的自我意识和集体意识。因为孩子为了在伙伴中保持良好关系，就得自我培养某些必要的品质，必须遵从一定的行为准则和道德规范，从而理解自己和集体的关系，逐渐懂得权利、义务、责任，知道什么事情该做，什么事情不该做。集体生活还能赋予孩子战胜困难的信心和勇气。而缺乏社会交往的孩子往往具有强烈的自卑感或易以自我为中心。有自卑感的孩子什么事都不敢做、不会做，处处依赖成人，成了一个无力而被动的存在体。以自我为中心的孩子，则目中无人，蛮不讲理，缺乏自我抑制能力，好打斗，易出现种种反社会行为。无论是自卑的幼儿或以自我为中心的幼儿，都经受不起挫折，适应性差，这会给孩子以后特别是成年以后的学习、工作、生活以及身体健康带来很不利的影响。

与同龄伙伴交往还能增加孩子对事物的兴趣，在相互交往中，孩子心情愉快，乐于学习并易增长见识。这种学习的动力发自孩子内心，而不是父母外力管教的结果，收效当然就大得多。

总之，让孩子与同龄伙伴交往是非常重要的，尤其在目前独生子女家庭日益增多的情况下，更具有普遍意义。家长必须注意让孩子与小伙伴一起学习、游戏。父母要为孩子寻找交往的小伙伴，并培养孩子平等待人的习惯，使其学会和谐地在集体中生活。

1 岁左右的孩子，开始理解成人的情感和意志，知道怎样做才能受到表扬而不被批评；初步有朋友关系的意识，看到同龄儿童虽然很想认识一下，但还没有积极交往的行动；喜欢和年龄大一点的儿童玩；会对镜子里的孩子表示亲昵、同他玩，完全意识不到是他自己的形象，这些表现说明婴儿期不仅有了交往的需要，而且产生了交往的行动。

2~3 岁的孩子开始主动接触同龄

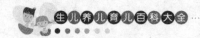

人。看见别的孩子，他会去拉人家的衣服，抓人家手里的玩具，也会把玩具交给别人，同时表现出愉快的情绪；逐渐对其他孩子感兴趣，并从个人出发愿意和他们玩，但由于“自我中心”意识强烈，仍喜欢独自玩耍；极重视自己的所有物，出于安全感，喜欢拿着自己所喜欢或常用的东西如玩具、小被、毛巾等物不放，即使残旧了也不肯换。

方法举例：找小伙伴

目的是使幼儿接触同龄人，不怕陌生。

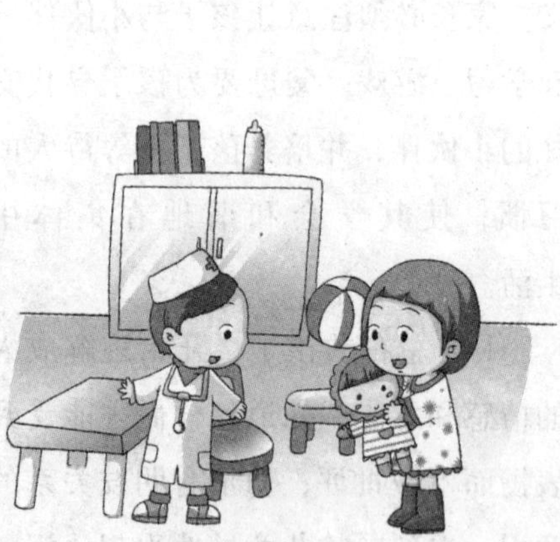

组织左邻右舍的同龄婴儿，放在学步车或小坐车内，让他们在一起待上两三分钟。当他们饶有兴趣地相互对望时，成人不要打搅他们，要设法保持这种状况，不让他们的视线转移。一旦视线很快转移，成人可出示一种玩具，先用玩具集中注意力，然后将玩具交给其中一个孩子，成人悄悄离开孩子的视野，使孩子们的注意力集中到同伴身上，这是孩子们最初的交际。不善交际和不想交际的孩子很少注意别人的脸，更不会注视别人的眼睛，他们只注意同伴的手是怎样动来动去的。所以，要设法使孩子互递眼神。

其他方法比如让孩子与其他小孩一同玩积木、推小车、玩心爱的玩具、分吃东西等，这都会有助于培养孩子的平等意识、合作意识、热情大方的品格。

早期教育要避免的问题

早期教育一定要循序渐进，不要操之过急。比如孩子还不能坐便非要让孩子练坐；孩子理解力还有限，便让他大量背诵书本知识；孩子该玩，却让他学这学那整日忙碌。中国父母过分注重让孩子学知识，很容易犯这个毛病。要知道孩子通过游戏、活动学习，是最好的学习方式。再一点是孩子的身体还稚嫩，还需要父母悉心的关注和保护，孩子的身心得均衡发展才对孩子最有利，所以不可一味关注智力启蒙学习，而忽视了孩子的身体成长，静态的知识学习是很伤害孩子的健康的。

由于是独生子女，孩子获得家中大人的过分关注和爱护，会变得娇惯、依赖性强、自我中心，在许多方面却无能。所以家长要尽可能放手让孩子锻炼自主能力，有娇惯、依赖倾向时坚决说“不”，尽早培养孩子主动关心他人、生活自理的习惯。即使是教孩子知识，也要通过激发孩子主动学习的兴趣来实现，否则孩子会变成一个被动的人。

早期教育还该注意的是要关注、保护好孩子的兴趣，根据孩子的兴奋点来安排教育内容，不要强行使孩子学什么。

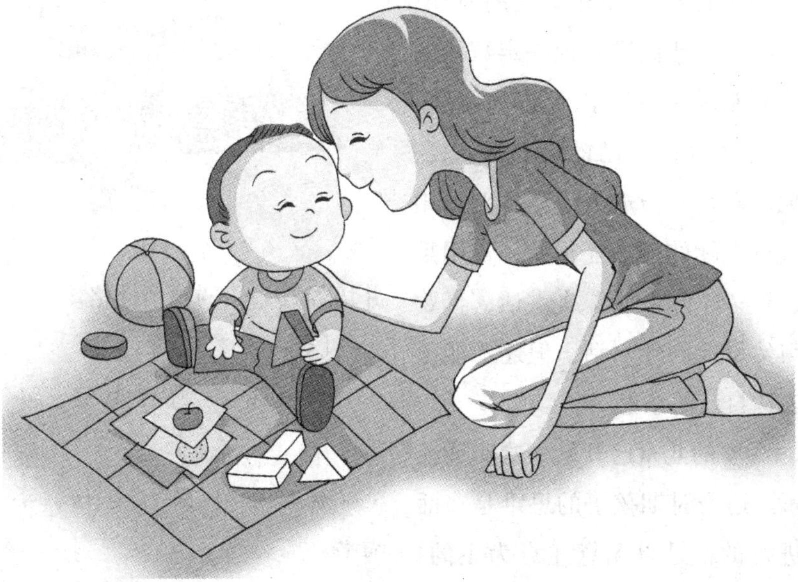

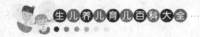

婴幼儿的故事启蒙

根据不同年龄孩子特点讲故事

1. 给2~3岁孩子讲故事

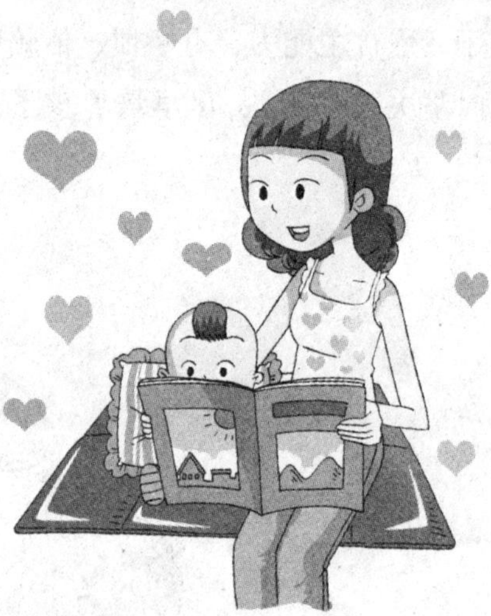

2~3岁是儿童开始掌握语言、初学说话的关键时期，也是幼儿出生后词汇积累增加得最多和最快的时期。在这一时期，他们已掌握一定数量的词汇，并能说一些简单的短句，逐步会用语言来表达自己的喜、怒、哀、乐。他们喜欢模仿成人说话，但运用语言进行交际的能力还很差，常用重叠词；3岁时会非常喜欢讲话，喜欢主动与父母或同伴对话，但还不能正确地表达自己的意愿。

2~3岁的儿童已开始喜欢听成人讲故事。这个时期孩子的思维是在活动中进行的，是以无意注意为主的，注意力很不容易集中。因此，家长要选择动作性强，情节简单有趣、人物少、性格鲜明的故事。用词以名词和动词为主，最好有象声词，句子要短。通过讲述这样的故事，丰富宝宝的词汇，增加模仿、学习语言的机会并培养其愉快的感情性格。

〔例一〕打电话

娃娃和小鸡打电话，小鸡叽叽叽。

娃娃和小猫打电话，小猫喵喵喵。

娃娃和小鸭打电话，小鸭呷呷呷。

娃娃和小狗打电话，小狗汪汪汪。

要求：让宝宝练习发音，如叽、喵、呷、汪。

讲述方法：可采用对话和表演的形式进行。

第一遍：家长拿出小鸡、小猫、小鸭、小狗等玩具小动物，让宝宝学习它们的叫声。然后开始讲述故事内容（一边讲述，一边出示小动物）。

第二遍：妈妈扮娃娃，宝宝扮小动物，一起讲述故事。

第三遍：宝宝扮娃娃，妈妈扮小动物。妈妈讲述故事，要求宝宝讲出小动物的名称。

讲完故事后，将动物玩具给宝宝，让他在桌面上摆弄，边摆弄，边讲述故事。

〔例二〕开船啦

下雨了，叮叮咚咚！雨水落在面盆里，好听极了。

冬冬把拖鞋放在木盆里，叫着："开船啦！"

然后拉响汽笛："嘟嘟嘟。"

船开了，船头劈开水波，发出"哗哗哗"的声响，水花"噼噼啪啪"四溅，两边的风"呼呼"地往后吹，痛快极了。

要求：发展宝宝的想象力，培养宝宝领会实际情景；学会动词，如叫、开、拉。

讲述方法：可讲三遍。采用设置情境和讲述相结合的方法。

第一遍：妈妈拿着装了水的木桶和拖鞋，设置故事的情境，边表演边讲，并解释动词：叫、开、拉。

第二遍：妈妈继续设置情境讲故事。可为宝宝增加一些用泡沫塑料或纸折的船，并把船放在水里，以增加宝宝的兴趣。

这故事宜在夏天讲，让孩子边讲边玩水。

2. 给 3 ~ 4 岁的孩子讲故事

3 ~ 4 岁的儿童情绪性大，富有同情心、爱模仿、活泼好动。他们的思维逐步向具体形象化发展，但只能从表面去理解事物；词汇较丰富，喜欢听有头有尾的故事，并从故事中得到满足。到了 4 岁，儿童开始能较客观地认识周围的环境，会用连贯的语言讲述生活中一些有趣的事。这个年龄段是幼儿饶舌的时期，也是开始淘气的阶段，因此，给他们讲故事，在选材上要注意选择动作性强，语言浅显、简短，语言和故事内容重复、加有象声词和有韵律的、有声有色的故事，以及对比强烈、夸张而富有情趣，并能满足宝宝同情心的故事。家长通过对故事中鲜明的形象和生动的情节的讲解，提高宝宝的注意力。

〔例一〕小红帽

从前有个小姑娘，喜欢戴一顶红帽子，大家都叫她小红帽。

有一天天气很好，阳光灿烂，小红帽告别妈妈，独自去看望奶奶。半路上，她遇到了一只狼，狼问："小红帽，你到哪里去呀?"

"我到奶奶家去。"小红帽回答。

狼对小红帽说："你看旁边的树林里有许多美丽的花，为什么不摘点花带给奶奶呢?"

小红帽一想，对呀，给奶奶带点鲜花去，她一定会很高兴的，就离开大路到树林里去采花了。

狡猾的狼甩开小红帽，独自先来到了奶奶家门口。它敲敲门，学着小红帽的嗓子说："奶奶，我是小红帽，看您来了。"

没有防备的奶奶一听小红帽来看自己了，"呵呵呵"乐得不得了，赶紧把门打开。狼张开大口一口便把她吞了下去，然后穿上奶奶的衣服，戴上奶奶的帽子，装成生病的样子躺到了床上。

小红帽捧着许多鲜花，来到奶奶家。见奶奶躺在床上，她走到床前，感到很奇怪："咦，奶奶，你的耳朵为什么这样大?"

"为了更好地听你说话呀。"狼装出奶奶的声音说。

"那么，奶奶，你的嘴为什么也这么大呢?"

"为了能更好地吃你呀。"狼说完就从床上跳下来，一口把小红帽也吞了下去。它吃饱后感到有点困，于是再次躺到床上，睡着了。

这时恰巧有个猎人经过，看见毛茸茸的狼躺在床上，肚子鼓鼓的，知道它干了坏事了，于是拿起剪刀剪开睡狼的肚皮。他从开口处看见一顶红帽子，赶紧再剪大一点，就把小红帽和奶奶都救出来了。看见睡狼的空肚子，小红帽赶快去拿大石头装到狼肚子里面。狼醒来见了猎人想要逃走，但肚子里的石头很重，它摇摇晃晃走了几步，终于倒下来死了。（格林童话）

讲述方法与步骤：

• 绘声绘色地讲，突出色彩词和象声词。

• 有些地方给孩子作些浅显化讲解。

• 可找几个小伙伴来进行分角色表演。

〔例二〕馋猴子和懒青蛙

一天晚上，刮着好大的风，下着好大的雨，猴子躲到了一棵大树底下避雨。一会儿，青蛙也躲到了这里。

猴子不停地咳嗽，青蛙连声叫苦。他们俩商量好明天一起搭一个暖和的窝棚。

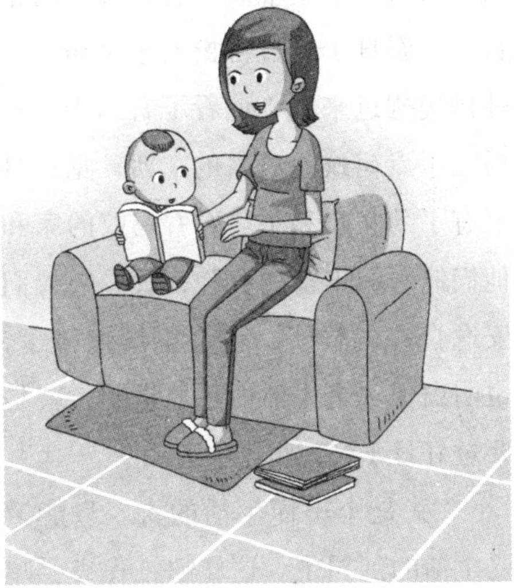

第二天，雨住了，风停了，太阳升起来了。猴子蹲在树上摘果子吃，青蛙躺在树旁晒太阳。猴子问青蛙："朋友，我们什么时候搭窝棚？"

青蛙伸了个懒腰说："不着急，天气那么好，明天搭也来得及。"他俩痛痛快快地玩了一整天。

晚上，天又下起了雨，刮起了风，猴子和青蛙只好又躲到大树底下避雨。猴子不停地咳嗽，青蛙连声叫苦，青蛙说："明天我们一定要把窝棚搭好。"

第三天早上，太阳又升起来了，猴子又蹲在树上摘果子吃，青蛙又躺在树旁晒太阳，猴子问青蛙："朋友，我们该搭窝棚了吧？"青蛙打了个哈欠说："晚上折腾了一夜，够累了，总该休息一下吧。"这一天又很快过去了。

猴子和青蛙就这样一天一天往后拖，直到今天，他们都没有自己的窝棚住。(中国童话故事)

讲述方法与步骤：同上。

3. 给4～6岁的孩子讲故事

4～6岁的孩子身心各方面都得到了很好的发展，显得非常活泼、好动，学习兴趣浓厚，更爱听成人讲故事，而且往往听了一个故事还不能满足。到3～5岁，幼儿的神经系统有了进一步的发展，积累了一定的生活经验，而且思维开始由形象思维向逻辑思维发展，抽象思维开始萌芽。因而，这个时期的孩子不大喜欢听原原本本反映生活和听开头就知道结尾、情节简单的故事，而是要听富有情趣和想象力的、夸张的、知识性强并带有一定对比性，且留有思考余地和有悬念的童话。家长在选材时要注意这一点。通过讲述这些故事，可以丰富、发展他们的想象力，并培养他们对文学的兴趣。

〔例一〕蚂蚁和蟋蟀

蚂蚁和蟋蟀是邻居，他们一个勤快，一个贪玩。天暖和的时候，蟋蟀整天玩着，他唱着“蛐蛐”歌，蹦蹦跳跳，可开心了。蚂蚁却一天到晚默默地忙个不停，不断地积累着过冬吃用的东西，看见一只小虫子呀，一颗小米粒呀，一根鱼骨头呀，都往家里搬；看见一根小鸡绒毛，一丝小棉花，也都往家里拖。

“嗨，蚂蚁呀，蚂蚁，冬天早着呢，忙得那样干啥，春天、夏天花开得那么美，树叶那么浓密，秋天有那么多的新鲜果子，为什么不好好享受享受呢？唱唱歌，乐一乐，何必把自己弄得那么苦呢？”蟋蟀自在地说。

“我忙惯了，叫我停下来反而不自在，我愿意这么忙着。”蚂蚁背着一块比自己身子还大的果皮笑笑回答。

冬天到了，外面下起了大雪，蟋蟀没有建窝，也没有为自己储藏过冬吃的粮食，冻得全身发抖，肚子又饿得咕咕直叫。熬着熬着，日子再也过不下去了，他只好到蚂蚁家去敲门：

“蚂蚁大姐，蚂蚁大姐，开开门。”话还没说完，又饿又冷的他就昏倒在门口了。一只蚂蚁听到敲门声打开门，看见蟋蟀昏倒在自己家门口，连忙叫来其他蚂蚁把蟋蟀抬到床上，给他盖上棉被，又给他喂了热乎乎的膏汤。

蚂蚁穿着用暖暖的棉花和绒毛做成的大衣，家里堆满了各种各样的粮食，一看日子就过得挺安乐富裕。蟋蟀慢慢醒过来了，他看了看四周，然后吃了点蚂蚁递过来的东西，觉得身上有了劲又暖和了。看看蚂蚁的家和他们储藏的丰富的食物，看看蚂蚁们安逸自在的样子，他心里惭愧极了，也明白了一个生活的重要道理，就是要过好日子，就得学会劳动。

“我是个不懂生活的人，只能遭受生活的惩罚了。这样吧，我只会唱歌，就让我给你们弹唱一首歌，表示对你们的感谢吧！”蟋蟀说完，爬起来给蚂蚁们弹唱了一首很好听的曲子。

那个冬天，蟋蟀是在蚂蚁的家里度过的，他后来有没有学会劳动和为冬天储藏食物，我们就不知道了。(俄国克雷洛夫寓言)

讲述方法与步骤：采用讲讲、问问、动手做做、再讲讲的办法。

- 家长有声有色地讲述故事。
- 向孩子提问题以促使孩子听完故事后进行思考。
- 角色扮演，既可增加对故事的

理解，又可锻炼孩子的语言能力。

〔例二〕月亮姑娘做衣裳

夜晚，月亮姑娘出来了，细细的、弯弯的，好像小姑娘的眉毛。凉风吹得她有点冷，她就扯了一块云彩裹在身上。

月亮姑娘想：我还是找一位裁缝师傅做件衣裳吧。裁缝师傅给她量了尺寸，让她五天以后来取。过了五天，月亮姑娘长胖了一点儿，好像弯弯的镰刀，她来取衣裳了，衣裳做得真漂亮，可惜太小了，穿在身上连扣子也扣不上。

裁缝师傅决定给她重做一件，重新量了尺寸，让她再过五天来取。五天又过去了，月亮姑娘又长胖了一点儿，弯弯的像只小船。她来取衣裳，衣裳做得更漂亮了，可惜月亮连套也套不上。

裁缝师傅涨红了脸，说："我只好重做了。"又是五天过去了，月亮姑娘来取衣裳，裁缝师傅看到月亮姑娘变得圆圆的，像一只圆盘那样，吃了一惊："啊，你又长胖了！"裁缝师傅叹了一口气，对月亮姑娘说："唉！你的身材量不准，我没法给你做衣裳了。"

原来，月亮姑娘每天都在变化，所以她到现在还穿不上合身的衣裳，所以你看，白天太阳公公出来了，她不好意思出来，只有在晚上才悄悄地露面。

要求：使宝宝知道月亮有时圆、有时缺、有时弯，以引起宝宝观察月亮的兴趣。

讲述方法及步骤：采取讲讲、看看、画画的方法进行。

• 故事讲完后，可问宝宝：为什么月亮姑娘一连三次做的衣裳都不能穿？

• 让宝宝观察月亮。第一次（阴历初三左右）观察细细弯弯的月亮并把它画下来；过几天（阴历初九左右）观察半个月亮并画下来；到了阴历月半时，观察圆圆的月亮，也画下来。以此进一步让宝宝想想故事里的月亮姑娘为什么三次做的衣裳都不能穿。宝宝画的月亮要写好日期（阴历）并保存好，待下个月的同一时间再让宝宝观察月亮的形状，让他比一比这两个月亮的形状是否一致。

〔例三〕太阳和小鱼

很久很久以前，太阳公公还是小孩的时候，并不是整天乐呵呵的。那时候，他是个懒惰的、贪睡的孩子。

有一天黄昏的时候，太阳照例在西边天上站着，给地球上的人们送去光明和温暖。可是站着站着，太阳公

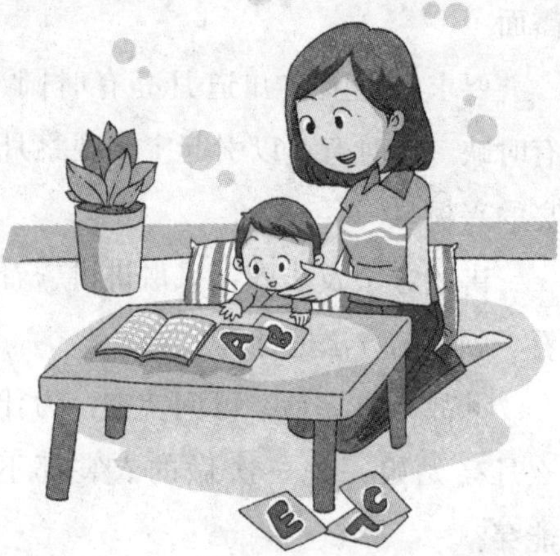

公——不，是太阳娃娃，就打起盹来了。然后，扑——通！太阳一不留神，就掉到海里去了。于是，整个世界也就跟着黑了下来。

太阳挺着胖嘟嘟的肚子，舒舒服服地在海里躺下了，呼儿呼儿打着鼾，还不断吹出好多水泡儿呢！地球上的人们可都急坏了，说："这个世界没有太阳可怎么过呀？我们得想个办法，赶快把太阳弄上来。"于是，大家什么都不干了，东一堆西一群地凑在一起，商量怎么把太阳弄上来。

水手们先有了主意。他们找来一根老粗老粗的缆绳，把它系在太阳的腰上。所有的水手都像在船上起锚一样，一起抓着那根绳子往后拉。太阳一点一点被拉上来。可是太阳多重啊，刚离水面，缆绳突然断了。扑通！太阳又掉进海里，呼儿呼儿还睡。

接着，渔民们有了个主意。他们织了一张很大很大的渔网，拿它套在太阳身上。所有的渔民，就像在海里捞鱼一样，一起拼命地拉那张大网。太阳一点一点被捞了上来。可是太阳太重了，刚离水面，渔网突然破了。扑通！太阳又落进海里，还是边打呼噜边吹水泡儿。

然后，士兵们也有了个主意。他们运来了成桶成桶的炸药，把它们放在太阳的屁股底下，就像炸碉堡一样，太阳吓了一跳，扑通！一下子蹦出水面。可是，还没等烟散去，太阳又"哎哟"一声跌到海里去了。这会儿太阳才睡醒了。他咕噜咕噜地吹着小泡，咕噜咕噜对自己说："这些人一会儿把我弄上去，一会儿把我摔下来，我都累坏了。海里也没啥好玩的，睡都睡不舒服，还是回家的好。可我怎么回到天上去呢？我一点儿劲都没了。"太阳娃娃真的着急了。

全世界的人们也为太阳伤透了脑筋。庄稼都不长了，花儿都不开了，大家什么也看不见，而且感到越来越冷。人们都愁眉苦脸干着急，可是什么办法都试过了，现在再也想不出别的主意了。

不过，有条小鱼，一条在小水塘里游来游去的小鱼，却一点儿都不着急。谁也没有注意到它，它正在悄悄地向大海游去。它是一条很平常的灰色的小鱼。它游啊游啊，快活地游着，游过小溪，游过长河，又游过大江，一直游进了蓝蓝的大海。

太阳还在海里躺着，咕噜咕噜地吹着水泡，咕噜咕噜地自言自语。他没发现来了条小灰鱼。

小灰鱼悄悄游近太阳，一直游到太阳的胖肚子旁边，然后，用它小小的鱼鳍，在太阳的肚皮上呵痒痒。

“哈！哈！嘿！嘿!”太阳突然傻笑起来，“哈！哈！嘿！嘿!”

小灰鱼还是一个劲地呵太阳的痒痒。

“哈！哈！嘿！嘿!”太阳像发了狂，笑得更厉害了，“嗬！嗬！嘿！嘿！我受不了啦！我受不了啦!”太阳边笑边喊，突然“哗”地翻了个身，霍地一下跃出了水面。“哈哈哈哈！哈哈哈哈!”太阳笑得憋不住，笔直地升上了天空。

整个世界又重新亮堂起来。大家都很感激小灰鱼，可是小灰鱼不见了。找了好半天，人们只找到一条红光闪闪的小鱼。原来它就是小灰鱼，它只顾呵太阳的痒痒，没想到太阳的颜色把它染成鲜红鲜红的了。

打那以后，人们都挺尊敬这条小鱼，把它养在一只很漂亮的水缸里。大晴天，大家总爱把水缸搬到屋子外面去，让太阳看看小金鱼。每当这时，太阳就记起了小灰鱼呵它痒痒的事来，总憋不住大笑起来：“哈！哈！哈！……”(美国童话史济豪译)

要求：培养宝宝对文学作品的兴趣，发展宝宝的想象力。

讲述方法及步骤：采用边讲、边启发宝宝想象力的方法讲述。

当讲到“很久很久以前，太阳公公还是小孩子的时候，是个懒惰的、贪睡的孩子，水手用绳子拉，渔民用渔网捞，士兵用炸药炸，太阳娃娃还是不肯起来”时，可问问宝宝：你能想个什么好办法，让太阳娃娃升起来吗？如果孩子想的办法富有想象力，家长应予以鼓励、表扬。如果想不出来，就让他仔细地听下去。

故事讲完后，向宝宝提出如下思考题：小金鱼真的是被太阳的颜色染红的吗？最后告诉宝宝，这是因为大家喜欢小金鱼，小金鱼长得很漂亮，所以才以它的红颜色编成了这样一个有趣的故事，以此鼓励宝宝也可以把有些有趣的事编成好听的故事。

以上是一些连续性的故事。类似这样的故事还有《尼尔斯骑鹅旅行记》《小狒狒历险记》《木偶奇遇记》等，家长可参照上述方法进行讲述。

不同年龄孩子对图书的兴趣各异

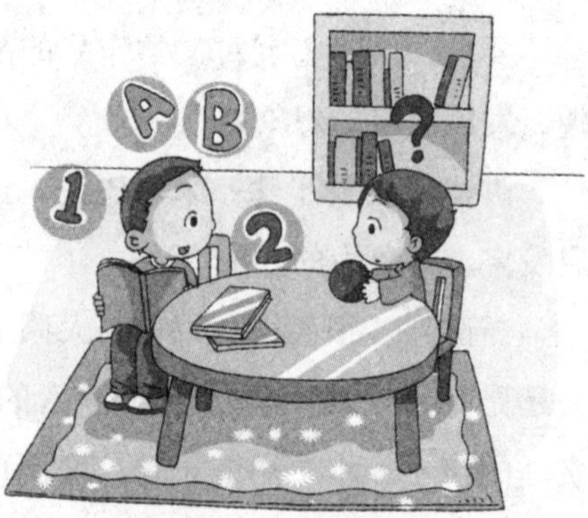

1. 2 岁前的孩子

一般来讲，这个时期的孩子阅读图书的能力是很差的。因为图书上只有静止的人物角色和平面景物，所以孩子不一定会被图书上的画面所吸引。另外，由于孩子的小肌肉不够发达，拇指和食指动作不够灵活、协调，因而拿到图书后不会翻书页，有时会被偶尔发出的撕书声所吸引，因而这时期的孩子喜欢撕书。

2. 2 ~ 3 岁的孩子

这个时期的孩子认识能力有了发展，有了识别大小、颜色、形状、长短等特征的能力，开始出现明显的回忆；有看图片和画册的兴趣，喜欢看色彩鲜艳、主题明确、角色性格鲜明、画面清晰的图书。这时的孩子，拇指和食指动作的发展比较协调，但看书时仍不会一页一页地翻阅，往往是几页几页地翻，偶尔还会把书颠倒着看。这个时期的孩子对图书里的故事，往往是百听不厌的。

3. 3 ~ 4 岁的孩子

这个时期的孩子喜欢看形象逼真、主人公性格突出、面部表情活泼，并有强烈对比、色彩鲜艳、单线平面画的图书。开始会翻书，但只注意图书中主人公的图像，不大去注意思考内容；只注意画面的主要部分，不注意画面的次要部分，一本书很快就翻阅完了。由于这个时期的孩子情绪性大，因而对喜欢的角色会去亲亲他，不喜欢的角色会边打边叫“坏人，坏人”，有时甚至会戳破这个角色的脸。

4. 4～6 岁的孩子

这个时期的孩子喜欢看有一定情节和人物关系较复杂、富于想象和悬念的图书。不仅注意看图书里人与物的形象，还注意思考人物在干什么；不仅注意画面的主要部分，还注意画面的其他部分；能看到画面上近处和远处的人和景物；眼睛停留在画面上的时间也稍长了，到 6 岁时看书注意力较集中，不大受干扰。4～5 岁的孩子看了图书还不能构成一个连贯完整的故事，因而喜欢边看边问：谁是好人？谁是坏人？他们在干什么？后来怎么样？他们还不能独立看书，很希望家长或成人在一旁陪着他一起看，迫切希望得到必要的指导。6 岁的孩子则能较长时间地持续看书，爱看的图书能一连看上好几遍，并会主动将他看懂了的或是自己发现的地方讲给别人听。

根据不同年龄辅导孩子阅读

1. 2～3 岁

先教孩子把书拿端正，不要颠倒。开始引导他看图书时，可把图书里的主人公比喻为他本人，这样能引起他看书的兴趣。

家长帮着孩子一边翻书讲解，一边问孩子图书里看到的人和物。翻阅一遍后，可让孩子自己翻阅，家长在一旁问他：“这是什么？那是什么？”看完再引导孩子从头翻阅。当发现孩子对这本书看得差不多了，阅读的要求基本上达到了，即可把书合拢，放在图书角里。

在看书前要向孩子介绍书名，并要介绍得具体形象。每当孩子翻阅这本书时，要求孩子先讲出书名，然后再往后翻阅，翻阅时可让孩子自言自语，以发展孩子的语言能力。

2. 3～4 岁

这个年龄阶段指导孩子看图书的重点是，启发他对图书产生兴趣、爱看图书，并初步学会按书页的顺序翻阅图书。

可用《幼儿画报》等幼儿杂志或带彩图的幼儿故事读物进行导读。

教孩子学会一页一页地翻书，并能根据不同的内容，按顺序往下翻阅图书。每月来杂志后，家长要陪着孩子看书，并让孩子自己慢慢地一页一页地翻阅。孩子每翻一页，家长就要有指导性地提示孩子该看些什么，一般是对书中的某一个内容加以指导；

要求孩子看懂了一个内容后，再看第二个内容。一般来说，第一次看时是粗略地翻一遍，以后再指导孩子细看，并有重点地选择内容。有的只要孩子了解就可以了，有的却要孩子能讲述出整个故事，有的是要求孩子猜个谜语，有的又要孩子动手做件小玩具。家长应充分发挥这本书的作用，让孩子反复翻阅。当孩子看得差不多了，就要保存好。一年结束，要把刊物装订好，以便让孩子随时翻阅，一定要防止养成孩子看过就扔的习惯。

3. 4～6 岁

这个年龄阶段指导孩子看图书的重点是，要他能根据书的页码一页一页地翻，并引导他将每一页书上的人物、景物、远远近近的画面都看仔细，对书中主人公的动态有个粗略的、朦胧的了解。有的图书可先让孩子看，然后进行指导；有的图书可先向孩子提示，然后再让孩子看。对6岁的孩子要重点培养其安静、正确、独立看图书的能力和习惯，看完故事后可向孩子提一些有关内容的问题。

〔例一〕没有牙齿的大老虎

要求：使孩子能在家长的启示下，借助画面，初步了解图书内容。

方法及步骤：

• 向孩子介绍书名。

• 向孩子作适当的提示，告诉孩子这本书讲的是一只大老虎的牙齿怎么会没有的，启发孩子从图书中看出大老虎原来的牙齿很尖锐，后来谁送它糖吃，它吃了许多糖又不刷牙，大老虎的牙齿最后怎么样了。

• 由孩子将他在图书里看到的故事讲述给家长听。

• 家长同孩子一起看图书，并将故事的内容讲给孩子听。重点讲述画面表达不出的角色间的对话和心理状态。有的地方孩子已能看懂，可用提问的方法让孩子讲述。

• 再让孩子仔细地看几遍，并让他在适当的时候讲给家里人或同龄的小伙伴听。

• 在日常生活中教育孩子养成刷牙的习惯。

〔例二〕白雪公主

要求：培养孩子的倾听习惯。家长按图书文字的内容反复进行朗读，孩子通过倾听，培养自己边看图书文字（认识多少字，无关紧要）边讲故事的能力。

方法及步骤：

• 家长按照图书上的文字让孩子边看边听故事 1～2 遍。

• 让孩子自己看图书1~2遍。

• 家长继续按图书上的文字讲给孩子听，同时有些地方可让孩子跟着讲。

• 让孩子自己边看边讲故事，讲得不对的地方家长要予以纠正，从而让孩子学着讲故事。

向孩子提一些有关《白雪公主》故事中的问题，比如："白雪公主为什么来到森林里？""谁帮助了白雪公主？""卖毒苹果给白雪公主的人是谁？""白雪公主最后怎么啦？"这可引起孩子对故事的兴趣，也可增加孩子对故事的理解。

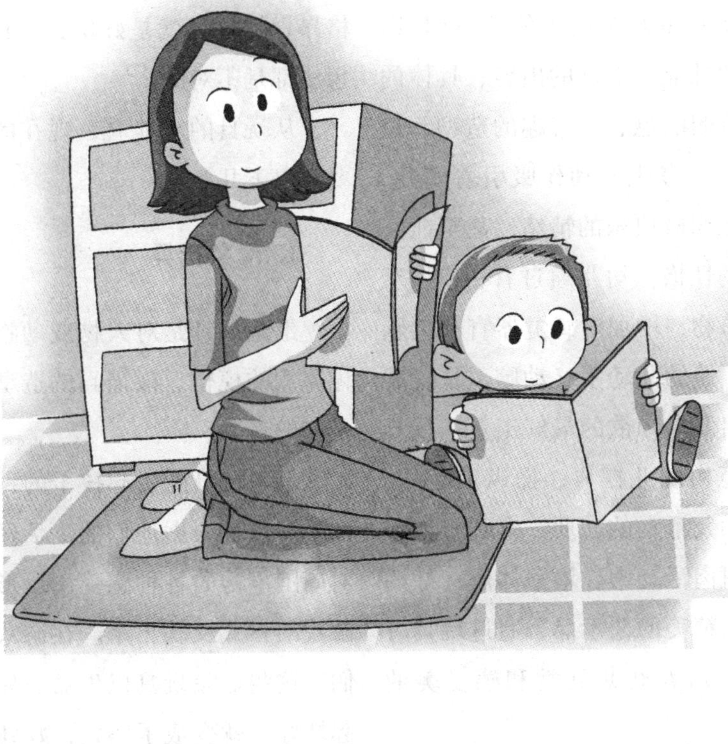

婴幼儿的游戏启蒙

适合孩子的玩具有哪些

玩是孩子生活中的主要内容。孩子很少空着手玩，他们需要许多玩具。

鲁迅说："游戏是儿童最正当的行为，玩具是儿童的天使。"玩具以它特有的性能、丰富的内容、具体的形象、鲜明的色彩、有趣的造型、悦耳的声音和夸张的动作吸引着幼儿，引起幼儿积极快乐的情绪，甚至能陶冶幼儿的性格；幼儿通过看、摸、玩来认识事物，增加对感觉器官和大脑的刺激，使幼儿动手又动脑，是发展智力、启发求知欲的最好工具。玩具可以任意由幼儿摆弄、操纵和运用，能满足幼儿活动的需要，有利于加强幼儿的肌肉活动力、增强体质；好的玩具犹如精美的艺术品，通过玩具可以进一步培养幼儿欣赏和感受美的能力。

所以说玩具是幼儿游玩的物质基础，是幼儿生活的伴侣，它给幼儿带来了无限欢乐，是幼儿认识世界、进行创造的工具，是幼儿生活的教科书，也是对幼儿进行体、智、德、美全面发展教育的工具。在日常生活中，我们看到父母们虽然给孩子买了许多玩具，却往往起不到对孩子的教育作用，因为只有求多、求全、求外观美丽、新型，有的父母甚至认为价格昂贵的玩具就是好玩具，其实这些想法都是不对的。

从玩具的功能看，现在的玩具主要有以下几类：

1. 形象玩具

形象玩具是对人物或动物以及物体原型的模仿，以逼真的造型得到孩子们的喜爱。

形象玩具能引起孩子的种种联想活动。孩子根据他们的生活经验，将对周围事物的各种感受用玩形象玩具游戏的方式反映出来。在游戏时，他们给这些形象玩具以生命。如女孩抱起娃娃后就变成了妈妈，娃娃变成了她的孩子。她会像妈妈那样，对着娃娃亲切地讲话，带娃娃上公园去玩，带娃娃去做客，并且精心照料娃娃的生活起居，把平日妈妈怎么样对待她的一举一动创造性地再现出来。这一切都能活跃孩子的思维，发展他们的想象力和创造力，更重要的是帮助他们进一步去认识社会，认识自然，认识人与人之间的关系。

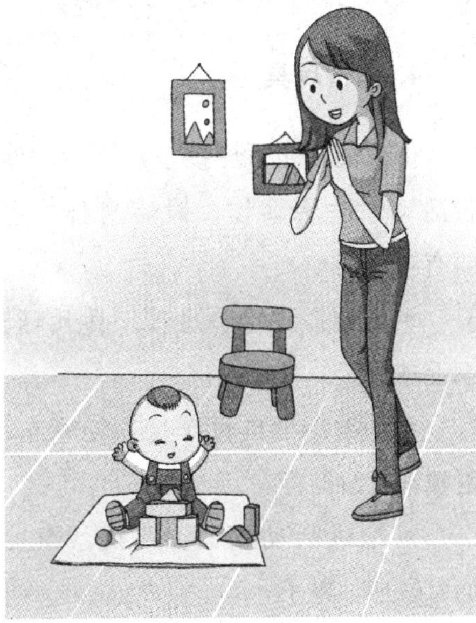

2. 智力玩具

智力玩具有助于激发孩子的求知欲、发展其智力。

●桌面玩具：七巧板、六面图、串珠、陀螺、画片等。

●结构玩具：塑料、木制积木、拼图、嵌板、装拆玩具、螺丝构造材料、智力造型积木等。

●棋类玩具：跳棋、飞行棋、五子棋、计算棋等。

●民间玩具：大小套娃、套碗等。

●智力盒、魔棍、魔方等。

这类玩具很巧妙地将发展智力的目的寓于游玩之中，使孩子在玩耍中训练了手脑的并用，提高了观察力、思维力、注意力，培养了灵巧性和创造性以及耐力和耐心。

3. 娱乐玩具

娱乐玩具的造型和动作往往有趣、滑稽，能使孩子愉快活泼，有利于培养幽默感。

●滑稽造型玩具：不倒翁、小博士、阿童木、滑稽人等。

●具有有趣动作的玩具：母鸡生蛋、小熊照样、熊猫吹泡泡、小熊跳绳、青蛙捉虫、旅游女娃等。现在新出现的机器人玩具、机器猪、狗等还会有各种动作和叫声。

●节日装饰玩具、化装玩具：各种面具（有孙悟空、八戒、新年老人等）、化装用的胡子、头饰、尾巴等。

●木偶、皮影等：这类玩具能给孩子带来欢乐，培养良好的情趣、还能激起孩子的求知欲，例如旅游女娃是怎么开动前进的？狮子是怎么跟着球转的？孩子会思考或想知道这一点，所以是很有价值的一类玩具。

4. 体育玩具

体育玩具能引导孩子积极参加体育活动，发展动作、锻炼身体。主要有：

•球类：皮球、足球、乒乓球、羽毛球等。

•车类：小自行车、三轮童车、滑板和轮滑鞋等。

•跑跳活动用具：跳绳、橡皮筋、铁环、毽子。

•投掷活动用具：沙袋、手榴弹、沙包。

这类玩具能引起孩子参加体育活动的愿望，能发展他们的动作，使他们的动作更灵敏协调，达到锻炼身体和意志的目的。

5. 音乐玩具

包括模拟乐器的玩具和各种能发出悦耳声响的玩具。

•打击乐器：小铃、小铃鼓、响板、沙琴、木琴等。

•能发出悦耳声的电子琴、手风琴、小钢琴、铝板琴等。

•模拟乐器的玩具：小喇叭、小鼓等。

这类玩具能激发孩子对音乐的兴趣，增强他们的音乐节奏感和感受力。

6. 自制玩具

自制玩具是广泛利用天然材料及废旧物品，就地取材制作的各种玩具，如：小秤，用牙膏壳做的各种车辆，用空火柴盒做的家具，用冰淇淋盒做的电话等，可让孩子练习制作和操作，培养孩子的独创精神。

根据不同年龄段为孩子准备玩具

1. 0～2 岁

（1）发展婴儿各种感官功能的玩具

•鼓励注视的玩具，床上吊挂玩具：如吊娃、吊灯、迎风转动的装饰性吊挂玩具，能吸引婴儿注意。

•会发出声响的玩具：如摇铃、不倒娃娃、摇鼓，能引导婴儿辨别方向、发展听觉。

•引起抓握动作的玩具：如布制、毛制、塑料制的形象玩具，能压扁、能抓住的柔软玩具，可刺激婴儿手的动作。

•发现自己、进行探索的玩具：如镜子。

（2）引起幼儿全身运动的玩具

如皮球、手推车、学步车、拖拉玩具、木马、小三轮车等。

（3）逗引婴幼儿笑的娱乐玩具

如小熊吹泡泡、猴子翻筋斗、小熊跳绳等。

2. 3～4 岁

•发展感官、扩大幼儿的认识和发展语言能力的玩具：娃娃、餐具、家具、用具；各种动物形象如狗、猫、兔、鸡、长颈鹿玩具；简单拼图（平面）、套人、套盒；各种材料做的中、小型积木；简单棋类，交通工具，汽车、电车、卡车、救护车等。

•发展与改进幼儿动作的玩具：皮球、三轮车、手推车、套环。

•使幼儿愉快和欢乐的玩具：母鸡生蛋、蛙跳等。

•玩沙、玩水：水桶、铲子。

3. 5～6 岁

•发展小肌肉系统、完善各种动作的协调性、准确性和灵活性的玩具：跳绳、橡皮筋、乒乓球、羽毛球、小皮球、毽子、三毛球、手榴弹、小自行车、轮滑鞋、滑板等。

•有助于丰富幼儿知识经验和培养各种技巧、发展幼儿智力的玩具：各种娃娃以及娃娃的各种用具、餐具、家具；各种模拟的家畜、家禽、野兽；各种运输工具；各种积木、镶嵌结构、组装结构、智力盒等；各种棋类，五子棋、斗兽棋、跳棋、桌面陀螺、七巧板、万花筒等玩具。

•促进幼儿对数学的兴趣、对科学的爱好的玩具：计算器、电子计算玩具、卡片、机器人、电子游戏机、遥控汽车等。

•促进幼儿自己动手制作、加强技能技巧训练的玩具：装拆玩具、组装玩具、绒绣、木工工具。

•进行艺术表演活动和装饰的玩具：铃鼓、木偶、小喇叭、童话头饰。

•娱乐、滑稽造型玩具：旅游女娃娃、小熊照相等。

选择玩具要注意的问题

玩具是一种艺术品，为孩子买玩具也是一种艺术，要考虑所买玩具是否能起到教育作用、达到最佳利用率，这取决于父母对自己孩子的了解程度。不同儿童由于年龄、性别、生理和心理等方面的差异，适合于他们需要的玩具也不一致，但是有一些共同的基本方面，是父母在为孩子选择玩具时必须考虑的：

• 为孩子选择的玩具，应注意教育意义和儿童兴趣兼顾。对孩子来说，可以在自己有限的能力范围内玩，并从中得到愉快或某种满足的，就是好玩具。在一个三四岁的孩子看来，用几十元钱买的发火枪不如一支几角钱能打塑料子弹的小手枪好，因为发火枪虽能闪出火花，但单调缺少变化，不多久就玩腻了；打塑料子弹的小手枪能扩展和延伸范围，玩“打靶”练习瞄准，成人和孩子被他“击中”后有各种反应，会越玩越有趣。

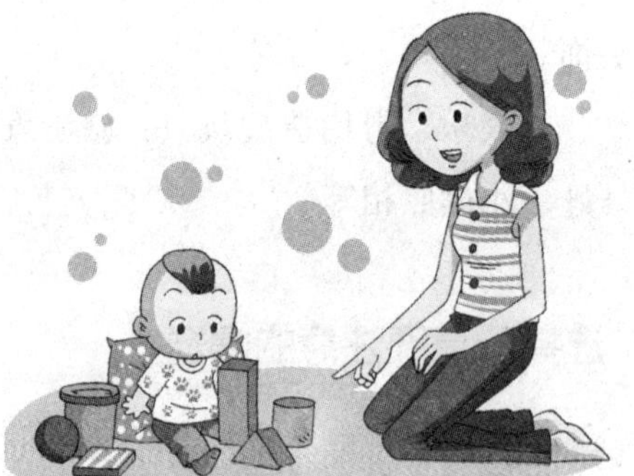

在为孩子买玩具时，大人还要考虑玩具对孩子性格的培养。如果孩子生性孤僻，不愿与其他小朋友一起玩，可考虑买些需要几个孩子在一起玩的玩具或买几个人比一个人玩起来更有趣的玩具，如小汽车、娃娃及娃娃家的家具、餐具、医疗用具，使孩子在与别的孩子一起玩的过程中得到乐趣与兴致，从而培养他与人交往、互相协作的性格。如果孩子生性好动，性格暴躁，注意力不易集中，父母可考虑买一些能使孩子安静、思索的玩具，如各种积木、棋类、能装拆的玩具，它们除了能发展孩子的智力外，还能培养孩子持久的注意力和耐心。如果孩子性格比较文静，不喜欢活动，则可选买一些促使孩子活动、容易变换空间位置的玩具，如球类、车类等。

• 要考虑多功能、能有较大年龄适用范围，能较长时间利用的玩具。选择可变化的玩具，即形状、声音、色彩等方面的变化。一只塑料青蛙与一只会蹦蹦跳的发条青蛙比，孩子更喜欢会跳的青蛙。一只橡皮做的会跳、会叫的小狗比一只塑料小狗会更让孩子喜欢，因为它具有多种功能，父母买玩具时要考虑多功能、能较长时间利用的。

玩具的利用率还与孩子的体力、智力适应程度有关。给两三岁的孩子买辆童车，利用率不高，因为他的体力还不足以利用这童车，需要依靠成人推着玩。若给三岁以下孩子买电控、声控玩具，他不会玩，只得大人玩给他看，成了大人们的玩具。反之，若为三四岁的孩子买一只摇铃也不合适。

• 注意玩具的坚固性。有的玩具虽然对孩子有益处，也能引起兴趣，但若不坚固，则不能很好利用。玩具易损坏，孩子玩得不愉快，情绪不好，也会把玩具摔掉。在买玩具时，要注意玩具的坚固程度，色彩不宜脱落。

• 应有艺术性，并要适合孩子的特点和欣赏水平。玩具的形象要新颖、色彩鲜艳、装饰美观、活动多变、生动有趣，能使孩子从玩中获得快乐、喜爱、产生美感，从而能培养孩子对艺术的兴趣。

• 玩具要注意安全性和卫生性，便于洗晒和消毒，颜色要无毒。带毛和口吹的玩具不卫生，尤其有的易让孩子患感冒，鼻子、喉咙易过敏，或有气管炎的孩子最好不玩易掉毛的玩具。带声响的玩具声音要和谐，避免噪声。带锋利棱角的玩具或某些带危险性的玩具均不适合给孩子玩，以免伤害孩子。有发条的玩具要注意别让发条露出来，以免孩子割破了手。

如何引导孩子玩玩具

在日常生活中，父母为了解脱孩子的纠缠，往往会说："去去去，去玩玩具吧！"在亲朋好友来家做客时，孩子一旦哭了，主人会很快拿出一些玩具对孩子说："别哭了，拿着去玩吧。"在幼儿园里，有的老师也为了图省事，对幼儿说，下面自己玩玩具。许多大人往往是为了不影响自己做事，而让孩子玩玩具，这不好，应利用玩具对孩子进行多方面的教育：

1. 利用玩具开发孩子智力

幼儿玩玩具可以分为三个阶段，一是向往阶段，二是认识阶段，三是厌弃阶段。我们要掌握幼儿玩玩具的规律，正确引导，以收到理想的效果。幼儿在向往阶段，对玩具会有浓厚兴趣，我们要在此时，热情指导，以开拓幼儿观察力、想象力，于玩耍中汲取各种科学知识，进而促进幼儿逻辑思维能力的发展，使之心灵手巧。如指导孩子玩各种积木，从最初的认识颜色、几何图形到按图搭物，逐渐启发幼儿想象搭建故乡的著名建筑，名胜古迹，各种车辆、马路、公园、动物园等，使孩子领悟周围事物与几何图形的关系，继而激发孩子的想象力和热爱生活的情感，在玩耍中汲取空间和结构力学知识。

2. 指导孩子正确使用玩具

买来新玩具后，父母可作些讲解示范，教孩子正确的使用方法，如娃娃怎么抱（不能拎头拎脚，以免把娃娃弄坏，可说娃娃要弄疼、弄坏的），发条青蛙不能拧过头（否则发条要断）电动玩具的电池用后要取出，电动汽艇如何下水启动，翻跟斗的小猴朝顺方向转才翻得快，小汽车如何启动。孩子遇到困难时要给予帮助。

3. 丰富孩子的知识、经验

父母要经常引导孩子看图书、看画片，带孩子去公园游玩或参加各项儿童活动、看电影等，丰富孩子的生活，扩大眼界，这样他通过玩具会产生联想，游戏的内容会丰富，并联想到丰富的现实生活。如孩子去动物园游玩后，回家会用各种积木搭个动物园，用木制积木搭围墙、动物住地；用塑料积木搭各种有趣的动物，如长颈鹿、熊猫、大象等，创造性地把在动物园所见到的情形再现出来，而且有所发展。这样不仅使这些玩具有了生命与更丰富的内容，更增添了孩子们的生活乐趣，发展了对动物的认识。

另外还要教导孩子爱护玩具。不要一次给孩子过多的玩具。以免使孩子见异思迁，分散注意力，使他日后做其他事也不专心。

给孩子设生活角的好处

孩子生活角是家长利用房间的某些空间，如边角地方、大小盒子、抽屉、架子等处，供孩子自由活动、游戏、学习、创造和想象的一个小天地。学前儿童可以在这个小天地里玩，增长知识，陶冶情操，学习技能技巧，享受创造的乐趣，留下美好的回忆，是孩子玩中学的一种最好方式。所以，它是孩子十分喜爱的和必不可少的一个活动天地。

设置孩子生活角有许多好处：

• 能丰富孩子的生活内容，诱发孩子的求知欲。

• 能使孩子热爱生活，兴趣广泛，关心周围事物的变化。

• 能培养孩子爱美的意识和对艺术的兴趣。

• 能培养孩子初步的生活技能技巧。

• 能培养孩子的独立生活能力。

技能。

如何给孩子设生活角

墙角摆上一个三层的活动三角架，可做娃娃角、科学角等；阳台的一隅可做种植角；窗台的一角可做玩具角；玻璃橱的一角可做陈列角；橱柜的一个抽屉可做自我服务角；写字台的一个抽屉可做工具角；各种大小盒子可放置各种收集物和娃娃过家家的餐具等；专用的玩具箱、图书袋、门的后面可做图书角；其他空隙处只要安全，均可以酌情利用。具体建议如下以供参考：

1. 玩具角（适合于0~6岁的孩子）

现代家庭大多只有一个子女，玩具却不少。有条件的家长应为孩子做个小小的玩具箱（当然能做一个玩具橱更理想了），并指导孩子把各种玩具放得各得其所，拿取方便。要教育孩子从小养成物归原处、爱好整洁的良好习惯。玩具可随着年龄增长而逐步增加，不要一下子买得太多。孩子在玩玩具时，家长应抽出一定的时间参与活动（例如与孩子一起搭搭积木，同大孩子下下棋等），既可增强相互之间的感情，又可以随时给孩子以指导，使孩子在玩中发展智力、

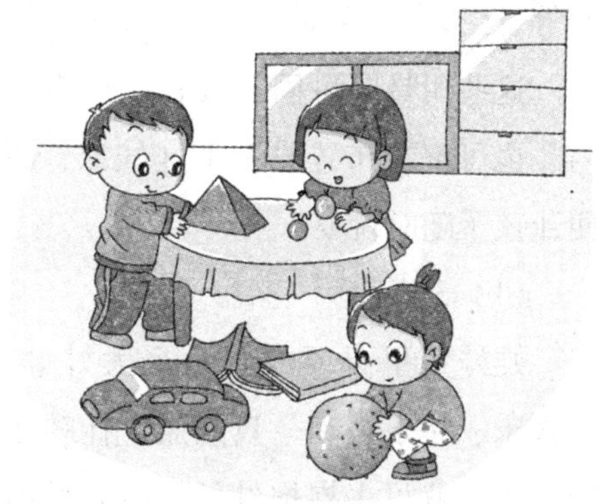

女孩娃娃角，适合0~6岁的孩子。娃娃是幼儿最喜爱的玩具，也是她想象中的最好朋友和伙伴。娃娃可培养美好的情感和满足孩子的想象需求。

一般来说，孩子对成人间的社会交往是非常向往的，设置娃娃角可使孩子获得模仿成人交往的机会，使他得到各方面的满足，同时可培养他的独立生活能力。

家长可为孩子购买一个或几个较大的并可穿脱衣服的娃娃、几个自制的瓶娃娃（用洗净的小瓶，瓶口上装有用布做的娃娃头，瓶口外用纸两头粘住或用布缝起套在瓶口外，并在瓶口缝线处收紧即成一条套裙）、一张小床、一条小被、一套小餐具（炒菜

锅可用破皮球做成，碗可用瓶盖或冰淇淋的盒子做成）、一只煤气灶、一只小篮子、一把小扫帚、一只小畚箕等。

这些用具既可固定放在一只盒子内，也可把它布置成一个娃娃家，以便让孩子随时玩耍。

（1）3岁前

娃娃角里只要放置一个大娃娃、一张床、一条被和一只奶瓶，让孩子随时想到就可去抱抱娃娃，叫娃娃睡觉，叫娃娃起床，喂娃娃吃奶等。

（2）3~4岁

娃娃角是这一年龄段的女孩最喜欢的活动。家长可为孩子增加一些娃娃的服装、餐具、食物（例如橡皮泥搓成的小子，但不要太逼真）等，可让孩子为娃娃穿脱衣服，喂娃娃吃饭，晾晒娃娃脱下的衣服等。

（3）4~5岁

娃娃角的内容应更丰富些。可增加一些自制的点心、菜（如纸或橡皮泥做的馄饨、面条、鱼、虾、蔬菜等）、洗衣搓板、小篮子、窗帘等，可让孩子为娃娃去买菜、烧饭，喂娃娃吃饭，为娃娃换衣服、洗衣服等。

（4）5~6岁

娃娃角的内容可更生动些。除上面这些活动外，还可让孩子在娃娃角里更换活动内容，例如，“为娃娃家大扫除”可引导孩子自制扫帚、小拖把（用纱头剪齐后扎在筷子上即成拖把）、小畚箕；“为娃娃过生日”可引导孩子为娃娃自制蛋糕（在泡沫塑料上贴上各色纸），为娃娃用纸做裙子，做花，做瓶娃娃；“娃娃生病了”可引导孩子自制医生和护士戴的白帽子（将长方形的白纸两端粘住），自制听筒（在一根铅丝上穿上一粒纽扣）和自制药片（用各色吹塑纸剪成小圆片）等，孩子自己可扮演“医生”。通过这些活动，既能使孩子满足模仿成人劳动的愿望，又能丰富娃娃角的内容。

2. 自我服务角（适合于3~6岁的孩子）

设置自我服务角是培养和提高孩子独立生活的能力，逐步培养孩子自己管理自己能力的好办法。家长可为孩子创设两个条件：一是给孩子一只固定的抽屉，让孩子放置衣袜、手帕等物品；二是为孩子制作一些练习自我服务的工具，如纽扣、带子等，以便于孩子经常进行练习，练习时家长要给予示范指导。

（1）学解纽扣

3~4岁时家长可帮孩子做几朵花

朵（要将花朵的花瓣和花蕊分开），用袜筒剪成圆形的“花蕊”（稍大一些），“花蕊”的圆圈上，等距离地缝上5~6个纽扣。另外可用双层布缝成花瓣状（注意同花蕊的比例），在花瓣的一端挖一个纽洞，然后把花蕊的纽洞扣在花蕊的纽扣上成一“花朵”，给孩子做练习解纽扣用。稍大可练习扣纽扣。

（2）学解带子

家长可给孩子做几只鞋帮，做法是用马粪纸做成鞋帮，并挖几个洞，敲上铁纽洞，穿上鞋带，打好结，让孩子练习解结——拉住带子的两端，结就解开了。稍大可练习系鞋带。

（3）学折叠手帕

家长帮孩子洗好手帕后，让孩子学叠手帕：用对折的方法，先对折成长方形，再折成正方形，并让孩子自己放在固定的抽屉里。稍大可练习叠袜子、学摁摁扣。

孩子再大一些时，家长可带孩子：

（1）学习简单的刺绣

为孩子准备一些画有简单小动物和花朵等轮廓线的纸片、可以穿绒线的针和零碎的各色开司米，教孩子沿着轮廓线缝制（针头朝下缝一短针，然后在反面向上回针，回针时要戳在短针的一半处，要学会打结，并将结缝在反面）。

（2）学钉纽扣

为孩子准备一块方形（或长方形）的硬衬布，画好小格子，并准备好各种纽扣和针线，让孩子将纽扣钉在小格内（要教他将针穿过纽扣的小洞来回缝几道，直至缝牢为止）。以后可让孩子钉自己掉落的纽扣，或为娃娃的衣服缝纽扣。

（3）学简单的编织——为娃娃织围巾

为孩子准备两根打毛衣的针和少量毛线，并为他起好头，教他织平针（注意别让针头刺着眼睛等部位）。

3. 生物角（适合于3~6岁的孩子）

生物角包括动物和植物两大类。由于这个角的内容丰富，收集或制作简单易行，加上宝宝对有生命的小动物和植物的生长变化极感兴趣，因此这个角最能吸引孩子。家长可根据实际情况，因地制宜地为孩子设置生物角，从而引导孩子从小热爱自然，了解动植物生长的简单规律，并初步懂得事物是怎样发展变化的。

布置生物角可用水泡植物、发芽种子、种植花卉、盆景、生物标本和饲养的小动物等，可放置在窗台、阳

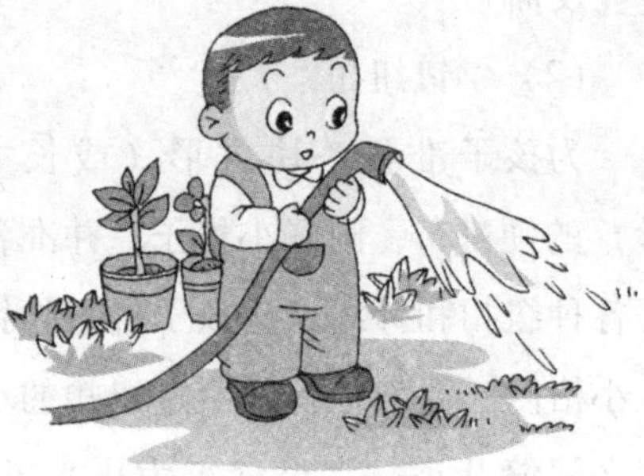

台或三角架上面。

3~4岁的孩子由于知识比较贫乏，对静态的植物不太感兴趣，因此，生物角应以动物为主。家长可在生物角里饲养一些金鱼，让孩子参与加水、喂食，观察鱼是怎么活动的；春天可在小瓶里饲养一些小蝌蚪，让孩子看看小蝌蚪是怎样在水里游来游去的。

4~5岁的孩子观察周围事物的能力在原有基础上有了提高，因此，生物角应由孩子来设置，父母可以协助。其内容举例如下：

(1) 水泡植物

可将整只萝卜、芋艿、土豆等块茎植物放在水里；将初春的梧桐树枝（绿化工人修剪下来的）浸在水里；将稻粒、麦粒和各种豆类用水淋透后放在容器内，盖上浸水的棉花。可将这些水泡植物安置在阳光充足的窗台上或小天井内，定时浇浇水。

(2) 种植大蒜

家长可为孩子准备一个破罐头或旧脸盆，下面凿几个洞，装满泥，教孩子将大蒜头一瓣一瓣掰开，尖头向上，种在泥里，并观察它是怎样发芽长出叶子，最后下面长出大蒜头来的。

(3) 饲养小动物

除了饲养小蝌蚪外，还可饲养小乌龟、小龙虾和小螺蛳、小鸟供孩子观察。为了便于孩子经常观察和照顾，最好把上述小动物放置在透明的大口玻璃瓶或笼子里，如有鱼缸，那就更好了。

孩子5~6岁时，除上述内容外，可增加：

(1) 花卉种植

种植蝴蝶花或牵牛花：可将去年收集的蝴蝶或牵牛花籽种在花盆里，浇少量的水，观察它如何发芽、长叶子、开花，当结了花籽后，应教孩子收集和储存。

(2) 微型盆景

可用田螺壳、蟹壳、蛋壳、破乒乓球、冰淇淋盒，造型美观的香烟缸等容器当小花盆，放上泥土，然后种上容易生长的多肉类和其他植物，如宝石花、半枝松、仙人掌、小芋艿、花籽、草籽等，不久即可长出茎叶，它们造型别致，特别逗人喜爱。

（3）制作标本

可制作野花和树叶标本：把采集的野花或叶子放在厚书本里压平，再把重物压在书上（每天换个书页压住）。等标本平直了，就用线或透明胶布固定在纸板上，就成了简单的标本（也可挂在墙上）。为了保护标本，可在标本板外用一层塑料薄膜或玻璃纸盖上。还可制作蝴蝶或蜻蜓标本：由家长指导孩子一起制作，将捕捉到的蝴蝶或蜻蜓先用大头针刺入中胸中央偏右方，扎在泡沫塑料上（胸部处要挖空一点），翅膀夹在两块板的中间，然后放置在小盒内，上面用玻璃片或塑料薄膜封好（有条件的家长可准备一个小烘箱，把标本烘干）。

（4）饲养小动物

可给这一阶段的孩子饲养青虫，让孩子按时给它喂点菜叶、树叶，观察它是怎样逐渐变成蝴蝶的；也可饲养蟋蟀，在秋季，家长可帮孩子捉几只蟋蟀，放在较深的小罐里，每天让孩子给它喂少量的饭粒和水，让孩子听听蟋蟀的叫声，观察它们是怎样殴斗的；如果有桑枝，可给孩子饲养蚕宝宝，让孩子照顾，并在蚕宝宝从小蚕到结蚕茧、长出蚕蛾的全过程中，了解蚕宝宝的生长过程。这样获得的知识将使他终生难忘。如饲养蚕宝宝，家长必须予以具体指导，告诉孩子：蚕小时候要喂它吃剪碎的桑叶，长大了桑叶就不必剪了；蚕宝宝醒着的时候，不管白天黑夜会不停地吃桑叶，因此桑叶吃完时，要马上喂它，不然就长不大；蚕宝宝“睡眠”的时候不吃也不动，它要经过 4 次“睡眠”、蜕皮，最后才长得很大。等身体里发亮了，它就不再吃桑叶，而要吐丝结茧了。家长可帮孩子准备几根稻草，扎成一个小架，让蚕宝宝爬上去吐丝结茧。

4. 科学角（适合于 5～6 岁的孩子）

科学角是让孩子通过双手操作，运用和检验已有的知识，是从小培养孩子对科学的兴趣、发展孩子创造力的极好阵地。在操作过程中能培养孩子的耐心，克服困难的决心，坚持到底的意志力和探索求知的精神。

内容举例：

（1）铁罐（或竹筒）喷水

在铁罐或竹筒上等距离地钻几个小洞，然后在筒里装满水，让孩子看看哪个小洞的水喷射得最远，哪个小洞的水喷射得最近。孩子会发现越是底部的水会喷得越远，而上部的水却喷得最近。家长要让他知道为什么。以后，还可将筒放在木板（或泡沫塑料）上，然后放进水里，“小船”就会行驶。

（2）取回形针

用一只玻璃较薄的杯子装满水，内放一个回形针，旁边放两根短筷子、一把小调羹，一块磁铁。要求孩子用上面三种工具中的一种，取出回形针，但手不能弄湿，又要取得快。孩子在探索过程中可能会用筷子去夹，用小调羹去盛，或是将吸铁石掷进杯内吸住回形针后再用调羹盛起来，但结果手都弄湿了，最后引导他将磁铁放在杯子外面的玻璃上对着回形针向上移动，就能将杯子里的回形针吸出来了。

（3）芹菜吸水

将一颗新鲜的芹菜（或大白菜）去根，把茎放入盛有红墨水的杯内，过两个小时左右，芹菜叶子就会变红了。要让孩子知道，茎是能输送养料和水分的。

（4）橡皮筋琴

给孩子准备一只长方形的纸盒，两根橡皮筋和一块小木块。先将纸盒的上部挖个小洞，然后套上两根橡皮筋做弦，再用一块小木块做橡皮筋上的“马”，这样就可用手指拨动琴弦并听到好听的声音了。橡皮筋越紧声音越响。

（5）气象记录

家长可为孩子准备一支温度表、一本气象记录簿（事先画好格子，一天一张，分别注明日期，挂在小钉子上）、一只气象表。气象表由两个大小不同的圆形硬纸组成，每一圆形硬纸由两层相同大小的圆形硬纸组成；大圆中的底层圆形纸上标着三种天气的图画（晴天、多云、雨天），上层圆形纸从圆心到边上剪好一个三角形的口子；小圆形纸底层上写着星期一到星期日的文字，上层也剪一个三角形的口子。然后将小圆形纸叠在大圆形纸上，用图钉钉好，使之可以转动，让孩子在每天观察气象后把当日气象的标志转到三角口处，并在气象簿上把当日天气温度记录下来，每天都要记，不可中断，如果孩子忘了，家长可提醒他。一段时间后，家长可帮助孩子分析气象变化规律。

其他还可放置放大镜、玻璃片、肥皂水等供孩子玩耍。

5. 图书角（适合于4~6岁的孩子）

图书角可以为孩子创造经常接触图书的机会，不断扩大孩子的眼界，丰富有关知识，从书中学习优良品德，并从小培养孩子读书的兴趣及爱惜书籍的习惯。

家长可为孩子用布缝制成一只只长方形的布袋（比幼儿读物稍大些），钉在门的背面或墙壁的一角，然后把适合孩子看的图书插在口袋里。为了孩子能及时取到所需要的图书，家长可在放图书的口袋上贴上一些显而易见的符号，例如，“骑鹅旅行记”的书袋外可贴上一只纸白鹅，“狐狸和兔子”的书袋外可贴上一只狐狸和一只兔子。有些幼儿期刊，可放在固定的口袋里，满一年就帮他装订好；到了大班则可贴上书名，让孩子逐步熟悉文字。图书可经常调整或增加，如有损坏，要及时修补好，以让孩子懂得爱惜书籍。每天要规定一定的时候让孩子自己看图书。有时也可让孩子做图书角的主人，家长或亲戚朋友可去借阅图书。

6. 收集角（适合于3~6岁的孩子）

在周围许多事物中，孩子会对一些大人不屑一顾的“废料”特感兴趣，喜欢收集、玩弄，并作为“宝贝”收藏起来。收集角能满足孩子这方面的心理要求，能培养孩子对事物进行观察、比较、分析、归类、想象的能力和广泛的兴趣，探索求知的欲望以及爱惜事物的优良品德。家长应满足孩子收集物品的愿望，帮助他选择、收集，洗刷干净后保存在一定的地方，并指导他如何利用这些收集物，对有毒及危险的物品应规劝他不要收集。

收集内容：各种花布、绸缎、呢绒等边角料，各色开司米线头，各种糖纸，各种软塑料瓶，各种瓶盖，树叶，蚶子壳，冰淇淋盒，麦秆，贺片年，邮票，各种种子，旅游门票，以及笋壳、布条、塑料绳等。

利用收集的物品，可指导孩子做成各种小玩具，举例如下：

（1）软塑料瓶

将软塑料的饮料瓶洗净后供孩子做各种小玩具。

• 小茶杯：将瓶的下半部剪下，再剪下一截做杯子的柄，在旁边割两个小口子，将一截塑料插入，就成杯子了。也可用冰淇淋杯贴上图案，当作小杯子用。

• 浇水壶：将瓶盖戳上几个小洞，装进水，把瓶盖盖好，用手将瓶子一捏，水就像喷水壶一样喷出来了。

（2）制作小动物及娃娃

例如做小熊猫、小兔、小鸟、小鸡的头。家长可帮助孩子找一些辅助材料做动物的眼睛、耳朵、尾巴等，再准备少量橡皮泥，让孩子自己选择制作小动物。

(3) 有趣的帽子

以大小不同的瓶盖为中心，用吹塑纸做成帽檐（中间挖去与瓶盖相同大小的圆形），然后将帽檐套在瓶盖上就成各种帽子了。

(4) 有趣的棋子

将收集的牙膏盖或别的瓶盖分成两种颜色（要一样大小），让宝宝与家长一起来下棋。如瓶盖少可玩九格棋，如瓶盖多了可以玩跳棋和五子棋。

可让低年龄的孩子将瓶盖与瓶子配对，找对了就盖上；也可供孩子作认识大小、颜色用或串起瓶盖用作挂件（在瓶盖中间刺一小洞，用玻璃丝串起来）。

(5) 花布边角料：将父母做衣服剪下的布角料收集起来，可进行下列活动。

• 剪成各种图形，贴在本子上，一张纸贴一块布。

• 画一个娃娃或小动物的图形，中间挖空。四周留边，将花布或绸缎、呢绒贴在图形的反面，就形成一个穿着美丽服装的娃娃和美丽的小动物了。

• 画上一只手的模型，将各种质地的布料剪下一块贴上，直至手的模型贴满为止，让孩子触摸，以发展孩子的触觉。

(6) 糖纸

• 蝴蝶：取两张糖纸裁成正方形，一张稍大，一张小一点，按对角的方向一正一反地折成狭窄的条，然后将它们用线从中间扎在一起。最后将纸展开，装上细铅丝撑起，即成蝴蝶。也可以将大小不同的两张糖纸，各对折成长方形，然后将长方形的两端折向中间，各折成两个三角形，再对折，并在中间皱起来成两只翅膀。最后上下粘往，即成蝴蝶。

• 剪纸：将糖纸上的花边或图形剪下，贴成图案供孩子欣赏。

(7) 树叶

在秋季树木落叶时，将树叶拾起洗净后做下列小玩具。

• 用梧桐树叶做小动物的头（猫、狐狸、狼等），用其他树叶拼贴成螃蟹、金鱼、小兔等。

• 做头饰：先剪一条硬纸条（长2尺，宽1.5寸），然后将洗净的两种不同的树叶间隔着粘在纸条上，等干后，即可围戴在头上。

• 做贺年片：将树叶平放在裁成贺年片的纸上，周围洒上颜料，等颜料干后，将树叶去掉，画面上就有树叶的印子了。

（8）种子

包括农作物（如豆类、蔬菜瓜果的籽、稻麦粒）、花草籽等。将上述种子分门别类收集在洗净了的小瓶子里，并在瓶子外由家长写上种子的名称或由孩子画上同种子相同的画，以便让孩子在第二年春天来到时，可以按不同的种子下种，并学会区别各种种子发芽后的茎叶的异同。

（9）麦管

将麦管剪成许多小段，给娃娃穿一条项链。

（10）笋壳

可剪贴成小帆船。

（11）塑料绳

编成小辫子后可盘绕成茶杯托，还可以用塑料绳制成彩球、毽子供孩子玩。

（12）铅笔木屑

贴花成小娃娃的裙子。

（13）鸡蛋壳

除了做小盆景和不倒翁外，还可做蛋壳画——在画有物体轮廓线的硬纸上涂上胶水，然后将蛋壳弄碎后粘上，就变成一幅别致的装饰画了。

6. 工具角（适用于5~6岁的孩子）

工具角是家长为孩子准备的一只工具箱或工具盒，目的是培养孩子自己发现问题、自己解决问题的能力，并能自己选择有关材料和工具进行一些力所能及的劳动。

工具箱（盒）里可放针、线、剪刀、糨糊、胶水、玻璃胶条、小钉子、铅丝、小绳子、橡皮筋、小锤子等。家长一方面启发孩子纽扣掉了自己钉，图书破了自己补；另一方面可以为爸爸妈妈缝补、修理提供方便。

7. 陈列角（适用于5~6岁的孩子）

陈列角是陈列孩子制作绘制成的各种作品的地方，可将孩子自制的玩具或画的画、做的算术题等写上时间，布置在一个小小的玻璃橱（或玻璃橱的一角）内，以培养孩子成功的自豪感，增强他的自信心。

内容可有糖纸做的小玩具（跳舞娃娃、蝴蝶等），有瓶盖做的小动物、小帽子，花布、绸缎边角料制成的装饰娃娃，塑料瓶做的小花篮及装饰的小杯子、自制的贺年片、动植物标本，以及自己绘的画、自己做的算术题、生字抄写页等。

8. 成长角（适合于0~6岁的孩子）

成长角是把标着孩子各个时期成长情况的资料集中保存的地方。

内容举例：

• 身高记录处：每半年量一次，在孩子的实际身高处贴一长方形纸片（可贴在门角墙壁上），每次纸条的颜色都不一样，定时算一算他一年可长高多少。

• 照相簿：将孩子出生后的照片贴在照相簿上，让他看看自己是如何从婴儿变成小孩的。则出生的孩子至1周岁可每月一张；2～3岁可半年一张；4岁后可每年至少一张，最好在节日或他过生日的时候，视家长经济情况灵活掌握，但不要中断。

• 健康卡：将孩子出生后的预防接种、体格检查表等及时收集在一只纸袋里，以了解他的健康状况。

• 孩子在托儿所、幼儿园的生活情况表。

• 孩子的生日礼物（包括父母、祖父母、外祖父母和亲友送给他的能保存的礼物）。

• 孩子历年所画的代表作等。

适合0～2岁婴幼儿的游戏

0～2岁的宝宝，年龄太小，所以适宜让他们参与以家长为主导的游戏。1岁左右的幼儿还不会有意识、有目的地游戏，所以家长应主动带领幼儿，靠语言、动作，辅导幼儿游戏，以培养幼儿的理解能力，训练听力、发声，发展、丰富他们的动作和表情。以下玩法供参考：

1. 小鸟飞

游戏目的：发展幼儿的动作及语言，进行听力训练。

提示：请家长握住幼儿双手，帮他伸出食指，边念儿歌、边按节奏动作。

儿歌及玩法：

小鸟飞，（两食指对碰）
小鸟飞，（两食指对碰）
飞得高，（帮孩子把双手举高）
飞得低，（帮孩子把双手向下指）
飞到草地上，（两食指对碰）
小鸟不见了。（两食指对碰）
呼——（帮孩子把双手举高）

2. 滚球

游戏目的：发展幼儿蹲的动作，并掌握“双手捧球”“转球”“向一个方向滚”“对准目标滚”等技能。

提示：球要大些，以便幼儿触摸。这项游戏是滚球，切莫抛球。

玩法：（介绍四种）

• 所有家人坐在四周，让宝宝把球滚给爸爸、妈妈、爷爷、奶奶。

•摆两张椅子，隔开些，让宝宝把球滚向椅子间的空当。

•让宝宝蹲着，用双手让球在地面上自转。

•摆一些玩具（小熊猫、娃娃、长颈鹿等），把球向玩具目标滚去。看滚倒了几样玩具。

3. 金手、银手（民间游戏）

游戏目的：培养宝宝的灵敏度。

提示：为了鼓励幼儿，家长捏孩子手指时，动作故意慢些，避免宝宝的手指被捏住。

玩法及歌谣：

金手，（宝宝的左手食指顶住家长的手掌）

银手，（宝宝的右手食指顶住家长的手掌）

骨碌碌碌一手。（宝宝赶快缩回手，不让家长捏住）

注意：念到最后一个字“手”之后才可捏。

4. 模仿小动物

游戏目的：发展幼儿的动作和想象能力。

提示：家长陪幼儿在床上或地板、地毯上做。

玩法：家长示范动作，问幼儿这像什么动物？让宝宝学做。

•小猫伸懒腰：躺平，双手握拳在左右身旁，划向头顶上，再从头顶划向两腿侧旁。

•小狗打滚：躺平，双臂曲肘，一会儿向右滚，一会儿向左滚。

•小熊骑车：躺平，双手做握把手样，双腿如蹬车状。

•小乌龟爬：趴在床上或地上（铺有地毯等物），向前爬行。

除以上动作，还可以自行创造，或让宝宝想象。

适合3~4岁幼儿的游戏

3~4岁的宝宝，在观察、语言、想象、记忆等方面都有了一定的发展，游戏的种类，可有体育项目，或培养智力、能力等内容的游戏。

1. 跳地板格

游戏目的：训练宝宝双脚并拢跳，力求向前跳远，还可以结合数数教育。

提示：

•利用屋内地板的条板或图案，进行双腿并跳活动。

•给宝宝换上软底、不易滑跤的运动鞋进行活动，以免扭伤脚踝。

• 在宝宝活动的周围，要拿掉一切不安全的东西，以防跌倒时碰伤。

玩法：让宝宝站在地板格子前（略做些记号），要求宝宝双脚并拢，蹲下，起跳。然后数一数，跳过几格或几条。

2. 拍球

游戏目的：教会幼儿拍球的技能，这有助于锻炼幼儿全身协调能力，同时可培养口手一致及数数的能力。

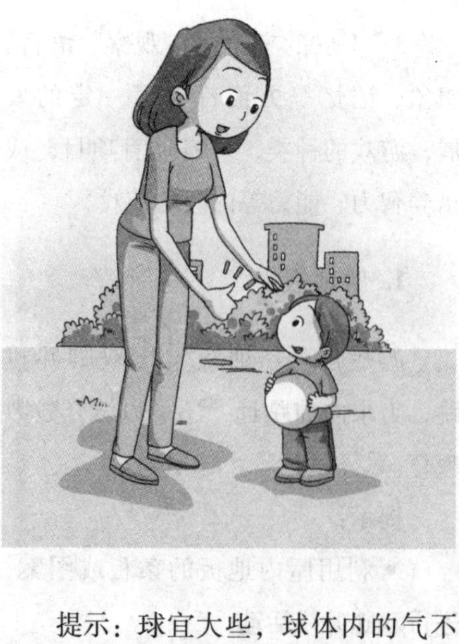

提示：球宜大些，球体内的气不要太足（气太足，容易弹掉，会影响宝宝的拍球信心）。

玩法：

• 教宝宝用手掌拍球。先用右手拍，基本熟练后可教宝宝用左手拍。手掌不宜太平伸，而应略向手心弯成弧形，双腿略分开，身体略向前倾，膝盖微屈，不要用力过猛。

• 初拍时宝宝会手身不协调而拍不着，要鼓励他多练。当宝宝拍球熟练后，用数数来鼓励宝宝拍得多一点。

• 拍球可以站着拍、坐在椅子上拍、地上画个圈定点拍或花式拍（把球从胯下钻过去；拍一下，转一下身体；双手交替轮流拍等）。

3. 玩水

游戏目的：从玩水游戏中，让宝宝领悟有关水的粗浅知识："水会流，水会溢，水会弄湿衣服、袖子、纸张等，水还有很多用处……"

提示：为宝宝创设一些简便的玩水条件，如：塑料脸盆、小水桶、水上玩具以及瓶瓶罐罐等。

玩法：让宝宝用玩具及瓶瓶罐罐玩弄水，家长自然地穿插教育。

• 给小碗加水，再添水，看水怎么了？水溢出来了。

• 用一块槽板，看水怎么从高处往下流。

• 衣服、袖子……怎么会湿的？

• 水有什么用？或问：我们没有水行吗？这种提问能促使宝宝进行扩散性思维，宝宝会从自己周围接触到的事例中得到解答，从而加深对水的知识和用途的了解。

4. 玩雪

游戏目的：通过玩雪，使宝宝知道一些有关的知识，如：冬天才会下雪；雪遇热会融化；雪与农作物的关系；雪景等。

提示：下雪天，家长可陪宝宝到室外去取雪、捧雪、玩雪、扫雪……既有趣，又有意义。

玩法：

• 把栏杆上、窗台上或没人走过的地上的雪取来、盛好。

• 看看：雪是什么颜色的？远看屋顶、树枝、马路上的雪景。

• 摸摸：雪是冰凉的。

• 捏捏、压压、做做：堆雪人、堆小白兔……

• 玩玩：雪放在碗里，加热水或靠近火炉，看雪融化成水。捏成团，变雪球，可以打雪仗。

• 扫扫：把路扫出来，让人们行走不打滑。

适合5～6岁幼儿的游戏

5～6岁的宝宝已大了，语言、思维、想象力、理解力、动作、知识等都有了一定的基础，所以应从培养思考、推理、判断能力和毅力等方面出发，选择并创编游戏的种类和内容，以满足入小学前儿童的求知欲，丰富娱乐生活内容，增加各种兴趣、爱好。

1. 猜谜语

游戏目的：发展宝宝的想象力、思考力，丰富词汇，掌握、理解比喻句，从而发展语言表达能力。

提示：根据宝宝的知识基础选择谜语。

玩法：

• 猜猜玩玩：起先只是家长说谜语，宝宝猜谜语。

• 猜猜说说：进一步要宝宝说说猜的过程，以发展宝宝的语言表达能力和逻辑思维、推理、判断等能力。

例如：猜《青蛙》谜语，家长一字一句清晰地念谜面：

宽嘴巴、大眼睛，
绿衣裳、白肚皮，
唱起歌来呱呱呱，

专吃害虫保庄稼。

宝宝动脑筋，猜出谜语。家长再问：请你说一说，你是怎样猜的？

宝宝说：起先我认为“宽嘴巴”是河马，“大眼睛”是金鱼，可是听了“绿衣裳”想，哪个动物穿绿衣裳的呢？也许是青蛙，但是还不敢确定，听了最后那二句“唱起歌来呱呱呱，专吃害虫保庄稼”，我就肯定这谜底是青蛙了。

宝宝的一席话中出现了一连串的词。“起先”“可是”“也许”“肯定”，它既说明了宝宝语言上的进步，又能看出宝宝逻辑思维的大发展，能推理、判断，处于良好的成长状态。因此可以说，猜谜语是训练宝宝思维的一种很好脑力操。

每个星期猜一个，猜出的用图表示，日积月累孩子会受益匪浅。

2. 编谜语

游戏目的：发展宝宝的观察力、概括力、想象力以及比喻能力。

提示：在大量猜谜的基础上，才能进行宝宝自编谜语的活动。为宝宝提供他认识的、熟悉的，外形特征、功用明显的实物与图片来编谜语。

玩法：给一样东西（或图片），让宝宝学编谜语。首先得让宝宝掌握谜语的几个特点：

- 语句简短，三字一句、五字一句、七字一句均可。
- 利用明显的外形特征、颜色、功用编成谜面。
- 用比喻词编谜面，字句中忌露谜底。

例一：乒乓球（宝宝常打乒乓而得到启发）

像蛋不是蛋，
能玩不能吃，
东跳跳西跳跳，
看谁比赛得冠军。

例二：长长一把头发，
地上滚来又滚去，
把别人搞干净，
使自己弄脏了。

以上一类的谜面，是年龄五六岁的宝宝自编的，虽不押韵，但抓住了特征，比喻得很恰当，很有水平，也有一定的思想性。

3. 剪剪、贴贴、编故事

游戏目的：培养宝宝使用剪刀、掌握剪纸的技能，发展想象力和语言。

提示：选用一些有动物和花等图案的糖果纸、玩具商标、包装纸或一些破旧的图书。准备好剪刀、浆

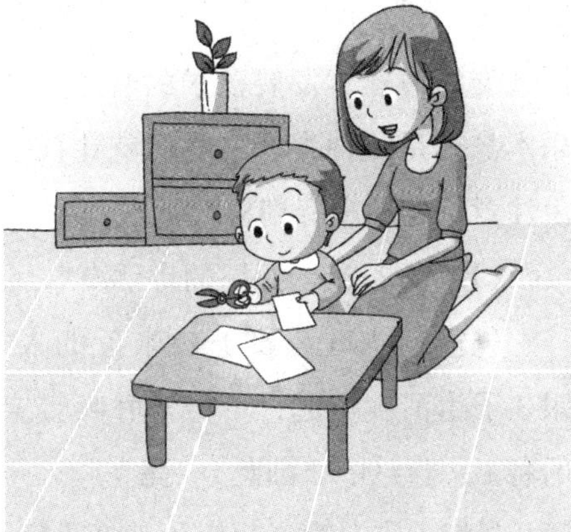

糊等。

玩法：

• 首先教宝宝学拿剪刀，学习剪纸的技能，比如说“剪面条”“剪圆饼”……

• 从旧图书、商标、包装纸上把宝宝喜爱的人物、动物、植物和车辆等剪下来，集放在一个盘子或盒子里。

• 向宝宝提出游戏规则：取一张图片、说一句话。取两件，就把两句话连起来。图片越多，话就越多，可以编出小故事。

4. 纽扣游戏

游戏目的：发展宝宝的形象思维，培养结构能力，以及体育活动的能力。

提示：利用家中零星纽扣进行游戏。

玩法：

• 把大小、各色、各形的纽扣，在桌面上摆成花、动物等形状，以发展宝宝的想象力。

• 把纽扣用略粗的线穿成串，把线的一端提在手里，用脚踢纽扣，嚓、嚓、嚓……又好听，又能锻炼。

5. 棋类游戏

5～6岁的宝宝喜欢下棋，棋类游戏能发展宝宝的思维，是很好的智力游戏，在下棋过程中还能培养宝宝的毅力。

棋类有：跳棋、斗兽棋、旅游棋、象棋等。

棋类的玩法可按照各种棋的规则，恕不一一列举。

婴幼儿的音乐启蒙

0～2岁婴幼儿的听曲和唱歌训练

0～2岁的婴幼儿学说话和唱歌无法严格地区分。两三个月的孩子开始喃喃发声，到1岁左右就会学说话了。这时候孩子是把说话当作有旋律、有音色、有节奏的声音来记忆的。虽然他们发音还含糊不清，但他们已能记住整个语言的旋律。他们感受了成人说话的语音、语调和节奏之后，能分辨出是对他称赞还是责备。总之，这个时期的孩子学唱歌和学说话是同时开始的，无明显的差别。

孩子从出生的第二天起，就有听力反应，婴儿的听觉远远要比视觉来得发达。音乐的节奏和旋律通过听觉神经，可以对脑细胞产生兴奋和抑制作用。到1岁左右，孩子对激烈的节奏和优美的音乐的反应变得积极了，可让孩子注意听以下内容：

1. 听各种声音

让孩子倾听周围各种声音，学会准备地追寻不同音色、不同音高、不同节奏的声音，发展孩子的听觉。音乐本身也是一种声音，我们就让孩子由注意听各种声音到喜欢听乐音。

（1）听爸爸、妈妈的讲话声

爸爸、妈妈是孩子最亲近的人，跟孩子生活在一起，可经常呼唤宝宝的名字："佳佳""圆圆""亮亮"……婴儿早期也许对声音反应不那么灵敏，但两三个月的孩子听到呼唤他的名字就会有反应了。他喃喃自语，像在回答你，模仿你发出的声音。

还可以向孩子发出简单的语言指示，不仅让孩子知道要干什么，同时也可引起他对讲话声音的注意和反应。说要"吃饭"，孩子的小嘴就"啧啧"；说要睡觉，孩子就躺下把小眼睛闭上，久而久之，孩子对爸爸妈妈讲话的音色、语调熟悉，听觉能力就提高了。

（2）听日常生活中的声音

我们可以选择一些明显的声响，如带孩子到大街上听汽车的喇叭声、自行车的铃声；给孩子听玩具发出的响声。然后再引导孩子听一些细微的声音，如拍手声、笑声、哭声、敲门声、脚步声、动物的叫声等。

在接触这些声音的过程中，一是让孩子多听，使其听到、感觉到丰富多彩的声音；二是让孩子追寻声源，以训练孩子的听力。如：手拿摇铃玩具在孩子的一侧发出响声，引起孩子的关注并去寻找声音；三是通过模仿各种声音，引起孩子对声音的兴趣，如听见汽车叫声会“笛笛—叭叭—”地叫。

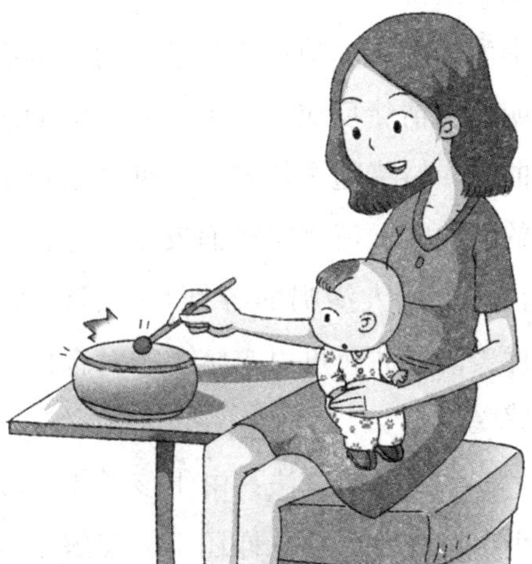

（3）听打击乐器的声音

打击乐器的声音是非常好听的。它们的高、低、强、弱是不一样的。如：小铃的声音高，响板的声音低，鼓的声音强，木鱼的声音弱。它们的音色也是各不相同的。我们可以敲出打击乐器的声音让孩子听，这样可以丰富孩子的听觉，使孩子的耳朵更灵。

2. 听音乐

随着孩子年龄的增长，听觉能力逐渐增强，孩子对周围的声音会表示出关注。这时我们可以给孩子听音乐，可选一些节奏活泼、欢快的或优美的音乐给孩子听，这是音乐能力发展的起点，即培养孩子在听音乐时有积极的反应。

（1）给孩子的生活配乐

2 岁以内的孩子不能理解过多的语言，给他们听音乐也不必作解释，主要是结合他们的生活让他们“听”音乐，引起感情上的共鸣。如孩子瞪大眼睛听着音乐，听了音乐就“咿咿呀呀”发音，会寻找声音，会随音乐摆动身体、挥动手臂、手舞足蹈，这就是一种积极的反应。在孩子休息、进餐等时候，我们可播放一些抒情音乐，给孩子提供一个较好的音乐环境，让孩子安宁地休息，愉快地进餐。像圆舞曲、梦幻曲、摇篮曲之类都可以，以欢快、抒情的曲子为好。给孩子的生活配乐，音量不宜太大，要注意保护孩子的听觉器官。

（2）随旋律的节拍舞动某物

可以通过放录音磁带、光盘或家长的哼唱，让孩子边听音乐的旋律，边看家长随旋律的节拍舞动某物，如舞动彩色手绢，摇动有响声的铃铛等。色彩要鲜艳些，可以吸引孩子的目光。孩子一面听音乐，一面看某物体随音乐旋律的节拍而舞动或发出响声，通过视觉帮助去听音乐，感觉音乐的节拍和节奏。家长可随着音乐的节奏舞动红领巾或绸带等物。

家长还可随意地哼唱一些曲子。如果哼唱曲子有困难，可借助于录音带、光盘，边放音乐，边舞动某物，同样可达到目的。

3. 让孩子随音乐动作

婴幼儿经常用动作表达自己对音乐的感受。如：听见音乐，手、身体就晃动起来。在开始几个月中是本能的表现。在这个基础上，应尽力使孩子感觉到音乐的基本节奏，逐步做到节奏与动作的一致性，即动作符合节奏，使孩子感受了音乐，又发展了动作，有利于孩子健康地发育和成长。

2~6个月的婴儿可随音乐做被动操。选择的音乐短小些，但节奏感要强些。

让孩子模仿成人洗脸、洗手、梳头、刷牙、洗澡或做扩胸、下蹲、跳跃等动作。1~2岁的孩子可在音乐声中模仿成人，独立地完成动作会使他们感到有趣。他们能对音乐作出明显的反应，一听到“模仿操”音乐声时，就会做起模仿的动作来。当然他们的动作与音乐节奏还不一定相符，因此我们应进一步训练他们随音乐节奏来进行动作。

4. 让孩子听成人唱歌

随着孩子音乐感受能力的逐渐显示和语言的迅速发展，他们逐渐有了唱歌的愿望。他们听见歌声时，会有明显的情绪反应：听见欢乐活泼的歌曲时，情绪随之热烈；听见亲切抒情的歌曲时，情绪宁静而安定。经常让孩子听成人演唱的各种欢快、活泼、优美的歌曲，可以丰富孩子对音乐的感受。

欣赏歌曲方法：由于孩子年龄较小，对歌曲内容也许还不能理解，但许多歌曲三段的歌词大部分是重复的、易懂的，只是每段的最后一句歌词内容不一样，我们可通过适当的动作，如：一开始由成人唱，边唱边动作，“找呀找呀找朋友，找到一个好朋友”，成人边唱边拍手，“敬个礼，握握手”做敬礼、握手动作。“你是我的好朋友”，与孩子拥抱并拍肩以示好朋友。让孩子从“敬个礼，握握手”的动作中先学会唱这一句，再学唱“你是我的好朋友”，最后学唱前两句，直到能随成人唱全曲。

2～4岁幼儿的听曲和唱歌训练

幼儿从两岁半左右就能接受音乐欣赏教学，他们能注意听音乐，在成人的指导下，能逐步感知音乐作品所表现的内容。到了三四岁有了较大的欣赏音乐的积极性，音乐能引起他们感情上的共鸣。快乐活泼的音乐能使孩子心情愉快，安静缓慢的音乐能使孩子心情平静。音乐作品的艺术形象越是鲜明，孩子的印象越深，越能引起他们感情上的共鸣。三四岁的孩子能辨认音乐作品中的速度变化，他们能用动作来表达对音乐作品的感受，但是他们感知力度音区、音色的变化还有一定的困难，在欣赏乐曲时最好听带有标题的音乐，内容应是孩子熟悉和感兴趣的，音乐形象是鲜明、单一的。

2～4岁幼儿的音乐记忆力是逐步形成的，他们理解歌曲、记忆歌曲主要靠与曲调紧密结合的歌词，他们最容易记住的是带有音响的象声词歌曲，他们能学唱的歌曲是内容具体容易理解的，但这个时期，孩子的歌唱能力不是很强，音域也较窄，可让他听以下内容：

1. 听音乐形象鲜明的声乐曲

声乐曲是带有词的歌曲，在欣赏声乐曲时要告诉孩子歌曲的内容，并出示相应的形象或画面，通过看（视觉）和听（听觉）来感受音乐的美，有利于培养孩子对音乐的兴趣。

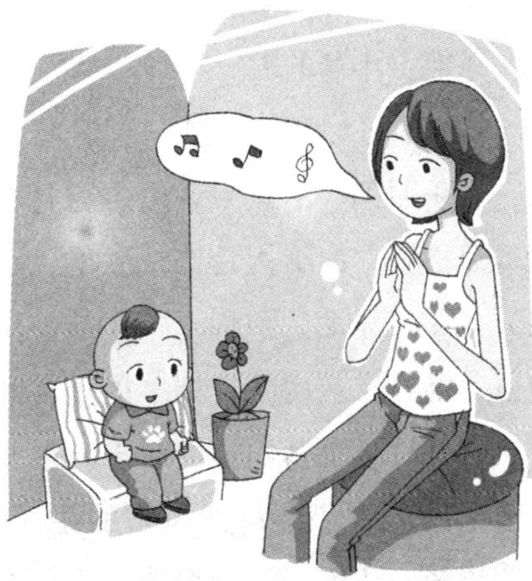

如选一首摇篮曲给孩子听，为了让孩子感受摇篮曲的风格，我们最好借助于“娃娃”，成人抱着娃娃唱这首歌，告诉孩子这是一首让娃娃睡觉时唱的歌。

当孩子对这首摇篮曲能初步理解后，成人可与孩子同时抱着娃娃，由成人再次演唱歌曲，孩子随着歌曲，通过抱、拍、摇、摸娃娃等动作，会表现出她对摇篮曲风格、特点的理解、感受。

2. 听音乐形象单一的器乐曲

器乐曲即由乐器演奏的，通过音色、旋律、节奏表达一定的音乐形象的乐曲，听器乐曲有利于发展孩子对音乐的感受力和想象力。但2~4岁的孩子只适宜听形象单一的器乐曲。下面是一个很好的参照例子：

乐曲：小鸟的歌

器乐曲介绍：这是一首钢琴小曲，音乐明朗、活泼。音乐主题具有歌舞风格。它的结构是单一形象（小鸟）的一段乐曲，前面七个小节，用倚音、跳音及三度的音调多次重复的手法，描绘了小鸟愉快的叫声。第八小节开始出现了圆舞曲风格的主题，曲调流畅、活泼，表现小鸟自由自在地在蓝天飞翔。最后七小节的尾声是前面音乐的再现，最后两小节速度渐慢、渐弱，在高音区上结束，以示小鸟飞走了，飞远了。

欣赏器乐曲的方法：平时引导孩子观察小鸟，听它的叫声，张开双臂学小鸟展翅飞翔。听乐曲时，手持“纸鸟”飞来飞去，这样就告诉了孩子作品所表现的是“小鸟”形象，让孩子体会鸟叫的声音和鸟飞的形象。鸟叫声是明显的倚音、跳音，鸟飞的形象是 XXX | X – – | 的音乐节奏，比较容易听辨。

反复听乐曲时，还可以用语言将乐曲内容编成故事启发孩子更好地去欣赏音乐：清晨，小鸟醒来了，它们叽叽喳喳地叫着，吃了早饭，小鸟快活地飞出窝去，它们飞呀，飞呀，飞……

在孩子能初步听出小鸟的形象以后，可以再放音乐，让孩子随音乐作鸟叫、鸟飞……因为动作可以帮助孩子进一步去欣赏音乐，从动作中我们还可以看出孩子感受音乐的程度。

对于三四岁的孩子，我们还可以提些简单的问题，让孩子回答，如：“你听，小鸟在做什么？”（叫）“听！它又怎么样了。”（它飞来飞去）“为什么声音越来越轻了？”（小鸟飞走了或飞远了），引导孩子用语言来表达自己对音乐的体会。

4~6岁幼儿的听曲和唱歌训练

4~6岁的幼儿已经有初步的音乐概念，在欣赏音乐中，能将获得的音乐概念运用到性质相同而没有听过的音乐作品中去，能根据同类乐曲的特点进行归类，能用语言来表达自己对音乐作品的性质和内容的感受，他们能欣赏内容较为广泛、性质风格多样的音乐作品，能区别音乐中明显的力度、速度和音色、音区的变化，能感知简单的曲式，辨认出乐曲有几个部分，能分辨、理解前奏、间奏、尾声、齐唱、领唱、独唱、圆舞曲、进行曲、摇篮曲等。

4～6岁的幼儿唱歌的音域范围相对宽了，音乐的记忆力也加强了，他们能记住更多的词，唱歌的旋律和节奏也更多样化，一般来说，五六岁的孩子能比较准确地唱出旋律的音高变化。简单的二段体、三段体歌曲也能掌握：

1. 听具有民族风格的舞曲和摇篮曲

我国许多少数民族都能歌善舞，他们的舞曲带有浓郁的民族特色，我们选择一些给孩子听，可以开阔他们的音乐视野，丰富孩子对节奏和旋律的感受、体验，从而提高孩子欣赏音乐的能力。

民族舞曲的特点：既称舞曲，一般旋律比较欢快、活泼、节奏鲜明，结构方整，它与舞蹈密切联系着。各民族的舞曲都有其节奏特点，如新疆维吾尔族舞曲的节奏特点是：XXXXX丨，蒙古舞曲的节奏特点是：XX XX丨，西藏舞曲的节奏特点是：XXX丨。平时在电视、电台里听到民族舞曲的时候，要鼓励和引导孩子去听、感受它的节奏。

欣赏民族舞曲的方法：欣赏民族舞曲之前，要让孩子认识这些少数民族，知道他们的服饰打扮、居住环境、生活特点、兴趣擅长，在此基础上介绍他们能歌善舞的特点，让孩子听不同的民族舞曲，要多听，听的时候，最好能同时看相应的舞蹈动作，如新疆舞常常有各种手腕翻、转动作，蒙古舞常有动肩、骑马等动作，西藏舞常有甩袖献哈达等动作。视觉欣赏能帮助孩子欣赏、感受民族舞曲的旋律和节奏。

孩子对民族舞曲有了初步感受后，成人可选一些旋律不同的民族舞曲，让孩子来听辨是哪个民族的舞曲，听辨以后让孩子讲讲是怎么听出来的，强化孩子对舞曲的印象。

孩子对民族舞曲有了进一步感受以后，还可以让他们学一些基本、简单的舞蹈动作。

2. 听音乐故事或配乐的诗朗诵

音乐故事有一定的故事情节和角

色，它们都通过一定的音乐来塑造形象，孩子欣赏音乐，想象故事情节的发展和角色的行动，能明显地感受到音乐是怎样表现这些角色的行为特点的，是怎样描绘情节发展的，孩子听音乐故事能获得愉快和满足，能更好地去倾听音乐、感受音乐。配乐诗朗诵中的音乐也对诗中的情节发展（环境、角色的感情）起渲染作用。下面介绍一个音乐故事：

• 龟兔赛跑（管弦乐曲）

音乐故事介绍：乐曲以单簧管吹奏的曲调来表现活泼顽皮、神气活现的小兔子，以大管所奏的缓慢、沉着的旋律来表现谦虚谨慎、持之以恒的乌龟，音乐形象十分鲜明，里面还配了解说词，孩子能听出来。

欣赏音乐故事方法：先给孩子讲述龟兔赛跑的故事，让孩子掌握故事中的主要人物角色和情节。然后给孩子听单簧管吹奏的曲调和大管所奏的旋律分别表现的兔子和乌龟的形象，可与孩子一起讨论为什么兔子和乌龟的音乐不一样（兔子活泼、顽皮，乌龟走路缓慢、沉着）。再让孩子听一遍有解说词的音乐故事，特别是中间一段钢片琴演奏的音乐——小兔躺下休息做梦，可让孩子多听一次，听后问孩子，小兔做了一个怎样的梦？这样做，可以了解孩子对音乐感受的程度。最后和孩子一起听音乐故事，边听音乐边让孩子来讲故事的内容和情节发展。如：小兔子出来了，小乌龟出来了，他们比赛了，等等。还可以边听音乐，边表演相应的动作，这些都能加深孩子对音乐的理解和感受，激发孩子对音乐的兴趣。

3. 听音乐形象鲜明的器乐曲

欣赏这类器乐曲可以进一步发展孩子的音乐想象，积累欣赏音乐的经验，并能懂得用获得的经验去欣赏更多的同类性质的音乐。下面介绍一首器乐曲。

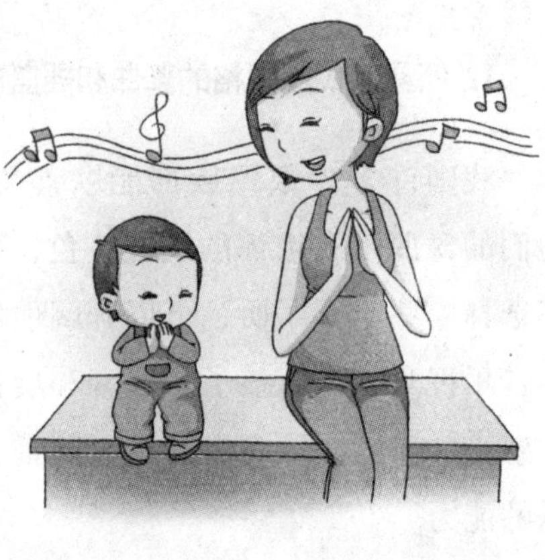

• 动物狂欢节（管弦乐组曲）

法国作曲家圣桑作曲，他别具匠心，以诙谐幽默的笔触和童话的拟人手法，运用不同语言和乐器音响性能塑造了各种动物的音乐形象，其中《狮王进行曲》和《大象》是全曲中的第一段和第五段。

《狮王进行曲》是用管弦乐半音进行的，它模拟狮子的吼叫声，以钢琴由弱向强奏出狮王的雄姿，音乐形象十分威严。《大象》是一首圆舞曲，用低音提琴奏出主题，刻画出大象这一庞然大物摇晃着长鼻子、踏着笨重的舞步走路的有趣形象。

欣赏器乐曲方法：先把乐曲分段放给孩子听一遍，听后请孩子讲讲："你觉得音乐怎么样，像什么？"然后告诉孩子这是"狮王"的音乐，你看像不像，"狮王在做什么呢？"让孩子带着这些问题再听音乐，听后，再了解孩子感受到些什么，然后给孩子看"狮子"的形象（图片或玩具）。再让孩子听3遍，听后请孩子进一步描述"狮王"的形象。以后，让孩子多听，还可请孩子听了"狮王"音乐来画狮子，画也是一种表达音乐感受的方法，只是要有一定的画画技能。《狮王》音乐听了，再让孩子用同样方法欣赏一段《大象》。

4. 欣赏影视音乐和歌曲

孩子的生活离不开电影、电视，他们在看电影和电视中不仅注意其中的内容情节，还欣赏着音乐或歌曲，音乐融合在人物、情节中，对孩子无形中增加了吸引力。经常欣赏影视音乐有利于丰富孩子的音乐听觉，提高其敏锐性，如孩子听见第一段音乐就大叫起来"狮王！"说明他辨认了相应的作品；同时欣赏影视音乐可提高孩子欣赏音乐的兴趣和水平。如：《哪吒闹海》《聪明的一休》等影视歌曲，孩子都是十分喜爱听的。

5. 在欣赏音乐作品中辨认常见乐器的音色

在欣赏音乐作品中，可以教孩子认识几种常见的乐器，并能在听音乐时辨认出它们的音色，讲出它们的名称，这也是一种训练听觉的方法。如：钢琴、小提琴、笛子、二胡、木琴、唢呐等。

在孩子听音乐时，我们可随时问孩子是什么乐器在演奏，孩子听出来后，还可以进而与孩子讨论：这种乐器的音色有什么特点，为什么要用这种乐器演奏等。进一步再让孩子知道乐器的音色与表现音乐形象之间的关系，这样就提高了孩子欣赏音乐的能力。

6. 听优秀的少儿歌曲

随着年龄的增长、知识和经验的不断丰富，孩子渴望听的歌曲内容会更广泛，这时，他们也能主动了解歌曲的内容和所表达的感情了，此时让孩子听些少儿歌曲可满足孩子的愿望。如《采蘑菇的小姑娘》《大海啊，故乡》等。

编唱方法：在秋天引导孩子观察大街上、公园里、校园里的落叶情况，让孩子采、拾落叶，教孩子唱下面这首歌，并用落叶制作一些小玩意儿。观察了落叶飘下来的动态后，鼓励孩子改编歌词，如“树叶到处转呀转”或“树叶到处在跳舞”“树叶轻轻睡地上”等，这是一种编唱歌曲的方法。

秋天

$1=C\ \frac{2}{4}$

5 36 | 5 31 | 22 44 | 33 5 |
秋 天呀 秋 天呀 树叶 到处 飞呀 飞，

22 44 | 32 1 | 5 36 | 5 31 |
树叶 到处 飞呀 飞。 秋 天呀 秋 天呀

24 32 | 1 — ‖
秋天 多可 爱。

婴幼儿的舞蹈启蒙

为什么要给婴幼儿舞蹈启蒙

1. 舞蹈是发展孩子音乐能力的重要途径

舞蹈是在音乐的伴奏之下以人体的动作去抒发感情的表演艺术，舞蹈和音乐可以说是相亲相爱的姐妹。通常，孩子对音乐的感受首先会通过动作表达出来。现在相当一部分家庭都有录音机、电视机、电脑、CD 机，甚至 DVD，孩子一听到音乐就会随着音乐的节拍摇晃身体，或做拍手、走步动作。

2. 舞蹈是对孩子进行审美教育的手段

舞蹈有其独特的风格，舞蹈本身就是绝妙的音乐。舞蹈是人体的旋律，必须运用人体去表现形象，也就是必须用手、足、头、躯体的系列动作，形成雕塑性的流动画面，去作用于人的视觉器官，激发人的想象和思维活动，从而获得美感。舞蹈的动作、姿态、手势、表情等都能给人以美的享受。孩子在表演过程中也能接受审美教育，受到美的感染，会感到愉快满足，从而身心得到熏陶，变得更加活泼可爱。舞蹈还有助于孩子的智力发展和心理健康。国外有不少治疗孩子学习障碍的机构用体操、舞蹈等训练孩子的手脑、身体与大脑的协调能力，从而提高了孩子的智能。另外，经常舞蹈的人总能沉浸在美的音乐和享受之中，心态易健康开朗活泼、对人生易充满信心。

3. 舞蹈有健身的作用

生命在于运动，舞蹈是流动的雕塑，所谓流动就是指它是处于运动之中的。古希腊人在实施教育时就把舞蹈和体育列为必修课程，使其成为培养本民族健美身躯的重要手段。如果说体育的健身是偏重于“刚”的话，那么舞蹈的健身是偏重于“柔”，舞蹈是健身的重要手段。对孩子进行舞蹈训练不但能起到健身作用，而且可使孩子从小得到良好的体型训练，使机体运动得到调节。

因此，当父母的该设法学会一些

简单的幼儿歌舞来教授给孩子。在教给孩子的过程中，不但发展了孩子的音乐能力，增进了健康，身心得到了发展，接受了美的教育，而且会加深父母和孩子的感情，使孩子更感到父母的亲情，增加尊敬和爱的情感。

宝宝歌舞有哪些组成部分呢？在这里介绍一些简单的小知识，幼儿歌舞可以分律动、歌表演、舞蹈：

（1）律动

律动是指孩子们随着音乐节拍动作的一种歌舞形式，是一种有规律的、特定的模仿动作。它要求幼儿根据音乐的节奏，用协调的动作去表现某一内容。这是对孩子进行节奏训练的一种主要形式，也是宝宝歌舞中最基本的动作练习，其中不少是日常生活中宝宝生活和劳动的模仿动作，如洗手、洗脸、洗手绢等，孩子最易学。

（2）歌表演

歌表演是指歌曲配上一些简单的动作进行表演。让孩子们只唱歌不动作，那是很不尽兴的事情，又唱歌又动作不单是宝宝愉悦地欣赏美的心理基础，也是他们的心理要求，它能帮助儿童理解和表达歌曲中的内容和形象。

（3）舞蹈

舞蹈是指配上动作表演乐曲的内容和思想感情。

不同年龄的宝宝对音乐舞蹈的表演能力也不同，在这一节里我们根据不同的年龄特点，编选一些适合于某一年龄特点的律动、歌表演、舞蹈，使父母易学会教。

由于律动、歌表演、舞蹈都是教宝宝在音乐的伴奏下做动作，是让宝宝以动作来表现音乐内容，所以我们无论在教孩子作律动，还是歌表演，或舞蹈之前，必须先教会宝宝熟悉乐曲和歌词，学会唱，然后再教动作。在教宝宝乐曲时必须让他知道这首乐曲是什么节拍。如 2/4 或是 3/4，熟悉音乐的旋律和节奏，了解音乐的性质。然后父母可以边哼音乐边做示范动作，来加深宝宝的印象，引起他学习的兴趣。了解了音乐和动作的关系后宝宝更容易学会舞蹈。如果是歌曲则可以先教会宝宝唱歌、理解歌词内容、熟悉歌词和动作的关系，这样便于宝宝学会。

1～2 岁的幼儿由于节拍感还不强，手脚协调能力也未完全成熟，此时可训练孩子多听音乐，同时用三拍节律拍手训练孩子跳跃或拍手即可。

2～3岁幼儿的歌舞训练

一般周岁的儿童就会随着音乐节拍晃动身体或手臂，但必须用节奏鲜明的音乐。所以这时做父亲的就可以有意识地在逗宝宝玩的时候，选一些节奏鲜明的音乐让宝宝听。爸爸妈妈可以随着音乐节拍作拍手的动作或晃动身体，让宝宝跟着学，逐步地让孩子自己听着音乐晃动身体、手臂。这对训练孩子的听觉、节奏感有很大帮助。

孩子2岁时对节奏鲜明的音乐能作出动作反应，但是由于年龄小还不能照音乐速度来做动作，所以父母在教的时候，就要放慢或加快速度以适应宝宝的动作速度。这段时间主要教给孩子一些简单的模仿动作，以简单的手、脚、头部动作配上音乐对宝宝进行节奏训练。

3岁的孩子已基本上能合拍地做动作，在爸爸妈妈的指导下，能根据音乐的特点，以身体动作反映音乐内容。因此3岁的宝宝不仅可以作律动，还能学一些简单的舞蹈。所以对这个年龄的孩子可教一些以律动为主的动作，适当教些简单歌舞表演。

律动举例：《小花狗》

1 = D $\frac{4}{4}$

3 3 2 3 1 — | 3 2 3 6 5 — | 6 6 5 3 2 — | 5 5

一只 小花 狗， 蹲在 大门 口。 两眼 黑黝黝， 想吃

3 2 1 — ‖

肉骨 头。

动作说明：唱“一只小花狗”时，两手五指并拢放在头上当作耳朵。唱“蹲在大门口”时，两手胸前屈肘，两手交叉搭臂，两腿半蹲。唱“两眼黑黝黝”时，直立，两手大拇指与食指搭成圆圈放在眼前。唱“想吃肉骨头”时，两手握拳放嘴边作吃骨头状。身体稍向左右转动（表示小

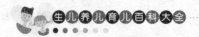

狗唱得高兴样)。

4~5岁幼儿的歌舞训练

4~5岁的宝宝动作有所发展，比2~3岁的宝宝更能有效地控制肌肉活动，动作更轻松、灵活，他们不仅对动作本身感兴趣，而且对用动作来反映音乐的兴趣更大，更希望父母能教他们，在表演能力上也有所提高。因此这时除了教比3岁宝宝学的要难度大一些的律动和歌表演外，还可以教一些舞蹈。

1. 律动举例

动作说明：二拍一步。第一拍左脚向左侧踏一步，第二拍屈左膝，右脚尖在左脚跟后点地，第三拍右脚开始踏向前，方向相反。依次反复。

• 踏点步

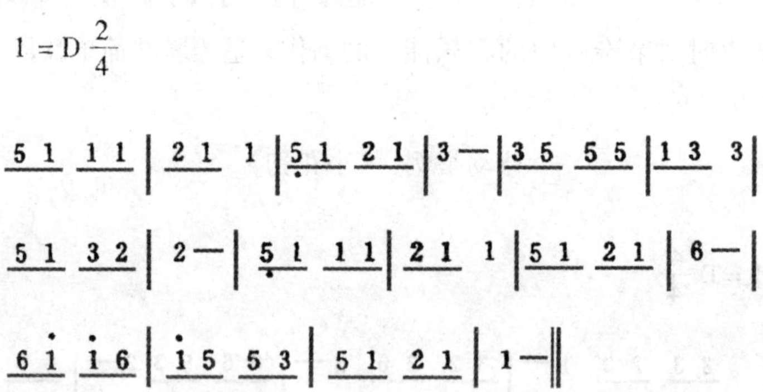

• 踏跳步

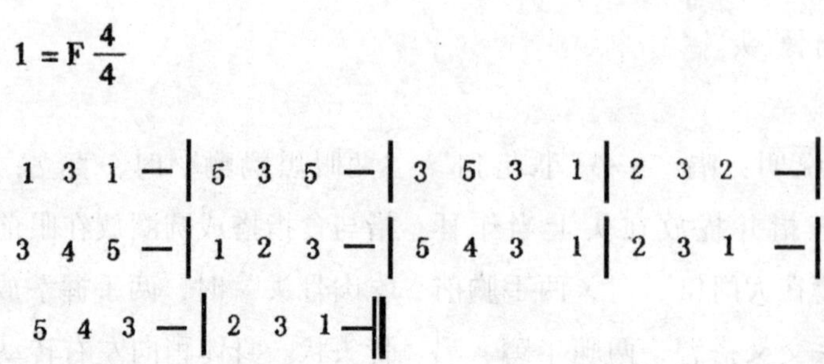

动作说明：二拍一步，第一拍左脚踏一步（向前、向侧都可以）。第二拍左脚跳起，同时右腿屈膝抬起，脚尖向下。第三、四拍右脚开始，动作相反。

2. 歌表演举例

可选《采蘑菇的小姑娘》等歌曲，根据歌词内容及节奏适当加上弯腰捡钱、采蘑菇等动作，意思不易表达的地方就随节奏拍手、转圈、蹦跳。

5～6 岁幼儿的歌舞训练

此年龄的孩子动作已经完全与音乐一致，在表演时能很快抓住音乐的节拍，表演能力更强，也能有感情地来反映音乐作品，因此对这一年龄段的孩子，教律动时可以和孩子的体型训练相结合，可以教些简单的民族舞和现代舞。

1. 律动举例

动作说明：四拍一步。第一拍，左脚向右跨一步；第二拍，右脚向前跨一步；第三拍，左脚左侧横拉一步；第四拍，右腿退后一步。动作时身体自然扭动，两臂自然挥动。

• 秧歌舞步

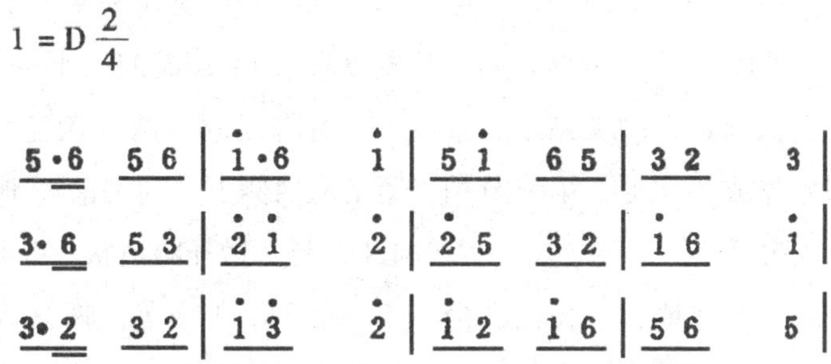

• 体型训练

为孩子准备一只小靠背椅子，练习时可以喊口令，也可以配上乐曲。口令叫三拍子：1、2、3，或拍手打拍子。

（1）上肢训练

人站在椅背外侧，左手扶住椅背，身体站直，挺胸收腹。第1小节三拍，右手自下自然放松提起到胸前；第2小节三拍，右手自胸前画半圆向右伸展，手伸出时成弧形。第3小节；右手向右侧上举，画半圆形，手举过头。手心向上。第4小节三拍，右手自然放下，在右腿旁。

教学提示：进行上肢训练时，手始终要放松，动作成弧形。依次反复。

（2）下肢训练

双手扶住椅背，双脚脚跟相连，脚尖向外成“一”字形。

第一遍：脚跟离地踮起，脚尖着地。第1小节踮起，第2小节还原。依次反复。

第二遍：每小节一个动作。准备动作同前，双腿成“一”字形。第一节拍右腿向右侧前伸，脚尖踮地，第二节拍右脚后收成一字形。第三节拍左脚前伸。依次反复。

第三遍：一脚站地、一脚搁在椅背上，脚尖向上。第1小节身体前弯，双手碰脚尖。第2小节还原，身体站直。依次反复，两脚交换。

（3）腰部训练

身体和椅背平行。左脚伸直搁在椅背上。右脚站立（脚跟和椅背成90°角），第1小节弯腰，右手上举，靠耳，左手向下压。第2小节还原，身体站直，依次反复。左右两脚方向相反交换着做。

（4）腿部训练

人坐在小椅子上，只坐椅子的一半。双手后撑在椅子上。第1小节右腿提起，绷脚尖。第2小节放下。第3小节左腿提起。第4小节左脚还原。依次反复。也可以双脚同时提起，必须收腹、双腿伸直、绷脚尖。

2. 舞蹈举例

• 西藏舞

动作说明：

第1至2小节：共四拍，脚步每拍向前走一步，共四步。做踏踢步动作（前半拍右脚用脚掌着地，后半拍左脚轻轻后踢提起。下一拍左脚踏下，右脚提起。两脚轮流做）。两手落下从两侧下方向胸前渐渐托起（手心向上），做托哈达状。

第3至4小节：脚原地踏步。手托哈达状放在胸前（手伸出微屈）。

第5至6小节：脚做踏点步动作，手右臂屈举肩上方，左手叉腰。

第7至8小节：脚原地顿四次，

两臂轮流向上甩袖四次（因为西藏民族服袖子很长）。

第9至12小节：同5至8小节动作。

教法提示：先教宝宝脚步动作，再教手部动作，然后手和脚再配合起来。

现在音乐品商店里很易买到各类迪斯科乐曲光盘，节奏感强，很适合幼儿练习舞蹈。可先教孩子一些迪斯科的基本动作，如正胯和反胯等，孩子学会后便可随乐曲自由跳。熟了以后还可鼓励孩子任意发挥，把吃饭、抓背、刷牙、采树叶、踢腿等动作自由编进去跳。

西藏舞

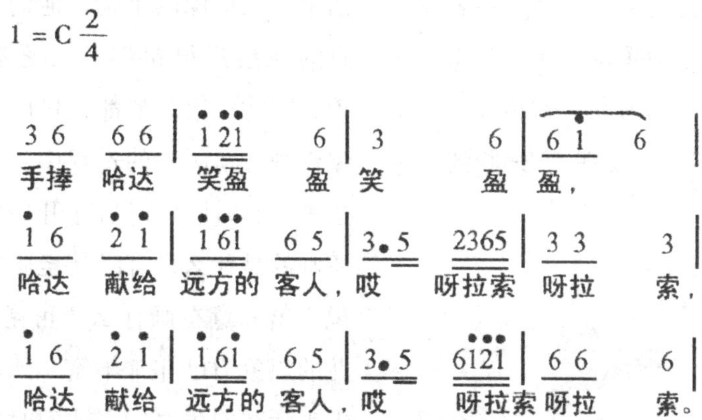
1 = C 2/4
手捧 哈达 笑盈 盈 笑 盈 盈，
哈达 献给 远方的 客人，哎 呀拉索 呀拉 索，
哈达 献给 远方的 客人，哎 呀拉索 呀拉 索。

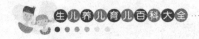

婴幼儿的绘画与手工艺术启蒙

0~3岁婴幼儿的绘画与手工训练

孩子长到1岁半左右开始喜欢乱涂，他们最初拿起笔的时候，只是出于好奇地看着纸上出现的那些乱七八糟的线条，并对手腕不停地活动感到一种满足。慢慢地他们在这些乱涂的图画中画出了简单的图形。例如：一些近似圆或方的形状，这也就是幼儿绘画的起点，一般在2岁半到3岁左右。

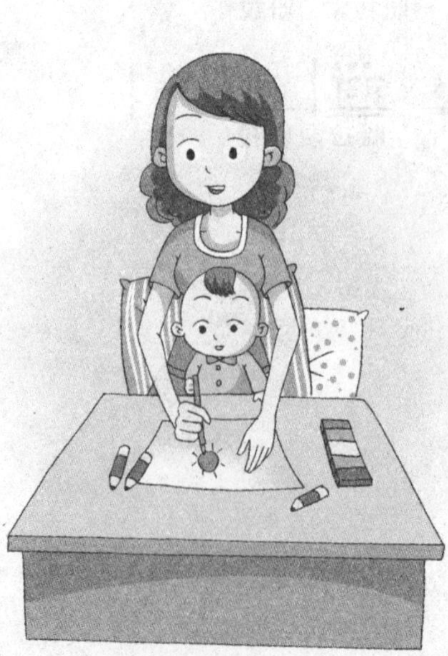

3岁左右的孩子由于小肌肉发展较差，动作笨拙，所以他们大部分是依靠大肌肉（手臂）的帮助来操作工具，而且由于手眼活动的不协调，控制手的动作的能力也很差。

孩子所画的内容都是他们日常生活中印象最深的事物，他们对周围事物的观察都很粗糙，缺乏整体的认识，因此，他们大都凭自己的局部印象作画。在画画的过程中，有时边想边画，有时画好以后才开始想象自己所画的是什么，有时甚至画完之后也说不出究竟在画什么。可是，3岁幼儿的想象力已非常丰富，他们几乎整天生活在幻想之中，他们时常用语言补充自己不能画出的部分，边画边讲，并在活动过程中体会到无穷的乐趣。

因此，在幼儿初学画画和做手工时，重要的是要使他们感到这是一件很有趣的事，体会到活动的乐趣。家长要多给孩子鼓励，耐心地听孩子介绍他们所画的内容，不要一味要求孩子画得很像样而进行枯燥的技能训练，因为这是幼儿最反感的事，即使一些需要孩子掌握的技能，也必须用游戏的方式进行，使他们感到是在做一个好玩的游戏。

幼儿开始画画和做手工时，家长为他们提供的工具和材料必须简单、单一。用的笔要大一些、粗一些，最好使用容易涂出颜色的干性的笔。用的纸也要大一些、厚一些，用不太光滑的白纸或浅色纸比较合适。当幼儿已能比较自如地使用干性笔（蜡笔、记号笔、彩色水笔、铅笔等均可）以后，也可以教他们用水彩色或水粉色画画。家长可用医用的棉签来代替毛笔，或在颜料中调些稀药水糨糊，以防止水分流淌，便于幼儿掌握。

幼儿从事美术活动时，桌上经常得放上许多用品，各种用品一定要放在固定的位置。剪纸时要有放纸屑的小盒子，使用糨糊时要放好湿的抹布，使用水彩色时，最好让孩子穿上旧衣服或罩衫，以防把衣服弄脏，并使孩子不因怕弄脏衣服而动作拘束。活动结束时，要和孩子一起整理用品，以养成良好的习惯。

1. 绘画举例

• 用较粗的线条画上幼儿较熟悉的物体的外轮廓，让孩子在轮廓里涂颜色，直到把颜色涂满。例如：灯笼、大萝卜、梨、船、青菜等。

• 选一张大一些的纸，在纸上画上近似圆形或方形的东西，用添画的方式和孩子一起画。要鼓励孩子画得越多越好，家长也可参加添画，并利用添画的方式进行必要的示范。例如：用一张大纸当池塘，先在纸上画几条小鱼，并对孩子说："小鱼在池塘里游得多快乐呀，许多小鱼快来一起游戏吧！"启发幼儿添画许多小鱼。在画鱼的过程中，我们还可用"又有一条鱼妈妈游来了，她的鱼宝宝在哪里啊?""鱼儿吐泡泡在学唱歌""小红鱼在水草上练习跳远""小鱼的好朋友小蝌蚪也游来了"等生动有趣的语言，边示范边启发孩子画出他们想象中的鱼。不要教孩子完全模仿示范，该鼓励他们想出更多有趣的内容。除池塘外，还可给孩子画草地、树上的苹果、小兔种萝卜、过节放气球等内容（见下图）。

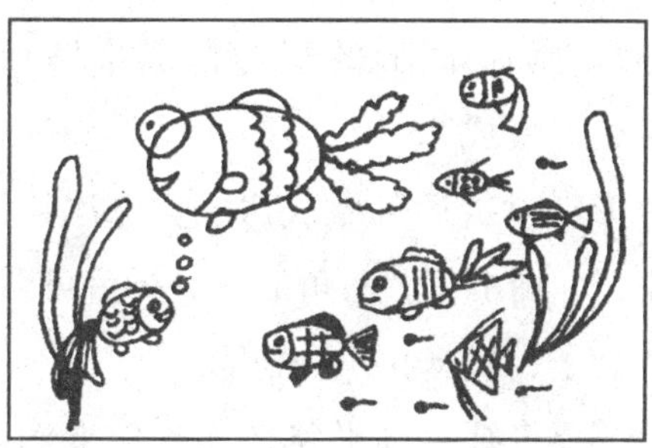

2. 手工举例

• 撕纸粘贴：将旧报纸或彩色纸剪裁成近似两对照片的方块，让孩子再撕成小块，在一定的范围里粘贴或没有范围地粘贴。

在一定范围内的粘贴有：屋顶上的瓦片、动物身上的毛、树上的叶子、绣球花等。没有范围的粘贴有：下雪、小星星、草地上的花，糕饼上的蜜饯等（见下图）。

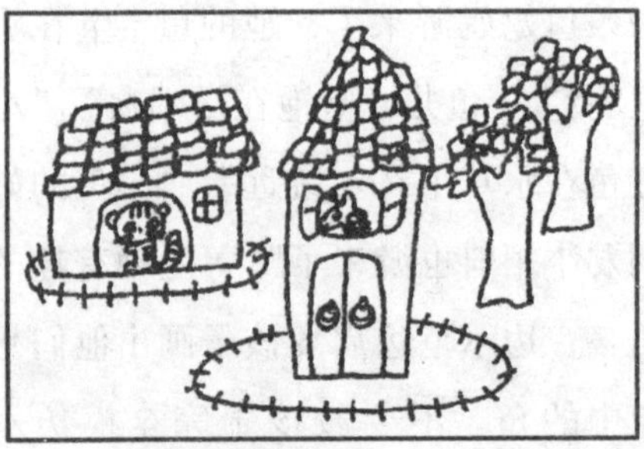

• 折叠纸画：将各种图形的纸对折，并在上面画上图，可巩固幼儿对图形的认识，使手的动作逐渐准确，折叠后会产生立体的效果，形态更为逼真。如：圆形的纸对折成半圆形后，可做成木马、小船、娃娃头等。方形纸对折后可做成房子、电冰箱、桌子、橱柜等。三角形纸对折后可做成梯子、胡萝卜、手枪等。

要将纸折叠平整必须动作准确，手眼一致的要求较高，幼儿开始折叠时会有一定困难。因此，对孩子的要求应逐步提高，有趣和富有变化的内容会增强幼儿克服困难的信心，从而获得无穷的乐趣。

• 黏土或面塑造：用地底或河床底的细泥去掉杂质，再用高温蒸透消毒后即可使用。或用精白面粉加入0.3%苯甲酸钠，用水调和揉匀，调入适量食用植物油，放在塑料袋中，上面用湿布盖好。如果在面中加入少量食用颜料，更能引起幼儿塑造的乐趣。

让幼儿随意地将黏土或面抓、搓、揉，做成子、麻花、面包圈、糕饼等；或将纽扣、瓶盖等在黏土或面团上敲印。

3. 供参考的美术活动

• 在土豆、萝卜、白菜心或梨、苹果、瓜类上粘贴，做成各种小动物式滑稽人。

• 用软纸揉成团，或用土豆片、藕、积木蘸上水粉色，在纸上敲印成花朵、叶子、轮子等。

• 印画：将稍厚的纸剪成动物、树、房屋等，或将较厚的树叶等垫在纸下，用蜡笔在纸上来回涂抹，显出它们的轮廓。

• 利用购物时装东西的纸袋或纸盒，在上面画图或粘贴，做成动物、山洞、面具等。

• 用火柴拼搭成各种小玩意儿，家长可帮助孩子用糨糊或胶水粘在厚纸或木板上。

4～5 岁幼儿的绘画与手工训练

4～5 岁的幼儿小肌肉迅速发展，控制手部肌肉动作的能力已有很大提高，手眼动作渐趋协调，幼儿开始把注意力从努力控制手的动作，逐步转移到观察所画的对象上，并把美术作品和他们的观察更紧密地联系起来。因此，这时进一步发展幼儿的观察力就显得更为重要。观察力较强的幼儿不但能画出一些物体的大致外形，也会画出它们的许多特征，并会有意识地选择与物体相似的颜色。在幼儿的作品中所表现的内容开始明确，主题逐渐清楚，他们的想象也逐渐接近现实。

这时，可以开始教给幼儿一些简单的美术技能技巧，帮助幼儿去描绘出观察对象的基本部分、主要特征和相似的颜色，启发他们围绕主题大胆地想象，以表示出各种有趣的情节。

除了 3 岁幼儿使用的一些工具材料外，蜡笔的颜色应逐渐增多，以供幼儿有目的地选色，家长可以让孩子学习用毛笔画画和学用剪刀。每出现一种新的工具时，都应向幼儿讲清使用方法和安全知识，并让他们经过多次练习逐步掌握。在一次活动中，同类的工具可以多放一些，让幼儿自由选择，但不同类的工具不要同时使用，以免幼儿手忙脚乱不知所措。

5 岁左右的幼儿活动比较有条理，可以开始给他们同时使用 2～3 种工具。在使用时，工具应怎样放置，先用什么，后用什么，都应向幼儿交代清楚，并在使用中进行指导，以养成有条理地活动的能力。

1. 绘画举例

• 把纸剪成和实物接近的开头，让幼儿在上面画一些圆形或椭圆形的物体。例如：把纸剪成瓶子的形状，让幼儿在纸瓶上画许多圆形或方形的糖果，要求“装”得越满越好；或把纸剪成盘子的形状，让幼儿在纸盘里画上许多糕饼；又如把纸剪成一个有把的小篮子，让幼儿在篮子里画各种水果；或把纸剪成蒸笼，让幼儿在纸蒸笼里画花卷或包子。这样的绘画更带有游戏的性质，能给幼儿一种身临其境的感觉。他们画成的作品又可是一件简单的玩具（见下图）。

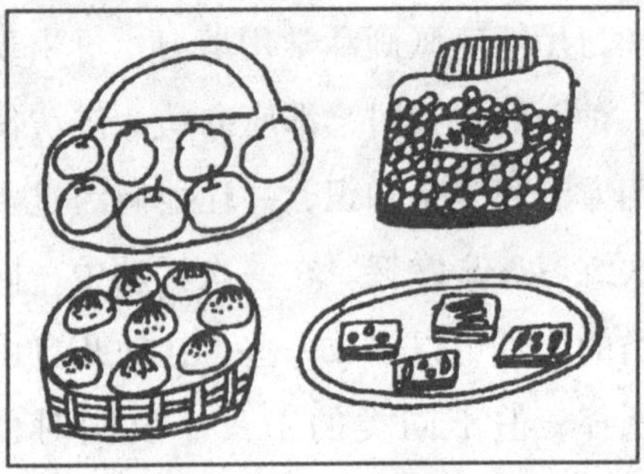

• 和幼儿的常识与日常观察结合起来，用各种简单的图形画他们常见的物体。例如：

猫是用圆（头）与椭圆（身体）组成；房子可用三角形（屋顶）和方形（墙）组合画成；汽车可用长方形画车厢，方形画窗，圆形画车轮。用图形组合的方法既符合幼儿观察的特点，又是幼儿最易理解和掌握的画法。在幼儿画画的时候，应启发他们与生活实际联系起来大胆地想象。例如：画猫的时候，可启发幼儿想一想猫最爱吃些什么、玩些什么，我们怎么逗猫玩耍，或猫怎样抓老鼠等。这样不但会使画面生动，而且能发展幼儿的创造能力，并提高幼儿的兴趣（见右上图）。

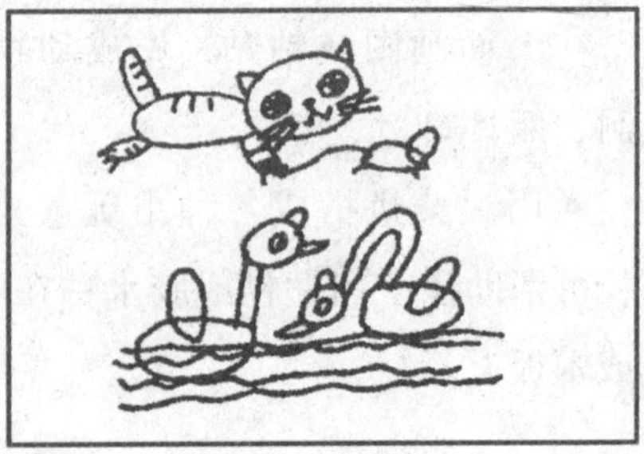

• 让幼儿学会选择与物体相似的颜色涂颜色，练习把颜色涂得均匀、鲜明。涂较小的物体时，可以沿着轮廓线由外向里涂，在较大的物体内涂色时，应用短线条来回连接朝着一个方向涂，要涂得浓些，直到涂满。过大的物体不宜用蜡笔涂色，可用水粉涂抹，以免幼儿的手腕过度疲劳。供幼儿进行涂色的图形必须有较明确的颜色特点。例如：用红色涂成太阳，用绿色涂邮筒，用黄色涂鸭，用黑色涂企鹅等，这样更有利于幼儿有目的地选色。

• 学画人物（正面）动物（侧面）和一些简单的动态。要引导幼儿观察主要的大关节活动的特点，启发幼儿按照自已的理解和观察来画，只要画出其基本特征就行了，不必强求画得很像。

例如：画“踩高跷”时要让幼儿学画腿的动作，注意观察膝关节是怎样活动的。幼儿画错的地方，可向他们指出为什么不合理，建议该怎么画，或进一步引导幼儿进行观察，切不可笼统地说："画得不对"或"画错了"，以免挫伤幼儿作画的积极性（见下图）。

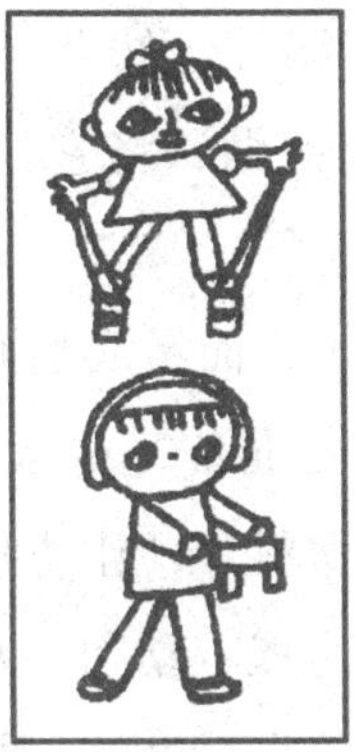

• 逐步教幼儿能有意识地选择颜色，注意颜色的调配。最简单的方法就是拉开颜色的差距，使深浅对比鲜明。可使幼儿知道颜色有深有浅，会使画面更好看。我们可以选择一些色彩鲜明的物品给幼儿观赏和绘画。例如：元宵节的彩灯，春节的年夜饭，节日的礼物、龙船等。

• 出一些有趣的题目，启发幼儿围绕一定的主题，画画自己想象的情节。出的题目必须接近幼儿的生活以便使他开阔思路。例如：夏季可启发幼儿画一画用什么方法可以使我们凉快；冬季可启发幼儿画一画今年堆个什么样的雪人；节日里可启发幼儿画一画最高兴的一件事情；"三八"妇女节可启发幼儿画一画"怎么做个妈妈的小帮手"，等等。

2. 手工举例

• 撕纸粘贴。让幼儿撕纸时，最好不要在纸上画上轮廓，可教幼儿先折出简单的印子，然后撕成长条、圆形、三角形等。这样可使幼儿目测能力发展得更好。可以让幼儿先撕长条，长短、颜色不同的长条纸可粘贴成花朵，5 根同样长短的长条纸可贴成五角星，长条纸还可贴成栅栏、鼠笼、房子、汽车等物。以后又可把长方形的纸对角折后撕去多余部分成正方形。正方形纸对角折后又可撕成两个三角形。撕圆形时，最好也用方形纸，可先在方形纸上折个十字印，然后把纸摊开后再撕。这些形状各异的纸，可让幼儿按自己的意愿粘贴成各种图画（见下图）。

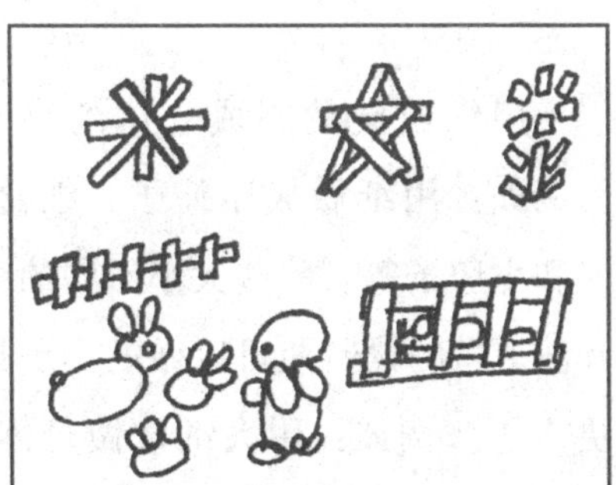

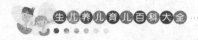

•开始学习使用剪刀，进行简单的剪贴。幼儿使用的剪刀必须是平头的，以免发生事故。可让幼儿将长条纸的一边剪出许多短直线呈须状，这样的纸可贴成动物身上的毛、刷子、灯笼的穗子等。如果沿着圆形的边剪出短直线，还可做成太阳的光芒和狮子头上的毛等。幼儿能比较熟练地使用剪刀以后，可再学剪锯齿形，锯齿形是很有用处的，例如：贴草地、树叶、水波、花边或做成各种装饰物，美化画面常要用锯齿形的纸（见下图）

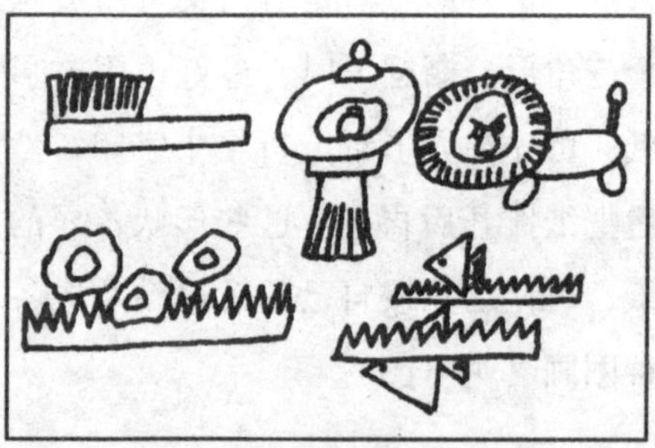

•用纸或废品制成立体的小玩具。例如：用纸做成小篮子、纸盒、灯笼和小房子等。一些大小不同的纸盒和洗干净的饮料瓶可以做的小玩具就更多了。例如：用大纸盒做身体，中纸盒做头，小纸盒做腿，把它们粘贴起来，并在上面添画或贴些彩色纸，就可做成各种人物或动物。大小不同的纸盒粘贴起来、剪出或贴上门窗，可以做成各种式样的房子。用橡皮泥和瓶子粘贴起来，可做成各种车辆、娃娃等，幼儿还可在上面用各种彩纸粘贴，将它们装饰得更为生动。

•用黏土、面做成平面或立体的物体。给幼儿准备一些平整的木板、纤维板或硬塑料片，让幼儿在上面粘贴出树木、房屋、动物、人物等，有一种浮雕的效果。另外，可用黏土或面直接进行塑造，让幼儿先将泥团或面按需要搓成圆形、椭圆形，或敲打成方形、长方形，然后将各部分粘接起来。在粘接部位里面，可适当插上一些小棍，使之牢固。

3. 供参考的美术活动

•剪贴添画。这是一种将彩色纸与蜡笔合起来制作的美术作品，可以以剪贴为主，也可以以绘画为主。例如：做一幅“三只熊”的图画，可用咖啡色的纸剪贴成三只熊，再用其他颜色的纸剪些树木花草和房子做背景，故事中的小姑娘比较难剪，就直接画上去。

•折纸画。折纸是我国广泛流行的民间艺术，即将平面的纸折叠后，产生一种立体效果，并能启发想象。介绍折纸方法的书籍很多，在此不作详细介绍。家长可以买一些适合孩子能力的手工材料让他做，但不要总是让孩子只是照图制作，而要给孩子创造机会进行各种尝试。

● 节日或庆祝活动时的环境布置。节日或庆祝活动时，可和孩子一起来布置环境，这不但能使幼儿进一步认识节日的意义，而且他会因自己受到尊重而高兴，并懂得也去尊重别人的劳动。例如：春节时，做一盏元宵灯点燃起来。平时，也可让幼儿结合一些他印象深刻的活动进行布置。例如：参观轮船后可模仿画出船上的彩旗，挂在屋子的一角或孩子的床上，做一做航海的游戏。还可以给幼儿一些纸或布，让他做成围裙、帽子、披风、面具等，并让他用这些东西给自己化装。

● 用泥团与其他材料合制成各种立体玩具。玻璃瓶、纸盒、火柴、各种瓶盖等都能制作各种有趣的立体玩具，而且变化无穷。例如：火柴用泥连接可制成各种形态动作的人物和动物，汽水瓶盖和泥可合制成螃蟹和坦克等。这些废旧物品加工制成的玩具甚至比一些价格昂贵的现成的玩具还要有价值，并受到孩子们的欢迎。

5～6岁幼儿的绘画与手工训练

6岁左右的孩子已进入幼儿美术创作的旺盛时期。他们已具备控制小肌肉动作的能力，注意力日趋稳定、持久。不但能观察事物的一些基本特征，而且也能注意到一些细微的部分及动态的变化。他们的空间知觉迅速发展，知识面逐渐扩大。这一切都为美术创作提供了极为有利的条件。他们对周围生活、大自然和艺术作品的美也具有了初步的欣赏能力。

幼儿除了使用蜡笔和毛笔外，还可使用各种不同性质的笔、纸张和颜料。在每出现一种新的工具、材料的时候，仍需向幼儿介绍其性能和使用方法，使其能通过实际操作去逐渐掌握。要使幼儿懂得，任何一种工具、纸张和颜料都有各自的特性，都能创作出美的作品。在幼儿从事美术活动（绘画、纸工、泥工和自制玩具）的时候，更应给幼儿较多的能自行选择的工具和材料，在使用中要引导他们注意使这些材料能产生不同的艺术效果。

幼儿的美术创作是表现他们对外部世界的观察和内心感受的艺术活动，尊重他们在作品中的想象和体现是极为重要的，切忌用成人化的技能训练让幼儿去模仿不理解的东西，虽然有时候他们也会模仿得非常逼真，但对他们能力的提高和创造性的培养及今后的发展都是有害无益的。

1. 绘画举例

•在画面上表现出物体之间的前后位置。这种表现前后位置的技能是与幼儿的深度知觉的发展密切相关的。家长可以教孩子用重叠、遮挡、地平线升高等方法来表示前后位置。例如：画“动物园的山洞”时，应先画出洞前的动物，再画山洞，山洞里的动物被洞遮住的部分也可不画。6岁左右的幼儿非常希望在画面上表现这种空间关系，但他们仅能从直觉出发，不可能表达得十分准确，在幼儿作品上，总会出现一系列观察上的或表达上的错误，应鼓励幼儿去观察去发现，并大胆地画出来，不必强求表达正确（见下图）。

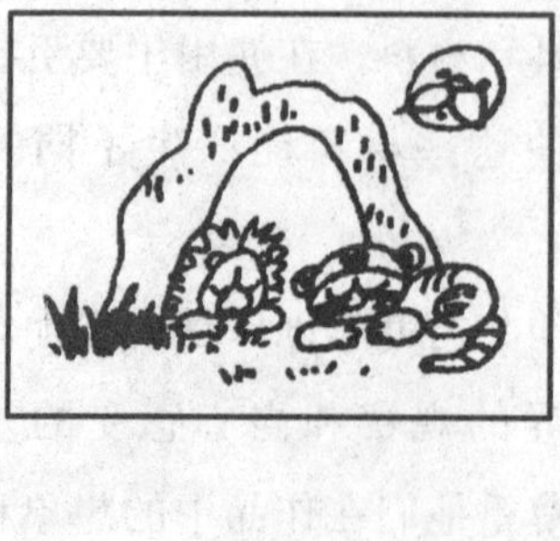

•画出在不同位置上看见的东西。这既可以从不同的方向来画一个物体，也可以让幼儿移动观察的位置来画。例如：“大滑梯”一般是画它的侧面，这时可启发幼儿站大滑梯的前面或后面，画一画它的正面或背面又是什么样的。又如：带孩子到桥上看一看，往下看的车、船、房子是什么样的，该怎么画。这样的作画活动会使幼儿认识到：站在不同的位置上画一个物体，由于观察角度不同，可以画出千变万化的画来（见下图）。

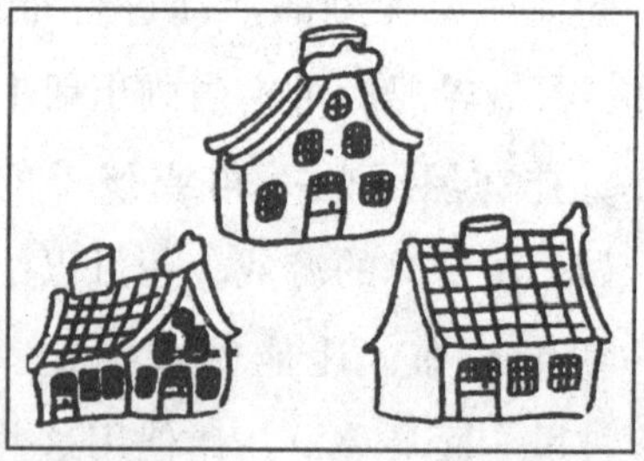

•画正面的、侧面的、背面的人物，画出他们的各种动作、脸部的表情、年龄、职业等。在画人物动态时，应使幼儿注意一些主要的活动关节，如：肘、腰、膝、胯等，画出大致活动的特征就行了。在画人物面部表情时，可引导幼儿观察各不相同的脸型、发型、五官特征等，这样可使幼儿画得更生动有趣（见下图）。

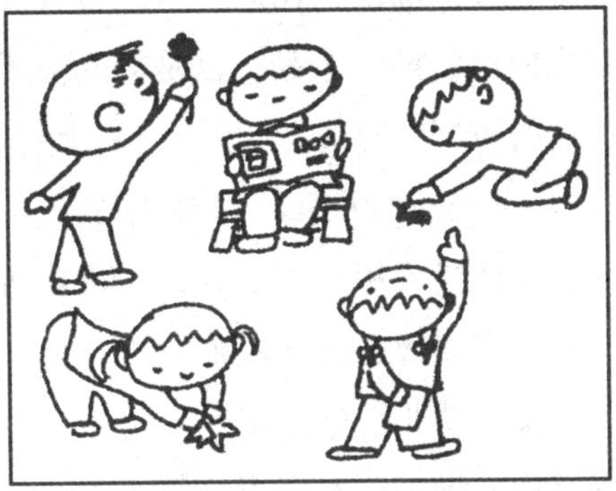

时，可在背景上适当地画上邮筒、路牌或公共汽车站牌等物；三是在轮廓线外用一种水粉色（如：灰色）较宽地勾一圈边，使整个画面内容连成一气；四是在背景上点小点、画直线、横线或画方格等。当幼儿掌握了以上一些简单的方法后，就可按自己的需要随意变化（见下图）。

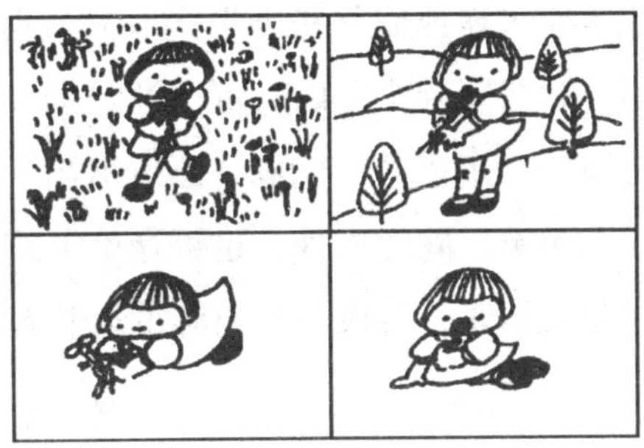

•按内容的需要，把画面安排在长条、直条、长方形、正方形等不同形状的纸上。不要总是给幼儿画一种大小规格的纸，应使幼儿体会到纸的长短、宽窄、大小和内容密切相关。例如：画“放风筝”或“降落伞”时，可用直条的纸，以显出一定的高度。画“看画廊”或“元宵灯会”时，可用长条的纸，以显出地面的延伸。画“年夜饭”和“猫捉老鼠”时，可用方形的纸，以使整个画面丰满、平衡。

•用不同的方法画背景。要使幼儿知道背景对一幅画来说，是非常重要的，它可衬托主要内容，增加画面的气氛等。幼儿比较容易掌握的画背景的方法有以下几种：一是用一种颜色涂底色；二是用简单的物品说明特定的地点。例如：画马路上发生的事

•用颜色来表现画面的情绪、气氛、季节或时间等。应引导幼儿注意整个画面的颜色调配，以使色彩鲜明。例如：画“春天”时可多用各种绿色；画“摇篮曲”时可多用玫瑰红色；画“堆雪人”时可多用淡灰或淡紫色；画“过新年”时，可多用朱红色。还要启发幼儿思考如何选配其他颜色来点缀画面，既不使颜色杂乱，又使颜色有所变化。可让幼儿通过观察和欣赏艺术作品以提高色感。幼儿的个性、对客观环境的个人感受各异，在色彩处理上会有很大的差异，

应允许幼儿在选色上保持各自的风格。

2. 手工举例

• 目测剪纸。可让幼儿把整张纸摊开，按预想的形状剪出物体、人物或动物等。在剪纸时，首先要考虑到外轮廓能清楚地显示出物体的特征。开始幼儿可能不会把物体较完整地剪出来。可让他们分几个主要部分剪出后，再拼贴起来。以后可逐渐让幼儿连贯地剪出完整的轮廓，还可剪出一定的情节。除此以外，也可让幼儿将纸折叠起来，剪成各种对称的图形和窗花。

• 剪折画。这是在剪贴画、折纸画的基础上，进一步教幼儿学习用剪几刀、折叠或挖孔等方法，使画面产生立体或活动感的效果。例如：在动物的眼睛部分挖孔等，这种将剪、折、画合为一体的活动，不但能提高幼儿活动的兴趣，而且也为幼儿的美术创作开拓了一个更为广阔的天地。

• 更广泛地用纸和废品制成各种玩具。在制作中不要求精细，但要鼓励幼儿大胆探索，要有创造、有变化。我国民间有许多传统的艺术活动。例如：端午节做香袋、做纸折的粽子；元宵节做彩灯；用芦叶、玉米壳、蟹壳及光滑的石子等做成各类小玩意儿等，都是在民间广为流传并受到人们喜爱的工艺品，也是幼儿美术活动的极好内容。

• 用整团泥捏出物体的主要特征，并适当运用竹签、刻刀、色彩等工具，在泥塑上进行装饰。

可教幼儿将整团泥捏出物体的基本结构或动态，然后用竹签或刻刀刻出某些细节部分。例如："维吾尔族小姑娘"，可用整团泥捏出头部、手臂和裙子，然后在脸部刻出小姑娘的五官，头部刻出头发和帽子上的花纹，在身上还可刻出小背心和裙子的褶皱等，这些作品也可以说是早期的雕塑。

3. 供参考的美术活动

• 纸筒粘贴用废纸或旧报纸卷成细筒，卷几层粘贴牢固，剪成长短不一的纸棍，粘贴成各种动物、人物、船或机枪等。

• 纸浆玩具将废纸在水中浸湿，再调上适量的糨糊，捏成纸团，整团捏出人物或动物等的主要特征。晾干后，再用水粉色在上面画画，最后涂上一层清漆，即可成为一种经久耐用的玩具。我国的民间玩具，如：泥做的公鸡、老虎和阿福等都可以用这种方法制作。如用木屑与白芨粉（中药店里有卖）调和也可。

• 另一种纸浆玩具将浸湿的软质纸贴在准备制作的碗、碟子、葱头、土豆等物上，然后一层薄浆一层薄纸地糊上几层，最后一层要用质地较白的纸。待干后从物体剥下来。如果是葱头等圆形物，则要用刀片剖开葱头，将葱头分别取出后，再糊上几层纸，然后在上面让幼儿任意绘画或涂颜色，最后上一层清漆。这种玩具牢固、经久耐玩。

• 树叶贴画将不同大小、形状、颜色的树叶，拼贴成各种物体。有时也可根据需要，适当地修剪树叶的形状。除树叶外，用卷笔刀卷出的铅笔木屑、棕榈树的树皮、橘皮等都可贴成各种质感较强的图画。

• 简单的手工制作如用纸做成信封、盛物的纸袋、拎包、房屋、车和船等立体模型，制作昆虫或植物的标本等具有实用和欣赏价值的美工活动，也可广泛地开展。

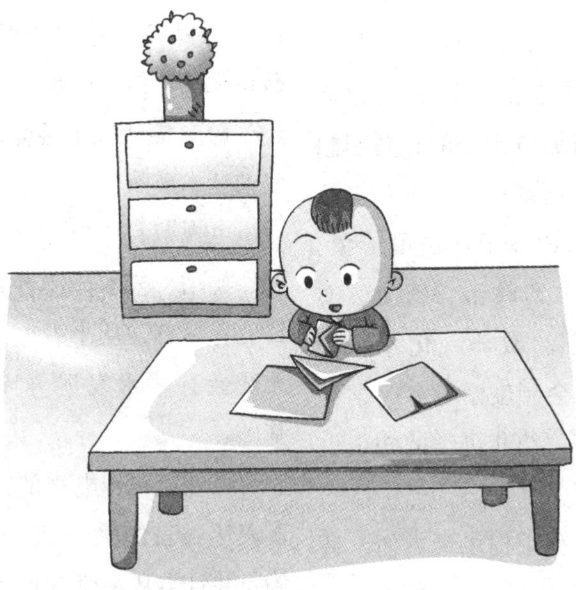

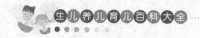

婴幼儿要科学地看电视

电视对婴幼儿有利又有弊

1. 电视对婴幼儿的有利影响

电视节目对孩子的影响是显著的，它在教育上的优越性也是极为明显的：

（1）可以极大地增加孩子的知识面

它们可以通过生动的画面向孩子展现世界各个地方、各个角落所发生的事件、人们的生活和社会文化面貌，可以展现自远古至今的，乃至想象中的未来的任何事件、故事和自然社会况貌，可以让孩子通过最形象、最直观的画面学到政治、历史、文学、经济、自然、数学、化学、物理、人类学、社会制度学等各门学科的所有知识。有关幼儿可学的知识也是应有尽有。

（2）可以给孩子提供最方便、最丰富多彩的娱乐方式

孩子从中可以看到他们喜爱的动画片、文艺节目、游戏节目、电影，

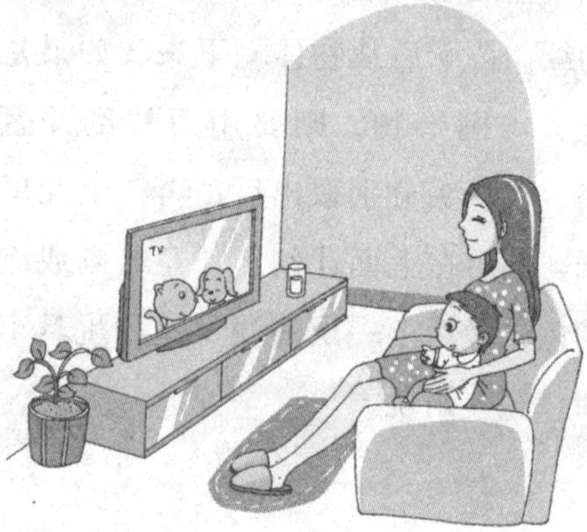

甚至可以参与其中的不少娱乐活动，获得无法比拟的乐趣。

（3）能让孩子接受最直观、最有效的艺术熏陶

电视节目中有关文学、绘画、音乐、舞蹈、艺术体操各方面的艺术节目应有尽有，从小看电视节目的孩子无疑会有艺术发展方面的最好综合基础。

另外，常看电视的孩子还会在语言表达、表演大方度等方面具有优势，并且会从中学到许多为人处世等方面的方式，这无疑对孩子也是受益终生的。

总的说来，婴幼儿的智力发展速度迅速，外部刺激尤其是直观的信息刺激，会在他们的大脑网络中留下极深刻的印象，并能极大地促进脑力的发展，所以，科学地利用电视对婴幼儿进行早期教育启蒙，显然是极有好处的。

2. 电视对婴幼儿的不利影响

电视对孩子，尤其是对婴幼儿的不利影响也是不可忽视的，由于部分人缺乏科学育儿知识，不懂得婴幼儿的生理发育和心理发展规律，不能科学地利用荧屏，没有掌握电视的基本原理和操作技能，不经意使婴幼儿受到电视、电脑不必要的伤害，对这一方面家长必须给予充分的重视。电视对婴幼儿的不利影响主要有以下几个方面：

（1）对婴幼儿视力的伤害

有的父母把电视当成一种哄孩子的工具，当婴儿哭闹时，打开电视抱着孩子或用座车把孩子往电视前一放，让电视吸引孩子的注意力。有的父母没有功夫看幼儿，也是动不动让孩子在电视机前一坐便是几个小时。婴幼儿看到荧屏上闪烁跳跃的彩色画面，是会产生兴奋而停止哭闹，或长时间被吸引，但电视、电脑闪烁的、高强度的光线对孩子稚嫩的眼睛却会产生巨大的伤害。

国外学者报道，婴幼儿期的孩子眼球发育尚不完善，感光细胞（杆体细胞与锥体细胞）发育还比较脆弱，特别是眼底的化学层尚经不住强光的刺激。在晚上光线比较暗的时候，电视屏幕又调得比较亮，有时其色度对比相当于白天用闪光灯照射。有人用实验证明，在婴儿期用闪光灯连续照射1000次，婴儿眼睛的锥体细胞就会受到严重损伤。

学龄前期（0～7岁）的儿童，眼睛发育是最迅速的阶段，也是最稚嫩的时期。父母应该了解孩子的眼睛发育特点，严格而科学地掌握学龄前期的儿童看电视的时间、距离、亮度和位置，一切从保护孩子的眼睛和机体出发。

（2）电视发出的X射线对孩子身体的伤害

电视接收机在工作过程中，显像管会发出一定数量的X射线，这种放射线对成人的身体造成的伤害较小，但由于婴幼儿身体稚嫩，对X射线的敏感性要比成人高许多倍，如果让婴幼儿近距离、长时间地看电视、电脑，X射线会在婴幼儿体内积聚，加害于甲状腺、乳腺、骨髓等敏感器官，造成婴幼儿乏力、厌食、营养不良、白细胞减少，从而导致其身体发育迟缓、智力发育低下。

所以家长一定要了解这一点，对X射线采取相应的屏蔽措施，并注意不要让孩子的机体总处于电视、电脑的荧屏之前，以免造成不可挽回的损伤。

(3) 对婴幼儿神经的损伤

电视机发出的动荡闪烁的光线、频率高低不同的声音（有不少是噪音)，对孩子的神经系统会产生不良刺激，会引起孩子肌肉及肠胃抽搐、消化功能紊乱、脑神经受伤，有癫痫的孩子甚至会被引发疾病。国外现已有专家专门研究这一问题，他们把这类因电视、电脑而起的病征称为“电视性神经衰弱”。这种病征会严重影响孩子机体的发育。

(4) 导致电视依赖征

经常长时间看电视的孩子会产生对电视的依赖，天天什么别的事都不想干，不想看书、不想外出、不想干父母让干的事，只想赖在沙发内看电视，结果身体会因缺乏活动而萎缩，食欲下降，大脑活动总处于被动状态、活动能力下降，孩子会变得慵懒、萎靡不振。由于身体发育受损，孩子还会变得消瘦或肥胖。国外把这类孩子称为“沙发懒虫”“沙发胖土豆”。还有是本来对孩子身心发育极有好处的家庭亲情活动，如母子或与家中其他亲人的共同游戏、唱歌、讲故事、做事、交谈时间被电视、电脑剥夺了，孩子会失去许多有益的学习和成长机会，会变得感情麻木。

(5) 电视中暴力、性等不良内容的影响

现在的不少故事片充斥了不良内容，不少儿童动画片尽是表现星际大战、与邪恶大战的，幼儿没有辨别能力，很可能好坏、正义邪恶一并吸收。这对他们的性格形成会有潜移默化的影响，有些孩子会养成暴力性性格，对正义好坏有歪曲性理解，到他们长大有表现时再纠正往往已来不及。美国不少少儿专家发现，电视中的暴力对美国不少孩子造成了不良影响，它是造成美国目前不断出现的校园枪杀、儿童早恋及其他少年犯罪的主要原因。

(6) 对孩子造成心智屏蔽作用

不少儿童问题专家发现，过多看电视的孩子反而会有脑子反应不灵敏、思维能力低下等现象，这是过度的电视强迫性刺激使孩子失去动脑主动性而出现的结果（后面我们还将细述)。

综上所述，我们不难发现，电视电脑对孩子的影响有极好的一面，也有很不利的一面，家长要清楚它们的利弊，适当地、科学地安排孩子的看电视时间和节目，以免孩子在不经意中受到了伤害。

婴幼儿看电视的正确时间

近年来国外有报道，由于电视的普及，儿童电视眼病患者在大幅度地增加。该病多见于思维能力较差而模仿能力较强的学龄前儿童。因为电视、电脑的显像管会频频辐射X射线，尤以彩色电视机为甚，而X射线对空气和其他物体，包括对人体的组织器官都有电离破坏作用。屏幕辐射的X射线，会大量消耗眼底视网膜中的视紫质，加上看电视时，房间内光线较暗，因此对视力损害更大。有关资料指出，连续收看电视4小时以上的幼儿，视力可暂时减退30%左右。视网膜的视紫质被X射线分解得越多，视力敏感度下降就愈大。

不少家长晚饭后和婴幼儿一起看电视长达2～3个小时，有时孩子感到疲劳产生睡意，父母也舍不得离开电视屏幕，把孩子抱起来，让孩子睡在自己怀里继续欣赏文艺节目长达4～5个小时，孩子在睡梦中也不得不受到X射线的辐射。

苏联卫生部儿童卫生研究所医学博士耶莲娜·格鲁什科娃应苏联中央电视台的邀请，谈了学龄前儿童怎样看电视的问题。她认为，不能把电视机和孩子的小床放在一起，至少距离不能少于3米，不能让孩子看见荧光屏。任何年龄的孩子（尤其是婴儿）睡眠时间里应能保持安静，要关掉收音机、电视机和照明灯，因为所有外界的刺激因素都会影响孩子的睡眠，特别会影响他们的神经系统。电视机发出的光线和声音会使孩子睡不实、睡不足。

耶莲娜·格鲁什科娃认为，允许孩子看电视的年龄不得早于3岁。3岁前的孩子不能较长时间地把注意力集中在某一门知识上，也不能老坐在电视机前聚精会神地看电视。这样做违背孩子好动、贪玩的天性。1岁半至2岁的幼儿对节目里的很多内容看不懂，甚至会感到害怕。

耶莲娜·格鲁什科娃主张，从3岁开始，可以让孩子看少量的童话故事节目。4～6岁的儿童一周内可以看2～3次动画片和其他儿童节目。如果孩子体力发育较差，经常感冒，睡眠不好，食欲不振，看电视的次数还得减少到每周一次，或者干脆不看。利用这些时间带孩子散散步、进行体育锻炼或做游戏会更好。

从生理学的角度看，由于婴幼儿的眼睛发育不成熟，电视光线较强，婴幼儿眼底化学层发育不完善，强光刺激会损伤感光细胞，因此，家长可以综合上述两种看法，适当地加以掌握，但原则是越是年龄幼小的孩子，每次看电视的时间越要短一些，每次看电视间隔的时间越要长一些。

婴幼儿看电视的最佳距离

儿童看电视往往喜欢往前坐。这样屏幕发出的强光会刺激眼睛，容易造成眼睫状肌调节功能减低，使晶状体逐渐变凸，而导致近视。

长期近距离地看电视的人，轻者会感到眼部微痛，重者会由于X射线大量消耗眼底视网膜中的视紫质使视力逐渐减退，加速视网膜的萎缩。

彩色显像管第二阳极电压很高，为了防止X射线穿透荧光屏，显像管的玻壳用铅和钡玻璃制成，吸收了大部分射线能量。荧光屏的玻璃一般有2毫米~3毫米厚，含有铅可吸收X射线。彩色电视机在制造过程中，为防止高压放电引起的对人体的损伤，加有X射线保护电路。观看电视时如在最佳距离，对人体不会有什么影响。但是，高频高压感应（静电感应）是多少存在的，我们可用如下的实验来说明这个问题：

• 当用干燥的手指在荧光屏上划动时，会听见“哗哗喳喳”的打火声，如果关上灯可以看到有打火的小亮点。

• 如果拿一张报纸放在显像管屏幕前，荧光屏会将报纸吸在屏幕上。

• 用试电笔置于空中，距离行输出级或高压线圈几公分远，会看到发光。

上述试验说明了高频高压感应的存在。据报道，靠近电视养花，花的长势不好，靠近电视养金鱼，鱼易死。总之，这种辐射和感应对人体没有好处，观看电视时总是坐远一点好。

观看电视的最佳距离通常为屏幕对角线的6倍或屏幕高度的7~10倍，以下数据供参考：

荧光屏尺寸（英寸）	9	12	13	14	16	17	18	20	22	29
观看距离（米）	1.4	1.9	2.0	2.2	2.5	2.6	2.8	3.1	3.4	3.8

选择这种距离也较符合人眼的视觉特性。这时人眼在水平方向17°和垂直方向15°的视场角范围内看电视，避免了眼球的转动，可以减轻疲劳程度。表征人眼分辨力的视敏角，根据统计结果，黑白视敏角为1′，彩色视敏角为4′。可推算出在上述观看距离上，人眼的分辨力为514线，大于彩色电视的清晰度。上表中给出的彩色电视最佳观看距离也是最佳不疲劳观看距离。

适宜婴幼儿的屏幕亮度和对比度

收看电视节目，应有适宜的亮度。亮度合适了，对人体的神经系统、大脑皮质和眼睛里的视网膜都比较有利。

电视的屏幕亮度控制包含着两个方面：

1. 环境亮度

白天看电视应将窗户用色布遮挡；晚上看电视应在室内安装一盏3～6瓦红色日光灯，最好把这盏灯安在电视机的后方，红色日光灯对眼内的“视紫质”不起破坏作用，使眼睛能较好地适应在微弱光线下看东西而不影响视力。

如果没有条件安装红色日光灯，那么看电视时也应开一盏别的灯，不宜将室内的照明灯全部关掉。光线太暗，会造成近视。

2. 屏幕亮度

电视机收看时的亮度调节也是十分重要的。它的调节方法是，顺时针调节时亮度逐渐变白、变亮；逆时针调节逐渐变暗、变黑。在图像清晰的前提下，应当将亮度控制得稍微暗一些为好，它的最好状态应该是图像中的黑色部分不发光。亮度太亮会使聚焦质量下降，图像不清、白色模糊、黑色发白、光栅闪烁、刺激眼睛，引起瞳孔缩小、调节紧张，容易造成近视，尤其是婴幼儿最怕这种强光的刺激；同时也会增加电视机的耗电量，使电子束轰击显像管屏幕上的荧光粉过度，加速显像管的老化，影响其使用寿命。亮度太弱，则图像太黑、层次不清，看的时间长了，也会使眼睛疲劳，视力减退。

另外，电视机打开一二十分钟后，由于内部温度的提高，电视束的发射能力会有所加强，显像管亮度自然有所提高，此时可将亮度旋钮拧得小一些。

3. 对比度

为了保护孩子的视力，看电视时

对比度的调节也非常重要。

电视机的对比度表示为图像黑白、暗亮、深浅反差的程度，这是靠控制图像信号的强弱来改变的。顺时针调节时，显像管提供的交流视频信号，使图像的黑白部分与最强的白色部分有较大的变化，增加了对比度：白色为最白、黑色为最黑，此时图像显得很生硬、不柔和也不清晰，有时还会发生扭曲现象，伴音失真；逆时针调节时，黑白对比度减弱，图像变得很淡薄、模糊。当对比度调至最小时甚至连图像都会全部消失。此时，对眼睛损伤较大。

对比度需在电视机接收图像时才能准确调节，调节适当时可以得到层次丰富、界线分明、轮廓清楚的图像效果。

对比度调节应与亮度调节相互配合。亮度大时，对比度强些；亮度小时，对比度弱一些；白天光线强，环境亮时，对比度可以强些；晚间则可将对比度调得弱一些。

总之，对比度的调节应该尽可能柔和一些，以利于保护孩子的视力。

婴幼儿看电视时位置的选择

看电视为了尽量避免眼睛的疲劳，应创造一些使眼睛舒适的条件。比如电视机的放置位置、人的视线水平、坐椅的角度、坐的姿势均应适当考虑。

1. 电视放置位置的选择

电视应放在干燥、通风、清洁的房间内，要避免强光、太阳光直接照到显像管的屏幕上。

电视应放在平坦、稳定的平面上，底部不能放易震物品。切忌把电视、电脑放得过高，因为不利于看电视时人的视角的选择。

2. 视线水平和位置的选择

孩子看电视时，应选择稍高于电视屏幕中心的水平视线。这样，头部和颈部的肌肉比较放松，眼肌不易疲劳。

婴幼儿的骨骼容易变形而致畸形。孩子看电视时多数喜欢坐在正中位置，这个位置不利于孩子视力的保护，因为这个位置光线最强烈，这就如同眼睛总是盯着电灯泡一样，时间长了，眼睛会有酸胀的感觉，易产生疲劳。最好的位置应该是稍微偏一些。

此外，不要让孩子歪歪斜斜地坐着、躺着或把头高高地后仰看电视；

也不能让孩子弯着腰或盘腿坐着看电视，这些不良的姿势都会影响孩子的体态和机体的发育，更不利于保护孩子的眼睛。如果经常抱着孩子看电视，易使未定型的脊柱发生异常弯曲。孩子看电视时，家长要提醒他们端正坐姿。

让婴幼儿看电视时应注意音量

音量调节应以人的听觉来衡量，声音小了，听不清楚，不足为取，声音太大，容易失真，产生噪声，也不好。电视机音量的大小不仅与音量调节旋钮有关，还与高频等微调有关，如果没有调好，伴音调不大，就会出现交流声、哼哼声、杂音或发闷。为此应该使频率微调旋钮调节到适当位置，即图像、伴音都能正常收看和连续调节后，才可以调节音量大小。

学龄前期儿童的听觉器官娇嫩，其功能还处在不断完善的过程，任何微小的不良刺激都会带来较大的危害，会影响听觉的正常发育。

音量过大，会降低孩子的听觉辨别力。长期看音量过大的电视节目，可使孩子形成重听的毛病。

注意婴幼儿看电视的用眼卫生

1. 预防婴幼儿过敏性眼炎

有些孩子看电视后，眼睛红肿、刺痒、烂眼角，怕光流泪，有异物感或摩擦感，看不清东西。停几天不看电视，眼睛就会好起来。如果再看，眼睛又出现红肿等现象。

上述现象，是电视机的显像管里向外放出一种紫外线，这种紫外线照射到眼睛里，和眼睛的结膜、角膜发生化学反应引起的过敏性眼炎。有些孩子对电视机里的紫外线过敏或看电视时间过长，就会出现这种现象。

发生过敏性眼炎，首先要暂停看电视，然后用热水毛巾在眼上做湿热敷，每天 3 次，每次 10 分钟。其次，可往眼里滴些煮沸过的牛奶或人奶，也可滴些考地松眼药水。必要时可口服氯苯那敏 2 毫克 ~4 毫克，每日 3 次；泼尼松 1 毫克 ~2 毫克（每千克体重），一日分 3 次口服。

为了预防本病发生，初次看电视不可时间过长，要等眼睛适应后再看。其次眼睛离电视机不要太近，且不要躺在床上看。另外，对紫外线过敏的孩子看电视时最好戴上绿色或黑色墨镜。

2. 让婴幼儿多吃含维生素A的食物

为了防止看电视给小宝宝带来不良影响，必须注意这一问题：

在暗光下，眼睛的活动主要是靠视网膜上的锥体细胞，锥体细胞中的视紫质是由维生素A合成的。在暗光下看电视越久，锥体细胞中的视紫质消耗就越多，这就需要更多的维生素A来补充。因为维生素A有利于增加人体内视紫质的含量。当维生素A缺乏时，就会发生夜盲症、角膜干燥和角膜软化症。尤其是学龄前期的儿童，眼球的角膜较薄，眼肌的力量较弱，晶状体也未发育成熟，如果常看电视或连续长时间看电视，容易使角膜受到刺激，降低晶状体调节能力，引起角膜炎、近视和其他眼病。

看电视的儿童应多吃含维生素A的食物，这对保护眼睛是有一定帮助的。锥体细胞中视紫质的消耗是需要及时地用维生素A来补充的。含维生素A较多的食物有动物的肝脏、乳、蛋，还有鱼类和新鲜有色的蔬菜及水果，如胡萝卜、韭菜、番茄、辣椒、菠菜、白菜、橘子、广柑、大枣以及豆制品等。经常不断地食用这些含维生素A多的食物，会使视网膜锥体细胞得到充足的营养，能增强眼睛的暗适应力，起到保护眼睛的作用。

孩子应有选择地收看电视节目

有些电视节目对于涉世不深、缺少分析判断能力的孩子并不一定适合，家长在让孩子看电视时应了解适合孩子看的电视节目是什么。

为年幼孩子选择电视节目，这是家长的责任。要准确地选择，家长应先了解电视。中央电视台少儿节目是专门针对儿童设的栏目，它的内容有：讲故事、做手工、教歌谣、学画画、木偶戏、动画片、儿童电影，以及小朋友自己表演的歌舞。这个栏目从内容、形式、结构、语言到布景、道具，都是根据小朋友的心理生理特点、知识水平和接受能力而设计的，最适合于学龄前儿童收看。

除了学龄前和少年儿童专题节目外，家长可为孩子选择些知识性的节目，如：科学与卫生、文化与生活节目等；还可以选一些有利于培养儿童精神文明的电视剧等。

谈情说爱、离奇惊险的武打片和凶杀片，不适宜儿童观看。因为学龄前儿童神经系统发育尚不健全，易受惊吓，受惊吓后又往往容易导致睡眠不安、夜啼，睡眠中突然从梦中惊醒、大哭大叫，对神经系统发育影响很大。有些影响对涉世未深的孩子更是有害无益。

日本学者对电视和儿童的关系作了大量的研究，从家长和儿童的心理学角度对婴幼儿看视的动机进行了分析。

1. 学龄前儿童适合看的电视节目

父母一般都愿意让孩子看以下内容的电视节目：能增长知识的；能让孩子理解并使之高兴的；能培养健全情操的；能开发智力和培养美感的。这些电视节目具有下列特点：

- 独创性：主题新颖，富有独创精神。
- 教育性：能增长知识，在社会性和道德性方面具有教育意义。
- 单纯性：故事情节比较简单。
- 趣味性：情节有适当的起伏，能引起孩子的兴趣。
- 识别性：每个出场人物容易识别。
- 突出性：主人公突出。
- 理解性：语言容易使婴幼儿理解。
- 健康性：内容健康，动作优美，表演技巧好。
- 美感性：画面、色彩及故事情节协调。
- 写实性：人物的描写真实易懂。
- 人物性：在人物个性的描写上下工夫。
- 刺激性：一定要排除不健康的、带有刺激性的内容。

2. 学龄前儿童对电视节目的兴趣和理解

日本学者曾经调查了 3 ~5 岁儿童对电视节目的兴趣，结果表明 31% 的儿童喜欢电视节目中的科学幻想动画片，23% 的儿童喜欢游戏片，25% 的儿童喜欢历史故事片，21% 的儿童喜欢童话片。其中，男孩往往喜欢看打仗的、惊险的，女孩则喜欢看童话改编的、以日常生活为主题的节目。

经过调查还表明，男孩、女孩共同喜欢的节目一般是单纯性、理解性、趣味性强的。女孩尤其喜欢美感强的，男孩常常爱看情节复杂的节目。

婴幼儿是从什么时候开始对电视节目感兴趣的呢？日本学者调查表明：出生 4 ~7 个月的婴儿中“喜欢”看电视者占总人数的 2/3；1 岁的婴儿全部喜欢看电视；2 岁的幼儿能观

看自己喜欢的节目。当然，他们对电视节目的内容并不一定全部理解。

研究婴幼儿对电视节目的兴趣和理解情况，对于父母帮助孩子选择什么样的电视节目，可能会有很大帮助。

由于电视会给孩子带来消极影响，父母特别担心孩子学习不好的语言、动作粗野好冒险、过早的成熟等。尤其看了那些暴力场面后孩子常常愿打架、爱攻击别人。事实表明，看了武打片后孩子常常模仿学习节目中的情节和动作，出现一些攻击性的行为。所以，我们提倡有选择地让孩子看优美健康的电视节目。

家长如何辅导孩子收看电视节目

由于电视给孩子带来了某些消极影响，有些家长就绝对地不让孩子看电视了，这也是不恰当的。正确的办法是，家长要为孩子选择好的电视节目，科学地利用电视对孩子进行辅导教育，使电视成为孩子的良师益友，具体做法建议如下：

1. 为孩子做个榜样

父母是孩子的第一启蒙老师，也是第一个模仿对象。父母善于抑制自己的感情，约束自己的言论、控制自己的行为，这是具有优良意志品质的表现，对搞好家庭教育、培养孩子成才有重要的意义。父母应该通过自己的言行来影响孩子。在看电视这个问题上也是如此。做父母的自己首先得有节制地看电视，当遇到播放不适合孩子看的节目时，父母还得作出必要的牺牲，放弃观看，陪孩子做点别的活动。

2. 陪孩子看电视

家长陪伴孩子一起看电视，不仅可以防止某些不良镜头对孩子心理造成过分冲击，而且，看电视的时间是家庭教育的“黄金时间”。

孩子在观看电视节目的时候，将会非常自然、非常真实地表露出他们的喜好和爱憎，父母在这时候很容易了解到孩子的心理变化，这样就能及时地给予引导和教育。另外，父母陪伴孩子看电视，还可以根据电视内容和情节，边看边给孩子讲解，及时向孩子提出一些思考问题。

3. 回答孩子的提问

孩子是好奇好问的，家长在跟孩子一起看电视的时候，千万不要轻视他们的提问，因为他们眼中的世界和成人眼中的世界往往不同，他们理解世界的独特心理，他们的兴趣、想象、幻想和理想，常常使他们产生许许多多“为什么”，家长应尽可能给予解答，一时解答不清，也要加以说明，不要粗暴回绝甚至进行嘲笑。对他们能够提出问题，不管对错，都应给予鼓励和表扬。

为了回答孩子提出的问题，就必须比孩子知道得多，做父母的自己要多学一些知识，也可以在看某些节目前先做点准备。

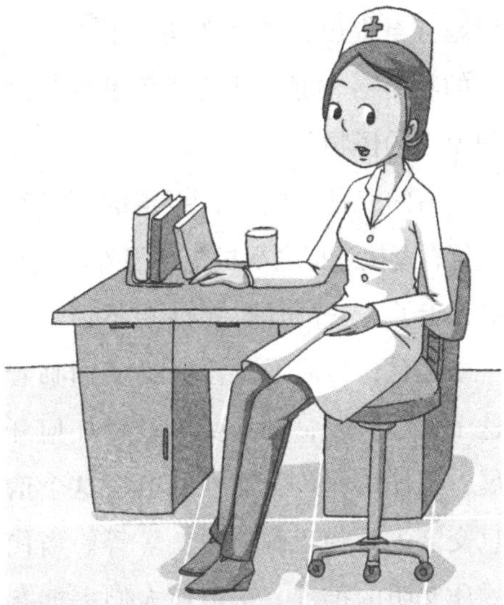

过度看电视对婴幼儿有哪些危害

1. 对家庭亲情的影响

电视对孩子的魅力实在太大了。瞬息万变的内容，多姿多彩的形式，像磁石一样把成千上万的孩子吸引到了屏幕前。电视成为他们认识世界、了解社会的窗口。电视开阔了他们的视野，丰富了他们的知识，开发了他们的智力。电视带给他们无限的乐趣，在他们生活中所起的作用是任何东西都不能代替的。

与此同时，电视也给人们的生活制造了种种弊端，尤其是对孩子。由于电视几乎已成为家庭中的一个“成员”，有人便惊呼“电视夺去了家庭的幸福生活”，这个问题已引起人们的重视。

过去没有电视的时候，父母下班后，把孩子从托儿所或幼儿园接回来，全家人回到家中，高高兴兴地围着桌子吃饭，饭后夫妻谈谈心，孩子投入妈妈的怀抱，同爸妈温存或交流情感，妈妈给孩子唱几首童谣、讲几个故事，爸爸帮助孩子做几个智力游戏，了解一下孩子在幼儿园的情况等，一家人非常和谐地生活着。

有了电视之后，这种和睦幸福的家庭氛围有了变化，有些家庭甚至把这种可贵的伦理氛围忽视了，变成了

“电视欣赏会”。晚间亲人相互交流情感的时间随之少了。难怪，有些西方家庭甚至提出，“电视是一个不受欢迎的物品”，“是一个夺去家庭成员之间温存的怪物”。

有的家庭为了保有令人陶醉的伦理气氛，竟执意把电视机拒之门外。这自然是走了另一个极端，也大可不必。

但是，目前不少家庭确实面临着这个实际问题，例如荧屏教育如何开展？怎样培养孩子建立和电视这个信息交流工具的正确关系？等等。当代物质文明的推进，正迫使人们去拥有现代的智力素养和伦理修养，有理性地安排家中活动和看电视时间。

2. 孩子智力、心理方面造成损害

电视节目能开阔孩子的眼界，促进孩子的智力。然而，有一些孩子由于经常看电视反倒出现了智力低下、思维能力下降等问题。其原因是由于另一种微妙的屏蔽作用在捣鬼。

现代心理学认为：屏蔽是阻碍智力发展的大敌，又是导致智力退化的主要原因。美国心理学家曾经做过这样一个试验：把智力健全的成年人封闭在没有声音、没有光线，也没有触觉（戴上隔离手套）的环境中，3 天之后，让其进行把接线棒插入固定孔中的简单动作，结果发现，这人已失去完成这个简单动作的正常能力。这说明，消除外界刺激的强制剥夺所形成的屏蔽，可以导致人类已经掌握的智能迅速衰退以致消失。人们平时提到的屏蔽，大都是指人类丧失外部环境刺激因素的这类情形。

但是，导致这些贪恋看电视的孩子智力下降的原因，却是由于完全相反的另一种情形。他们的问题不是缺乏刺激因素，而是荧屏的过度刺激造成的。

电视是一种综合性的现代化信息传递手段。电视以形象思维和抽象思维，强烈的、直观的、五花八门的、连续不断的、时空跨度极大的，而且无须过多思考的刺激因素，通过变幻莫测的视听形象，充斥着儿童的五官，占据着他们几乎所有的信息通道，使孩子们差不多完全失去了自主性、创造性思维的空间和时间。因为大量的信息刺激，孩子的大脑消化不了，以致孩子自身独立思考的能力降低。自然，这种弊端的发生并不带有必然性。如果家长对孩子应看的电视节目时间、上网时间长度有科学的、合理的选择和安排，这种屏蔽作用不仅可以避免，而且还会有利于孩子智力的发展。但是，如对孩子贪恋电

视、电脑的习惯失控，轻者会导致上述弊端的出现，重者还可能造成某种“精神强迫症”，即不论节目有没有观看价值和吸引力，也能把他们牢牢地胶着于荧屏前，甚至使之废寝忘食，危害其身心健康。

有的父母带着孩子每天晚上看电视，从新闻联播开始，一直看到深夜各个电视台播放结束时为止，长达4~5个小时，不论节目内容是否合适，统统看一遍。即使重复的内容也要再看一遍，广告节目也舍不得离开。电视台发出“明晚再见”时，家长和孩子惋惜地离开屏幕。这对孩子的身心健康和智力开发非常有害。

对于喜欢看电视的孩子，除电视内容要进行选择外，对时间也要进行控制，否则孩子主动性的智力活动就会下降，被动性的智力活动就会过多，这样不利于孩子创造性思维能力的发展。

孩子玩电脑游戏的弊与利

随着电脑在我国城市的日益普及，不少孩子有了玩电脑游戏的条件，有些家长怕孩子吵闹，也会常用玩电脑游戏来“管”孩子。

电脑游戏有它好的一面，既可培养孩子的灵敏度，也让孩子接触一些知识，有利于孩子放松神经。但弊端也是明显的，最大的弊端是：

- 容易使孩子玩物丧志、多度入迷游戏。有些孩子因此寝食不思，长时间沉迷于其中，自然学不进任何别的东西。

- 能严重影响孩子的视力和身体健康。视屏光线、射线对孩子视力会有严重损伤，长时间静坐对长身体时孩子的健康显然也是不利的。

- 能使孩子性格变孤僻。由于经常性地沉湎于游戏，孩子会失去许多与他人交往的机会，其语言能力会衰退，性格会变孤僻、不合群，这对其一生都是不利的。

所以家长在这些方面一定要多注意，让孩子玩电脑游戏要适当、适时、有控制，千万不可放纵；如孩子已有失控迹象，家长要设法锁闭电脑或藏起游戏软件，并尽量想法转移孩子的兴趣点。从孩子健康角度说，专家还是主张让孩子多到室外进行体育活动，少玩此类游戏，尤其是正处于生长阶段的幼儿。

附　录

妊娠期常用药物对胎儿发育的不良影响

药物名称		药物作用和临床表现
抗感染类药物	青霉素	分娩前2周用药，可造成严重黄疸。
	红霉素、合霉素	分娩前2周用药，对肝脏有损伤，抑制新生儿造血功能，发生"灰色综合征"。
	四环素族（地霉素、强力霉素）	妊娠早期用药可造成胎儿短肢畸形，囟门隆起、先天性白内障。妊娠末期用药可造成胎儿牙釉发育障碍，乳牙发黄，可抑制骨骼生长。
	链霉素、庆大霉素、卡那霉素	对胎儿第八对听神经和肾功能有损伤，可致耳聋，可引起新生儿黄疸。
	新霉素	可引起新生儿黄疸。
	氯霉素	可引起"灰婴综合征"。
	乙硫异烟胺	可引起心脏、中枢神经系统、骨骼系统畸形。
	氯喹	可引起发育畸形，耳聋、步态不稳、脉络膜视网膜炎、偏侧肥大和自然流产。
	阿的平	可引起多发畸形（肾发育不全、肾盂积水、巨结肠、脑积水）。
	奎宁	可致胎儿多发畸形、肾脏损伤、耳聋、早产。
	金刚烷胺	可能引起先天性心脏病。
	甲硝唑	可能引起畸形儿。
	磺胺类（磺胺甲噁唑）、呋喃坦啶	可诱发葡萄糖－6－磷酸脱氢酶缺陷，分娩前2周用药，可引起严重贫血和黄疸。
维生素类药物	维生素A、D	可致胎儿骨骼异常，骈指（趾），肺、肾小动脉狭窄，先天性白内障，智力低下，泌尿生殖系统畸形，高钙血症，神经管缺陷。
	维生素K_3、K_4	可引起溶血性黄疸。
止痛类药物	美沙酮	新生儿生后2～4周可引起戒除症状，发生抽搐。
	喷他佐辛	新生儿生后2天以内可出现戒除症状。
	吗啡、哌替啶	分娩前2周用药可致心动过速、惊厥、新生儿发绀、呼吸抑制。
	非那西丁	可致变性血红蛋白血症，心血管和骨骼畸形。
	柳酸盐	可引起身体畸形，包括骨骼系和心脏的缺陷、唇腭裂、尿道下裂和出血倾向。
	水杨酸类（阿司匹林）	可致骨骼、血管、肾脏畸形，血小板减少，新生儿严重出血。
麻醉药	乙醚、氯仿、氟烷	可引起流产、出生缺陷，包括皮肤骨骼肌肉、血管瘤、疝。分娩前2周用药，可导致新生儿抑制状态，重者死亡。

续表

药物名称		药物作用和临床表现
抗凝血药、抗痉类药物	香豆素衍生物（双香豆素、华法令）	可引起鼻发音不全，软骨发育障碍，智力低下、视力萎缩、新生儿期出血、脑出血、死胎。
	苯妥英钠	可引起“胎儿海因综合征”的特异缺陷（颅面畸形、肢体缺陷、生长发育迟延）、骨骼畸形、先天性心脏病。妊娠后期用此药可致凝血缺陷。
抗痉类药物	苯巴比妥钠、异戊巴比妥	诱发胎儿体内酶的活性，造成脑、肝损伤、新生儿窒息及出血。可引起畸形面容综合征，鼻骨低凹、眼睑下垂、眼距宽、发育迟缓。
	氯氮䓬、地西泮、氟哌啶醇	可致胎儿多种畸形、肝功受损、黄疸。
	三甲双酮	可致“三甲双酮综合征”，包括 V 字形眼眉、低耳位、内眦赘皮和腭部畸形，其他有发育迟缓、骨骼畸形、先天性心脏病等。
	扑痫酮	可致脑损伤、指趾畸形、出血等。
	安定	可致胎儿生长迟缓、造成兔唇腭裂。
	丙咪嗪	可致胎儿头部软组织、大脑等发生畸形。
	苯丙胺	可致胎儿先天性心脏病、大血管异位，兔唇、畸形足。
抗组织胺类药物	氯丙嗪	可引起胎儿积蓄中毒，造成视网膜病变、染色体畸形、肝功能受损、血小板减少。
	氨茶碱	可造成新生儿易凉、呕吐、心律增快。
	曲吡那敏、安其敏、乘晕宁、敏可静	可致胎儿肢体缺损，兔唇、腭裂、脑损伤、肝受损、呼吸抑制。
抗肿瘤药物	烷化剂	确切有致畸形作用，并可产生多发性缺陷。
	硫唑嘌呤	可引起染色体受损和胸腺增生不良。
	6－硫基嘌呤和氨甲喋呤	可致胎儿畸形，小颌症、颅骨发育不全、耳畸形、腭裂、生长迟缓、脑积水、脑膜膨出。
	苯丁酸氮芥	可引起肾及输尿管缺损。
	环磷酰胺	可使四肢缺陷、外耳缺损、腭裂。
激素类药物	黄体酮、睾丸酮	可使女胎男性化、阴蒂肥大，阴唇、阴囊融合。
	己烯雌酚	可使男胎女性化、女胎男性化、脑积水、脑脊膜膨出。
	口服避孕药	可使胎儿肢体缺陷、先天性心脏病、无脑儿，胎儿腭裂、兔唇、低体重儿。
	催产素	分娩过程应用过多，可使子宫强烈收缩，使胎儿缺氧，发生高胆红素血症。
	糖皮质激素（强的松）	无脑儿、胎儿腭裂、兔唇、低体重儿。

续表

药物名称		药物作用和临床表现
心血管及利尿药物	普萘洛尔	可使胎儿生长迟缓、心动过缓、低血糖、呼吸困难。
	硫酸镁	可使胎儿呼吸抑制、抽搐、肌肉张力过低。
	利舍平	致胎儿嗜睡、心动过缓、鼻出血。
	利尿药	可使血小板减少，内出血、震颤、电解质紊乱。
疫苗类药物	百日咳疫苗	可致高热、流产。
	脊髓灰质炎疫苗	可致畸形、流产。
	卡介苗、白喉疫苗	应禁止在妊娠期使用。
其他类药物	阿托品类药物（莨菪、东莨菪碱）	可致心动过速、循环衰竭、产程延长、新生儿呼吸抑制。
	放射性碘	可诱发胎儿甲状腺癌。
	碘化钾	可致胎儿甲状腺肿大、智力迟缓。
	甲巯咪唑、丙硫氧嘧啶	可致胎儿甲状腺肿大、智力低下、呆小症。
	氯硫丙脲	致胎儿肢体畸形、兔唇、死胎。
	甲糖宁	致胎儿肢体畸形、血小板减少、兔唇、死胎、心血管和泌尿系统畸形。
	六甲溴铵	致新生儿麻痹性肠梗阻、骨骼抑制、血液病。

小贴士：孕期防辐射秘籍

胎儿的生长发育只有一次，不能重来，身为准妈妈的您，除了为胎儿生长发育提供足够的营养，还应该远离可能对胎儿造成危害的电磁辐射，具体方法如下：

✱ 别让电器扎堆。不要把电器摆放得过于集中或经常一起使用，特别是电视、电脑、电冰箱不要集中摆放在卧室里。

✱ 不要在电脑背后逗留。电脑显示器背面辐射最强，其次为左右两侧。

✱ 用水吸电磁波。水是吸收电磁波的最好介质，可在电脑的周边多放几杯水。

✱ 减少待机。当电器暂停使用时，不要长时间处于待机状态，待机时间长会产生辐射积累。

✱ 及时洗脸洗手。电脑显示器表面存有大量静电，其聚集灰尘可转射到皮肤裸露处，引起皮肤病变，因此在使用电脑后应及时洗脸洗手。

✱ 接手机别性急。手机在接通瞬间及充电时通话，释放的电磁辐射最大，最好在手机响过一两秒后再接听。充电时不要接通电话。

✱ 穿上防辐射服装。因为很难把握电磁波的安全范围，所以最放心的办法就是穿上防辐射服。现在防辐射服装的款式越来越接近时装，所以穿着上班逛街都不会难看哦。